La sabiduría de los grandes yoguis

La sabiduría de los grandes yoguis

Ramiro A. Calle

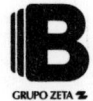

Barcelona • Madrid • Bogotá • Buenos Aires • Caracas • México D.F. • Miami • Montevideo • Santiago de Chile

1.ª edición: mayo 2013

© Ramiro Calle, 2013
© Ediciones B, S. A., 2013
    Consell de Cent, 425-427 - 08009 Barcelona (España)
    www.edicionesb.com

Printed in Spain
ISBN: 978-84-666-5258-2
Depósito legal: B. 10.644-2013

Impreso por Novagràfic, S.L.

Todos los derechos reservados. Bajo las sanciones establecidas en el ordenamiento jurídico, queda rigurosamente prohibida, sin autorización escrita de los titulares del *copyright*, la reproducción total o parcial de esta obra por cualquier medio o procedimiento, comprendidos la reprografía y el tratamiento informático, así como la distribución de ejemplares mediante alquiler o préstamo públicos.

La sabiduría de los grandes yoguis *es la obra más entrañable de mi bibliografía y deseo dedicársela especialmente a ALMUDENA HAURIE MENA, pues sin su valiosa colaboración nunca hubiera resultado posible. Juntos entrevistamos a los grandes maestros espirituales que aparecen en este libro y juntos asistimos a festivales religiosos, centros de peregrinación, comunidades espirituales y monasterios.*

R. C.

Agradecimientos

Toda mi gratitud y profundo cariño para mi querido amigo Antonio Asensio Mosbah, por haber depositado su confianza en mis enseñanzas desde que era un jovencito ya interesado por mejorar su calidad de vida interna y desarrollar sus potenciales anímicos. Ha sabido así conciliar el progreso exterior con el interior, y mantener su ánimo ecuánime y sosegado.

Esta obra estudia doctrinas y enseñanzas de la India con el importante aporte de haber sido escrita por el autor a través de un extenso viaje por dicho país. Esta vivencia in situ le ha permitido hacer desfilar por sus páginas swamis, yoguis, faquires y personalidades relacionadas con el tema, estableciendo interesantísimos y constructivos diálogos que trascienden una enseñanza del más alto nivel. Es sin duda un libro extraordinario en su tipo, no solo por la información que aporta sobre el yoga y doctrinas colaterales, sino por ser caja de resonancia de los máximos expositores, practicantes y místicos de la India actual.

Enciclopedia Zaniah

La India ha sido la cuna de una elevada mística, una sutil filosofía y numerosas y eficaces técnicas de autorrealización. Desde la más remota antigüedad han proliferado los renunciantes, los anacoretas, los sabios y los grandes buscadores del espíritu. La India milenaria ha sido, sin duda, la que mayor número de grandes místicos y buscadores de lo suprasensorial ha proporcionado. Aunque la degradación espiritual es evidente en todos los países, incluso en la India, todavía en el subcontinente indio quedan hombres de una avanzada evolución interior. Ciertamente abundan los falsos profetas, los embaucadores, los pseudoyoguis y, sobre todo, los inauténticos gurúes. Desde luego, siempre he desconfiado de la mayoría de los que podríamos llamar gurúes de masas. Pero en la India, todavía quedan grandes buscadores honestos, yoguis realizados, jivanmuktas (liberados vivientes), aunque es forzoso reconocer que, espiritualmente, la India no es ni una sombra de lo que hubo de ser antaño.

Aún quedan en la India alrededor de siete millones de sadhus. Un sadhu es un hombre piadoso, un buscador de la verdad, aquel que ha renunciado a la ordinaria vida cotidiana para abocarse a la búsqueda interior. Muchos de estos sadhus son errantes. Muchos de ellos, también, han adoptado el «sadhuismo» como una forma de vida y poco o nada les interesa verdaderamente de la vida espiritual. Los hay que simplemente son unos vagos o unos pícaros. Pero también los hay elevados y dueños de un milenario conocimiento, de una trascendente sabiduría.

El yoga es método de perfeccionamiento, autoconocimiento y desarrollo. Como tal ha sido empleado no solo por los cultos y filosofías de la India, sino también de otros países de Oriente. Yoga hay en el tantrismo. En el hinduísmo, en el jainismo, en el budismo, en el lamaísmo, en el zen e incluso en el sufismo. El yoga dispone de un conjunto de técnicas psicofisiológicas, psicomentales y espirituales para el desarrollo integral del ser humano.

La sabiduría de los grandes yoguis es el resultado, en buena parte, de mi primera indagación espiritual en tierra india. Después, he viajado muchas veces más a la India (un total de noventa y nueve veces), pero aquel primer viaje fue, seguramente, el más fecundo desde el punto de vista espiritual. En compañía de la profesora de yoga Almudena Haurie, durante casi dos meses, recorrimos la mayoría de los estados de la India para entrevistar a yoguis, sadhus, eruditos, especialistas, maestros espirituales y eremitas. En esta obra se incluyen los testimonios más destacados, a excepción de las prolongadas entrevistas con Yogui Ananda, cuyo contenido ha sido utilizado en mis libros tal vez más queridos: *Ananda, el yogui errante, Ananda, el iniciado* y *Vida y enseñanzas del gran yoqui Ananda**.

La primera parte de la presente obra estudia en profundidad el yoga, sus principios, grados, técnicas y ramas. La segunda parte recoge el testimonio de grandes yoguis y maestros espirituales, lo que hace de este libro una viva exposición de la actual espiritualidad india.

El yoga es un puente hacia la libertad interior. Es la búsqueda (la más noble y elevada búsqueda) de ese *algo* que, al decir del Maitri Upanishad, está más allá de nuestra mente y «mora en el silencio en el interior de nuestra mente».

He ampliado considerablemente esta obra, incluyendo entrevistas muy interesantes con yoguis y mentores con los que me he encontrado y entrevistado en posteriores incursiones en la India espiritual y eterna.

---

* Los tres volúmenes se han publicado en uno solo titulado *El Yogui*, Editorial Almuzara.

Unión, transformación y libertad interior

Desde hace milenios, la India es un país fundamentalmente espiritual. Han surgido numerosos sistemas religiosos o filosóficos y abundantes sectas. Hasta el objeto más insignificante puede ser elevado al rango de sagrado y ser venerado por muchos miles de devotos. Los templos suman varios millares y la fe aparece con la misma solidez en el rico que en el pobre, en el anciano que en el niño. Es la herencia de muchos siglos. Incluso los niños, desde su más corta edad, intervienen en las ceremonias y los ritos. He visto a muchos de ellos, serios y muy atentos, siguiendo las prácticas religiosas. Es la religión como una antorcha inextinguible que se lleva, amorosamente, en el corazón. Respetuoso y tolerante, no se esfuerza el indio por desplazar con su fe la de los otros, pero asimismo no resulta fácil hacerle ceder ni un ápice en sus convicciones espirituales.

—Nosotros no tratamos de imponernos —me explicó un anciano de edad indescifrable y labios temblorosos—. Cada cual debe obtener su propia comprensión y recorrer su propio camino. Todas las laderas conducen a la cima de la montaña. Claro —sonrió un poco burlonamente— que unas son más seguras y más rápidas que otras. Nadie puede recorrer el camino por otro. Nadie. Yo estoy dispuesto a escuchar durante horas a los demás; estoy dispuesto a admitir sus puntos de vista; pero eso es todo. Ellos continúan con sus creencias y yo con las mías, que son las de mis padres y las de mis abuelos. ¿Y quiere que le diga una cosa?

Asentí con la cabeza y el anciano agregó:

—No me ha ido tan mal con esas creencias, claro que no. Son las creencias de mi pueblo, de mi sangre, de mi raza. Obsérveme usted. Tengo tanta edad que casi he perdido ya la cuenta. Pues ni un solo día he dejado de llevar a Dios en mi corazón. Dondequiera que he estado, he repetido su bendito nombre. ¿Sabe usted algo del mantra?

—He practicado con cierta frecuencia.

—No basta con practicar con cierta frecuencia. Hay que practicar siempre —aseveró. Y repitió con énfasis—: Siempre. El nombre de Dios tiene mucha fuerza. Su palabra inunda el Universo. Quien repite el nombre de Dios nada tiene que temer, ni en las guerras, ni en las plagas, ni en la miseria.

—Admiro su fe.

—Yo he colaborado en hacerme esa fe. Es la de mi padre y la de mi abuelo. —Se detuvo un momento, como evocando nostálgicamente a sus ascendientes, y agregó—: Es la de mis antepasados. Ellos me la ofrecieron como un valioso obsequio, pero yo he tenido que conservar ese obsequio con el máximo cuidado. Podrán quitármelo todo, incluso la propia vida, pero nadie podrá robarme nunca mi fe. Brahmán está en mi corazón y mi corazón está siempre puesto en Brahmán.

Una fe resistente, inquebrantable. Un país en donde lo sagrado es cotidiano, en donde la razón siempre queda postergada en favor de la fe, en donde todo es considerado como manifestación de la divinidad.

En la India han surgido múltiples sistemas religiosos: hinduismo, budismo, jainismo y otros. Y en el afán de acelerar el proceso hacia la liberación, los devotos de uno y otro sistema han acudido, presurosos, en ayuda de las técnicas expuestas por el yoga. Así el yoga, que en un principio nació para unos pocos, ha sido aplicado, a lo largo de su historia, a las más diversas técnicas religiosas. De tal forma, ha influido tan considerablemente en los sistemas filosóficos y religiosos de la India y, también, de más allá de las fronteras indias. Rico en técnicas muy elaboradas, el yoga puede ser utilizado por las personas más distintas. Tanto el individuo emocional como el intelectual podrán encontrar ayuda en el sistema yoga; tanto el creyente como el agnóstico. Para aquellos que la filosofía del yoga (su parte samkhyana) no resulte apropiada, queda todavía algo realmente importante: sus técnicas de autorrealización, aplicables a cualquier sistema.

El yoga ha gozado siempre de un indiscutible prestigio en la India. Puede haber decrecido en determinados momentos su popularidad, pero nunca su prestigio. Los más variados sistemas se han servido del yoga, y el yoga, complacido, se ha dejado utilizar sin reparo alguno. Tan útil puede resultar para el hindú como para el jaina, el budista, el parsi o el cristiano; tan útil para el occidental como para el oriental. Porque es una filosofía, un sistema de pensamiento y una forma de vida, puede cogerse de él aquello que se quiera. El budismo ignoró su filosofía, como en cierto modo el jainismo, pero uno y otro se sirvieron de sus técnicas de interiorización y trabajo interior. Cuanto más cerca está el hombre de sí mismo y más se comprende, más cerca estará del Cosmos y más comprenderá la existencia. Y el yoga dispone de una larga serie de técnicas cuya finalidad es conducir al hombre hasta su propio trono y acomodarlo en él. Porque puede seguirse un yoga desprovisto de un contenido religioso o filosófico, se ha mantenido, con integridad perfecta, por encima de las técnicas religiosas. El budista, por ejemplo, rechaza el concepto del Yo y, sin embargo, se ha servido comúnmente de la meditación y la interiorización. Las ideas filosóficas del jainismo son distintas, aunque conciliables, a las del yoga y, empero, el devoto jainista se ha servido de los procedimientos yóguicos para explorar en sí mismo y activar su energía espiritual. La finalidad del yoga, su más elevado objetivo, es la liberación (moksha) del individuo, cualesquiera que sean las convicciones del mismo. Y, sin embargo, el yoga no ha sido exotérico, sino esotérico. Porque sus técnicas se han considerado altamente valiosas, se han conservado al resguardo de los indiscretos, los curiosos y los farsantes, y el maestro se ha encargado directamente de impartir la enseñanza al discípulo, siempre y cuando este se hiciere merecedor de ella. Con el transcurso del tiempo se ha perdido este tinte esotérico del yoga, que ahora está más al alcance de todo el mundo.

En el Siva Samhita puede leerse:

«Este yoga Shastras que declaramos es una doctrina muy secreta, que solo será revelada a un alma elevada, pía y devota en los tres mundos.»

No se impartía la enseñanza a cualquiera. Incluso los textos clásicos de yoga son demasiado escuetos e imprecisos para poder llevarlos a la práctica, precisamente porque se suponía que eran meras guías o recordatorios, y que la enseñanza debía ser recibida directamente del maestro. El yoga, por ello mismo, se ha transmitido en cierto modo de forma oral. Y su enseñanza no ha sido religiosa, en absoluto, sino mística. La religiosidad es apta para muchos, la mística solo para unos pocos. La mística es la religiosidad en su más alto grado, la religiosidad desprovista de sus formas groseras, la religiosidad altamente refinada y purificada. La religiosidad se presta al hombre común; el misticismo al hombre singular. La religiosidad es propia de las mayorías; el misticismo de las minorías. Y la mística es universal y va más allá de los nombres, de los conceptos y de las etiquetas. La religión se apoya en los ritos, ceremoniales y sacrificios externos; la mística se sirve del sacrificio interno únicamente y supera las formas externas. Se sustrae a la forma, para ahondar en la esencia.

Aunque el brahmanismo ponía demasiado énfasis en los ritos y las ceremonias, en los sacrificios externos, poco a poco, al ir evolucionando, se vio obligado a aceptar unas formas más puras y elevadas de devoción. Abrió así sus puertas al yoga y el yoga se instaló en el brahmanismo, porque no hay que olvidar que el yoga se alimenta también del pensamiento brahmánico.

Si nos remontamos al yoga arcaico y nos detenemos a analizar y estudiar a los primeros yoguis (aquellos yoguis sumidos en el anonimato), deberemos deducir que ellos, rebeldes en cierto modo, no prestaban gran atención a todo aquello que no fuera su mundo interior y la búsqueda de su Yo. Sabiendo lo que querían, sin inmaduras vacilaciones, se retiraron a la favorecedora soledad de los bosques o las montañas y comenzaron a buscar en sí mismos la razón de sí mismos. Era una búsqueda larga, difícil, cruel en ocasiones. Buscaron. Se vieron obligados a idear sus propias técnicas de interiorización, a ensayar unos y otros procedimientos. Era la suya la aventura del espíritu, la más individualista que pueda existir en este mundo, aquella que solo en apariencia se puede compartir. Era el suyo un intento casi desesperado por trascender las propias limitaciones y encontrar una explicación convincente de la existencia, del hombre y del Cosmos. Reemplazaron el culto a las imágenes por el culto al Yo; la oración externa y rutinaria por el pensamiento constante en la divinidad; el sacrificio externo por el interno; los himnos y cánticos por el japa; la disipación por el control; el conocimiento inferior por el superior. Dieron comienzo a la transmutación alquímica de su ego en Yo. Se apartaron para no dejarse atrapar más por las apariencias y los fenómenos, para poder resistir a la dinámica —creadora de maya (ilusión)— de la vida común. Como el anacoreta cristiano, se distanciaron de todo y de todos, menos de su mundo interior. Hicieron de la renuncia su ideal; de la autorrealización su meta. Nada esperaban que no pudieran encontrarlo en sí mismos; nada les tentaba de aquello que no perteneciese a su mundo interior. Soltaron las amarras y se encerraron en sí mismos. Sometieron sus impulsos, sus tendencias, sus hábitos. Muchos seguramente no pudieron resistir la prueba y abandonaron; otros quizá perdieron la razón o la vida. Pero algunos, al menos algunos, lograron sobrevivir física y espiritualmente. Fueron los primeros, allá en un lugar perdido en una época indeterminada. Fueron los victoriosos del Yo, los jivanmuktas (liberados en vida) ejemplares, los pilares de una espiritualidad más allá de la superstición, de una espiritualidad consciente y auténtica.

Desde aquel entonces el yoga ha hecho un largo recorrido. Y ha evolucionado y, también en cierta forma, habrá perdido algo de su antigua y tradicional sabiduría. Su evolución lo ha ido completando. Era tan solo un conjunto de técnicas mentales, psicológicas y espirituales basadas en la introspección, y encontró su contraparte, su complemento filosófico, en el samkhya. Así el yoga, anterior a la ortodoxia, fue incluido en la ortodoxia y aceptado como un sistema ortodoxo. Su filosofía es panindia; su pensamiento trascendental; su objetivo espiritual. Resumamos: el ser humano tiene un Yo y un no-yo. La ignorancia (avidya) y la ilusión (maya), y como producto de estas el apego, le impiden al hombre la visión de su propio Yo, de su purusha. El hombre se identifica con aquello que es su no-yo y aparece perturbado por su consciencia (chitta), continuamente modificada, impura y cambiante. Lejos de su Yo, siendo un desconocido para sí mismo, sin poder liberarse del apego, el ser humano origina méritos y deméritos, lo que a su vez origina karma y le impide liberarse de la rueda de los nacimientos y muertes (samsara). Tiene el yogui que discernir lúcidamente entre su Yo y su no-yo; tiene que adquirir el conocimiento (vidya), trascender la ilusión, superar el apego y establecerse en su Sí-mismo. Tiene que extinguir su karma y liberarse en vida, convertirse en un jivanmukta, lo que le proyectará hacia la Totalidad, hacia la Conciencia Universal. Dispone de unos procedimientos: pratyahara, dharana, dyana; es decir, de las técnicas de introspección. Tendrá que activar sus potenciales internos y ampliar su comprensión y el círculo de su conocimiento; deberá apoyarse en el conocimiento inferior para escalar hasta el superior. Podrá utilizar, adecuadamente, su inteligencia, que es como una lámpara en la oscuridad. Deberá alcanzar el samadhi, porque ese estado superior de la consciencia ampliará su visión. Sirviéndose del órgano mental inferior deberá activar su órgano intuitivo. El yogui deberá esforzarse por convertirse en hombre-dios, en fusionar su atmán con Brahmán.

El origen del yoga se pierde en los tiempos inmemoriales. No puede ser precisado ni puede darse ninguna fecha como segura. Hay que decir que muy probablemente el yoga arcaico, no elaborado, es anterior a la invasión indoeuropea, es decir, era patrimonio exclusivo de la civilización sumero-dravida. Seguramente ese yoga arcaico, muy lejos todavía de formar un cuerpo doctrinal compacto, se asentaba más sobre las técnicas que sobre la metafísica o la filosofía; quizá ni siquiera era algo definible, ni siquiera era una forma de vida en su totalidad ni mucho menos un sistema de pensamiento. Cabe incluso pensar en un yoga ateo o dueño de unas concepciones filosóficas y metafísicas muy diferentes a las del yoga sistemático. Desde luego que el yoga como hoy lo conocemos no es ni mucho menos anterior a la literatura védica ni por tanto al vedismo, pero hay evidencias de que por lo menos algunas de sus técnicas son anteriores al período védico. El yoga es extravédico y su origen ha tenido lugar fuera del brahmanismo, aunque ha encontrado su medio más idóneo en el brahmanismo y también en él ha encontrado toda su fuerza y su máximo vigor. Si el brahmanismo tiene que estarle agradecido al yoga, no menos agradecido debe estarle el yoga al brahmanismo. Los más profundos pensadores de yoga, los más excelentes yoguis, han sido los hindúes, y ellos han sido quienes han mantenido el yoga, quienes lo han revitalizado y quienes lo han propagado. Ellos, los yoguis hindúes, han alcanzado las más elevadas esferas del yoga.

El yoga, o al menos algunas técnicas propias del yoga, puede contar con una antigüedad de cuatro mil o cinco mil años. Tal vez más. Las excavaciones efectuadas por sir John Marshall en Mohenjo-Daro (Colina de los Muertos) permitieron hallar cerámicas en las que aparecía la divinidad adoptando un asana. Esto nos dice algo, aunque no permite hacer ninguna afirmación categórica. Pero los orígenes a quien verdaderamente deben interesar es al historiador; bástenos a nosotros saber que el yoga viene avalado por una antigüedad de muchos siglos y que en todas las épocas ha sido aprovechado y nunca desestimado, es decir, que su eficacia como técnica soteriológica ha sido siempre aceptada.

La sistematización del yoga se debe a Patanjali. ¿Uno o varios sistematizadores bajo este nombre? No se sabe, como no se sabe tampoco la fecha exacta de su existencia. Para unos se trata del filósofo del mismo nombre; para otros, no. Para unos vivió en el siglo II antes de Cristo; para otros en el siglo II después de Cristo. Como quiera que sea, Patanjali sistematizó el yoga en sus célebres aforismos (Yogasutras) y lo expuso con bastante coherencia, aunque también con no poca ambigüedad en determinados aspectos. Su labor, desde luego, era muy compleja y es digna de toda admiración. Los Yogasutras conservan la sabiduría del sistema yoga y exponen los principios, técnicas y finalidad del yoga. Los aforismos de Patanjali enseñan mucho y deben ser leídos varias veces a fin de familiarizarse uno con ellos.

—Hay libros —me dijeron en la India— que no basta con leerlos una sola vez. Mejor es decir que hay libros que no se han escrito para ser leídos, sino para ser meditados. Los Yogasutras merecen un estudio detenido y atento. Podemos aprender mucho de ellos y llevar los conocimientos adquiridos mediante su lectura a la práctica.

Recurramos a los datos. El término asana apareció como tal por primera vez en el Svetasvara Upanishad, aunque la técnica propiamente dicha es muy anterior a este Upanishad. En los primeros Upanishads, sin mucha insistencia ni claridad, se hace ya, sin embargo, referencia a las técnicas yoguis. El vocablo aparece por primera vez en el Taittiriya Upanishad. En el Maitri Upanishad se señalan algunos grados del yoga y algunas técnicas de meditación y de activación de Kundalini. Posteriormente aparecen con harta frecuencia el yoga y sus técnicas en algunos Upanishad, como el Tejobindu, el Ksurika, el Nadabindu, el Dyanabindu y el Yogatattva. ¿Qué nos indica todo ello? Algo muy evidente: que el yoga gana cada vez más terreno y prestigio, y que cada vez va siendo más reconocido y acotado por el hinduismo.

Plena carta de ciudadanía para el yoga en el hinduismo es el Bhagavad-Gita, que además de ser uno de los libros más hermosos y reconfortantes de la literatura mundial, es un apasionado exponente del sistema yoga. En esta singular obra se le concede una destacada importancia al yoga devocional, hasta tal extremo que puede leerse:

«Pero aún entrego un cariño más profundo a los devotos que me consideran como su único fin y que cumplen con una fe y una constancia extraordinarias la norma que yo acabo de exponer y que es el camino de la inmortalidad.»

Quien así se expresa es el dios Krishna. La divinidad se convierte en un elemento de colaboración importante para la autorrealización.

Tanto en el brahmanismo como en otros sistemas filosóficos o religiosos el yoga aportaba algo muy estimable: el elemento práctico. Por encima de todo el yoga ha sido concebido para ser llevado a la práctica, para ser utilizado por aquellos que ansían la Liberación.

El ser humano posee un Yo que, a diferencia de los pensamientos, emociones y sentimientos, permanece inalterable a lo largo de toda la vida. En la gran mayoría de los individuos este Yo se halla oculto por todo aquello que forma el No-yo y que a modo de capas concéntricas lo mantiene velado. Hay que atravesar esas capas para establecerse en el Yo; hay que observar un largo período de sadhana (adiestramiento) para alcanzar el Símismo, aquello que no es transitorio ni efímero.

El individuo está casi continuamente perturbado, aunque muchas veces estas perturbaciones no sean a nivel consciente. En tanto una adecuada actitud interior no logra siquiera superar en parte estas perturbaciones, el ser humano está disipado y no logra realizar con éxito su trabajo interior. Para obtener la madurez espiritual hay que ir poco a poco consiguiendo la madurez mental y psíquica. La mente, por lo general débil y dispersa, hay que ir unificándola. Esta unificación de la mente (ekagrata) la hace resistente y capaz de convertirse en un fiel colaborador de la persona. Las energías mentales dejan entonces de malgastarse y pueden ser utilizadas en aquello que es más conveniente. Por otra parte, una vez se va obteniendo el silencio de la mente y se van subyugando los deseos, el Yo comienza a hacerse visible, a manifestarse.

La mente permanece continuamente modificada en el hombre normal. Es como una ardilla saltando de un lado para otro. Y tal cosa no es lo peor; lo más negativo es que la persona se identifica con su actividad mental y se deja condicionar por ella. El hombre, por ignorancia, se identifica con sus pensamientos, sus emociones, sus sentimientos y sus sensaciones. Equivoca todos esos elementos con su Yo, sin saber ni comprender que su Yo no piensa, ni siente, ni sufre ni goza. Alimentando todo aquello que es el No-yo, el individuo cada día se distancia más de su Yo. Si se pretende la unidireccionalidad de la consciencia en el yoga, es porque ello representa una ayuda muy considerable para ir despejando todo aquello que oculta el Yo. Una mente resistente puede sustraerse a las influencias del exterior y a las del interior, puede evitar los pensamientos parásitos o innecesarios y desconectar en cierta forma los órganos sensoriales. Una consciencia unificada puede, incluso, no verse alterada por las latencias e influencias del subconsciente (samskaras y vasanas).

El yogui tiene una tarea trascendental que realizar: la búsqueda del Yo. Sabe que ello le va a exigir un arduo trabajo y sabe que debe mostrarse sumamente atento para someter todo aquello que pueda retrasar su evolución. El hombre normal se deja pensar, se deja sentir y actúa sin plena consciencia; el yogui se esfuerza por pensar él, sentir cuando él lo permita y actuar con una consciencia lúcida y alerta. La unificación de la consciencia le va permitiendo profundizar en diferentes niveles de la mente, verificarlos y controlarlos, apoyarse en ellos para seguir escalando. No basta con saber de esos niveles teóricamente, hay que vivirlos y experimentarlos, hay que conocerlos y comprenderlos.

Oscilando entre los pares opuestos, ora mediatizado por el dolor, ora por el placer, el individuo se desintegra y es víctima de toda suerte de contradicciones. El dolor es la carencia de placer. Se inicia partiendo de este supuesto una carrera desenfrenada en busca del placer. Pero el placer por sí mismo entraña el dolor, como la satisfacción la insatisfacción y la dicha la amargura. Hay que suponer que hay un estado que se encuentra más allá de los pares de opuestos, que se caracteriza no por la dualidad, sino por la unidad. Nadie puede transmitirnos con convicción esta experiencia superior; hay que conseguirla personalmente. Sabemos muchas cosas, tenemos muchos conocimientos librescos, hemos adquirido una cultura considerable. Pero ¿sabemos algo de nosotros mismos? ¿Sabemos algo que no esté sujeto a la dualidad, a la dinámica de los contrarios? Porque nos deslizamos entre el sí y el no, porque estamos encadenados por el pensamiento conceptual, no logramos una percepción clara y directa de nuestro Yo. Percibimos, pero todo aquello que no es el Yo, y, curiosamente, ni siquiera somos conscientes de nuestras percepciones, es decir, no percibimos que percibimos, no somos conscientes de que somos conscientes. Nuestra visión mental es muy limitada y, peor aún, está fragmentada. Pero como no somos humildes, como nos engañamos con increíble facilidad y nos arrogamos una sabiduría de la que por completo carecemos, nada hacemos para obtener una visión superior y una mente integrada.

El individuo es como una hoja zarandeada por el viento. Puede correr mejor o peor fortuna, pero en última instancia su pobreza interior es manifiesta. Más allá del placer y del dolor cotidianos, cabe suponer un estado de plenitud que escapa a la dinámica de los contrarios y origina un gozo auténtico, sin ningún elemento que pueda amenazarle.

Ese estado superior del individuo que el yogui trata de conseguir no sobreviene en tanto no hayan sido controlados el apego y las pasiones, que son, indudablemente, elementos perturbadores de primera magnitud. Yoga —del término Yuj— significa unión y sojuzgar. El yogui debe poner bajo el yugo de su voluntad todo aquello que compone el No-yo, como pueden ser las pasiones, los impulsos, los hábitos. El yoga es unión porque el yogui busca dicha unión en muy diferentes aspectos. Unión consigo mismo, con su Sí-mismo; unión con todas las cosas de la Creación; unión con la Conciencia Universal. Mediante la Liberación el atmán (principio espiritual del individuo) se une (yoga) a Brahmán (Conciencia Universal, Divinidad). Pero para unirse realmente a algo, hay que romper con otros vínculos; para obtener la libertad interior hay que superar toda vinculación. El yogui se adecua a su medio ambiente, pero, interiormente, se prepara para superar todo vínculo, para trascender toda dependencia. El ego, que es adquirido y artificial, debe ser sometido por el Yo, que es real y fundamental. En el ego se presentan el dolor y el placer, las sombras y la luz. En el Yo no hay dualidad, solo hay Unidad. El sufrimiento cesa por completo. Ninguna de las tres fuentes de sufrimiento pueden afectar al Yo: ni el sufrimiento causado por uno mismo (mental, psíquico o físico), ni el sufrimiento causado por la Naturaleza, ni el sufrimiento causado por los demás. Toda niebla se disipa a medida que el hombre se acerca a su Sí-mismo.

¿Qué pretende el yogui? La autorrealización. Pero esta autorrealización no puede obtenerse sin un desarrollo previo de todo el individuo. Este desarrollo debe entenderse en todos los niveles: desarrollo mental, psíquico y espiritual. ¿Por qué considerar que el hombre ha llegado ya a su pleno desarrollo? ¿Por qué no admitir que mediante un entrenamiento adecuado el hombre puede evolucionar considerablemente a lo largo de su vida? ¿Por qué querer hacer del hombre un todo estancado? El individuo está insuficientemente desarrollado y admite un desarrollo tanto mental como psicológico y espiritual. Mientras este desarrollo no se va consiguiendo, el Yo permanece en el más estricto anonimato; es como si el hombre no dispusiese de los medios necesarios para llegar a su Yo en tanto no se desarrolla. En todo ser humano hay unos potenciales internos que activar; el yoga trata de activarlos y se sirve de ellos para ir hacia la autorrealización. Si el yogui se esfuerza por controlar su mente y perfeccionarla es por la ayuda que dicho control y perfeccionamiento pueden reportarle. Incluso el bhakti-yogui, que se apoya primordialmente en su sistema emocional, sabe la importancia que tiene controlar la mente. Dicho control, no hay que llamarse a engaño, requiere una fuerte disciplina (tapas), que no todos son capaces de imponerse.

El desarrollo interior no puede basarse en el exterior; eso sería como tratar de componer un reloj sirviéndonos de una taladradora. El trabajo interior puede, eso sí, continuar realizándose aún durante nuestras actividades exteriores, siempre y cuando podamos despegarnos, siquiera en parte, de aquello que estamos efectuando. Hay que buscar el Yo dentro de uno mismo. No está en la filosofía ni en los libros, aunque el conocimiento puede ayudarnos en nuestra búsqueda. El Yo está más allá de la erudición, de los conceptos, de las etiquetas; está más allá del intelecto y de todo análisis intelectivo. El Yo es el monarca que debería regir sobre sus vasallos: los pensamientos, emociones y sentimientos. Pero en la generalidad de los individuos los vasallos se han revelado y han terminado por debilitar hasta lo increíble al monarca.

El practicante de yoga debe desear y prepararse para la transformación. Debe morir algo para que el Yo se manifieste. La mutación, aunque llegará poco a poco, será en último grado como una fuerte descarga eléctrica. El individuo se detendrá a observarse, a ver el que es y el que era, y difícil le será al principio convencerse de tal cambio. No estará ajeno a todo lo que dentro de él está pasando, pero muchas veces no será plenamente consciente del gran cambio que se está produciendo si en realidad está practicando con seriedad. Cuando el Yo comience a ser más consciente, entonces dispondrá de un guía que ya nunca le abandonará. La percepción de la Verdad se irá intensificando. El hombre ya no está nunca más solo ni nunca experimentará ya el sentimiento de soledad.

La transformación le va ofreciendo al practicante una comprensión más amplia de todas las cosas. Esta comprensión desemboca en una aceptación positiva que nada tiene que ver con la apatía o la indiferencia. Puede mantenerse una actitud interior con serenidad y puede sustraerse a la mente de sus modificaciones. Eso es yoga, que, en palabras de Patanjali, es «evitar las modificaciones de la mente». Liberado aunque solo sea en parte de la dinámica de los opuestos, el yogui puede ir rescatando el conocimiento superior. Como dice el Bhagavad-Gita:

«Quien no se turba en medio de las tristezas, quien en medio del placer no siente deseo, quien ha abandonado todo impulso, temor o cólera, este tiene el entendimiento estable.

»Quien no se inmuta por nada, aunque le acaezca un mal o un bien, quien ni odia ni se entristece, ese está sólidamente en posesión de la sabiduría.»

Y cuando la autorrealización es definitiva, entonces, como también señala el libro sagrado, uno ya «no se entristece por los vivos ni por los muertos».

Solo unos pocos alcanzan la meta; los otros se quedan a medio camino, en la penumbra. Es más fácil la disipación que el entrenamiento psicomental y espiritual; es más cómodo el seguir siendo como se es a la transmutación. Y el yoga exige esfuerzo, un esfuerzo rayano en el superesfuerzo. No hace mucho uno de mis alumnos me preguntó:

—Dígame: ¿el yoga puede ayudarme si yo no pongo nada de mi parte?

El suceso es anecdótico, pero no por ello menos lamentable. Hacerse a uno mismo real —eso es realizarse— no es cuestión ni de días ni de diversión.

—Hay que ser implacable con uno mismo —me dijeron en la India—. No se asuste del término, porque es el más oportuno. La Luz no penetra en nosotros por accidente ni por azar. La Luz hay que ganársela y hay que merecérsela. En cierta manera algo de su gran valor reside en eso.

También me dijeron:

—Recrear el ego, alimentarlo y reafirmarlo, eso es fácil, eso está al alcance de todo el mundo. Pero llegar al Yo, al verdadero Yo, eso únicamente puede hacerlo una minoría. ¿Sabe una cosa? El Yo habla en nosotros, pero estamos tan inmersos en nuestros pequeños problemas, que no podemos escucharlo. Y de veras, es una lástima permanecer tan sordos, tan ciegos y tan pequeña cosa.

La consciencia común no debe ser subestimada, como hacen algunas técnicas de autorrealización. Es útil, tan útil que nos servimos de ella habitualmente. Pero su utilidad limitada no quiere decir que no sea deficiente, y naturalmente insuficiente para conseguir un conocimiento más elevado. Para la obtención de ese conocimiento más elevado hay que alcanzar una consciencia extraordinaria y los procedimientos yóguicos tratan de facilitárnosla. Tanto en la religión, como en la filosofía, como en el arte, hay muestras de ese estado superior de la consciencia. Hay quienes aspiran a encontrarlo mediante la droga, pero no se dan cuenta de que están de esa forma dejándose atrapar todavía en mayor grado por las redes de la ilusión. He tenido ocasión de pulsar la opinión de diversas personas que han recurrido a la droga y que después han acudido a mí buscando ayuda en el yoga. Todos ellos buscaban por medios fáciles ese estado superior de la consciencia y todos ellos dicen haberlo intuido durante la experiencia facilitada por la droga. Pero todos ellos, también y como era de suponer, se encuentran después lo mismo o más alejados de dicho estado. Porque dicho estado no se obtiene ni por la vía rápida ni mediante procedimientos artificiales. Es privilegio únicamente de aquellos que trabajan sobre sí mismos y no desfallecen. La mukti (liberación) es algo muy auténtico que no permite caminos extraviados.

El Yo se manifiesta cuando la serenidad y la quietud definen y caracterizan al practicante. ¡Qué importante es, pues, la educación de nuestra mente y nuestro sistema emocional! Sin saberlo, estamos haciendo todo lo posible para alejarnos de nuestro Yo. Sabias, muy sabias, son las palabras del Katha Upanishad:

«Este Yo no es advertible por el estudio, ni aun por la inteligencia y la erudición. Este Yo revela su esencia únicamente a aquel que se aplica al Yo. El que no abandonó los caminos del vicio, que no puede dominarse, que no posee la paz interior, cuya mente está turbada, no puede nunca advertir el Yo, aunque esté lleno de toda la ciencia del mundo.»

Y el Maitrayana Upanishad:

«Después de percibir su propio yo como el Yo, el hombre alcanza la abnegación y en virtud de la abnegación debe concebírsele como incondicionado. Este es el misterio más alto, que anuncia la emancipación; mediante la abnegación, no participa del placer ni del dolor, sino que alcanza lo absoluto.»

Esa búsqueda de lo absoluto, de lo trascendental, de la Realidad, es la que ha mantenido el yoga a lo largo de los siglos. Un hombre se completa mediante esa búsqueda y mediante esa búsqueda puede ser lo mejor que hay en sí mismo. La percepción del Yo se completa con la percepción del Yo como Totalidad, lo que representa el samadhi definitivo e irreversible. Surge el conocimiento directo, aquel que no se basa únicamente en los sentidos, aquel que se sirve de una energía más sutil que la puramente sensorial. Quien lo obtiene ya nunca será el mismo, porque habrá encontrado su propia naturaleza, su naturaleza original, y comprenderá que es parte del Todo y sentirá la honda satisfacción de que nadie puede sustraerle ese don, el más preciado, el más luminoso, el más anhelado.

Todo aquello que encadena al individuo le impide su crecimiento interior. Existen muchos obstáculos en el sendero de la autorrealización. Obstáculos tales como el miedo, la indecisión, la vehemencia, la indolencia, los sentimientos negativos (odio, rencor, envidia) y el descontrol mental. Estos obstáculos varían considerablemente de unas a otras personas y por ello cada practicante debe descubrir los suyos mediante la introspección.

Los vrittis (torbellinos mentales, modificaciones) mantienen la mente en un estado de embotamiento e inquietud. Los vrittis perturban la visión y evitan la verdadera aproximación a las cosas, esa aproximación que cuando es auténtica puede denominarse comunión y que se caracteriza por su plenitud. La identificación con la propia efervescencia mental origina cuando menos un estancamiento. El hombre está tan apegado a sus pensamientos que no puede ver con claridad, que no logra percibir las cosas como tales. Los pensamientos y emociones descontrolados, los complejos e inhibiciones, los prejuicios y convencionalismos, todo ello son interferencias que se oponen entre el hombre y las cosas, son deformadores de la realidad. Deberíamos meditar de cuando en cuando sobre las palabras del Katha Upanishad:

«Sabed que el Yo que se encuentra en el interior es el amo de la carroza y que esta última representa el cuerpo. Considerad el intelecto representado por el auriga y la mente por las riendas. Los sentidos están representados por los caballos y el camino por el que van los objetos de los sentidos.»

El auriga debería obedecer al amo y hacerse obedecer, mediante las riendas, por los caballos. Pero en el ser humano no hay orden ni control ni auténtica voluntad. Y cuando el auriga no obedece al amo y los caballos no obedecen al auriga y las riendas no sirven para nada, entonces sobreviene el desastre. El yoga exige una intensa labor de purificación: purificación moral, emocional y mental. El Yo, que es fundamentalmente puro, no puede manifestarse en tanto no encuentre un medio que también por su pureza sea adecuado para ello y le facilite dicha manifestación.

El ser humano no se ocupa ni mucho ni poco de su Sí-mismo. Simplemente se desentiende de su yo. Se deja arrastrar por toda suerte de variaciones anímicas y de contradictorios impulsos. No trata de escapar de sus propias deficiencias. Se conforma, se anquilosa, corre el riesgo de atrofiarse interiormente.

Ni la ciencia ni el pensamiento intelectual han podido nunca resolver una serie de interrogantes que agobian a la humanidad desde sus comienzos. Pero ello no quiere decir que el individuo no pueda, tras un largo y fecundo entrenamiento, obtener una amplitud de miras que le permita una comprensión hasta entonces ni siquiera imaginada. Rechazar esta posibilidad es cuando menos una insensatez. No vemos la luz no porque la luz no exista, sino porque no hemos afinado los ojos lo necesario para ello. Nos desgastamos las más de las veces en una lucha interior sin sentido, sin ser capaces de comprender que es necesario sobrepasar una serie de condicionantes que nos impiden toda visión más honda y más elevada.

Los grados del yoga

Hay que reconocerle un mérito innegable a Patanjali, y es el de haber recogido en sus Aforismos las técnicas más importantes del yoga y haber clasificado este sistema de una forma muy oportuna. Los grados (angas) expuestos por Patanjali, que suman el número de ocho, son en realidad comunes a todas las formas del yoga, aunque con variantes y diversos matices. Los dos primeros grados, Yama y Niyama, deben ser observados por todos los yoguis en general. Los grados tercero y cuarto, asana y pranayama, son instrumentos útiles para la búsqueda interior y pueden servirse de ellos los practicantes de las diferentes modalidades yóguicas. Los grados quinto, sexto y séptimo, pratyahara, dhanara y dyana, aun siendo técnicas básicamente radja-yoguis, son utilizados por todas las modalidades yóguicas, pues la concentración y la meditación lo mismo son utilizadas en el Kundalini-yoga que en el Bhakti-yoga, que en el Gnana-yoga, que en los otros yogas. El grado octavo, samadhi, es el estado superior al que aspira todo yogui y que puede obtenerse a través de una u otra modalidad yóguica.

Patanjali ha escalonado estos grados admirablemente. El practicante debe prepararse moral, fisiológica, mental y espiritualmente; debe, pues, extender su control a todos los elementos constitutivos de su ser. Se exige, inevitablemente, una formación moral y mental para realizarse espiritualmente.

YAMA: Bajo el término Yama se agrupan una serie de reglas morales que tienden al perfeccionamiento interior del individuo. Tales son:

AHIMSA o la no-violencia: Esta regla es aceptada por la gran mayoría de las doctrinas indias y Gandhi la llevó hasta su máximo grado. La no-violencia entendida en su sentido más estricto implica una absoluta carencia de agresividad y un sólido respeto por toda forma de vida, incluso la de los seres más insignificantes en apariencia. Toda reacción hostil debe controlarse. La violencia debe ser descartada de los pensamientos, los sentimientos, la palabra y la obra. Ninguna forma de violencia es aceptable, ni la física, ni la mental, ni la moral. Debe hacerse lo posible por combatir el odio, el egoísmo, la agresividad y otras cualidades negativas por medio de la no-violencia. En todo momento y circunstancia debe el practicante de yoga imponerse un estado de serenidad lo más distanciado posible de la violencia. No ser violento no significa, sin embargo, no ser enérgico y resistente. Gandhi nos enseñó cómo combinar ambas cosas.

SATYA o la Verdad: Esta es una regla fundamental para todo aquel que quiera perfeccionar su mundo interior y realizar el Yo. La mentira todo lo enturbia y oscurece, todo lo empobrece y minimiza. Únicamente en la Verdad puede encontrarse la realidad interior, únicamente en la Verdad puede liberarse el atmán. Cada día es más difícil sostener la Verdad; cada día es más difícil vivir en la Verdad. Pero el practicante debe intentarlo con tenacidad, debe hacer de la verdad su lema. La verdad evita todo cinismo o hipocresía. Vivir en la verdad y pensar de acuerdo a la verdad es necesario para quien quiera trascender a una dimensión más allá de la puramente sensorial. Sin la verdad el hombre (microcosmos) no puede aspirar a entrar en comunión con el Alma Universal (macrocosmos). La verdad purifica y hay que ser absolutamente puro para penetrar en el Universo. Debe evitarse la mentira y aquello que origine la mentira o pueda facilitarla; debe evitarse la calumnia y el equívoco; debe evitarse la crítica destructiva. Debe vivirse de acuerdo a la propia verdad interior y realizarse uno a través de ella. No se debe menospreciar la verdad, ni debe disfrazarse, ocultarse o tergiversarse. Debe interiorizarse la verdad y alimentarse uno de la verdad. Aquel que viva a través de la verdad será tolerante, amoroso, comprensivo, amable con los demás; aquel que viva la verdad llevará la verdad hasta los demás mediante sus pensamientos, palabras y actos. La verdad apoya la no-violencia como la no-violencia apoya la verdad. La verdad está dentro de todo ser humano y hay que trabajar para encontrarla. La verdad en el Sí-mismo y a través del Sí-mismo. Entonces la persona bebe en las transparentes aguas de la Verdad.

ASTEYA o no robar: Todos los sistemas religiosos critican severamente el robo. Nadie debe apropiarse de aquello que no es suyo. Pero no hay que entender el robo tan solo materialmente. Hay que entenderlo en todo su hondo significado. No se deben robar ni bienes materiales, ni mentales, ni morales. No se debe usurpar lo que es de otros. Nadie debe aprovecharse de aquello que a otro pertenezca y que puede ser o no algo material. Roban aquellos que utilizan a los otros, aquellos que explotan los sentimientos ajenos, aquellos que se apropian de ideas o proyectos. Se puede robar el amor, la amistad, incluso la vida de otra persona. Todo robo está fuera del yoga, es un impedimento en la comunión con la Totalidad.

APARIGRAHA o no ambicionar: La ambición es un grave obstáculo para el practicante, porque ella nunca termina por satisfacerse y es capaz de devorarlo todo. Son muchas las personas esclavizadas por su propia ambición, por su descontrolado deseo de posesión. Cuanto más se posee, más se quiere poseer. Lo malo, desde luego, no es poseer, sino dejarse poseer por lo poseído, dejarse dominar por el ansia de posesión. La ambición no hay que entenderla únicamente en su sentido meramente material. Igualmente esclaviza la ambición de poder o cualquier otro tipo de ambición. El ser humano, además, cuando está condicionado por la ambición, canaliza todas sus energías para satisfacer o tratar de satisfacer esa ambición y carece de ellas para aplicarlas al autodesarrollo y purificación. Un ser humano controlado por la ambición puede llegar a realizar actos deshonestos que en nada favorecen su evolución. La ambición, si no se lucha contra ella, puede llegar a convertirse en una obsesión; puede provocar graves frustraciones y neurosis. El yogui se esfuerza por no dejarse condicionar por nada, por evitar toda atadura de cualquier tipo que sea. Todas sus energías las dirige el yogui hacia su objetivo fundamental: la autorrealización.

BRAHMACHARYA o abstención sexual: El yogui pretende conservar siempre una posición de dominio sobre todo su ser y todos sus impulsos. Evita, pues, el que el sexo pueda condicionarlo, aunque no sea abstinente. No todos los yoguis observan la brahmacharya. Depende del yogui, de sus aspiraciones y de su forma de vida. Se considera que la brahmacharya no es en absoluto necesaria, aunque representa una ayuda en el proceso de autorrealización, pues hace posible un ahorro de energías que el yogui puede utilizar para su desenvolvimiento superior. El yogui puede estar casado y mantener perfectamente relaciones sexuales con su mujer. Muchos maestros consideran incluso que esto es conveniente, pues así el yogui tiene canalizadas sus energías sexuales. Los yoguis renunciantes o los que viven en comunidad son frecuentemente los que observan de forma rigurosa la brahmacharya, absteniéndose de toda relación sexual.

La brahmacharya no debe provocar la represión. Todos los yoguis con los que he hablado están de acuerdo en señalar la represión como muy nociva. No se trata de reprimir la sexualidad, sino de trascenderla. Cuando el ideal es muy sólido, la sexualidad es automáticamente trascendida sin esfuerzo alguno y entonces no hay represión. Por otra parte, un yogui puede llevar una vida sexual normal sin dejarse aprisionar por el sexo. La actitud mental juega siempre y en todo caso un destacado papel. Un hombre puede, por ejemplo, no mantener ninguna clase de relaciones sexuales y estar sin embargo, poseído y esclavizado por el sexo, que absorbe su mente y la condiciona. La auténtica brahmacharya no consiste tan solo en la abstención sexual propiamente dicha, sino en mantener la mente alejada de todo contenido sexual. El brahmachari, cuando persigue un ideal elevado y este adquiere todo su vigor en su mundo interior, se aparta de la sexualidad con relativa facilidad. El control no debe llevarse únicamente al exterior; el control debe estar también en la propia mente. Si un practicante se abstiene, pero no logra apartarse asimismo de sus fantasías sexuales y permanece dominado por las mismas, no estará realizando brahmacharya, sino represión, y de tal represión pueden surgir graves y complejos trastornos psíquicos. El yogui tiene absoluta libertad para ser o no brahmachari, según su propia estimación.

La brahmacharya tiene como objeto la transmutación de la energía sexual en energía espiritual (Ojas Mukti). No obstante, este proceso de transmutación de la libido en energía espiritual requiere tiempo y un considerable adiestramiento.

Cuando la persona se deja arrastrar por algo, sea lo que fuere, sus energías se ven mermadas y la evolución se retarda. El yogui, no lo olvidemos, se aparta de todo aquello que no le permita avanzar tan de prisa como él desea. Pero este apartamiento, tampoco lo olvidemos, es más una actitud interior que exterior.

NIYAMA: El Niyama comprende un conjunto de normas de purificación tanto internas como externas.

SAUCHA o limpieza externa e interna: El yogui debe mantener limpios su cuerpo y su mente. El cuerpo es un instrumento, un vehículo, y merece la atención de su poseedor. Debe mantenerse puro, higienizándolo tanto como sea necesario. El pranayama y una dieta sattvica lo mantendrán en excelente estado de salud y pureza.

La pureza interior se logra mediante la meditación y una adecuada conducta. El practicante debe cultivar sus cualidades, emociones, pensamientos y sentimientos positivos, despojándose de los negativos; debe cambiar sus hábitos negativos en positivos; debe adiestrarse en el contento, la tolerancia, el amor.

TAPAS o austeridad: La disciplina es imprescindible en la vida de un yogui. Es la disciplina la que permite el control en todos los niveles; es la disciplina la que fortalece la voluntad y el carácter. Únicamente mediante la disciplina puede el yogui liberarse de sus cualidades negativas y apropiarse de las positivas. La disciplina hace posible la austeridad y, viceversa, la austeridad acentúa la disciplina. La austeridad evita la disipación, prepara sólidamente al individuo y le ayuda a mantener presente su ideal. Mediante la austeridad se purifica el mundo interior. El esfuerzo es necesario si el individuo quiere evolucionar; ese esfuerzo personal que cuanto mayor sea más le aproximará a la experiencia liberatoria. Si el practicante de yoga se dispersa, su entrenamiento resultará insuficiente. Dice Patanjali: «El resultado de tapas es fortalecer la mente y el cuerpo, eliminando las impurezas.» Tapas es un medio, no una finalidad. Tapas no es mortificación ni ascesis en el sentido exacto de la palabra. Tapas favorece el control sobre la forma de ser, la mente y el sistema emocional. No todos tienen que servirse de tapas, pero tapas es siempre una ayuda, al menos al principio del camino.

En tanto la persona no haya logrado superar toda impureza, el Yo no se manifestará. Tapas acelera el proceso de aproximación al Sí-mismo. Para aquellos que ya han arrojado la suficiente luz sobre su mundo interior, tapas ya no es necesario, aunque muchos yoguis lo observan durante toda su vida, incluso después de haber experimentado el samadhi.

Hay tres formas de tapas: tapas sobre el cuerpo (kayica), tapas sobre la palabra (vschika) y tapas sobre la mente (manasika).

SANTOCHA o contento: El yogui debe escapar a la dinámica de los pares de opuestos, debe trascender la dualidad placer-dolor, debe establecerse en un plano de serenidad y satisfacción. «De la alegría —explica Patanjali— surge la suprema dicha.» El yogui aprende a no dejarse encadenar por el dolor ni por el placer, que son las dos caras de una misma moneda. Mediante el adiestramiento en el desapego, el yogui aprende a sustraerse a todo aquello que en el hombre común causa dolor. Al no desear no hay posibilidad de que sus deseos se vean frustrados y le causen dolor; al renunciar a los resultados de sus obras, no encuentra motivo de preocupación o inquietud en tales resultados.

El yogui evita la identificación con sus estados anímicos y los supera. No se deja atrapar por las emociones negativas. Trata de vivir en la paz y en el contento. Un estado de ánimo equilibrado y sereno facilita el trabajo interior y se refleja en la propia conducta. La depresión, la ansiedad, la angustia y otros estados anímicos negativos son un obstáculo, por lo general, para efectuar las técnicas de introspección.

El yogui debe desconfiar del dolor y, también, del placer. Debe ser moderado en uno y otro, manteniendo una actitud interior de aceptación y serenidad cuando uno y otro se manifiesten. Si una persona persigue constantemente el placer, también constantemente se encontrará con el dolor, porque en tal caso la ausencia de placer se convierte en dolor. Solo aquellos que logran mantenerse serenos en el placer y en el dolor pueden armonizar su mundo interior y elevarlo por encima del mundo fenoménico. La alegría, el contento interior y la calma ayudan al practicante y estimulan favorablemente a los demás. Hay que imponerse una actitud mental de contento, que aunque al principio sea provocada, o artificial si se quiere, terminará, por la fuerza del entrenamiento y del hábito, por hacerse natural y espontánea. El adiestramiento es primordial en todos los sentidos. Mediante el adiestramiento un hombre puede hacerse, transformarse y realizarse.

SWADYAYA o estudio de la Verdad y de sí mismo: El practicante de yoga debe aspirar a la Verdad. Para ello no debe regatear esfuerzos ni sacrificios. El sadhaka tiene que prepararse sólidamente, atendiendo a su mente y a su moral. Se requiere el conocimiento de sí mismo, que se obtiene mediante la introspección y el autoanálisis.

ISWARAPRANIDHANA o el pensamiento constante en el Divino: Cabe pensar que el yoga arcaico haya podido desconocer o ignorar la divinidad, pero el yoga sistemático incorporó a su contenido la divinidad como instrumento altamente valioso para la autorrealización. El yogui puede autorrealizarse mediante el adiestramiento de su mente, mediante la obtención del conocimiento superior, mediante la acción desinteresada y, posteriormente, mediante el pensamiento constante en la divinidad, que se torna así un modelo para el aspirante y, también, un colaborador. Isvara se convierte en un soporte divino para la mente del practicante. Patanjali explica: «Mediante el ofrecimiento de todo a Isvara sobreviene el samadhi.» Y ya nos encontramos en esta afirmación ante el yoga devocional en su más amplia concepción. El bhakti-yogui no solamente mantiene de forma permanente su pensamiento en la divinidad, sino que actúa por y a través de la divinidad y para la divinidad.

ASANA: El asana es el tercer miembro que indica Patanjali y se le dedican muy pocas palabras en Yogasutras. Hay numerosos asanas. Son posiciones corporales que ejercen efectos positivos sobre el cuerpo y sobre la mente. Los asanas de meditación son empleados por los practicantes de las diferentes modalidades yóguicas, en tanto que el resto de los asanas son únicamente efectuados por los practicantes de Hatha-yoga.

Mediante los asanas se obtiene la tranquilización del contenido mental y el pratyahara o retracción de los sentidos.

PRANAYAMA: El pranayama representa el control sobre la respiración y se caracteriza por la retención del aliento (kumbhaka). Existen numerosas técnicas de pranayama, que se proponen influir positivamente sobre el organismo, el cuerpo sutil y la mente. Algunas de estas técnicas son de muy difícil ejecución y se requieren varios años de práctica para poder efectuarlas y lograr que desprendan todos sus benéficos efectos.

PRATYAHARA: Representa el control sobre los sentidos, dominando su dinámica y evitando así la alteración del contenido mental.

DHARANA: Dharana es la fijación de la mente en un solo punto con exclusión absoluta de todo lo demás. Es una técnica fundamental del yoga, por medio de la cual se logra la unidireccionalidad de la mente. En el dharana intervienen tres elementos: el sujeto, el objeto y proceso de la concentración. Cuando el dharana se consigue en su plenitud desaparece toda multiplicidad y el sujeto y el objeto se fusionan, formando una unidad. El dharana combate la agitación de la mente y canaliza sus energías.

DYANA: Dyana es la prolongación del dharana. Cuando el dharana se mantiene por sí solo, continuadamente, sobreviene el dyana. Dyana es un término que se traduce por meditación, pero su técnica es diferente a la meditación occidental, que se basa únicamente en el análisis intelectivo. Hay muchas clases de dyana y hasta que no se obtienen los grados más elevados del mismo, intervienen en su práctica los sentimientos, las emociones y los pensamientos. Gradualmente, mediante el tenaz adiestramiento, se trasciende el pensamiento dual y se va rescatando el conocimiento intuitivo. Existe meditación con soporte (basada en algo concreto) y meditación sin soporte (en algo abstracto).
Según Patanjali la meditación es «una corriente de pensamiento unificado».
La meditación tiende a la superación de los contrarios. Es un valioso procedimiento que le permite al practicante la aproximación a la realidad interior.

SAMADHI: Todo practicante de yoga aspira a la consecución del samadhi; al menos ese es su más ambicioso objetivo. El samadhi es un destello de luz en la oscuridad, es una mirada clarividente a muchas cosas hasta entonces confusas, es la manifestación de la Totalidad en uno mismo. El samadhi ilumina al que lo experimenta, lo eleva a la categoría de hombre-dios.

Hay diversos grados de samadhi. El superior es aquel que rompe toda dualidad, que anula toda consciencia de la propia individualidad y, por el contrario, facilita la consciencia, lúcida e intensa, de la Unicidad.

Las ramas del yoga

El yoga es como un gran árbol con diferentes ramas. El yoga como tal es solo uno con una misma finalidad, aunque por la diversidad de sus técnicas y procedimientos se clasifica en varias modalidades. Se han realizado diversas clasificaciones del yoga y se han señalado unos yogas como más importantes o básicos que otros. Toda clasificación es artificial. Por lo general el practicante no observa únicamente una modalidad de yoga y tiene que servirse de las técnicas de las otras formas de yoga.

El yoga pretende la transformación del individuo y la realización de su Yo. Según el temperamento y naturaleza del practicante, unos métodos resultan más apropiados o eficaces que otros para alcanzar la meta. De ahí la diversidad de yogas. Todos, sin embargo, se sirven en mayor o menor grado de las técnicas de interiorización y de la concentración de la mente. Todos deben basarse en el Yama y el Niyama, que proporcionan una excelente preparación moral e interior. Todos proponen la purificación mental y espiritual, y valoran el esfuerzo personal.

Hay diferentes naturalezas humanas: física (pashu), mental (vira) y espiritual (diya). También hay que reseñar la sentimental o emocional, y todavía podrían señalarse otras. Según la naturaleza del individuo, según su forma de ser e incluso según su medio y circunstancias, unas técnicas serán más oportunas que otras. Para el hombre activo, el karma-yoga resultará un buen sendero; para el hombre básicamente mental, el radja-yoga resultará conveniente; para el hombre emocional, el bhakti-yoga puede ser aconsejable. Pero hay que evitar el error de aferrarse a un solo yoga y descartar los restantes. El practicante debe servirse de todas aquellas técnicas que puedan serle útiles para su desenvolvimiento interior, pertenezcan a una u otra modalidad yóguica.

Yogas principales son:

- Radja-yoga o yoga de la mente.
- Mantra-yoga o yoga del sonido.
- Gnana-yoga o yoga del Conocimiento Superior.
- Bhakti-yoga o yoga devocional.
- Kundalini-yoga o yoga de la energía divina.
- Karma-yoga o yoga de la acción desinteresada.
- Tantra-yoga o yoga de la transmutación de la energía sexual.

Yogas menores o disciplinas pertenecientes a los yogas básicos son el nada-yoga o yoga de la música, el dyana-yoga o yoga de la meditación, el bhavana-yoga o yoga de la energía humana, el samadhi-yoga o yoga de la supraconsciencia, el vidyayoga o yoga del conocimiento, el shakti-yoga o yoga de la energía divina, el atma-yoga o yoga del espíritu, el virya-yoga o yoga de la ascesis y el agni-yoga o yoga de la energía interna.

Los grados de Patanjali son la base de todas las modalidades de yoga. Una formación necesaria: yama y niyama. Unos medios excepcionales: dharana y dyana. Un objetivo fundamental: samadhi.

Búsqueda interior, trascendencia y consciencia de Sí-mismo

El hombre se encuentra enormemente alejado de su Sí-mismo y, sin embargo, raramente se da cuenta de ello. El Yo permanece eclipsado y la verdadera esencia del individuo está cubierta de capas que la ocultan o cuando menos la desfiguran. Para alguien que estuviese un poco por encima del género humano, no hubiera sido nada difícil prever esta disociación del individuo con respecto a su Sí-mismo; porque, arrastrado por sus sensaciones y esclavizado por la dinámica de sus órganos sensoriales, el hombre lleva una vida de total exteriorización y frustra, inconscientemente, toda búsqueda de sí mismo. Los pensamientos del ser humano tienden a exteriorizarse constantemente, a mezclarse, confundirse y dejarse absorber por las cosas del exterior. Incluso cuando el individuo permanece solo, no está consigo mismo, sino mentalmente volcado hacia los fenómenos externos. A medida que avanza la técnica y a medida que los medios de evasión son más variados, la extraversión y disipación mentales son mayores. Y tan volcado está el individuo hacia el exterior, tan condicionado por él, que ha terminado por no saber absolutamente nada de sí mismo y, lo que es mucho peor, por no saber regresar hasta su Sí-mismo. Se siente de esa forma disociado, descentrado, apartado de su base. En un chispazo de comprensión, se da cuenta de que debe regresar a su Sí-mismo y, empero, el camino ya no resulta nada fácil de recorrer. Sucede, además, que en ese proyectarse continuamente hacia el mundo exterior, el individuo ha perdido toda consciencia del Sí-mismo, de su auténtico ser. Se ha desligado de su ser original y se ha falseado, volviéndose una especie de muñeco mecánico, rígido y aprisionado.

En el hombre común, en aquel que no ha seguido ninguna técnica de autodesarrollo, predomina lo adquirido sobre lo original, cuando realmente debería ser al contrario. Una excesiva exteriorización mental acartona en cierto modo al ser humano, le merma posibilidades, lo disipa. No se trata, naturalmente, de hacerse un anacoreta o refugiarse en las montañas. La extraversión a la que nos referimos es a la mental. Lo importante no es aislarse físicamente, sino aprender a hacerlo mental y psicológicamente aunque nos encontremos en medio de toda una multitud.

¿Cuándo está el hombre realmente solo? ¿Cuándo su mente se desconecta del exterior y mira en el mundo interior? Son muy pocos los que dedican unos minutos diarios a la autobúsqueda; muy pocos los que siquiera se interesan por ella. Su tiempo libre lo consume el individuo en acudir al cine, leer, charlar o ver la televisión. Todas estas actividades son excelentes, siempre y cuando le permitan al hombre disponer de algunos minutos para sí mismo. Pero ni siquiera cuando está solo está en sí mismo, sino que toda su actividad mental se proyecta hacia el mundo fenoménico. Toda proyección interior queda postergada. Se continúa siendo un desconocido para sí mismo, un desconocido lleno de conflictos y contradicciones.

El individuo tiene que ir hacia su propio encuentro, por difícil que pueda resultarle la experiencia. Pero esa experiencia del Yo es necesaria. Tiene que regresar a ese núcleo del que se ha separado hace tanto tiempo. Las pantallas —¡y a veces qué densas son!— han ocultado su Sí-mismo. Por una parte se encuentra el Sí-mismo y por otra, eclipsándolo, todo aquello que forma el No-yo, que es adquirido y no esencial. Enumeremos algunos elementos del No-yo: emociones, sentimientos, conflictos, inhibiciones, pensamientos, complejos... Todo ello, muchas veces en constante contradicción, empaña el Sí-mismo, lo aparta de nuestra consciencia. Y, sin embargo, desde los albores de la Humanidad ya ha habido hombres —hombres singulares— que se han esforzado por encontrar el Yo y vivenciarlo.

A medida que el individuo se va liberando (gloriosa liberación que satisface generosamente e integra todo nuestro ser) de todo aquello que comprende el No-yo, se va aproximando al Yo. Es una difícil tarea de sutil discernimiento, de incansable estar alerta. Y no debe negarse que en un comienzo el practicante se siente como si estuviera sobre arenas movedizas, porque no es fácil ni grato para nadie tener que destruir en uno mismo mucho de aquello que anteriormente se consideraba trascendente o cuando menos deseable.

Téngase en cuenta que todo lo que forma el No-yo es múltiple, carece de toda unidad, origina conflictos, muchas contradicciones y, sobre todo, inhibición. Hay que reflexionar, introvertir nuestra mente y mediante la introspección psicológica darnos cuenta de cuánta contradicción hay en nuestro mundo interior. En cuestión de un minuto podemos cambiar varias veces de estado de ánimo; muchas veces lo que deseamos no es lo que realmente queremos, y viceversa; hacemos cosas de las que nos arrepentimos y dejamos de hacer otras que hubiéramos querido hacer. Vivimos en constante contradicción. Somos como un péndulo que de continuo oscila de un lado para otro, sin posibilidad de reposo. Nos dejamos arrastrar por nuestros órganos sensoriales, por nuestras sensaciones, hábitos e impulsos. Somos víctimas de nuestros pensamientos, emociones y sentimientos. Nos condicionan nuestras creencias, prejuicios y convencionalismos. Aquello que ayer amábamos hoy quizá lo odiamos, o amamos a lo que odiábamos; en lo que mañana no creeremos, hoy, sin embargo, creemos, e incluso no dudamos en agredir a fin de preservar nuestra creencia. Cambiamos, fluimos. No somos, empero, nada conscientes de nuestra impermanencia. No estamos dormidos, pero tampoco lo suficientemente despiertos. Consumimos los meses y los años en nuestra especie de prolongado letargo; devoramos nuestra vida entregados febrilmente a todo aquello que, en última instancia, no nos reportará nada de verdad definitivo.

Únicamente cuando el individuo comienza a aproximarse a

su Sí-mismo, van cesando las contradicciones y su mundo interior se va haciendo más permanente. Solo entonces uno comienza a ser uno mismo. Cambia nuestra forma de ser y nos comportamos con entera naturalidad, sin ninguna afectación.

El practicante de yoga debe tener siempre presente que el yoga implica una buena dosis de control. Pero el control se hace muy difícil en tanto el individuo no alerta su mente, no hace más vigilante su consciencia. De ahí la importancia enorme de la concentración (dharana) y de todo aquello que avive la consciencia.

La consciencia podemos compararla con una bombilla. La consciencia del hombre común es como una bombilla que luce débil e intermitentemente. La consciencia del hombre adiestrado es como una bombilla que luce con intensidad y de forma permanente. Si no alertamos nuestra consciencia, si no la hacemos como la bombilla que luce intensa y permanentemente, seguiremos en nuestro estado de letargo, dejando pasar muchas cosas importantes, despreciando otras muchas no menos trascendentes y continuando sumidos en nuestra ignorancia y nuestra rutina.

Cuando el practicante va obteniendo superiores niveles de consciencia, entonces es capaz de «conscienciarse» y controlarse; entonces ya no es un ignorante de sus hábitos o tendencias, sino que aprende todo lo que hay en él y puede comenzar a controlarlo. Uno puede verse ecuánime y objetivamente, sin la venda sobre los ojos. Y uno puede ver entonces sus propias deficiencias y cualidades negativas, que suelen ser muchas, aunque no tantas como para que debamos desfallecer. Hay que ir poco a poco adiestrándose, abonando nuestro contenido mental para que obtenga el grado de receptividad necesario para descubrir la Verdad. Es necesario ir poco a poco superando las influencias negativas, porque ellas adulteran al ser humano, falsean su personalidad y pueden minar su mundo interior.

Las influencias negativas pueden ser externas e internas. Son externas aquellas que nos alcanzan desde el exterior, y negativas —independientemente de que sean buenas o malas, gratas o desagradables—, aquellas que perturban nuestro mundo interior y retrasan nuestra evolución y madurez. Influencias internas son aquellas que surgen dentro de nosotros mismos, de nuestra mente consciente o subconsciente.

La mayoría de las personas son muy frágiles a las influencias tanto externas como internas. ¡Hasta qué grado se puede llegar a depender del exterior! Recibimos una mala noticia y nos deprimimos; la recibimos buena y nos alegramos; vemos algo bello y experimentamos satisfacción; vemos algo feo o sucio y experimentamos desagrado... Y así sucesivamente, condicionados por las influencias del exterior. Y, realmente, si condicionados estamos por las influencias externas, en mayor grado lo estamos por las internas, que frecuentemente son más difíciles de precisar, más esquivas. El plano consciente, frecuentemente descontrolado y disipado, perturba al individuo; el plano subconsciente, asimismo descontrolado y oscuro, bombardea con su incansable dinámica a la persona y puede llegar a trastornarla gravemente.

El practicante de yoga debe hacerse resistente a las influencias externas e internas y tratar de trascenderlas. El mundo exterior se sale fuera de nuestro dominio, no podemos controlarlo, pero, sin embargo, sí podemos adoptar una actitud interior de desapasionamiento hacia las cosas negativas, una actitud de resistencia y fortaleza. Ya que no podemos cambiar el mundo, cambiémonos a nosotros mismos. Así las influencias negativas del exterior chocarán contra un espeso muro y no podrán lesionar la psiquis del individuo.

Si bien no podemos ejercer nuestro dominio sobre el mundo exterior, sí podemos hacerlo sobre nuestro mundo interior. Mediante las técnicas de interiorización del yoga, avaladas por varios milenios de antigüedad, se pueden conocer las influencias negativas internas y se puede contrarrestar su influencia. Se requiere necesariamente la práctica, porque sin ella no hay sinceramente nada que hacer.

El entrenamiento mental le va permitiendo al practicante la adquisición de un conocimiento superior, que a diferencia del inferior o común, se caracteriza porque conoce el objeto no parcialmente, sino en su totalidad. Tal es el conocimiento absoluto, pues el común es muy limitado y lleva consigo generalmente mayor dosis de desconocimiento que de conocimiento propiamente dicho.

El conocimiento absoluto desemboca, inevitable y afortunadamente, en la comprensión. Y, como señalan las más diversas técnicas de autorrealización, pocas cosas hay tan importantes como la comprensión.

Si el hombre es como una marioneta es porque no comprende o porque su comprensión —basada exclusivamente en los sentidos y en el órgano intelectual— es muy estrecha. De esa forma no hay crecimiento interior. Incluso buena parte del dolor que experimenta el ser humano se debe muchas veces a la falta de verdadera comprensión.

El individuo es víctima de la falta de comprensión desde que prácticamente nace, porque nadie le muestra el camino de la comprensión y porque la forma de vida que se le impone y se ve obligado a seguir tampoco le inclina hacia la interiorización y la búsqueda del Sí-mismo. La falta de comprensión va ganando terreno y va anquilosando a la persona. El practicante debe comenzar por aceptar su ignorancia y ser consciente de la misma, pues de otra forma no se decidirá a luchar para obtener el deseable estado de comprensión verdadera.

El hombre común es como un observador que ve las cosas a través del ojo de una cerradura. Para el hombre realizado la puerta se abre de par en par. Pero no se consigue de golpe que la puerta se abra; es necesario ir ampliando poco a poco nuestra visión. A medida que la consciencia se va alertando, la comprensión se va haciendo mayor. Hay que evitar por ello aquellos aspectos que no solo no alertan nuestra consciencia, sino que la aletargan, porque de esta forma la comprensión permanecerá cada vez más distante. Como norma general, si es que alguna lo es, puede decirse que todo aquello que absorbe y atrapa al individuo, estrecha su visión mental. El individuo, cuando se deja atrapar por algo y permanece inconsciente a ese condicionamiento, está dando alimento al estado de incomprensión. En el sufrimiento y en la alegría, en el placer y en el dolor, debe aprender el individuo a ser dueño de sí mismo y a mantener vigilante su consciencia. Tarea muy difícil, pero indudablemente posible; tarea que se facilita a medida que se practica y que puede llegar a constituirse en beneficioso hábito; tarea encomendada no solo en el yoga, sino también en las doctrinas tibetanas, en el budismo y en otras técnicas de autorrealización.

Mediante dharana y dyana el practicante tiene que aprender a dirigir su atención mental. Ella es como el bisturí para un cirujano; permite llevar a cabo el trabajo. Y al igual que si el bisturí no secciona, la operación no puede llevarse a cabo, así, si la atención mental funciona incorrectamente, la búsqueda interior y el adiestramiento psicológico se ven muy dificultados.

A medida que se intensifica la atención mental, la mente en general se va enriqueciendo. Se hace más receptiva, pero solo a aquello que estima conveniente o constructivo. El individuo puede hacerla actuar como al objetivo de una cámara, abriéndola o cerrándola a voluntad.

Todo hombre experimenta variaciones en su estado de ánimo, oscilaciones en su carácter, cambios en su temperamento. Pero el practicante de yoga debe esforzarse una y otra vez por no dejarse absorber y atrapar por esas mutaciones; debe aprender a proyectarse por encima de su ira, su desesperación, su angustia o su melancolía. Debe llegar a observarlas con la misma serenidad con que puede observar una flor en la planta o la sonrisa de un niño en el parque. Debe darse cuenta de la amenaza que representa para su evolución mental el dejarse atrapar por los estados de ánimo negativos o las cualidades negativas. Si unos y otras surgen, como de hecho surgirán durante mucho tiempo, debe tratar de comprenderlos y distanciarse en lo posible de su negativa influencia. Se trata de obtener una estabilidad tan permanente como sea posible, la cual no es factible si el practicante de yoga está de continuo sintiéndose absorbido y plenamente condicionado por su malhumor, sus celos, su envidia, su afán de poder o su codicia. El contento es una cualidad que debe poseer el yogui y el contento no es posible si cualquier emoción negativa vulnera a la persona. Si surge el pensamiento negativo o la cualidad negativa, trate de desapegarse de ellos, distanciándose de su influencia tanto cuanto sea posible. Ese pensamiento o esa emoción se manifiestan en usted, pero no son su Yo. La depresión, la angustia, la ansiedad, la melancolía y otros estados de ánimo negativos no tienen existencia por sí mismos; usted les presta la savia que les da la vida y los alimenta a despecho de usted mismo y aun a riesgo de no poder ya nunca liberarse de ellos.

Nuestras emociones, pensamientos o sentimientos, cuando no están debidamente controlados, enturbian nuestra visión. Ahí está el árbol. Eso es todo: un árbol. Pero nuestras emociones descontroladas o nuestros descontrolados pensamientos ocultan la realidad del árbol y crean fuertes interferencias entre el árbol y el Sí-mismo. No se capta el árbol al desnudo, en absoluto, se lo arropa con una y mil cosas, más o menos molestas, que se desprenden de nuestras emociones o pensamientos. ¿Tan difícil es entender esto? Pero no solamente nos dejamos condicionar por nuestra carga emocional o mental. Más esclavizados estamos con los conceptos y con las asociaciones. Un día nos dicen que una montaña se asemeja a una mujer muerta, ¿y qué sucede desde entonces? Simplemente que no volvemos a ver la montaña como tal, sino que siempre vemos la montaña asociada con la imagen de una mujer muerta. Si una de las cosas más grandes de que el hombre dispone es su mente, ¿por qué permite que determinadas cosas la empobrezcan?

Hay muchas cosas en nosotros que debemos descubrir para trascender unas y controlar las otras. Hay tantas cosas que durante los primeros meses de autoindagación e introspección nos encontramos perdidos, desbordados. Dentro de nosotros hay celos, envidia, violencia; hay miedo, mucho miedo, que se manifiesta de muchas y variadas formas, pues el miedo es experto en los más variados disfraces y hábil en ocultarse a nuestra consciencia; hay afán de poder, codicia, hostilidad; hay inquietud y debilidad; hay hábitos, complejos, inhibiciones, frustración y deseos insatisfechos; hay un ansia de algo que no satisfacemos y que podemos terminar por ahogar definitivamente; hay cualidades positivas y otras que lo son menos; hay, cómo no, algo que es tan antiguo como la humanidad en sí: convencionalismos y prejuicios; hay una tendencia lamentable hacia la forma y no hacia la esencia; hay un deseo infantil de ser considerado, alabado y ensalzado; hay mentira y falsedad. Hay, en suma, muchas cosas, que ora nos ayudan ora nos destruyen, cosas que generalmente no conocemos o no nos paramos a pensar; cosas que nos hacen reaccionar como gusanos, sin consciencia, instintiva y primariamente. Hay, como vemos, muchas cosas que investigar en nosotros mismos, aunque muy pocos proceden seriamente a autoinvestigarse. Somos, eso sí, propensos a buscar subterfugios, a autojustificarnos, a aplicarnos excelentes cualidades de las que carecemos o a falsear la realidad con tal de no aceptarla si su aceptación nos causa dolor. Los hay también que se recriminan constantemente aunque de nada les sirve dicha postura, que hacen cientos de propósitos que nunca habrán de llevar a cabo, que todo lo van dejando para mañana menos sus remordimientos, que son diarios y deterioran su mundo interior. Los que menos abundan, desde siempre, son aquellos que de verdad se esfuerzan por buscar su Yo y realizarlo; aquellos que están dispuestos no a coquetear o jugar, sino a sacrificarse hasta donde sea necesario para descubrir su Sí-mismo. Me decía un pandit sabiamente:

—Usted comprobará por sí mismo que aparentemente son numerosos aquellos que quieren descubrir la verdad. Teóricamente suman un número no despreciable. Pero ¿cuántos están dispuestos a ir hacia la Verdad que hay en sí mismos cueste lo que cueste? Si hubiera uno en cada pueblo, o al menos uno en cada ciudad, cambiaría la faz del mundo.

Y añadió burlonamente:

—¡Que buena falta le está haciendo!

Pero el hombre no se decide a controlarse. Ni siquiera se acuerda de hacerlo. Tiene una imaginación que le hace daño, que le provoca estados de ansiedad o de angustia, pero no trata de controlarla; realiza muchos actos inútiles que malgastan su preciada energía, pero no hace nada por evitarlos; está todo él embadurnado de cosas artificiales, pero no busca las naturales; se permite —¡oh ironía!— tratar de comprender a los demás, cuando no tiene la menor comprensión de sí mismo. Se engaña. Porque su consciencia no está alerta, hay en él una tendencia morbosa al autoengaño. Si fuéramos por un momento capaces de trascender a los más elevados niveles de la consciencia y pudiéramos temporalmente despojarnos de todo aquello que nos enflaquece espiritualmente y nos empequeñece interiormente, podríamos comprender, con cuánta claridad, que nuestras posibilidades son muchas aunque nuestro estado de incomprensión no nos permita saber de ellas.

Las inquietudes y frustraciones, las cualidades negativas en general, están mermando nuestra consciencia y nos impiden el acercamiento al Sí-mismo. Si tal como es, el individuo no logra aproximarse a su Sí-mismo, ello quiere decir que, forzosamente, se impone la transformación. Deberá realizarse una labor en conjunto, actuando sobre la mente, las emociones, los órganos sensoriales y el comportamiento.

Toda transformación es muy dolorosa, porque implica destrucción. ¿Cómo no va a ser doloroso superar ciertos hábitos que están enraizados en uno mismo desde hace muchos años? ¿Cómo puede no producir dolor despojarse de ciertas creencias que hemos alimentado durante toda una vida? Habrá dolor en todos los niveles: en el fisiológico, en el emocional e incluso en el mental. Pero si este dolor se soporta racional y resistentemente, será un dolor constructivo, capaz de fortalecer al máximo la capacidad de voluntad. Si, por el contrario, el individuo se apega a este dolor y se deja atrapar por él, este dolor será tan inútil como estúpido, tan ineficaz como carente de sentido. Hay una diferencia notable en hacer las cosas a pesar de las cosas o hacer las cosas a pesar nuestro.

Usted quiere practicar el yoga. Es una sabia decisión. Entre en usted mismo y sea consciente de lo que allí sucede. No se inquiete, no sea vehemente, espere el tiempo que sea necesario e insista en sus prácticas. Dentro de usted mismo hay mucho que ver; mucho que arrojar fuera de usted; algo que conservar. Desconectarse de la realidad exterior, porque mucho más real es su mundo interior. Busque. Tenga el ánimo de un explorador, de un arqueólogo. Excave en usted mismo. No se extrañe cuando observe hasta qué punto son cambiantes sus sentimientos, emociones y pensamientos; no se alarme cuando constate hasta qué grado es usted contradictorio; no se sienta inseguro cuando verifique cómo sus estados de ánimo pueden compararse a nubes que el viento lleva para un lado o para otro. Sorpréndase, eso sí, ante su mundo interior. Y despierte su curiosidad al máximo, porque todo aquello que hay en usted y que usted no conoce es interesante. Verá muchas, muchísimas cosas en usted mismo, y después de una larga indagación, tal vez el día en que menos lo espere, entre tanta maraña, será consciente, aunque sea por unos segundos o décimas de segundo, de su Sí-mismo. Entonces, la pesadilla comienza a remitir. Todo comienza, aun siendo igual, a ser diferente. Las cosas no han cambiado; es usted el que está cambiando.

Cuando el hombre se va haciendo consciente de su Sí-mismo, se da cuenta de lo pobre que era su existencia interior hasta ese momento. El péndulo va frenando sus movimientos, se va estabilizando; valga decir que el péndulo son nuestros pensamientos y emociones.

Las facultades mentales del ser humano pueden compararse en cierto modo a un músculo. Al igual que mediante el ejercicio el músculo puede desarrollarse, las facultades mentales, mediante el adiestramiento adecuado, pueden perfeccionarse considerablemente. Lo mismo cabe decir sobre la consciencia propiamente dicha. Puede ampliarse con el entrenamiento, y a medida que se va ampliando, el individuo va trascendiendo sus deficiencias —muchas veces producto de su ignorancia— y obteniendo una visión global de las cosas. No es lo mismo observar desde el departamento de un tren a través de la ventanilla, que hacerlo desde el techo. La segunda observación nos permite una visión mucho menos limitada, más amplia. Lo mismo sucede a medida que se van consiguiendo niveles de consciencia más elevados. Y aunque la psicología occidental nunca le ha prestado la menor atención al desarrollo superior de la consciencia, no cabe duda de que el mismo puede lograrse. Desde el comienzo de la humanidad, en las más diferentes épocas y latitudes, algunos hombres se han esforzado por obtener una consciencia superior. La historia está llena de ejemplos y de referencias, tanto en Occidente como especialmente en Oriente. Tales hombres han luchado por trascender su aletargada consciencia para alcanzar una consciencia más alerta, más despierta. Ese nivel superior de la consciencia es el que permite la aprehensión de la Verdad absoluta, la visión intuitiva de la realidad y poder resolver, con una ayuda más consistente que la del intelecto, los interrogantes de la existencia. Es la búsqueda de ese estado de alerta al que se refiere con no poca frecuencia el Zen o el yoga tibetano, la búsqueda de la supraconsciencia.

No se puede llegar hasta el Sí-mismo sin esfuerzo. Pero esforzándose y canalizando adecuadamente este esfuerzo, el hombre puede aproximarse a su esencia. Dicho esfuerzo puede distribuirse entre la interiorización y la acción. Una acción descontrolada no reporta nada interior al individuo, pero una acción consciente y controlada se torna en eficaz instrumento de autorrealización. La acción consciente, al igual que la interiorización, le permitirá al hombre un mayor conocimiento de sí mismo y un medio de entrenamiento práctico.

La mente del hombre común fluctúa entre los pares de opuestos o contrarios. Su pensamiento es dual y, por tanto, engendra no poca contradicción. El yogui pretende superar ese estado de dualidad y adquirir la Unidad. Más allá de los dos ojos se encuentra el tercer ojo, que es la consciencia superior, alerta. A medida que se ensancha la consciencia, el individuo se va liberando del pensamiento dual, al menos, de su influencia. La lógica es excelente, no cabe dudarlo, pero tiene sus limitaciones. La lógica y el pensamiento corriente nos son muy útiles en nuestra existencia normal, pero la experiencia ha demostrado constantemente que ambos son insuficientes en lo que respecta al mundo interior o a la esfera espiritual. Donde la lógica acaba comienza la intuición; donde el pensamiento conceptual finaliza da comienzo el conocimiento superior. El desarrollo de la consciencia bloquea la dualidad, y la personalidad del individuo se integra, escapa, finalmente, a toda esa división que crea conflictos y contradicciones. No es más maduro un hombre porque haya cumplido el siglo, sino que lo es aquel que ha arrojado luz sobre las profundidades de su ser y se ha despojado de tantas cosas mezquinas como allí dentro había.

No hay por qué aplicar las leyes que rigen en el exterior a nuestro mundo interior. Son aspectos muy diferentes. El mundo exterior está regido por los pares de opuestos, pero no rige el mismo patrón en el mundo interior. Unas son las experiencias del mundo exterior y otras son las del interior; uno tiene unos principios que pueden ser muy diferentes a los del otro. En el mundo exterior impera el ego inferior y en el interior debería imperar, aunque comúnmente así no sea, el Sí-mismo. El ego inferior tiene unos límites de los que carece el Sí-mismo, y cuando el individuo se va estableciendo en el Sí-mismo, el ego inferior va siendo completamente controlado. El individuo se libera entonces de la tiranía de ese ego inferior, que con frecuencia no oculta su mezquindad. Y entonces un estado de gozo (ananda) que escapa a toda descripción, inunda al individuo. Ese estado especial de la consciencia ha sido bien conocido por el misticismo occidental, así como por los taoístas, los sufíes y los seguidores de otras técnicas de autorrealización. Ese estado puede incluso surgir esporádicamente en una persona, sin que se sepa qué haya podido desencadenarlo. Es como un relampagazo de comprensión y plenitud. Tratando de acelerar el proceso que conduzca a tal estado, algunos yoguis se sirvieron en la antigüedad del bang, una droga estimulante; los indios sudamericanos, a su vez, se sirvieron del peyote y, más modernamente, unos jóvenes impacientes y confusos comenzaron a emplear el LSD. Pero ese estado superior de la consciencia no se puede obtener artificialmente, al menos si quiere hacérselo permanente. Solo mediante el esfuerzo prolongado y asiduo puede irse desarrollando la consciencia.

Ese estado superior de la consciencia al que nos estamos refiriendo ha ido frecuentemente asociado en Occidente al misticismo, pero es independiente de él, es decir que lo mismo podría obtenerlo un agnóstico. Puede desarrollarse la consciencia, como nos muestra el yoga, mediante la devoción (bhaktiyoga), mediante la consecución del conocimiento superior (gnana-yoga), mediante la obtención de la mente superior (radjayoga) o a través de otros procedimientos. Al tomar plena consciencia del Sí-mismo, el yogui penetra en la Conciencia Universal.

La inteligencia, aunque en última instancia insuficiente, nos sirve de valioso instrumento para ir aproximándonos al Yo, si bien es cierto que el conocimiento de ese Yo no es intelectual. La inteligencia, adecuadamente educada y controlada, es la linterna que nos ayuda a recorrer el sendero en la noche. Llega un momento en que la inteligencia como tal debe detenerse, para dar paso a un conocimiento superior que está más allá de los órganos sensoriales. Este conocimiento superior surge cuando la mente intelectual ha sido silenciada, y el deseo, controlado, cuando cesa toda perturbación del contenido mental.

La consciencia del Sí-mismo proyecta al individuo hacia la Conciencia Cósmica. El Sí-mismo, libre de las capas que lo cubrían, se refleja con nitidez en el espejo universal. Está en el Cosmos y el Cosmos está en él. Pero aun para aquellos que no tengan aspiraciones espirituales propiamente dichas, la búsqueda interior podrá liberarles de todas sus contradicciones y actitudes negativas. El hombre vive desgarrado por sus conflictos, por sus frustraciones y por sus diversas tendencias. Unas tendencias quieren una cosa y otras quieren algo muy distinto. Y surgen así el conflicto, el deterioro, la destrucción. Se entremezclan en el ser humano toda clase de tendencias y es como si cada una de ellas tirase de una parte de uno mismo, aun a riesgo de romper aquello de lo que tiran. La búsqueda interior nos permite tomar consciencia de todas estas tendencias y nos permite, además, y esto es lo básicamente importante, ir más allá de esas tendencias. Se puede profundizar hasta un grado sorprendente en uno mismo y mirar en uno mismo los elementos que nos perturban, los deseos insatisfechos y generadores de hondas frustraciones, los mecanismos de nuestro ser interior. Un hombre puede poseer vastos conocimientos, conservar en su mente todo el saber libresco de este mundo —si ello fuera posible—, ser un verdadero erudito, pero eso no es suficiente, ni mucho menos, para conocer el mundo interior. Para descubrirse a uno mismo no basta con disponer de una biblioteca; hay que penetrar en uno mismo y explorar con la minuciosidad del arqueólogo, la paciencia del investigador y la curiosidad del adolescente. Sobre todo, vamos a ver en nosotros mismos hasta qué punto somos negativos y hasta qué punto permitimos que las influencias externas nos alcancen y nos lesionen. Vamos a ver hasta qué punto nuestra mente es un caos, un desbarajuste de pensamientos generalmente inconexos. Vamos a ver hasta qué punto vivimos coloreados por nuestro apego, hasta qué punto nos engañamos a nosotros mismos y engañamos a los demás, hasta qué punto la vida fenoménica nos aparta de nuestro verdadero objetivo. Veremos todo eso y mucho más. Nos daremos cuenta de que sabemos mucho, pero muy poco sobre nosotros mismos; de que estamos equivocados en la mayoría de las cosas que tratan sobre nosotros mismos; de que somos como un blanco muy visible en el que se clavan las flechas de la incertidumbre y la desesperación. La búsqueda interior —esa aventura emprendida por aquellos que quieren salir de su naturaleza larvada— nos va a ir transformando en seres más desarrollados, en hombres más evolucionados.

Psicología trascendental y trabajo interior

Psicología trascendental

La búsqueda del Sí-mismo ha dado lugar en la India a una singular forma de psicología que sigue otros cauces diferentes a la psicología académica u oficial, aunque muchas de sus conclusiones son similares. Para llegar hasta su Sí-mismo, el yogui ha tenido que excavar en su mundo interior y atravesar todas las capas que envuelven su esencia. Esta perseverante exploración en las profundidades de uno mismo, que se ha extendido a lo largo de los siglos con un sentido de admirable permanencia, ha originado una psicología basada en la propia indagación, en la autobúsqueda, en la interiorización y la introspección. Esta singular psicología, que ha surgido de la práctica de unos hombres sobre sí mismos, es de carácter puramente individual y se extiende a todo el ser. El yogui, especialmente el radja-yogui y el gnana-yogui, se convierte inevitablemente en el psicólogo de sí mismo y aprende de sí mismo. Él mismo es su laboratorio, sus instrumentos y útiles de trabajo, su investigador. Es la suya una psicología muy especial, eso sí, aplicada sobre sí mismo, una psicología autoproyectada e interiorizada.

El yogui se esfuerza, con tesón sorprendente, en descender hasta lo más hondo de su ser, en indagar en los rincones más recónditos de su mundo interior. Paciente y minuciosamente, se sumerge en sí mismo y explora en su mundo interior. Por sí mismo debe verificar los estados anímicos y debe ir consiguiendo que su Yo prevalezca sobre los diversos agregados que constituyen su ser. El discernimiento es el faro que le permite rasgar la oscuridad de su mundo interior y aproximarse a su Sí-mismo. Si la mente no es unificada y controlada, su labor se verá gravemente entorpecida.

El viaje del yogui hasta su Yo es una verdadera aventura. A veces se encontrará sobre arenas movedizas, pero deberá ser lo suficientemente hábil para no sucumbir. En su mundo interior encontrará caos y confusión, toda clase de fuerzas en contradicción. Vigilante y atento, deberá ir comprendiendo todo aquello que hay dentro de sí mismo. Con detenimiento deberá considerar todo aquello que hay en él y deberá aprender sobre sí mismo. Su meta última es la autorrealización espiritual, pero para que esta sobrevenga debe antes madurar mental y psicológicamente. Solo cuando haya sometido y controlado sus centros emocional y mental, podrá encaminarse, con paso firme, hacia su Sí-mismo. Mediante el autoconocimiento, el practicante irá obteniendo la consciencia de su Sí-mismo, que, al verse liberado de los múltiples disfraces que se veía obligado a emplear, podrá manifestarse con todo su esplendor.

Un hombre puede permanecer estudiando toda su vida, pero si no se estudia a sí mismo no podrá conocer su mundo interior; un hombre puede leerse todos los libros de una biblioteca, pero si no «lee» en sí mismo no podrá comprender lo que él es y lo que representa. Nadie se libera a través de la erudición, aunque esta pueda ser una ayuda. Tan solo mediante la observación introspectiva puede saberse de sí mismo. Y cuando un hombre comienza a estar consigo mismo, verdaderamente consigo mismo, todo empieza a ser diferente para él.

El individuo atraviesa constantemente diversos estados de ánimo. Asombra ver con qué movilidad y rapidez pasa de unos a otros, a veces en tan solo un par de minutos o incluso menos tiempo. El yogui debe conocer y comprender tales cambios, tales estados de ánimo transitorios, para poder controlarlos. Pero, además, el yogui debe, mediante el control de su mente y mediante el fortalecimiento de su ideal, sustraerse a las influencias interiores negativas. Deberá trascender complejos, inhibiciones, frustraciones, traumas, contradicciones, conflictos; deberá levantarse por encima de toda su carga negativa si quiere «despertar», si quiere realizarse. Por ello, su proceso de purificación no se extenderá únicamente a su forma de ser, a su conducta y a su moral, sino también a su cuerpo, a su mente y a su psiquis. Incluso el subconsciente debe ser purificado, pues, de otra forma, su dinámica seguirá provocando continuos cambios de humor y no pocas contradicciones. Una primera etapa para el yogui es el autoconocimiento, y una segunda etapa, que completa la primera, es la realización. Conocerse y realizarse son sus objetivos. El autoconocimiento permite una transformación interior consciente. El practicante sabe cómo es y sabe qué quiere cambiar en él y cómo o en qué lo quiere cambiar. El control de la consciencia irá facilitando el control sobre la mente subconsciente y el control de la mente consciente y de la subsconsciente facilitará la proyección hacia la mente supraconsciente.

La psicología tradicional distingue entre la consciencia y la subconsciencia. Los yoguis también aceptan estos dos aspectos, pero además señalan un tercero: la supraconsciencia; es decir una forma superior de consciencia, una consciencia desarrollada e integrada, considerablemente más rica en posibilidades que la consciencia normal y que se rige en cierto modo por unos principios muy diferentes. Estos tres aspectos de la mente (mente subconsciente, mente consciente y mente supraconsciente o supramundana) los poseen todos los seres humanos. Sin embargo, en tanto que los dos primeros aspectos están potencializados y son comunes a todos los individuos, el tercer aspecto debe actualizarse. El ser humano está únicamente semidesarrollado (mente subconsciente y mente consciente) y, mediante las técnicas adecuadas y el trabajo interior, tiene que evolucionar y desarrollarse en su totalidad (mente subconsciente controlada, mente consciente alerta y mente supraconsciente). Unificando todas sus energías y enriqueciendo, mediante el control de los impulsos, pasiones y tendencias, su caudal energético, el yogui se esfuerza por proyectarse hacia la mente superior. Toda la carga negativa que hay en uno mismo debe neutralizarse, porque representa un gran impedimento. El yogui evita la dispersión; evita en realidad todo aquello que deteriore su mente o su psiquis. Si anhela la unidireccionalidad de su mente es porque sabe —por propia y larga experiencia— que una mente unificada es un instrumento de ayuda muy valioso y que, por el contrario, una mente dispersa representa un obstáculo insalvable.

Para la psicología india aquellos que no poseen la mente superior, que no han conseguido ir más allá de su condicionada y limitada mente ordinaria, se encuentran semidormidos. El hombre despierta totalmente cuando la luz se ha hecho en su mente y en su ser mediante la obtención de unos estados superiores de consciencia. Para llegar al estado de «despierto» hay que ir atravesando sucesivas fases o niveles.

La consciencia del ser humano, según su mayor o menor grado de equilibrio, control y madurez, puede ser: inestable (kshipta), confusa (mudha), estable o inestable indistintamente (vkshipta), concentrada (ekagrata) y totalmente controlada (nirudha). Para el yogui tan solo los estados de la mente concentrada (ekagrata) y totalmente controlada (nirudha) son deseables. El yogui se somete a un largo entrenamiento para trascender los tres primeros estados, comunes a la generalidad de las personas, y establecerse en los dos últimos, que son los que hacen posible el encuentro con el Sí-mismo.

La mente del hombre común es caótica. Como señalaba Ramakrishna, salta continuamente de un lado para otro, sin control, sin fijeza. Sus energías se dispersan y esa misma dispersión va deteriorando progresivamente todo el contenido mental (chitta). Aun en los momentos en que la mente del hombre común está más estable, hay cierta inestabilidad (estado vikshipta). Las modificaciones mentales (vrittis) se producen de continuo, haciendo imposible toda serenidad. La mente del hombre común es rajásica (perturbada) y tamásica (confusa). El yogui aspira a poseer una mente sattvica (pura), desprovista de toda impureza.

El estado de inestabilidad mental, que en una gran mayoría de las personas persiste hasta la muerte, pertenece en especial a la infancia. Es un estado mental de naturaleza muy primitiva, en donde hay una carencia casi absoluta de fijación mental. El estado de confusión es propio de la adolescencia y, aunque hay ya mayor fijación en la mente, reina la confusión en el contenido mental. El estado de estabilidad e inestabilidad es común a todas las personas ordinarias. Hay momentos de estabilidad, aunque predominan los de inestabilidad. La mente está suspendida entre los pares de opuestos y va de aquí para allá sin reposo. Estos tres primeros estados de la mente están condicionados por la ilusión y la ignorancia, y en todos ellos se da una negativa dispersión.

Poco a poco, el practicante va consiguiendo el estado de unificación mental, que no es un fin, sino un medio que le permitirá, continuando en su tenaz adiestramiento, alcanzar el estado de iluminación (nirudha), en donde los pares de opuestos pierden toda su influencia y el ser se encuentra integrado.

El control del subconsciente

Para hacer posible el resurgimiento de la supraconsciencia o mente supramundana, el yogui debe, por una parte, dominar y activar al máximo su consciencia, y, por otra, controlar estrechamente su subconsciente y sustraerse a la influencia negativa del mismo.

El subconsciente es de una gran utilidad, pero tiene una doble vertiente: positiva y negativa. Es, indudablemente, un colaborador excepcional del individuo, pero sus fuerzas son por un lado positivas y constructivas, y, por otro, negativas y destructivas. Los procesos del subconsciente pasan inadvertidos para el individuo ordinario, están por debajo de su consciencia. El subconsciente es una energía dinámica, viva. Aunque excepcionalmente útil, condiciona en muchos aspectos al individuo y puede llegar a esclavizarlo. En el subconsciente muchos elementos quedan grabados, recogidos y conservados. Cuando el subconsciente no está saneado, cuando determinados factores o circunstancias le han lesionado, puede obstaculizar la consciencia e impedir todo desarrollo superior del individuo. En el subconsciente está todo lo bueno y lo malo de la persona. El yogui, en su continuo trabajo sobre sí mismo, en su autoexploración, se dio cuenta de la importancia trascendental del subconsciente. Por ello, el yogui se esfuerza por sustraerse a las influencias negativas de su subconsciente y por condicionarlo positivamente. El subconsciente puede educarse y disciplinarse, puede hasta cierto grado ponerse al servicio de la consciencia y de la personalidad del individuo. El yogui trata de conocer y comprender los mecanismos de su subconsciente y trata de convertirlo en un fiel colaborador. Hay determinadas técnicas yóguicas que permiten impresionar favorablemente el subconsciente. Muchas veces, durante la introspección, cuando hay una retracción de los órganos sensoriales y la consciencia es proyectada hacia sí mismo, el yogui se acerca a su subconsciente y puede fijar en él impresiones positivas. Hay yoguis hindúes y tibetanos que aprovechan el estado de duermevela para impresionar positivamente su subconsciente. Durante las técnicas de interiorización, además, pueden aflorar determinados elementos subconscientes a la consciencia.

El yogui se propone no solo la limpieza de su subconsciente y su conveniente reacondicionamiento, sino que también previene a su subconsciente. Muchos de los elementos negativos del subconsciente se deben a que se han introducido furtivamente, sin pasar por la consciencia, sin filtración consciente, al subconsciente. Pero no olvidemos que el yogui desarrolla hasta grados asombrosos su hábito de reflexión. El yogui aprende a filtrar a través de la consciencia elementos (que pueden convertirse en inhibiciones, complejos, traumas, etcétera) que pasan inadvertidos para los individuos ordinarios y que se fijan en su subconsciente.

Las influencias del subconsciente pueden llegar a ser muy nocivas para un individuo y pueden perturbar o arruinar incluso toda su vida. El subconsciente toma las riendas de la personalidad y el comportamiento del individuo, y, como tal no es su misión, origina graves conflictos. El subconsciente, solapadamente, puede invadir la consciencia de la persona y eclipsarla. Hay muchas personas que han perdido todo control sobre sí mismas, que están a merced de sus temores, contradicciones, reacciones, inhibiciones, complejos, etcétera. Son muchas las personas que no logran sobreponerse a la carga negativa de su subconsciente, a aquellos traumas que su subconsciente no ha logrado superar. Tal estado de cosas crea una lamentable inmadurez y, si no se soluciona, impide todo desenvolvimiento superior.

Las influencias negativas del subconsciente evitan el crecimiento interior, provocan diversos malestares psíquicos (fobias, indecisión, tedio, depresión, angustia y otros más graves) y pueden incluso afectar negativamente al organismo físico. Trastornos como asma, úlcera, jaquecas, alergias y otros muchos se deben a la influencia negativa que ejerce sobre el cuerpo un subconsciente vulnerado con traumas, conflictos y contradicciones.

En el subconsciente descansan los instintos, los impulsos, las pasiones. En el subconsciente se encuentran el afán de posesión, de poder y codicia; allí se encuentra el impulso de agresividad y de destrucción. En el subconsciente está también el impulso de amor, de compañía, de realización. El yogui trata de sublimar los impulsos negativos y de estimular los positivos. Habiendo comprendido que la represión es nociva, trata de sublimar y no de reprimir. Estimulando al máximo sus impulsos positivos se sobrepone sobre los negativos y llega a anularlos. El yogui disciplina su subconsciente y va poco a poco quemando las impresiones (samskaras) del mismo, así como sus residuos (vasanas).

Los samskaras y los vasanas crean perturbaciones en la consciencia y no hacen posible su quietud y estabilidad. Un subconsciente descontrolado descontrola a su vez la consciencia y la agita. Un subconsciente descontrolado crea densas interferencias y no le permite a la consciencia percibir las cosas en su verdadera esencia. Un subconsciente descontrolado deteriora interiormente a la persona y desvirtúa sus pensamientos, emociones y forma de ser. Hay yoguis tibetanos que incluso se esfuerzan por controlar sus sueños y evitar así imágenes oníricas negativas.

Los samskaras y vasanas tienden a modificar la consciencia. Para que el Yo se manifieste en todo su esplendor es necesario una consciencia incolora y quieta. El yogui tiene que controlar estrechamente todo aquello que origine torbellinos mentales (vrittis) y perturbe su serenidad interior. Limpio de toda influencia negativa, el yogui va poco a poco alertando su consciencia, desarrollándola, proyectándola hacia el conocimiento superior.

El subconsciente tiene que ser un eficiente servidor y no una rémora para el aspirante. Las influencias negativas del subconsciente frustran la libertad interior. El subconsciente no controlado, además, tiende a teñir todas las cosas, deformándolas y evitando la percepción yóguica. En ese almacén que es el subconsciente hay mucho desorden, mucho caos, mucha confusión. Se impone una labor de ordenación y asepsia. No es fácil, pero es posible. Si la persona fuera educada en un mundo ideal, en un ambiente ideal y rodeado de elementos ideales, el subconsciente sería mucho más puro, más estable, más positivo. Pero desde que nace, el individuo se encuentra en un mundo hostil, violento y competitivo; tiene que pasar por situaciones vejatorias y traumatizantes; se encuentra con las prohibiciones y la dualidad entre el bien y el mal; hay represiones; situaciones que originan inhibiciones y complejos; hay deseos insatisfechos y frustraciones; a veces los modelos son negativos y no se le enseña al individuo a cultivar el verdadero ideal; está la visión de escenas dolorosas; hay culpabilidad, sentimiento de soledad, miedo. Todo y mucho más se va fijando en el subconsciente. El niño, que en potencia es divino, porque es parte de la Conciencia Universal, que acaba de estrenar su mente y conserva en su interior el Yo, comienza a ser «bombardeado» por muchos factores que no van a favorecer en absoluto su crecimiento interior y su evolución espiritual. Tiene por eso el yogui que destruir muchas cosas en sí mismo y construir otras muchas. La purificación del subconsciente es parte de esa purificación integral que debe desarrollar el aspirante para convertirse en hombre real y en yogui perfecto (siddha).

Niveles de la mente

Leemos en el Mandukkhya Upanishad:
«Este yo es Brahma, y este yo es de cuatro clases. El estado de vigilia, con conocimiento de los objetos exteriores, es la pri-

mera clase. El estado de sueño, que percibe en el interior de uno mismo una dicha desprovista de objetos materiales, es la segunda clase. El sueño profundo, en el que el durmiente no tiene ningún deseo ni sueños, el estado de letargo profundo, unificado, ya que es un conocimiento puro en el que se goza intensamente, es la tercera clase. El no percibir interior ni exteriormente, ni conocer ni no conocer, la única forma imperceptible, indescriptible, innominable de la consciencia de uno mismo, la negación del mundo fenoménico, esta es la cuarta clase, esto es el Sí-mismo, lo que debe realizarse.»

Según la psicología hindú, los estados de la mente son cuatro: vigilia o Jagrat, que es el estado en el cual la consciencia se manifiesta normalmente; sueño con ensueños o Swapna, estado a través del cual se manifiesta la energía subconsciente; sueño profundo, sushupti, estado en el que la mente queda totalmente desconectada de los órganos sensoriales y no sufre modificaciones de ningún tipo, y supraconsciencia o turiya, estado mental superior no sujeto a la dinámica de los pares opuestos. Hay otros estados secundarios aparte de los cuatro principales (hipnótico, comático, desmayo, provocado por drogas, sugestivo, exaltación, etcétera), pero que no tienen ningún interés en lo referente a la psicología hindú. Los yoguis conocieron desde el primer momento el estado autohipnótico y trataron de eliminarlo de sus prácticas.

Los estados de vigilia y de sueño con ensueños son comunes a todas las personas. Los estados de turiya y de sueño profundo solamente se obtienen después de un largo y tenaz entrenamiento.

El estado de vigilia es de limitadas posibilidades y no está exento por supuesto de confusión, alteración y mucho desconocimiento. El estado de vigilia solo permite un conocimiento parcial y la aproximación tan solo a algunos aspectos de la Verdad. El estado de vigilia no basta para penetrar la Realidad y está sujeto a la ignorancia (avidya) y a la ilusión (maya). No facilita el conocimiento directo y se queda en la superficie. Es un estado de semisueño. Para el hombre realizado este estado está tan alejado de la Realidad como casi el estado de sueño con ensueños.

Pero el estado de vigilia permite algo muy valioso: la comprensión intelectual. Mediante ella el individuo es capaz de darse cuenta de su semidesarrollo y puede dar comienzo al trabajo interior que le conduzca a la adquisición de superiores niveles de consciencia.

En el estado de sueño con ensueños el contenido mental está disperso, modificándose de continuo; los órganos sensoriales no están desconectados y hay mucha agitación en el interior de la mente. Pero en el estado de sueño profundo, la mente se sustrae a la actividad de los órganos sensoriales, permanece quieta e inmodificada, recogida. Su inalterabilidad, su profunda quietud, permite una inmersión en el Yo o, para explicarlo mejor, facilita la manifestación del Yo, que se refleja en el sereno e imperturbable contenido mental como un objeto en el más perfecto de los espejos. El sueño profundo es una experiencia trascendental; es como una especie de trance que aproxima al individuo hasta su propia esencia; es, para hacerlo inteligible, como una experiencia samádhica a nivel inconsciente, pero que deja huellas favorables en el individuo. La mente permanece unificada, no dispersa como en el sueño con ensueños. El individuo está establecido en su Yo, en su núcleo, y dicho establecimiento deja en el individuo una indeleble impresión de plenitud y produce cambios a nivel muy profundo.

Para poder gozar del estado de sueño profundo se requiere una mente muy concentrada, capaz de poder apartarse de los sentidos. Sin la unidireccionalidad de la mente, tal estado no es posible. Como es sabido, aunque el individuo esté dormido, los sentidos en cierto modo, especialmente el del oído, continúan funcionando, hasta tal punto que desencadenan determinados sueños. Puede una persona tratar de evitar los estímulos sensoriales, pero aun así, salvo que se posea el suficiente entrenamiento, la mente continuará dispersándose y habrá imágenes oníricas, que unas veces se recuerdan y otras no. Aunque el durmiente puede prevenirse contra los ruidos, olores y contactos, su energía subconsciente, no controlada ni unificada, continúa provocando las visiones oníricas. El estado de sueño profundo lleva consigo un absoluto silencio mental, una completa vacuidad del contenido de la mente.

Cuando la persona sale del sueño profundo y regresa al estado de vigilia, el Yo vuelve de nuevo a quedar postergado, pero como hemos indicado, la experiencia no se pierde en su totalidad, porque quedan en la persona determinadas impresiones que desencadenan cambios de cierta importancia en la vida interna y en el comportamiento.

En el estado de sueño profundo el purusha (Sí-mismo) se encuentra temporalmente disociado de prakriti (materia); es decir, se emancipa durante determinado período de tiempo. Esta emancipación de carácter temporal le permite al purusha conectarse con las más elevadas regiones cósmicas y fusionarse al Universo-matriz. Este viajar a las más elevadas regiones cósmicas y esa identificación con el Universo le permite a la persona extraer un conocimiento superior, a nivel cosmológico, y proveerse de energías que habrán de resultarle esenciales en su búsqueda de la Verdad. Se activan determinados recursos interiores y se potencia la energía Kundalini. Hay una percepción, que escapa a la consciencia pero que luego, aunque debilitada, permanece, de los planos superiores del Cosmos. Tal estado no es ni mucho menos definitivo, pues la iluminación tiene que aprehender a todo el ser y resultar consciente; pero tal estado es una ayuda interior, un «trampolín» hacia los estados samádhicos. Durante ese estado no es ya que el Yo viaje hacia el Cosmos, sino que el Yo, que es el Cosmos, descansa en sí mismo y en toda su grandeza. Es un estado de gozo, pero su intensidad no alcanza ni siquiera rozándola la del samadhi, que además es lúcidamente vivido. Explica el Brihadaranyaka Upanishad:

«Pero cuando está profundamente dormido, cuando ya no tiene conocimiento de nada, entonces él, deslizándose por las setenta y dos mil venas llamadas hitas, que van del corazón al pericardio, va a yacer en el pericardio. Y él yace, como yacería un príncipe, un gran rey o un gran brahmán, llegando al colmo de la felicidad.»

El Turiya es el estado de iluminación, la supraconsciencia.

La supraconsciencia y la experiencia samádhica

Todo yogui aspira a conseguir el estado de iluminación, que es posible a través de esa consciencia superior que se denomina supraconsciencia. Para aquellos que obtienen este estado superior de la consciencia, el estado de vigilia les resulta casi tan ilusorio como el de sueño con ensueños. La supraconsciencia se va logrando gradualmente, mediante el trabajo interior. Poco a poco se va ensanchando la consciencia y se desemboca en un estado de consciencia superior, que no se rige ya por el conocimiento ordinario, sino por la intuición, que percibe más allá de los sentidos (indriyas), directa y penetrantemente. Este estado lleva consigo un considerable perfeccionamiento moral y una integración de todo el ser. El Yo se mantiene en su más pura naturaleza contemplativa. La ignorancia se trasciende con carácter definitivo y el autodesarrollo se va completando en su totalidad. Sobreviene la purificación interna y externa. La inteligencia, perfeccionada, se convierte en fiel instrumento del Yo, y el individuo puede descubrir realidades para las que se requiere la mente supramundana y no la mente ordinaria.

La erudición y el saber libresco, que en principio pueden ser muy útiles porque preparan al individuo y le ayudan en su comprensión intelectual, en última instancia carecen de toda eficacia y resultan incluso ya superfluos. Hay una parábola que contaba Ramakrishna que resulta muy significativa:

«Un estudiante estaba cruzando el Ganges en una barca. El barquero era analfabeto. El estudiante, dirigiéndose a él, le preguntó: "Amigo, ¿has estudiado historia y geografía?" "No", respondió el barquero, y el estudiante agregó: "Entonces tú desconoces la inmensidad del mundo con todos los pueblos que en él se encuentran. ¡Qué vida malgastada!" Poco después el estudiante volvió a preguntar: "¿Has estudiado ciencias?" "No", respondió el barquero, y el estudiante añadió: "En tal caso tú careces de una visión profunda de las cosas y has perdido la mitad de tu vida." De nuevo volvió el estudiante a preguntar: "¿Has estudiado literatura y lenguas extranjeras?" Y ante la negativa del inculto barquero declaró: "Has perdido, desde luego las tres cuartas partes de tu vida." El barquero permaneció silencioso. Transcurrió el tiempo y de súbito se levantó una violenta tempestad. El viento soplaba con fuerza y la barca estaba a punto de naufragar. El rostro del estudiante estaba desencajado. El barquero, serenamente, le preguntó: "Señor, ¿sabéis nadar?" El estudiante respondió, visiblemente preocupado: "No." Y el barquero afirmó: "Vais a perder toda vuestra vida."»

La parábola es por sí misma lo suficientemente elocuente como para que no tenga que ser comentada. Lo cierto es que el yoga y la gran mayoría de las técnicas orientales de autorrealización aseveran que el conocimiento basado en los sentidos es superfluo en lo que se refiere a la búsqueda del Yo y a la autorrealización.

El desarrollo de la consciencia hasta la adquisición de la supraconsciencia o mente supramundana permite y hace posible la iluminación, que está más allá del tiempo y del espacio, que facilita al individuo la visión de la suprema realidad. Ese estado superior de la mente ha sido conocido y reseñado a lo largo de toda la historia y en las más variadas doctrinas.

La experiencia iluminadora ha sido designada con diferentes vocablos según los sistemas: nirvana, estado búdico, satori, éxtasis, etcétera. En el yoga se la denomina samadhi. Todas las modalidades yóguicas aspiran a conducir al aspirante hacia el samadhi, porque dicha experiencia transforma progresivamente al individuo y le sumerge en la Verdad. Durante el samadhi, el Yo se proyecta en el Absoluto. Las corrientes mentales cesan por completo. La mente permanece vacía de todo pensamiento, pero llena de la plenitud del Yo y del Absoluto. Toda dualidad queda trascendida y hay identidad entre el sujeto y el objeto. Toda distancia entre el contemplador y el Cosmos desaparece. Nada se interpone entre el individuo y su Sí-mismo. El samadhi es un puente hacia la Liberación (moksha). El karma se va extinguiendo y con el samadhi definitivo su extinción es absoluta y sobreviene la Liberación.

Aunque durante el samadhi puedan presentarse determinados trastornos fisiológicos, la serenidad inunda interiormente a quien lo experimenta. Todo temor desaparece y el individuo deja de temer a la muerte. Todo apego remite. La energía divina (Ojas Shakti) penetra al yogui. El egotismo se disipa. Dice el Hatha-Yoga Pradipika:

«Así como un grano de sal echado en el agua se diluye haciéndose uno con ella, hay una unión similar entre la mente y atmán llamada samadhi.»

Y en el Brihadaranyaka Upanishad podemos leer:

«Es aquella forma suya que está allende los deseos, en que el mal ha sido destruido y que carece de miedos. Así como un hombre, abrazado por la mujer que ama, no percibe nada en el exterior, nada en sí mismo, así también aquel ser, cuando está abrazado por el atmán hecho de inteligencia, no percibe nada en el exterior, nada en sí mismo. Es aquella forma suya en que sus deseos han sido alcanzados, en que el atmán es todo su deseo; en que carece de deseos y está libre de dolor.»

Y también:

«"Se convierte en el veedor único y sin segundo en medio del océano. Es el mundo de Brahmán, oh rey." Así lo instruyó Yajñavalka. "Es su suprema meta, su supremo éxito, su supremo mundo, su suprema felicidad. Y es solo con solo una partícula de esta felicidad que viven los otros seres."»

Durante la experiencia samádhica más elevada, se pierde toda individualidad. El gozo experimentado es de una intensidad inexpresable. En verdad la experiencia samádhica escapa a toda descripción. Solo saben de ella aquellos que la realizan en sí mismos.

Cuando el samadhi se apoya sobre un objeto o idea, se denomina asamprajnata samadhi. Cuando es independiente de todo soporte o semilla, es conocido como asamprajnata samadhi. Este segundo es el samadhi más elevado. Representa la completa emancipación del purusha (Sí-mismo), sobre el cual no ejerce ya ninguna influencia la prakriti (materia). Aquel que alcanza el asamprajnata samadhi, aunque lleve una vida normal, ya no participa de nada de este mundo. Está por encima de todo lo fenoménico.

Primero sobreviene el savikalpa-samadhi, durante el cual hay consciencia del Sí-mismo como parte de la Totalidad. Por fin, surge el samadhi definitivo, el nirvikalpa-samadhi, y el individuo se integra en la Totalidad sin consciencia de sí mismo aparte de la Totalidad. Se da un profundísimo sentimiento de Unicidad.

Desde la primera experiencia samadhi, el individuo obtiene unas apreciaciones más exactas de la existencia y de sí mismo. Poco a poco la consciencia se va aproximando a un plano de neutralidad, hasta convertirse en mera consciencia-testigo. El Yo sale de su aparente cautiverio y trasciende todo determinismo. Un nuevo equilibrio, hasta entonces ni lejanamente sospechado, invade al aspirante. La experiencia samádhica trae consigo una información diferente a la facilitada por los sentidos y ante uno se abren nuevos horizontes de una gran riqueza espiritual.

Dentro de todo hombre descansa un gran poder. Cuando ese poder renace, el hombre comprende su grandiosa naturaleza y es capaz de amar de verdad, más allá de toda dualidad. El samadhi se consigue trabajando sobre uno mismo sin tregua. Allende las fronteras del conocimiento ordinario, está la luz trascendente. ¿Cuántos serán capaces de iluminarse con ella?

El trabajo interior

El trabajo interior debe estar principalmente orientado hacia la obtención de ese estadio superior de la consciencia que llamamos supraconsciencia, hacia esa mente superior capaz de percibir los aspectos supramundanos. La supramente le permitirá al individuo una comprensión objetiva y subjetiva de su Sí-mismo y le facilitará la solución de aquellas preguntas a las que ni la ciencia ni la filosofía pueden responder, aquellas cuestiones existenciales que atormentan al ser humano desde los comienzos de la Humanidad.

Es evidente que mediante el pensamiento ordinario se escapa toda respuesta a preguntas no por mucho repetidas menos trascendentales: ¿Qué es el hombre? ¿Por qué el nacimiento y por qué la muerte? ¿Qué es el Yo?, y tantas otras que no encuentran solución a través del conocimiento común.

El trabajo interior representa una búsqueda continua, del Sí-mismo y permite desarrollar la mente hasta un punto en que sea posible arrojar comprensión sobre determinados aspectos que anteriormente no eran del todo incomprendidos. El trabajo interior es un esfuerzo continuado, realizado sobre sí mismo, para encontrar una verdad absoluta, para «ver» a través del Yo y no del ego personal, para comprender el conjunto y no alguna de sus partes.

Las técnicas orientales de autorrealización fijan un objetivo muy elevado pero que nadie debería postergar ni aplazar. Para hacer posible ese objetivo el individuo tiene que entregarse al trabajo interior, que es el medio de que dispone para conseguir el fin. Este trabajo interior es mucho más arduo y sacrificado que cualquier trabajo exterior. Exige una continuidad y una paciencia admirables.

Tanta distancia como pueda existir entre el durmiente y el hombre en su estado de vigilia existe entre el hombre ordinario y el hombre realizado. Porque, y en esto han insistido las más variadas enseñanzas soteriológicas, el hombre está a medio camino en su desarrollo, está solo medio despierto y tiene que desarrollarse plenamente y despertar.

El hombre está condicionado (¿quizá sea más exacto decir esclavizado?) por esa máscara que lo envuelve y que se conoce como personalidad. Todo aquello que no es su Yo, al permanecer fuera de todo control, merma considerablemente las posibilidades, en cierto modo inmensas, del ser humano. Paradójicamente el ser humano reafirma febrilmente su ego y se despreocupa o ignora su Yo. El trabajo interior consiste en ir «limpiando» al Yo de todo aquello que lo enturbia y eclipsa, de todo aquello que evita la evolución del individuo. Hay que despojarse de muchas cosas a las que su propietario se apega y aferra. Paulatinamente la persona que quiera pasar de su semidesarrollo al desarrollo total deberá aprender a controlar todos los agregados que constituyen su ser.

El trabajo interior debe entenderse integralmente, es decir, que el practicante debe efectuarlo sobre todos los niveles de su ser: nivel físico, mental, psicológico y de comportamiento. Si este trabajo no se efectúa integralmente, su desarrollo no podrá ser completo y el adiestramiento resultará insuficiente.

El hombre totalmente dormido, sin inquietudes, sin aspiraciones interiores, nunca emprenderá el trabajo interior; es más, ni siquiera lo entenderá o lo considerará. El trabajo interior ha sido y es efectuado por aquellos que aspiran a ampliar su mundo interior, que poseen el deseo de acrecentar sus posibilidades. Será también realizado por aquellos que buscan una respuesta, que quieren elevarse por encima de lo cotidiano, que comprenden que el individuo puede evolucionar muy considerablemente siempre y cuando siga, con tenacidad, el sendero adecuado para tal fin.

En todos los países y en todas las épocas han surgido, aunque no con mucha frecuencia, individuos que no se han perdido en la superficie de las cosas, que no se han contentado con las verdades a medias, y que, incansablemente, han buscado en sí mismos algo más permanente. Siempre ha habido hombres que mediante la comprensión intelectual han tratado de obtener una comprensión superior; hombres que han valorado el autoconocimiento, que, sirviéndose de la meditación introspectiva, han tratado de aproximarse a lo más auténtico que había en ellos. Afortunadamente, siempre ha habido y habrá hombres capaces de detenerse a observar la existencia como tal, la verdadera existencia y no un mero simulacro de la misma; hombres que desdeñan la forma para explorar en el fondo, que quieren ser ellos mismos y no un producto o una máquina, que, con infinita humildad, han comprendido que en sus actuales condiciones sabían muy poco y han trabajado para ampliar su conocimiento y su comprensión. Muchos de estos buscadores de la Verdad que han florecido a lo largo de la historia de la humanidad se han perdido en su viaje, no han podido con la empresa que se habían propuesto; otros, sin embargo, los menos, pero también los más poderosos, han logrado llegar a la meta y se han sumado a la cadena de los Iniciados. Conocemos los nombres de los más grandes —Buda, Cristo, Lao-Tsé, Mahavira, Pitágoras, Sankara, Zoroastro, etcétera—, pero ha habido muchos otros, que aunque en el anonimato, han alimentado eficazmente la llama del conocimiento superior.

Los iniciados no buscan el poder por el poder; no codician materialmente; no se dejan atrapar por lo que es transitorio, fenoménico. Los iniciados no se pierden en la vana palabrería, no estimulan otra conquista que no sea la conquista del Sí-mismo, no menosprecian ninguna sabiduría, pero predican especialmente la sabiduría eterna. Los iniciados, aunque fuertes interiormente, desprecian toda violencia, desconfían de los buenos propósitos sin obras, ignoran a los que tienen otro poder que no sea el poder sobre sí mismos. El iniciado, aquel que ha realizado su ser, que se ha encontrado, que vive en la paz y es la paz misma, comprende, ama, confía.

Para el buscador de la Verdad las cosas no son fáciles. Se verá obligado a llevar una vida aparentemente normal, pero interiormente nunca debe cesar en su trabajo. Mediante el discernimiento, venciendo toda pereza, tendrá que separar el Yo del no-yo. No podrá permitirse ni un minuto de descanso. Mediante la autoobservación y la autoindagación deberá ir hacia el Sí-mismo y estar en el Sí-mismo. Habiéndose propuesto la transformación interior, tendrá que superar todos aquellos obstáculos que puedan frustrar dicho proceso. No debe esperar ser comprendido por la generalidad; no debe dejarse arrastrar por la debilidad de exponer sus ideas a todos los demás.

El hombre común se abastece interiormente de sus impresiones sensoriales; eso es prácticamente todo. Condicionado por sus sentidos, se sumerge en un mundo de mecanicidad. Puede quizá comunicarse con lo que le rodea, pero no tiene ninguna posibilidad, salvo excepciones, de entrar en comunión con ello. Y hay que decir, por fuerza, que entre la comunicación y la comunión hay una distancia muy grande. Considerando el desarrollo que puede llegar a conseguirse, el hombre común, interiormente, se encuentra en un estado poco menos que embrionario.

¿Cuántos hombres pueden decirse verdaderamente libres en su mundo interior? ¿Cuántos pueden decirse liberados de los prejuicios, convencionalismos, inhibiciones, complejos, contradicciones, indecisión, inestabilidad o ansiedad? ¿Cuántos pueden decirse conscientes de sí mismos, dueños de sí mismos, controlados interior y exteriormente? ¿Cuántos se han encontrado al desnudo con su Yo? ¿Cuántos están en su ser y se comportan como tales? ¿Cuántos son mentalmente independientes?

El aspirante a la realización debe liberarse de su yo-adquirido, de aquello que hay en él, que aun no siendo realmente él, le condiciona y le roba su libertad interior. ¿De qué sirve que un hombre aprenda a hacer exteriormente grandes cosas, si no aprende ni comprende el verdadero significado de sí mismo y de la existencia? Puede un hombre rodearse de las personas más queridas, servirse de todo el confort posible, protegerse contra toda injuria, vivir en un mundo material de absoluta seguridad, pero aun así todo eso no le dará ni un ápice más de comprensión en lo que respecta a los interrogantes de la existencia; aun así no encontrará una absoluta serenidad interior ni un sentimiento de plenitud. Resolver la vida material es muy importante, porque, de otra forma, no se está en condiciones ideales para desarrollar el trabajo interior. Pero es seguro que la resolución de la vida material no resuelve ni mucho menos los aspectos supramentales de la existencia.

El aspirante a la realización, convencido de que sus posibilidades interiores pueden ampliarse asombrosamente, se entrega al trabajo sobre sí mismo y va poco a poco purificando su mundo interior. La transformación interior, tan anhelada por el buscador de la realidad trascendente, le permitirá al practicante irse despojando de sus cualidades negativas y apropiándose y reafirmando sus cualidades positivas. El egotismo irá siendo progresivamente trascendido y la mente racional será un apoyo para rescatar una mente suprarracional. Es necesario alcanzar las profundidades de uno mismo, atravesar las capas que encubren el Sí-mismo, penetrar hasta el propio núcleo. Cuanto más cerca se esté de uno mismo, más cerca se sentirá uno de los demás. Con una paciencia resistente e inalterable, el aspirante irá poco a poco sustrayéndose a las influencias externas y a las de su subconsciente, irá resolviendo sus conflictos internos y superando sus inhibiciones y contradicciones, irá encarando y trascendiendo sus temores y fobias; despejará sus impurezas mentales y psicológicas; superará sus obsesiones y controlará sus hábitos negativos; establecerá en sí mismo una actitud interior de serenidad y potencia; controlará las fluctuaciones de sus pensamientos y sus deseos. El trabajo interior aumenta la resistencia del individuo en todos los aspectos: mental, psicológica y espiritualmente.

La autoobservación, la autoindagación, el perfeccionamiento en la forma de ser, la meditación y la introspección son técnicas básicas para el desarrollo superior. De todos estos procedimientos se sirve el trabajo interior. Aplicados correcta y adecuadamente, pueden producir una mutación sorprendente en el ser humano. La transformación del individuo, por otra parte, es un paso hacia la transformación de la Humanidad.

Los procedimientos que forman el trabajo interior tienen muchas cosas que enseñar al practicante. Aquellos que los siguen pronto descubren esta gran verdad. El practicante mismo se admira de sus propias contradicciones, de sus continuos cambios de ánimo, de sus muchas formas de autoengañarse y justificarse. Aquel que da comienzo al trabajo interior enseguida se da cuenta de que todo en su interior es caos y confusión, de que el Yo está esclavizado por las emociones y los pensamientos, de que se carece de toda estabilidad y madurez. Poco a poco se va obteniendo el conocimiento de uno mismo y solo aquello que se conoce puede comprenderse y en su caso dominarse.

Las técnicas de autorrealización originadas en la India han puesto en manos del hombre un buen número de procedimientos capaces de desarrollarle superiormente. Lo primero es conocerse, pero eso solo no es suficiente. Después de conocerse hay que realizarse; después de comprenderse hay que hacerse. Si el autoconocimiento no va seguido por la autorrealización, es poco menos que inútil.

Para conocerse hay que estar consigo mismo, desconectarse temporalmente del mundo exterior y de nuestros órganos sensoriales y pasar un tiempo en nuestra más honda intimidad. Para conocerse hay que experimentarse y tener consciencia de las propias experiencias. Hay que observar sin dejarse atrapar; contemplar sin dejarse condicionar. La autopersonalidad es como una red que todo quiere capturarlo. El aspirante tiene que ser cuidadoso y mantenerse vigilante para no dejarse capturar por su autopersonalidad.

El trabajo interior requiere tiempo. Dado que se trata de producir un cambio profundo y que este cambio debe alcanzar todos los niveles del ser, no se pueden esperar los resultados en poco tiempo.

Una gran ventaja del trabajo interior es que puede llevarse a cabo en cualquier momento, ya que en cualquier momento uno puede tratar de mantener una adecuada actitud interior. El trabajo interior puede efectuarse en el aislamiento y en compañía de los otros, en cualquier circunstancia. El aspirante debe servirse de todo aquello que pueda para estimular su desarrollo superior. Lo que cuenta, por encima de todo, es la actitud interior del practicante. Cualquier momento es bueno para observarse, indagarse, lograr la unidireccionalidad de la mente, tomar consciencia del contenido interno y tratar de controlarlo. Cualquier circunstancia es oportuna para excavar en el propio mundo interior, para buscar, para esperar una respuesta que habrá de surgir de uno mismo.

El practicante debe ir discerniendo entre su yo físico, su yo emocional, su yo mental y su Yo. Es un largo entrenamiento que conduce con toda seguridad al progreso interior, que es aquel que completa al hombre en su totalidad.

El hombre debe comunicarse a sí mismo sus más hondos pensamientos; abrirse ante sí mismo. Estos conocimientos le permitirán saber mucho más sobre sí mismo y sobre los demás. Gradualmente se aprenderá a dirigir la vista hacia el interior y a proyectarse hacia los planos superiores de la mente. Entonces uno comienza a sentirse inundado por la serenidad, porque la mente se va liberando de las cosas pequeñas y puede ir hacia el encuentro con la Verdad, que a nivel mundano es relativa, pero que es absoluta en su más alto grado, como lo han comprendido y mostrado todos los grandes iniciados.

La transformación deseada se acelera cuando uno se entrega de lleno al trabajo interior, en lugar de simplemente coquetear con él. Se trabaja sobre los actos, los pensamientos, los sentimientos y este control conduce al conocimiento superior, que está en todos nosotros. La mente descontrolada, la efervescencia de las pasiones, la esclavitud de las emociones impiden el desarrollo de este conocimiento superior. Pero poco a poco el practicante aprende a emplear sus propias energías correcta y eficientemente. ¿Por qué disiparse continuamente? La búsqueda del Yo superior no es un juego. Incluso tiene sus riesgos. Debe ponerse todo el interés posible, pero evitarse la vehemencia, porque esta puede inhibir la mutación. Tampoco, por supuesto, hay que ser indolente.

Aunque se dice en pocas palabras, profundizar en uno mismo, entrar en lo más hondo del ser e indagar, es difícil. No hay ningún misterio en ello, pero exige incluso un superesfuerzo. Todos deberíamos invertir unos minutos diarios en mirar en nuestro interior. ¡Cuánto encontraríamos y cuánto aprenderíamos! Se requiere honestidad con uno mismo. Hay que evitar la mezquindad, el autoengaño, la evasión. Este trabajo en las profundidades de uno mismo facilita caminos para interpretar la Verdad. La mente puede reflejar la Verdad cuando se ha purificado, cuando está libre del apego y de las pasiones. La mente tiene grandes posibilidades, pero hay que cultivarla para ello. Gradualmente, mediante el entrenamiento, deja de modificarse, con lo que se va facilitando el trabajo interior. La mente debe aprender a profundizar en las cosas, pues es por lo general muy superficial. Una mente dispersa siempre se estrella contra la superficie de las cosas; de ahí que sea necesario canalizarla. Todo elemento canalizado, como se sabe, gana en eficacia. Mediante la disciplina y reeducación, el practicante logrará una mente penetrante, lo que dará como resultado el resurgir del conocimiento directo, libre de las comparaciones y asociaciones.

Las técnicas orientales de autorrealización, principalmente basadas en el trabajo interior y dueñas de una consistente sabiduría, buscan lo experimental no en el exterior, como hace el pensamiento occidental, sino en el interior del individuo. Toda verificación es interna y no externa, y no por ello menos razonable, aunque pueda resultar mucho más individualista y, como tal, solo en parte y en algunos de sus aspectos exteriores, puede ser llevada al laboratorio.

Nadie puede negar que el hombre, además de preocuparse por su porvenir material, también se preocupa por su porvenir interior. Las técnicas orientales de autorrealización son una herramienta útil para cosechar el mundo interior. Quien trabaje interiormente recogerá; quien no lo haga nada podrá recoger, porque su mundo interior será sencillamente un erial.

El adiestramiento psicofisiológico

El yogui busca siempre un soporte sobre el que basarse para su desarrollo. Este desarrollo debe siempre entenderse como integral, aunque el yogui se sirva como soporte de solo un elemento. El soporte del hatha-yogui es su cuerpo. El hatha-yogui ejerce su dominio sobre su plano físico y lo extiende a sus planos emocional y mental. El hatha-yogui se esfuerza por controlar el cuerpo y sus funciones, los impulsos, los instintos, los hábitos físicos y los órganos sensoriales. El control sobre su propio organismo le facilita el control sobre su mente y sus emociones.

Para el karma-yogui su soporte es la acción desinteresada; para el bhakti-yogui, la Divinidad; para el gnana-yogui, la inteligencia en su más amplio sentido; para el mantra-yogui, la repetición de los fonemas sagrados. El soporte del hatha-yogui es su cuerpo físico y, además, sus energías físicas y sutiles. «Hatha» es la fusión de dos vocablos que traducidos a nuestro idioma son «Sol-Luna». El Sol es la energía positiva y activa; la Luna, la negativa y pasiva. Son los dos principios que rigen en cierto modo todo el Universo; los dos principios que se manifiestan en el cosmos con su doble clasificación de macrocosmos (principio superior o universal) y microcosmos (individuo). Pero estas dos energías, que se complementan, deben permanecer perfectamente coordinadas y equilibradas en el ser humano. Cuando estas energías no permanecen en justa armonía, sobreviene la enfermedad y se detiene todo proceso de evolución. El hatha-yogui se esfuerza por conciliar perfectamente estas energías, por conocerlas y controlarlas. Es el suyo un trabajo difícil y lento, asombrosamente minucioso en ocasiones.

El ser humano es un conjunto de elementos. Por encima de todos ellos está aquel que es el único permanente e inalterable y que podemos llamar Yo o Sí-mismo. El Yo no cambia; es intemporal. Es como un testigo, una ley imperturbable e indestructible. Es la esencia del hombre. Los otros elementos, por el contrario, están cambiando constantemente. En tanto el Yo es perfecto y por consiguiente no admite mayor perfección, los otros elementos pueden transformarse y admiten un perfeccionamiento. El trabajo sobre uno de los elementos, siempre que los otros no sean postergados, facilita el trabajo sobre los otros elementos y su desarrollo. En el caso concreto del hatha-yoga, el trabajo sobre el elemento físico facilita el trabajo sobre los elementos emocional y mental. Todos los elementos del ser humano son por igual importantes. No se puede en absoluto menospreciar ninguno de ellos. El cuerpo es el instrumento de manifestación y comunicación del ser humano; es un vehículo para el Yo; es la residencia de la energía cósmica «individuada» en el ser humano. En un cuerpo débil o enfermo, el centro emocional y el mental se resentirán y el Yo, al no encontrar una vía de acceso a la consciencia, permanecerá ignorado. Nadie puede negar la influencia recíproca de los diferentes elementos del ser humano. Una emoción negativa puede ofuscar el intelecto y provocar determinados trastornos físicos; un trastorno fisiológico puede absorber la mente hasta su total bloqueo y desequilibrar las emociones; una mente agitada puede alterar gravemente el centro emocional y dejar un estado de malestar en el organismo Todo elemento influye poco o mucho sobre los otros. Lo más sensato será tratar de que esta influencia sea por lo general positiva y constructiva.

El hatha-yogui justiprecia su cuerpo. ¿Quién puede realizar el trabajo interior con un cuerpo frágil o enfermo? ¿Quién puede siquiera concentrarse un minuto con un cuerpo que nos proporciona dolor? En realidad todos los yoguis, aunque no le presten atención alguna al hatha-yoga, colocan el cuerpo en su justo lugar y son conscientes de que la salud física favorece la madurez mental y emocional. El hatha-yogui, no obstante, va más allá y hace de su cuerpo un instrumento de autorrealización como el bhakti-yogui lo hace de Isvara.

La energía positiva fluye en el ser humano por la fosa nasal derecha y la negativa por la fosa nasal izquierda. La energía es la alimentación básica del cuerpo físico y del cuerpo sutil. Eliminando toda impureza de su cuerpo y mediante la canalización de las energías mentales y un control riguroso de todo su ser, el hatha-yogui ejerce un absoluto dominio sobre las energías positivas y negativas. Llega incluso a experimentarlas y dirigirlas a voluntad y trata de llevar este sorprendente dominio hacia el momento justo de su muerte orgánica, dirigiendo la energía hacia el centro espiritual llamado Sahasrara y enviándola hacia la Conciencia Cósmica a través del vértex de la cabeza (el Brahmarandra).

Con la misma facilidad que un científico llega a conocer y manejar sus instrumentos de laboratorio, así el hatha-yogui llega a conocer y manejar el cuerpo y sus energías. No se limita a realizar con habilidad las técnicas propias del hatha-yoga, sino que mantiene una adecuada actitud interior durante su ejecución. Esta actitud juega un papel destacadísimo si se quiere alcanzar el radja-yoga a través del hatha-yoga. Todos los yogas, en realidad, se proponen la libertad interior, y el hatha-yoga no es en absoluto una excepción. Leemos en el Gheranda Samhita:

«Saludo a Adisvara, que mostró la ciencia del hatha-yoga, auténtica escalera que conduce a las alturas sublimes del radja-yoga.»

Y en el Hatha-Yoga Pradipika:

«Saludo al Primer Señor, Siva, quien mostró el hatha-vidya a Parvati y le ofreció así el medio necesario para la realización del radja-yoga.

»Svatmarama yogui, habiendo saludado a su propio Gurú, estableció el principio de que el hatha-vidya es únicamente un medio para la realización del radja-yoga.»

El control sobre el cuerpo, hasta los extremos que lo lleva el hatha-yogui, exige, necesariamente, el acompañamiento del control sobre la mente. Hay técnicas de hatha-yoga que no se pueden efectuar correctamente si la mente no se mantiene vivamente concentrada, pues exigen una atención mental absoluta.

Cuando el hatha-yogui avanza en su práctica, experimenta una reconfortante sensación de libertad. No podemos negar el hecho de que el cuerpo, al igual que las emociones o los pensamientos, puede esclavizarnos y robarnos toda nuestra libertad interior. Cuando el cuerpo es conocido y controlado, cuando el hatha-yogui es consciente de sus hábitos e impulsos físicos, cuando ha hecho de su cuerpo sutil una especie de filtro excepcional para purificar las energías, entonces se siente mucho más libre y más cerca de la energía universal, pues ha superado vínculos e interferencias. Él es entonces el dueño de su cuerpo y no su siervo. Percibe en su totalidad la grandeza de ese cuerpo que ya no es un obstáculo, sino, por el contrario, un estímulo para su desarrollo superior. Se ha elevado por encima de la materia, sometiendo a la materia, sirviéndose para sus fines de la materia. Incluso cuando sobrevenga el dolor o la vejez o la enfermedad, estará en situación mucho más propicia que cualquier otra persona para desidentificarse de ese dolor, esa vejez o esa enfermedad, para no dejarse esclavizar por ellos. Manteniendo además el cuerpo en un excelente estado de salud, puede además aspirar a una vida más larga, lo que le permitirá disponer de más tiempo para la ansiada autorrealización. El cuerpo es una cáscara que se arroja, una piel de la que uno terminará despojándose, pero hasta que llegue ese momento, ¿por qué no conservarlo en el mejor estado posible?

El control sobre el nivel físico del ser humano representa un indudable ahorro de energías. Por ignorancia no somos conscientes de la cantidad enorme de energía que malgastamos debido al descontrol de nuestro centro físico. Carecemos de control sobre nuestros músculos, nuestros instintos, nuestros órganos sensoriales, nuestra palabra y nuestros movimientos. Malgastamos la energía de que disponemos y nos deterioramos. Pero lo peor no es eso, al no economizar toda la energía posible, no disponemos de su valiosa ayuda para la autorrealización. Y si de verdad algo es difícil, ello es la realización del Yo. Sabiamente el yogui, y no solo el hatha-yogui, se empeña en conseguir ese control absoluto sobre la esfera física. Si habláramos menos y crispásemos menos nuestros músculos, cuánta energía economizaríamos; si realizásemos menos excesos en la comida y efectuásemos una comida más racional, cuánta energía de más obtendríamos; si conociéramos más a fondo nuestros hábitos físicos y pudiéramos neutralizarlos, cuánto aumentaría nuestro caudal energético. Pero además de ser esclavos de nuestros pensamientos y nuestras emociones, también lo somos, y hasta qué punto, de nuestro plano físico.

El verdadero hatha-yogui, al igual que el practicante de cualquier otra modalidad yóguica, no debe olvidar los dos grados (angas) primeros expuestos por Patanjali; es decir Yama y Niyama. Ellos representan la verdadera moral, la ética siempre indispensable para poder evolucionar interiormente. También el hatha-yogui, salvo que se convierta en un mero experimentador de su cuerpo sin otro objetivo que el de ensayar y verificar, debe mejorar su conducta y purificar su mundo interior.

Leemos en el Gheranda Samhita:

«No hay mayor cautiverio que la ilusión, mayor fuerza que la disciplina, mayor amigo que la sabiduría ni enemigo más terrible que el egoísmo.»

Un yogui puede servirse de la música como instrumento (nada-yoga), de la repetición de palabras (mantra-yoga) o de su cuerpo (hatha-yoga), pero sea cual fuere el instrumento y las técnicas seleccionadas, debe siempre prestarles la atención necesaria al Yama y al Niyama, porque ellos son los primeros peldaños en todo perfeccionamiento espiritual.

El hatha-yogui reduce al mínimo su gasto energético. Experto en el control de sus músculos, puede obtener un excelente y profundo descanso y aprovechar sus energías para superiores objetivos.

Los textos clásicos del hatha-yoga son el Siva Samhita, el Gheranda Samhita y el Hatha-Yoga Pradipika.

Las técnicas del hatha-yoga influyen positivamente sobre el cuerpo, el carácter, la mente y la personalidad. Físicamente influyen sobre las vísceras, las glándulas, los músculos, los nervios, el aparato respiratorio, el sistema circulatorio, el aparato digestivo, etcétera. Mentalmente, amplían la consciencia y activan la atención mental, la memoria y la concentración. Asimismo, determinadas técnicas del hatha-yoga estimulan y despiertan la energía kundalini. También se considera desde hace siglos que las técnicas propuestas por el hatha-yoga combaten determinados trastornos fisiológicos y psicosomáticos y previenen contra otros.

El hatha-yogui puede llegar a obtener un control asombroso sobre el cuerpo y sus funciones. La consciencia se sobrepone a todo el organismo y ejerce un estrecho control sobre el mismo. Naturalmente se requieren muchos años de aprendizaje y sacrificios. El hatha-yogui renunciante, aquel que sigue su sadhana en el aislamiento, dedica muchas horas al control de su cuerpo, al fortalecimiento de su voluntad y al dominio sobre el contenido mental. Observa brahmacharya, en un intento firme por transmutar la libido en energía espiritual; vive en contacto directo con la naturaleza, evitando así todo artificio, y es, por lo general, estrictamente vegetariano en su dieta. Sin embargo, nunca se puede generalizar, porque cada practicante, salvo que esté dirigido o viva en comunidad, sigue sus propios principios. He hablado con varios yoguis que habían vivido aislados durante un tiempo y cada uno de ellos seguía un programa. Hay hatha-yoguis que, por supuesto, combinan las técnicas del hatha-yoga con las del radja-yoga; otros con las del kundalini-yoga o con las del mantra-yoga. El hatha-yogui, como el yogui en general, cualquiera sea la modalidad de yoga que practique, trata de aprovechar al máximo su energía y ponerla al servicio de su entrenamiento. Es importante aprender a conservar y aplicar adecuadamente las energías de que se dispone, evitando malgastarlas y tratando, por el contrario, de economizarlas.

Algunos hatha-yoguis llegan a adquirir una consciencia extraordinaria del cuerpo y sus funciones, pudiendo incluso influir sobre sus músculos lisos, es decir, sobre aquellos que escapan al control del hombre común. Pueden, así, modificar su ritmo cardíaco e incluso suspender los latidos de su corazón. Son ya célebres las investigaciones de la doctora Brosse en este sentido. Verificó el control yóguico sobre el pulso, el corazón y la respiración. Comprobó que es posible acelerar considerablemente el ritmo cardíaco y, posteriormente, reducirlo hasta tal punto que solo se observa una reducción así en los momentos previos a la muerte. También pudo observar que el hatha-yogui es capaz de reducir excepcionalmente la frecuencia respiratoria.

El doctor Filliozat se ha pronunciado así en lo referente al control respiratorio:

«La restricción de la respiración es, a veces, tan grande, que algunos pueden hacerse enterrar vivos por un cierto tiempo sin peligro, con una reserva de aire que sería insuficiente totalmente para asegurarles la supervivencia. Esta reserva de aire, según ellos, está destinada a permitirles algunas inspiraciones para retornar al estado anterior en caso de que un accidente los hiciera salir de su estado de yoga, poniéndolos en peligro.»

Hay hatha-yoguis capaces de influir sobre su sistema neurovegetativo. Otros que pueden modificar sus movimientos intestinales, absorber líquidos por el uréter o soportar impasiblemente el dolor. También se ha dicho que determinados hatha-yoguis pueden expulsar en cuestión de minutos aquello que ingirieron, pueden resistir los efectos de cualquier alucinógeno o incluso no sucumbir a poderosos venenos. Sin embargo, estos últimos fenómenos, a diferencia de los anteriormente señalados, no han sido investigados a nivel de laboratorio.

Debe considerarse que el yogui nunca busca el control de su cuerpo únicamente para hacerlo más sano y saludable, sino que, como ya hemos indicado, lo hace considerando que su cuerpo es el vehículo terreno de su Yo y que por ello merece una especial atención.

Algunos faquires, en su ánimo de deslumbrar y sorprender al espectador, se sirven de técnicas del hatha-yoga o del radja-yoga para obtener el control necesario para la realización de sus proezas. Pero confundir a un hatha-yogui con un faquir es un gran error que han cometido algunos autores de hace varias décadas.

El hatha-yoga es una noble disciplina que permite el acceso a otros yogas superiores. No es en absoluto necesario para la práctica de otros yogas, pero representa una útil ayuda que no hay por qué despreciar.

Las técnicas propias del hatha-yoga son los asanas, el pranayama, los mudras, los bandhas y las shatkarmas.

Los asanas

Los asanas son posiciones corporales que buscan influir positivamente sobre determinadas partes del organismo. Algunas llegan a ser extremadamente difíciles, en tanto que otras son de una sencilla ejecución. Toda postura desprende unos definidos efectos sobre el organismo y se considera que si no es así se debe a que la postura se está ejecutando incorrectamente. Cada practicante debe realizar la postura hasta donde pueda, evitando esfuerzos excesivos y respetando en todo momento su capacidad personal. Como es natural, con la práctica la postura se va completando y perfeccionando. Todo asana debe efectuarse con lentitud, tanto al hacerlo como al deshacerlo, evitando movimientos bruscos o precipitados. La respiración durante los asanas debe ser nasal y en lo posible tranquila y pausada. Cada asana, empero, va imponiendo su propio ritmo respiratorio, que depende de la naturaleza del asana en cuestión. Hay asanas que permiten una respiración lenta, pausada y profunda, en tanto que otros, por resultar más tensos, solo permiten una respiración más rápida y más superficial. En los asanas de inversión se recomienda una respiración lenta y preferiblemente abdominal.

El asana se caracteriza porque debe mantenerse, lo que hace que actúe a niveles muy profundos. Hay asanas que se mantienen mucho más tiempo que otros; depende de la naturaleza del asana. No hay un tiempo exacto indicado para mantener el asana, aunque se dan tiempos aproximados. Depende siempre del practicante: su edad, su estado de salud, su constitución, su grado de adiestramiento. No obstante, los tiempos aproximados sirven perfectamente, siempre que el practicante evite forzar y se relaje en cuanto experimente la menor molestia. Hay asanas, como el sirshasana o el sarvangasana, que pueden mantenerse durante quince o más minutos; hay otros que se mantienen como máximo de treinta a cuarenta y cinco segundos, como sucede con el dhanurasana o el amakarasana.

Durante la ejecución del asana el practicante debe tomar consciencia de su organismo, evitando en todo lo posible la distracción mental. El asana va acompañado, pues, del trabajo interior. El practicante puede permanecer concentrado en el asana en sí, en todo su organismo o en una parte concreta del cuerpo. De esta forma se da una estrecha comunión entre la mente y el cuerpo, colaborando en su integración. El cuerpo se convierte, por otra parte, en el objeto de concentración de la mente y entonces el hatha-yoga también tiene parte del radja-yoga.

Además de sus efectos físicos, los asanas influyen positivamente sobre la mente. Pero son los asanas propiamente dichos de meditación (padmasana, siddhasana, sukhasana, samanasana, etcétera) los que mayor influencia ejercen sobre el contenido mental, los que verdaderamente favorecen el trabajo interior y los que comúnmente se emplean para llevar a cabo las técnicas de interiorización. Al principio el asana de meditación resulta incómodo e incluso doloroso, pero poco a poco, mediante el entrenamiento necesario, el practicante se va familiarizando con él. La columna vertebral debe mantenerse erguida y la respiración debe ser adecuadamente ritmada. Hay yoguis que se mantienen en un asana de meditación, imperturbables, durante tres horas o más. Obtener esa inmovilidad requiere un largo entrenamiento físico y mental, que finalmente conduce a la perfecta realización del asana (asanajeya). Los asanas de meditación aumentan el riego sanguíneo a la región pelviana, fortalecen los nervios coccígeo y sacro, combaten la agitación mental, tonifican y descansan las vísceras abdominales, reducen la producción del anhídrido carbónico y despiertan la energía kundalini.

Existen numerosísimos asanas, llegándose a hablar de varios miles. Hay que aclarar, empero, que dos docenas como máximo son los fundamentales y los más útiles para el control del organismo.

Desde antaño los asanas han sido designados con nombres

de animales, héroes, plantas, magos, sabios o divinidades, según aquello que asemejen. Los nombres de animales son muy comunes. Dice el Gheranda Samhita: «Hay ochenta y cuatrocientos de miles de asanas descritos por Siva. Las posturas son tantas en número como criaturas vivas hay en el Universo.» Se trata, quizá, de entrar, a través de la representación de las posturas, en comunión con los diversos planos del universo (cosmización).

¿A qué época se remonta esta técnica? Resulta imposible precisarlo. Ahora bien, en las excavaciones llevadas a cabo por John Marshall en Mohenjo-Dharo ya aparece la divinidad en un asana, y esto hace suponer que dicha técnica es muy antigua y que, con el transcurso del tiempo, ha debido de irse elaborando y enriqueciendo. Como vocablo aparece por primera vez en el Svestavara Upanishad, es decir, que su referencia escrita no es muy antigua.

Se podrían ofrecer muchas definiciones del asana, pero la más simple es la que en sus Yogasutras nos facilita Patanjali: «Es lo que resulta estable y agradable.» Es el tercer grado de los ocho que expone Patanjali y se refiere, sin duda, al asana de meditación.

Cuando se comienza a practicar un asana, el practicante experimenta inquietud. El asana debe mantenerse con toda inmovilidad y esto no resulta sencillo para muchas personas, sobre todo para aquellas de temperamento ansioso. El asana, por otra parte, reporta sus beneficios totales cuando se obtiene una buena relajación durante el mismo, pero para llegar a este punto es necesario un largo entrenamiento, que consistirá en ir reduciendo gradualmente la tensión. Poco a poco hay que ir eliminando todo esfuerzo. Es una labor de perseverancia y control. En realidad el asana es un adiestramiento en el autocontrol: hay que controlar la respiración, el movimiento, la actividad sensorial y mental. Es un trabajo sobre la esfera microcósmica, que es el hombre, en proyección sobre la esfera macrocósmica, que es el Universo. Por otra parte sabido es que los controles inferiores proyectan sobre los superiores y que el yoga representa una escalada de controles que conduce al control supremo del Yo sobre todo lo que forma el No-yo.

Pranayama

Según el yoga todo el Universo está regido y animado por una singular energía que se llama prana en la terminología yogui. El prana es el alimento de todo el Universo y de los seres vivos; es la energía primordial; es la esencia misma. El prana compenetra al Cosmos todo y se manifiesta tanto en las formas inferiores como en las superiores; es dador de existencia y generador de la potencia universal en sus formas sutiles y en sus formas groseras. Prana, asociado al akhasa (éter), organiza el Universo. Es energía original y productora de las más diversas formas de energía. Su dinamismo se refleja en todo lo creado y en este sentido el ser humano no es la excepción. Prana está en el calor, la luz y la electricidad.

Prana es el principio vital del individuo, y cuando el cuerpo muere, prana escapa del vehículo físico a través de todos sus orificios. Es la energía pránica la que regula el organismo humano y sus funciones. Su sede se encuentra en el corazón y todo movimiento fisiológico (intestinal, parpadeo, bostezo, etcétera) es única y exclusivamente posible por la mediación de dicha energía. El corazón late gracias al prana y también gracias al prana funcionan los órganos sensoriales.

El prana circula a todo lo largo del ser humano, manteniéndole y alimentándolo. Circula a través de unos canales de materia sutil denominados nadis. Se acumula especialmente en el cerebro y en los centros sutiles (chakras) y merced a la respiración se renueva de continuo.

En el ser humano el prana se polariza en energía positiva y en energía negativa. El equilibrio de estas modalidades representa la salud; su desequilibrio implica la enfermedad. Se manifiesta en el individuo como prana propiamente dicho, apana, samana, udana y vyana. Prana reside en el corazón, apana en el ano, samana en el ombligo, udana en la garganta y vyana en la sangre. El color de prana es el rojo, el de apana rojo y blanco, el de samana el rosa, el de udana el blanco y el de vyana el dorado. Hay también cinco subpranas: naga, kurma, devadatta, krikara y dhanajaya. Naga controla el hipo y el erupto, kurma el parpadeo, devadatta el bostezo, krikara el hambre y la sed, y dhanajaya la corrupción del cuerpo después de la muerte.

Desde el mediodía a la medianoche prana fluye por los vasos sanguíneos y de la medianoche al mediodía por los nervios. La energía positiva penetra por la fosa nasal derecha y circula a través del nadi ida, a la derecha de la medula espinal; la energía negativa entra a través de la fosa nasal izquierda y circula a lo largo del nadi pingala, a la izquierda de la medula espinal. La energía positiva es caliente, y la negativa, fría. Una y otra rigen todo el organismo y sus funciones. La primera es catabólica, y la segunda, anabólica.

El individuo sano unas veces respira por la fosa nasal derecha y otras por la izquierda, lo que mantiene equilibrada la temperatura del organismo. Una persona entrenada en el control respiratorio y en perfecto estado de salud respira dos horas por cada fosa. Los hatha-yoguis son expertos, sirviéndose de determinados procedimientos, en invertir la respiración.

El prana constituye el cuerpo sutil de la persona, denominado Linga Sahira. Durante el sueño reside en el pericardio. Es, además, y esto es muy digno de tomarse en cuenta, quien rige la mente. El control sobre el prana facilita la salud física y mental, alarga la vida, estimula todas las facultades mentales, aumenta el rendimiento y ayuda a despertar la kundalini. El hatha-yogui se esfuerza por adiestrarse en el control de la energía pránica y aspira a ejercer un estrecho dominio sobre la misma.

La respiración es la principal fuente de energía del ser humano. Por lo general, sin embargo, la gran mayoría de los seres humanos respiran muy mal (respiración superficial y arrítmica) y de esa forma dejan de enriquecerse con una mayor cantidad de energía pránica. Es muy importante aprender a utilizar correctamente el prana, ya que él no solo puede favorecer nuestro cuerpo, sino también nuestras emociones y pensamientos. La respiración constituye asimismo el máximo generador de energía nerviosa.

Aunque la respiración es la principal fuente de energía, ello no quiere decir que sea la única. Los alimentos sólidos y líquidos también lo son.

Es curioso, cuando no lamentable, comprobar lo mal que el ser humano emplea su energía. Todo hombre dispone de un caudal de energía y debería buscarse un mayor aprovechamiento del mismo. La respiración correcta y la alimentación variada y sana nos obsequian con abundante prana. La relajación, el descanso y el sueño nos ayudan a conservar el prana. Pero hay además que descubrir en nosotros mismos todo aquello que nos hace malgastar el prana, pues de esa forma aprenderemos a evitar el gasto innecesario. El descontrol mental despilfarra la energía pránica. Mantener largos diálogos con nosotros mismos, no poder frenar nuestra imaginación, permanecer mentalmente dispersos no favorece nada la economía pránica. De igual modo, nuestras emociones y sentimientos negativos son resquicios por donde se escapa el prana en cantidad nada despreciable. Moverse sin sentido, gesticular nerviosamente, hablar en exceso, son formas también de tirar nuestra energía pránica. Y el prana es algo indispensable para el ser humano, como la electricidad lo es para que una lámpara pueda permanecer encendida.

Considerando el prana en todo su valor e importancia no será difícil comprender por qué el hatha-yoga le presta tanta atención. Un cuerpo puro y saludable, cuyas funciones se desarrollen perfectamente, se convierte en un almacén de reservas de prana muy importante, que puede ser empleado para hacer surgir el estado de alerta o supraconsciencia y para estimular eficazmente la energía kundalini.

Todas las técnicas del hatha-yoga tienden a controlar la energía pránica, a aumentarla y a conservarla. Pero la técnica que más felizmente consigue dicha finalidad es el pranayama. Maravilla observar cómo ya desde hace muchos siglos el yogui, en su continua búsqueda de la superación, descubrió técnicas de una gran utilidad. Mediante estas técnicas, paciente y minuciosamente, el yogui va regulando su prana. Explica el Hatha-Yoga Pradipika: «Tal como domamos leones, elefantes y tigres gradualmente, así debemos controlar el prana.» Es una labor que requiere suma atención.

El pranayama es el control de la respiración y, por tanto, del prana. El yogui aprende mediante esta inteligente técnica a manejar sus energías, a veces con una precisión admirable. Así como mediante los asanas el hatha-yogui consigue conscientar su cuerpo, mediante el pranayama llega a obtener una lúcida consciencia de su proceso respiratorio.

Ya en el Khurika Upanishad se hace referencia a las tres fases que distinguen y caracterizan al pranayama: fase de inspiración (puraka), fase de retención (kumbhaka) y fase de exhalación (rechaka). El puraka facilita la absorción del prana; el kumbhaka permite la distribución a los diferentes centros, y el rechaka elimina el prana enrarecido y elimina todos los residuos nocivos. Las tres fases son muy importantes, siendo la más delicada, y la que por tanto mayor atención exige, la de retención. Kumbha podemos traducirlo por cáliz, olla o jarro, y el kumbhaka puede ser interno, antar kumbhaka, que es con los pulmones llenos de aire, o externo, bahya kumbhaka, con los pulmones vacíos de aire.

Existen múltiples ejercicios de pranayama, algunos de los cuales requieren un prolongado adiestramiento. Estos ejercicios ejercen unos definidos efectos sobre el cuerpo y la mente. Se consideran como los fundamentales el ujjiyi, el bhastrika y el suryabheda. Durante la realización del pranayama la mente debe permanecer muy concentrada, siguiendo todo el proceso respiratorio. La unidad-medida del pranayama se llama matra.

El principiante debe comenzar por realizar únicamente cinco u ocho minutos diarios de pranayama, pero poco a poco se puede ir aumentando considerablemente el tiempo. He conocido yoguis que practican pranayama durante cerca de dos horas; sus cuerpos transpiraban tan profundamente que uno no podía por menos que extrañarse. Uno de estos yoguis me dijo algo que yo ya sabía desde hace mucho tiempo:

—Nunca debe en absoluto secar su sudor. Limítese a restregarlo con ambas manos por toda la superficie de su cuerpo. Sudar de esta forma natural es muy bueno para la mente y el cuerpo.

Con la práctica necesaria se puede llegar a realizar cuatro sesiones diarias: por la mañana, al mediodía, por la tarde y a medianoche. Según su duración el pranayama puede ser moderado, medio o intenso.

Entre otros efectos, el pranayama produce los siguientes: aumenta la resistencia a la fatiga física o mental, armoniza el wayu (energía), kapha (función linfática) y pitta (temperatura); tonifica las fibras eferentes del vago, enriquece la energía de los centros nerviosos; perfecciona el aparato respiratorio, combate determinados trastornos respiratorios y previene contra otros, regula el ritmo cardíaco y mejora el sistema circulatorio. Sus efectos mentales o psicológicos resultan igualmente valiosos: introvierte la mente, serena el contenido mental, previene contra la ansiedad y la angustia, combate la agitación psíquica, favorece el estado supramental.

Todavía después de quince años de estudiar profundamente el yoga me siento admirado por el esfuerzo de búsqueda que los primeros yoguis fueron realizando para encontrar unas técnicas que les permitiesen el acceso a una forma superior de consciencia.

En este sentido no debe menospreciarse el control respiratorio, como hacen algunos maestros. De acuerdo que sin el menor control respiratorio puede escalar un yogui hasta los más elevados niveles de la consciencia; tal cosa es innegable, como han demostrado innumerables yoguis que experimentaron el samadhi y se realizaron en el Yo. Pero ¿por qué no servirnos de aquellos procedimientos que pueden ayudarnos en nuestro peregrinar hacia la Liberación? El control respiratorio no es fundamental, pero dicho control es una ayuda y le posibilita al practicante para tantear diferentes estados anímicos y para explorarlos. Bhoja tenía toda la razón cuando explicó:

«Porque todas las funciones de los órganos están precedidas por la de la respiración —y porque existe siempre una conexión entre la respiración y la consciencia en sus funciones respectivas—, la respiración, cuando están suspendidas todas las funciones de los órganos, lleva a cabo la concentración de la consciencia en un solo objeto.»

Todos los que hemos practicado yoga durante un tiempo estimable hemos comprobado sin lugar a dudas esta conexión existente entre la respiración y el contenido mental. La respiración es un excelente objeto de concentración, sobre todo para aquellos que tienen una mente muy rebelde y que no logran superar sus fluctuaciones.

Así como el nasagra-drishti o el brahmadya-drishti (fijación de la mirada) favorece la estabilidad mental, dharana sobre la respiración también ofrece unos efectos similares en este sentido.

La meditación profunda produce considerables modificaciones en la respiración durante su práctica.

Un susto, una situación tensa, el nerviosismo o la angustia, alteran el ritmo respiratorio. Las situaciones placenteras, la relajación y el descanso equilibran el ritmo respiratorio. Habiendo observado tales fenómenos, el yogui se hizo la siguiente composición: las emociones positivas y relajantes armonizan la respiración; las negativas y perturbadoras la desequilibran. Hay una gran correspondencia entre los estados mentales y la respiración. Lo mismo debe lógicamente suceder si se invierte el proceso. Una respiración arrítmica provocará estados de tensión, en tanto que una respiración controlada generará estados de quietud. Y tal es cierto, verdaderamente cierto. El pranayama unifica la consciencia y bloquea los estímulos perturbadores.

El pranayama puede asociarse con la práctica del japa y tal combinación resulta excelente para canalizar las energías mentales y evitar su dispersión.

Hay estados mentales más allá de los estados comunes o habituales. Esto es sabido desde que el hombre es hombre, aunque la psicología clásica no los haya investigado. Tales superestados esperan a aquellos que quieran ir tras ellos. El hombre debe despertar sus potenciales internos y evolucionar. Es la evolución propuesta por los iniciados. Y ellos saben, porque para algo su sabiduría tiene una antigüedad de milenios.

Mudras y bandhas

En los textos clásicos los mudras y los bandhas se describen en conjunto, sin hacer distinción entre unos y otros y considerándolos dentro de un grupo de técnicas similares. Mudra significa sellar, y bandha, fijar o contener. Son técnicas especiales para el control de determinados músculos, para la conservación de la energía pránica y para la estimulación de kundalini. Tienden a facilitar el dominio del practicante sobre su organismo y regulan diferentes funciones orgánicas.

Los mudras y los bandhas, como en realidad todas las técnicas del yoga, han sido revestidos de cierto esoterismo y su enseñanza ha sido únicamente impartida a aquellos que demostraban ser merecedores de ella. Podemos leer en el Gheranda Samhita:

«Mahesvara, dirigiéndose a su mujer, mencionó las ventajas de los mudras con las siguientes palabras:

»"¡Oh Devi! El conocimiento de todos los mudras eleva al individuo. Deberán conservarse en el secreto con sumo cuidado y no deberán ser enseñados a cualquiera. Proporcionan felicidad a los yoguis y no resulta fácil dominarlos ni aun por los Marut."»

Algunos mudras y bandhas son de dificilísima ejecución y tan solo deben realizarse bajo la estrecha vigilancia de un instructor. Nos referiremos a dos de estas técnicas: el kecharimudra y el vajroli-mudra.

Ya hemos visto la importancia que tiene para el hatha-yogui el control sobre la respiración y sobre la energía pránica. El kechari-mudra hace posible este control hasta un grado muy apreciable. Khe significa éter y chari podemos traducirlo por moverse, es decir, que aquel que realiza perfectamente esta técnica podrá moverse con entera libertad en el éter y controlar la energía.

Para efectuar el kechari-mudra hay que dirigir la lengua hacia atrás y cerrar con su punta las cavidades nasales. Puede así ser practicada la respiración polarizada sin tener que recurrir a cerrar las fosas nasales con la ayuda de los dedos.

A fin de poder llevar la lengua hacia atrás y clausurar las cavidades nasales es necesario observar un delicado proceso, que consiste en ir seccionando paulatina y cuidadosamente el frenillo de la lengua. Es además imprescindible ir estirando poco a poco la lengua, sirviéndose de las manos, para facilitar su alargamiento.

—Para alargar la lengua —me explicó un practicante indio que hacía desde años el kechari— es necesario *escurrirla* con ambas manos; es algo así como cuando escurrimos una prenda antes de tenderla. Hay, eso sí, que tener cuidado y actuar con cautela. La lengua debe ser preferiblemente untada con manteca fresca. Este alargamiento provocará algunas molestias, pero nunca hay que causar dolor. Hay que ser paciente y tenaz. Requiere su tiempo. Hay también que emplear determinadas sustancias para evitar una posible hemorragia al cortar el frenillo de la lengua.

—¿Cuánto debe ser alargada la lengua? —pregunté.

—Como usted ya debe saber, basta con que su punta llegue al entrecejo. Sí, es suficiente. Después hay que aprender a llevarla hacia atrás. Al principio esto resulta molesto y para algunas personas incluso angustioso, pues les parece que no pueden respirar.

—¿Qué puede conseguirse con el kechari-mudra?

Reflexionó un momento, elevó una mano hacia el cielo indicando el horizonte y con un tono de voz muy tenue, entre dulce e infantil, dijo:

—Observe. Observemos juntos. Abramos nuestra mente. He ahí el Universo, el Cosmos. Vemos una parte insignificante de él; así de limitada es nuestra visión. Los ojos físicos no nos permiten ver más que un espacio muy limitado. Pero hay mucho más, y para consuelo nuestro los ojos del Yo no tienen limitaciones, están más allá del tiempo y del espacio. Debemos servirnos inteligentemente de todo aquello que pueda ampliar nuestra visión y nos pueda proyectar hacia el Cosmos. Hemos encontrado nuestro origen en el Alma Universal y a ella hemos de retornar. Facilitemos ese retorno; hagámoslo más sencillo. Me sirvo del kechari como me sirvo de todas las técnicas que puedan ayudarme en mi desenvolvimiento interior. El kechari me es muy útil para desalojar de mi mente toda idea que no sea la de «realización». Aquieta por completo mi contenido mental y alerta mi atención.

A propósito del proceso que hay que seguir para alargar la lengua y efectuar el kechari-mudra, dice el Hatha-Yoga Pradipika:

«Con una navaja brillante, limpia y perfectamente afilada, corta el frenillo de la lengua cada vez en la espesura de un cabello. Seguidamente úntala con una mezcla de sal y tumeric. Después de siete días córtala de nuevo en el espesor de un cabello. Deberás realizar esto durante seis meses. Después el tendón que sujeta la lengua a la parte inferior de la boca quedará definitivamente cortado.»

Y el Gheranda Samhita:

«Corta el frenillo de la lengua moviéndola sin cesar después; úntala con manteca fresca y llévala hacia el exterior impulsándola con un instrumento de metal. Seguidamente, habiendo estirado la lengua, llévala hacia atrás y hacia arriba para tocar el paladar hasta lograr que llegue a las cavidades nasales.»

Los efectos que se le aplican al kechari-mudra son: obtención de un gran control sobre el proceso respiratorio; regula las energías positivas y negativas, armonizándolas y equilibrándolas; evita la agitación mental e introvierte la mente; hace menor la necesidad de descanso, sueño y alimentos; facilita el control sobre los órganos sensoriales y el estado de unmani (no-mente).

Pero seguramente la finalidad del kechari más importante para el hatha-yogui sea la de que permite la consecución de un gran control sobre la energía sexual y sobre el semen, pudiendo retenerse este segundo y sublimándose la primera. Explica el Hatha-Yoga Pradipika:

«Cuando la abertura en la nariz del cielo de la boca se clausura por medio del kechari-mudra, aunque el yogui sea abrazado por una joven y apasionada mujer, su semen no será derramado.»

El yogui valora considerablemente la energía sexual. Considera que la expulsión del esperma contrarresta energías que pueden ser muy útiles, con una adecuada transformación, para el trabajo interior. El prana, el semen y la mente forman un triángulo sobre el que el yogui debe aprender a influir positivamente. Ejerciendo dominio sobre cualquiera de ellos, se consigue el dominio sobre los otros dos. El dominio sobre los tres —los tres son energía— constituye un paso importante hacia la integración.

También el vajroli-mudra tiene como primera finalidad la

transmutación de la energía sexual en energía espiritual. En el Gheranda Samhita se lo describe como a un asana, lo que podríamos denominar el vajroli-asana. Pero el Hatha-Yoga Pradipika es más preciso:

«Cuando alguien, aun llevando una vida descarriada, sin seguir ninguno de los preceptos del yoga, practica el vajroli, merece éxito y es un yogui. Para su práctica son necesarias dos cosas difíciles de conseguir por las personas comunes: leche y una mujer que actuase como si se la desease. Al efectuar las prácticas para reabsorber el bindu derramado durante el acto sexual, ya se trate de un hombre o una mujer, se consigue el éxito mediante el vajroli. Con un caño sopla aire con lentitud a través de la uretra; mediante esta práctica puede reabsorberse el bindu derramado. Puede retornárselo y conservarlo así en uno. De este modo el yogui que puede proteger su bindu supera la muerte, porque esta sobreviene al derramarse el bindu y mediante su conservación la vida se alarga.»

Al parecer existe la posibilidad de reabsorber el semen derramado o de retenerlo incluso durante el orgasmo. Se ha considerado que para la reabsorción es necesario crear el vacío en la vejiga, pero parece ser que algunos yoguis no necesitan este requisito previo. Con esta dificilísima técnica se pretende la conservación del bindu (semen), para transmutar su energía en energía superior. Es una técnica muy secreta y resulta muy complejo encontrar un maestro que adiestre en ella al discípulo.

El control sobre la energía sexual reporta el control sobre el prana y este a su vez el control sobre la mente.

El vajroli exige un largo adiestramiento. El practicante se va adiestrando poco a poco, pasando por su uretra, con la ayuda de una sonda, agua, leche, miel, aceite y, por último, mercurio.

El vajroli-mudra es una técnica que tiende a ejercitar el dominio sobre el nervio vajroli, nervio predominantemente sexual, sobre el que también se puede influir mediante otros mudras y bandhas.

Economizando al máximo su energía sexual, el yogui se esfuerza por transformarla en Ojas Shakti o energía espiritual. Una difícil alquimia que requiere una férrea disciplina.

Shatkarmas

Los shatkarmas son técnicas que tienen como finalidad la purificación orgánica y energética. Son muy variados y completos, y se agrupan de la siguiente forma:

- Dhauti: purificación de la boca, la garganta y el recto.
- Basti: purificación de los intestinos.
- Neti: purificación de las fosas nasales.
- Trataka: purificación de los ojos.
- Kapalabhati: purificación de los senos frontales y de las vías respiratorias.

Asombra observar cómo algunas de estas técnicas, a pesar de su considerable antigüedad, son sumamente eficaces. Otras, por el contrario, pueden perfectamente suplirse por procedimientos modernos, más cómodos e igual o más efectivos.

El basti es uno de los shatkarmas más eficaces. Exige un largo entrenamiento, que varía de unas a otras personas. Personalmente pude conseguirlo completo en poco más de seis meses, aunque hay que considerar que ya llevaba muchos años practicando otras técnicas del yoga. En primer lugar hay que conseguir el control sobre los músculos abdominales y sobre los esfínteres anales, mediante varias técnicas: uddiyana-bandha y nauli, y swini-mudra y mulabandha. Consiste el basti en absorber agua a través del recto. Se mantiene durante unos minutos y después se expulsa. Es una práctica excepcional para purificar el colon y los residuos del recto.

Todas las técnicas del hatha-yoga deben efectuarse con detenimiento y el máximo de atención. Son altamente favorables, pero mal aplicadas se tornan perjudiciales o en el mejor de los casos infructuosas.

En la India, como en la mayoría de los países occidentales, el hatha-yoga es seguramente lo modalidad yóguica más practicada. Abundan los centros o escuelas que imparten hatha-yoga, aunque desde luego no abundan ni mucho menos tanto como uno podría suponer. Las clases comienzan por la mañana muy temprano, antes de que aparezca el sol. He asistido a varias clases y he comprobado que no se le concede al contenido mental la importancia que se merece en la ejecución de las técnicas hatha-yoguis. Son muchos los que únicamente se interesan por los asanas o los shatkarmas, ignorando los mudras y el pranayama, cuando en especial este último es fundamental en la práctica del hatha-yoga. Por otra parte, las clases no están siempre lo suficientemente bien organizadas y los practicantes, principalmente las mujeres, utilizan unas prendas muy poco adecuadas y forzosamente antihigiénicas, para la práctica. Estos puntos quizá puedan parecer solo meramente anecdóticos, pero es necesario reconocer que hay una serie de elementos que también pueden colaborar positivamente en la práctica. Hay centros que disponen de un espacio abierto para las clases, lo que es ideal. También hay instructores que imparten la enseñanza en el domicilio del interesado o en los grandes hoteles. Es de desear que el hatha-yoga no se adultere tanto como en algunos lugares de Occidente o en determinados institutos, en donde se lo aplica exclusivamente para adelgazar, evitar las arrugas del rostro, combatir la celulitis o aumentar la potencia sexual.

Vishwayatan Yoga Ashram

Llegué al Vishwayatan Yoga Ashram, de Delhi, a las cinco y media de la mañana, a fin de ver personalmente una de las clases de hatha-yoga y de entrevistarme con el profesor principal. El director del ashram es Dhirendra Brahmachari, con el que estaba citado a las cinco de la tarde de ese mismo día.

El ashram, en la zona elegante de la ciudad, consta de varios edificios y una gran explanada. Las clases tienen lugar de cinco y media de la mañana a ocho y media, y se efectúan al aire libre. Asisten alumnos indios y extranjeros. Las mujeres hacen los ejercicios aparte de los hombres. El grupo femenino lo dirige una profesora, y el masculino, mi profesor.

Los alumnos practican diariamente el neti y el dhauti. Se aconseja la práctica del basti una vez por semana. Únicamente se enseña pranayama a quien se interesa por él, pues hay alumnos que tan solo se inclinan por la práctica de los asanas y de los shatkarmas. Esto, desde luego, me resultó inconcebible, porque la práctica del hatha-yoga sin pranayama es un contrasentido y vulnera la esencia de esta modalidad yóguica. Mi extrañeza fue aún mayor cuando me dijeron que la mayoría no practican pranayama. Únicamente se realiza el savasana después de haber mantenido una postura durante un espacio de tiempo prolongado (3 o 4 minutos).

La gran mayoría de los alumnos que acuden a este ashram se interesan únicamente por el hatha-yoga. «No obstante —me dijo el profesor—, si alguna persona se interesa por la meditación, se la enseñamos.» No existe un grupo especial para la práctica de la meditación. Esta se enseña a los alumnos que acuden a la primera clase y siempre según las creencias personales del individuo.

Me dijeron que aparte de impartir la enseñanza del hathayoga, se investiga sobre sus posibilidades terapéuticas. Hay varios médicos y, cuando un practicante lo desea, se le somete a un chequeo. Existe un laboratorio de patología.

Mi opinión personal es que en el Vishwayatan Yoga Ashram se practica un hatha-yoga desprovisto en su mayor parte del contenido mental y que por tanto su práctica no es tan completa como sería de desear, pues el hatha-yoga se sirve del organismo físico como medio y no como fin.

No es fácil conseguir una entrevista con Direndra Brahmachari, pero cuando se enteró de que yo dirigía un centro de yoga y que estaba preparando una obra sobre la espiritualidad india, tuvo la gentileza de concedérmela.

Direndra Brahmachari es un yogui muy conocido. Fue maestro de Nehru y de otros miembros del gobierno y al parecer ahora lo es de Indira Gandhi. Se le considera el yogui de la élite. Es autor de varios libros y es principalmente un hatha-yogui. Tiene varios secretarios y, durante el tiempo que estuve con él, recibió abundantes llamadas telefónicas. Es un hombre muy ocupado. Varias personas esperaban para ser recibidas por él una vez yo hubiese acabado. Esto me obligó a acelerar mi entrevista.

Autor: ¿Cuál cree que es el porvenir del yoga no solo en la India, sino en todo el mundo?

Direndra Brahmachari: Cada día se extiende y se desarrolla en mayor grado.

A.: ¿No corre así el riesgo de perder parte de su verdadera esencia, de su auténtico valor?

D. B.: El yoga nunca perderá lo que es como tal; no puede destruirse. Pero el hombre puede perjudicarlo. He leído muchas obras americanas sobre yoga y debo decir que eran muy malas. Ciertamente se puede perder una parte del yoga, esto es inevitable. Nunca se perderá del todo, jamás. He estado en muchos países y nunca he visto una auténtica investigación del yoga. Esto es lamentable, pero es así.

A.: ¿La hay realmente en la India?

D. B.: No demasiado. Pero en medio de todo y a pesar de las limitaciones existentes, se investiga científicamente el yoga. Occidente, que por su riqueza de medios podría hacerlo concienzudamente, no lo hace. Desde hace milenios ya el yoga descubrió y explicó ciertos aspectos que ahora la ciencia empieza a descubrir y a dar como ciertos. No hay nadie en Occidente que investigue seriamente sobre el yoga desde un punto de vista científico. Nadie en absoluto. Y hay quienes se permiten escribir sobre yoga científico sin saber nada en absoluto de yoga. Para escribir un libro sobre yoga lo primero que hay que hacer es saber de yoga; no basta con poner muchas fotografías en un libro. ¿Entiende lo que quiero decirle? Si usted escribe un libro de yoga es porque se supone que ha estudiado y practicado el yoga, pero es absurdo escribir sobre yoga si nunca se ha estudiado ni practicado, como han hecho algunas personas que han venido a la India. No basta con venir aquí; hay que saber y practicar.

A.: He observado desde hace años que para unos maestros el hatha-yoga es realmente importante y que para otros, al contrario, representa muy poco. ¿Cuál es su opinión?

D. B.: Es un gran sistema, pero poca gente, incluso en la Indía, lo practica bien. Los practicantes únicamente se dedican a los asanas y olvidan los otros grados del yoga. Nadie conoce bien el pranayama. Muy pocas personas pueden responder acerca de las técnicas del verdadero pranayama. Hay que despertar la energía kundalini.

A.: Kundalini puede despertarse a través de cualquier clase de yoga.

D. B.: En realidad a través de cualquier cosa que se esté realizando, si se hace como debe hacerse, puede despertarse kundalini.

A.: ¿Quiere ofrecer algún mensaje a los lectores de lengua castellana?

D. B.: Me limito a preguntarles: ¿qué es realmente el yoga?

A.: Se le acusa de ser el yogui de los ricos. ¿Qué puede decirme sobre esto?

D. B.: No tengo nada que decir, excepto que aquí vienen muchas personas a diario y no se les cobra nada.

Después de despedirnos, dijo:

—Usted escribe libros, pero no olvide nunca que para comprender el yoga en su totalidad hay que practicarlo.

—Llevo practicándolo quince años —repuse—. Efectivamente no hay otra forma de conocer el yoga.

—Si es así —dijo en cierto modo extrañado—, ¿cómo es que no me ha preguntado cosas sobre usted mismo?

—Considero que hubiera resultado imperdonablemente vanidoso si hubiera consumido el tiempo que usted me ha dedicado en hablar sobre mí.

Sonrió.

—Tengo que recibir a otras personas, pero después podemos continuar hablando si lo desea.

—Sería para mí muy interesante, pero lamentablemente tengo otras citas pendientes. Muy agradecido.

Hizo una pausa, reflexionó y dijo:

—Nadie sabe realmente yoga. ¿Qué es el yoga?

—Me ha sorprendido mucho comprobar —comenté— que hay mucho más interés por el yoga en muchos países occidentales que en la propia India.

—En la India, como en todas partes, hay muchas personas que no se interesan por el yoga. Peor para ellos.

—Peor —convine.

Nos despedimos definitivamente. El teléfono volvió a sonar. Dos jóvenes secretarias ordenaban la mesa del despacho; otro secretario atendía la llamada. Direndra Brahmachari me observó con detenimiento, con el mismo detenimiento con que yo le estaba observando. Él hubiera querido saber algo de mí y yo de él. Ambos permanecemos en la ignorancia. Y es que es difícil comunicarse cuando el tiempo apremia, el teléfono no deja de sonar y hay varias personas delante.

El adiestramiento de la mente y de la psiquis

En mayor o menor grado todas las modalidades yóguicas exigen el control de la mente. La concentración es empleada por todos los practicantes, porque una mente sobre la que no se ejerce dominio alguno es un grave obstáculo para aproximarse a la autorrealización, cualquiera sea el yoga adoptado. La modalidad de yoga que principalmente se ocupa del control de la mente es el radja-yoga. Es uno de los yogas más importantes y sirve de eficaz apoyo a la práctica de cualquier otro yoga.

La fijación y canalización de las energías mentales es deseable para todo yogui y en especial para el radja-yogui. El practicante, mediante un continuo adiestramiento, habitúa su mente a la unidireccionalidad, aprende a sujetarla y llega a conocer todos sus mecanismos. La mente adecuadamente canalizada adquiere una fuerza de la que carece cuando está dispersa. Por otra parte, también el practicante aprende a neutralizar los pensamientos parásitos y superfluos, las corrientes psicomentales en general y las impresiones negativas o perturbadoras.

La consciencia del hombre común es inestable y el yogui hace todo lo posible por estabilizarla. Asimismo, el contenido mental (chitta), que por lo general permanece de continuo modificado y agitado, es poco a poco preservado de toda alteración. Cuando el contenido mental es despejado de toda perturbación, el sujeto puede contemplar las cosas sin interferencias, sin sus cargas personales, de una forma objetiva. La mente controlada hace posible una visión o aprehensión libre de todo condicionamiento. Al ganar la mente en intensidad, al madurar el aparato psíquico, al no haber la normal disipación energética, el individuo puede obtener un conocimiento más penetrante de todo aquello que le rodea y de sí mismo.

La mente está condicionada por determinados factores. El pensamiento sigue unos cauces fijos y rutinarios. Los conocimientos que se poseen son adquiridos y no encuentran su origen en uno mismo. Los conceptos se elaboran de una forma pobre y deficiente. Incluso las más hondas convicciones de la persona, y aunque la persona no logre verlo así, están sujetas a la relatividad, ya que la información de los órganos sensoriales no es la más auténtica ni la más elevada. El aspirante debe distanciarse de su propia dinámica mental, regularla y hacerse consciente de la relatividad de sus conocimientos. El pensamiento viaja como por un carril y tiene que romper con sus limitaciones y tratar de ampliar su campo de acción más allá de las mismas.

Así como los hábitos afectan al cuerpo y al sistema emocional, también afectan y se fijan en la mente. El aspirante, en su deseo de trascender todo automatismo mental y conseguir un pensamiento renovado y más potente, debe vigilar sus hábitos mentales y suprimirlos.

En la mente de la persona se está cociendo algo, siempre hay ebullición. La efervescencia mental, sin sentido, sin canalización, sin objetivo, representa un considerable gasto inútil de la energía y va deteriorando interiormente al individuo. ¿Cómo poder, además, estar consigo mismo de verdad si todo permanece empañado en el interior? ¿Cómo poder escuchar la voz del Sí-mismo con ese griterío mental que nunca cesa? El silencio mental es trascendente en el yoga. El silencio mental facilita la comunión, que es el verdadero conocimiento, el más hondo, el más rico. Una mente silenciosa, quieta, hace posible la estrecha comunicación consigo mismo y con lo demás. Si el contenido mental permanece inmodificado, puro, el objeto puede reflejarse en él con toda su fidelidad, sin deformaciones de ningún tipo. La mente y el objeto se unifican, se hacen unidad, y en la unidad descansa el verdadero conocimiento, aquel que han alentado los yoguis desde hace siglos. La esencia del objeto es percibida en toda su autenticidad cuando la mente del aspirante no permanece agitada. Se da entonces la contemplación más alta y toda dualidad es trascendida. El conocimiento, hasta entonces fraccionado y parcial, se va ampliando y va haciéndose más integral. Va surgiendo la intuición, al principio como con timidez, pero poco a poco con más fuerza, con mayor potencia.

El ser humano ha perdido el hábito de la observación y de la reflexión. Su mente, al igual que sus emociones, reacciona muy mecánicamente. Es el resultado de una carencia absoluta de dominio y de autoconsciencia. Si poco desarrollado está en el hombre el hábito de la observación, mucho menos lo está el de la contemplación. Contemplar es ver el objeto de la contemplación al desnudo, sin adulterarlo ni teñirlo con nuestra carga mental y emocional. Se puede contemplar un cuadro, un amanecer, una flor, cualquier cosa, pero desde el momento en que se modifica la consciencia y surgen los conceptos y las etiquetas, toda verdadera contemplación se diluye y se pierden todas las posibilidades de la comunión entre el sujeto y el objeto. La comunicación sin dualidad, que es lo que llamamos comunión, facilita unas experiencias infinitamente más ricas y estables que la comunicación ordinaria. La comunión es la captación directa del objeto, en toda su profundidad, en todo su ser.

La comunión sobreviene a través de la concentración y del adiestramiento. El individuo debe entrenarse en la contemplación atenta y alerta, evitando la dinámica de los pensamientos.

A través de los sentidos, el ser humano se pone en contacto con el mundo exterior. Los sentidos informan al individuo y le son de una gran utilidad. Pero los sentidos, cuando no se controlan, son el vehículo de muchas alteraciones y elementos perturbadores. Por ello el yogui, siempre interesado por su crecimiento interior y su evolución espiritual, aprende a controlar sus órganos sensoriales y aprende a apartar su mente en un momento dado de la acción e influencia de sus sentidos. La mente, entonces, queda recogida sobre sí misma, protegida de toda perturbación, inmodificada. En su impoluto contenido, puede reflejarse entonces la esencia del individuo, aquello que está y es en el individuo durante toda su vida terrena, que es permanente y que solo por ignorancia está sujeto a los pensamientos y a las emociones.

Si observamos con cierto detenimiento la mente del hombre común, podremos darnos cuenta del descontrol que reina en la misma; de ese descontrol que el individuo soporta a lo largo de toda su existencia. Las fuerzas mentales no solo permanecen dispersas, sino, lo que es peor, en contradicción unas con otras.

Mediante las técnicas del radja-yoga, válidas para todos los yogas, el aspirante va, poco a poco, controlando todos los niveles de su ser. Al ir intensificando su atención mental y ensanchando su consciencia, puede arrojar luz a determinados aspectos de su ser que permanecían en la oscuridad. La intensificación del poder mental origina una penetración en todo aquello sobre lo que se dirige la mente, pudiendo atravesarse la superficie, que siempre pertenece al mundo de las formas y es solo un pálido reflejo de la realidad interna.

La mente del hombre se ve bombardeada por toda clase de influencias. Es débil y permeable. Con frecuencia un pensamiento negativo penetra en ella y la mantiene absorbida durante un tiempo excesivo. La mente poco madura es campo abonado para que puedan originarse toda clase de obsesiones y pensamientos preocupantes. El individuo entonces se encuentra atrapado por su propio contenido mental, no puede discernir con claridad y no llega a conclusión alguna. Es un derroche de energías y de posibilidades. Pero cuando una persona dispone de una mente ejercitada en las técnicas yóguicas, puede canalizar su mente a donde quiera y, lo que es no menos importante, apartarla de aquello que resulte nocivo e ingrato para ella. Se evita así el deterioro del mundo interno, el cultivo de pensamientos y emociones negativos y el despilfarro de unas preciosas energías. Esto es algo tan simple de comprender y admitir, que uno no se explica por qué despierta en determinadas personas cierto escepticismo. La mente puede desarrollarse, y puede desarrollarse incluso hasta extremos no sospechados. Este desarrollo es un medio para hacer posible la experiencia iluminadora y el conocimiento puro. Cuando la mente está preparada, puede mantener su equilibrio incluso en los momentos más difíciles. Una atención mental despierta, por su parte, evita que los sentimientos negativos (odio, celos, envidia, vanidad, etcétera) y las emociones negativas capturen al individuo y lo esclavicen. Porque una atención alerta ve venir las cosas y previene al sujeto contra toda alteración; permite un discernimiento más lúcido y no ofuscado por los elementos perturbadores; crea una actitud de resistencia que, a modo de coraza psicológica, previene al individuo contra el exterior. Téngase en cuenta que los acontecimientos del exterior solo pueden controlarse en parte y que siempre surgen diversos problemas insoslayables. El aspirante sabe que no puede cambiar lo que es ajeno a él, pero comprende que sí puede «fabricarse» una actitud interior de fortaleza que le haga menos vulnerable a los elementos perturbadores.

La madurez no es una cuestión de edad. Hay que insistir una y otra vez en esto. La madurez se va conquistando paulatinamente mediante el adiestramiento adecuado. La madurez denota estabilidad, resistencia, fortaleza, asimilación. La madurez se ve impedida con excesiva frecuencia por toda la carga negativa que el hombre soporta dentro y que no se decide a arrojar fuera de sí. El yogui aprende a conocer todos los obstáculos que impiden la madurez y lucha por irlos superando. La atención juega un destacado papel. Si el aspirante permanece embotado y semiinconsciente, no será capaz de vislumbrar los obstáculos que retrasan o en su caso impiden su madurez. La atención es una luz, un ojo mágico que activa el discernimiento y lo hace más lúcido y despierto. Las técnicas del radja-yoga estimulan, alertan y desarrollan la atención mental. La mente vigilante previene contra muchos problemas y ayuda a resolverlos. La atención es una herramienta valiosa y, sin embargo, el mundo mecanizado va apagando la atención casi hasta extinguirla.

La atención vuelta hacia dentro, replegada sobre uno mismo, colabora mucho en el proceso de interiorización. Me dijeron en la India:

—La atención es el farolillo del caminante que viaja en una noche oscura. Si el farolillo luce con fuerza, el caminante podrá andar con mayor seguridad; si el farolillo luce débilmente su recorrido será muy penoso y difícil.

El radja-yogui se sirve habitualmente de la introversión. Busca en sí mismo, indaga, inspecciona, ordena. Mediante la introversión el aspirante descubre interesantes aspectos de sí mismo, cultiva las emociones positivas, actualiza sus potenciales latentes. Mediante la introversión el aspirante es capaz de estar con su mundo interior, pero sin dejarse atrapar por él; de permanecer junto a sus ideas, pensamientos, emociones y sentimientos, pero sin dejarse confundir por ellos. A medida que el aspirante va avanzando, se torna más capaz de separarse, incluso distanciarse, de sus pensamientos, emociones y sentimientos. Desde la distancia puede controlarlos, conocerlos y comprenderlos mejor. Durante sus prácticas el aspirante adelantado puede pensar cuando quiera y en lo que quiera y puede, asimismo, sustraerse a la influencia de sus emociones. De tal forma se encuentra en condiciones excelentes para serenar su mente y silenciarla, pudiendo aplicar en sí mismo las palabras de Tilopa:

«No imagines, no pienses, no analices. No medites, no reflexiones; mantén la mente en su estado natural.»

Cuando la mente se observa en su estado natural, libre de toda influencia, la experiencia del Yo comienza a convertirse en un hecho. El estado natural es un estado incoloro. Por ser incoloro, por estar libre de toda influencia, no enturbia la visión, no se deja mediatizar por influencias de ningún tipo, se eleva por encima de todo factor condicionante. Este estado mental requiere un disciplinado adiestramiento.

La mente posee cuatro aspectos: chitta, que es la sustancia mental y el contenido mental; buddhi, que es la inteligencia superior, la facultad intelectiva, la voluntad; manas, que es la mente consciente; ahamkara, que es el egotismo, la personalidad.

El aspirante debe limpiar su chitta, evitar sus modificaciones, aquietarlo y silenciarlo. Con respecto al buddhi, debe perfeccionarlo hasta el grado máximo, porque el buddhi es como un puente entre el individuo y su Yo; es, una vez muy perfeccionado, el instrumento de consciencia y visión. En lo referente al manas, el aspirante debe controlarlo estrechamente y someterlo. El ahamkara o egotismo debe ser trascendido por el aspirante, porque es una barrera entre el Yo y el Absoluto, y crea ilusión e ignorancia.

Chitta, buddhi, manas y ahamkara son términos que tienen un significado muy concreto en la terminología yogui, pero que no son fáciles de traducir con un vocablo que goce de la misma concreción.

El aspirante ejerce control sobre estos cuatro aspectos de la mente y ello le permite una segura evolución.

Aunque toda clasificación resulta arbitraria, la evolución mental puede clasificarse en varias etapas o grados:

- Rajaguna: Prevalece el elemento rajásico. La mente salta de un lado para otro, fuera de todo control. Su caos y confusión impiden la visión y experiencia del Yo. El individuo se identifica con su agitación mental y no se proyecta hacia las profundidades de su ser.
- Tamaguna: Prevalece el elemento tamásico. La mente es víctima del apego, los deseos y las pasiones. Toda quietud es imposible.
- Sattwaguna: Prevalece el elemento satvico. La pureza caracteriza a este estado. Aunque la madurez mental no es plena, hay control y estabilidad. Los deseos y las pasiones, dominados también en parte, no gozan de la fuerza necesaria para agitar la mente. Surgen instantes de conocimiento superior, aunque breves y esporádicos. Hay una considerable unificación, pero no absoluta.
- Samadhi: Los pares opuestos son trascendidos durante la experiencia samádhica y la persona descansa en su Yo. La mente está unificada y conserva un estado de absoluta quietud.
- Samadhi definitivo (nirvakalpa samadhi): Estado de plenitud. El Yo está fusionado al Absoluto. La mente queda disuelta en la Totalidad. No hay ninguna dualidad, ni siquiera entre el Yo y el Absoluto.

La mente superior o mente supramundana se caracteriza porque habita en la Verdad. Para poder ir desarrollando los aspectos superiores de la mente, el aspirante, mediante el discernimiento, tiene que escapar a todo aquello falso, adulterado o solo aparente. Este proceso de destrucción de todo lo que no es real y forma el no-yo debe efectuarse sobre sí mismo. El individuo tiene que conseguir su autenticidad. Dado que en un comienzo no vive esa autenticidad, tiene que proceder a una transformación que la haga manifiesta. Esta transformación, a medida que se va efectuando, lleva al individuo fuera del alcance de sus emociones y pensamientos negativos. La transformación sobreviene solo mediante el insistente trabajo interior, que va adecuando al aspirante a una forma de ser más pura y, por tanto, más yóguica.

Los grados quinto, sexto y séptimo expuestos por Patanjali son básicamente radja-yóguicos, aun cuando se apliquen a todas las formas de yoga como medios para acelerar la evolución interior. Pratyahara, dharana y dyana son las técnicas en las que se apoya el radja-yogui para llegar a la iluminación.

PRATYAHARA: Los sentidos envían continuamente información a la mente. La dinámica de los sentidos, como es lógico, altera la mente como los guijarros arrojados al lago alteran la superficie de sus aguas. El yogui, para silenciar y unificar su mente, se va adiestrando en apartar, cuando así lo crea necesario, su mente de la dinámica sensorial. Tal es el pratyahara: el control sobre los sentidos que hace posible resistirse a la influencia que los mismos ejercen. El pratyahara origina una desconexión sensorial, tanto más intensa y efectiva cuanto más entrenado esté el aspirante.

El ser humano está continuamente o casi continuamente proyectado hacia el exterior. Los órganos sensoriales son como ventanas que le permiten salir al mundo exterior. Mediante la interiorización hay, al contrario, que clausurar los sentidos, para que la interiorización resulte lo más eficaz posible. El aspirante, durante sus prácticas de introspección, sella sus sentidos, bloquea la actividad sensorial. La liberación temporal de la dinámica sensorial origina un ahondamiento en sí mismo y el yogui puede alcanzar regiones inaccesibles para el común de las personas. Cuanto menos perturben los sentidos, más fácil será la concentración y más sólida resultará la unificación mental (ekagrata).

DHARANA: Es la fijación de la mente en un solo punto con absoluta exclusión de todo lo demás. La raíz Dhr significa ceñir. El dharana exige que la mente se ciña a un objeto. El objeto de la concentración se conoce como soporte o semilla.

La concentración provoca la unidireccionalidad de la mente. La energía mental canalizada se enriquece y adquiere una mayor penetración. Por un lado el practicante puede penetrar más en el soporte de la meditación y, por otro, al permanecer más receptivo, puede captar con mayor fidelidad el soporte.

Al principio, la concentración resulta infructuosa. El practicante debe insistir. Es cuestión de tenacidad y paciencia. Paulatinamente se va implantando el hábito de la concentración y la disipación va remitiendo. Durante la concentración, la atención debe activarse al máximo. Tantas veces como la mente se aleje del objeto de la concentración, el practicante debe obligarla a fijarse de nuevo en el objeto. Cada día la mente será menos rebelde y podrá permanecer durante más tiempo concentrada. La mente tiende a divagar. Así se ha comportado durante años y no puede doblegársela en unas semanas. Salta de un lado para otro, sin descanso. Piensa por sí misma y escapa a todo control de su poseedor. Es necesario educarla y disciplinarla, ponerla al servicio del individuo.

En tanto una persona no ha logrado cierta purificación y continúa esclavizada por la codicia, el sexo, el afán de poder o cualquier otro aspecto, la mente estará agitada y será difícil canalizarla. La persona debe entrenar su mente en la concentración, pero también debe ir purificando su mundo interior y su conducta. El apego de cualquier tipo tiende a alterar la mente; el desapego, bien al contrario, tiende a apaciguarla.

Cualquier soporte es apto para fijar la mente sobre él. El practicante puede concentrarse sobre una zona de su cuerpo, su ritmo cardíaco, la punta de la nariz, el entrecejo, un punto luminoso, una fotografía, un cuadro, un objeto, un color, etcétera. También se puede concentrar la mente en un mantra (fonema), en un yantra (diagrama esotérico), en la divinidad, en la energía kundalini o en los chakras.

Al principio la mente está llena de pensamientos. Poco a

poco el objeto de la concentración va inundando la mente y los pensamientos van cesando. Durante un tiempo la persona se sirve de asociaciones, aunque no se lo proponga, o repite la palabra que designa al soporte. Puede recurrirse a estas «muletas» sin inconveniente alguno, aunque poco a poco habrá que liberarse de ellas.

Los primeros intentos de concentración exigen un verdadero esfuerzo. De todas formas el practicante debe evitar el exceso de tensión. Debe efectuar esfuerzos moderados. Lo que realmente ayuda a prosperar es la insistencia y la tenacidad. Con el adiestramiento adecuado la mente comienza a unificarse y entonces el esfuerzo comienza a ser menor. Cuando la mente obtiene su total unificación, entonces el objeto se establece por sí mismo en el contenido mental y todo esfuerzo cesa. Es, en tal caso, como si el soporte de la concentración se mantuviese por sí solo en la mente. La atención mental, cuando se llega a tal perfeccionamiento, se mantiene de forma continuada en lugar de de manera intermitente.

El radja-yogui trabaja sobre su mente de modo preciso y sistemático. Llega a conocer todos sus mecanismos mentales y psicológicos.

Un excelente ejercicio es el de la concentración sobre los propios pensamientos. Se deja entera libertad a los pensamientos y se toma consciencia de ellos. El individuo debe ser un mero espectador; no debe alimentar sus pensamientos ni tampoco neutralizarlos. La no intervención es necesaria para el buen desarrollo del ejercicio. Es, como indican los textos, como el observador que se sienta a la orilla del río a ver pasar sus aguas. Este ejercicio permite la desidentificación con la propia dinámica pensante. Cuanto más se distancia el observador de sus pensamientos, tanto mejor. Dicha práctica también permite conocer el mecanismo de los pensamientos y su caótico desenvolvimiento. Despierta considerablemente la atención mental y va fortaleciendo el control sobre la propia mente.

El radja-yoga es una modalidad yóguica muy objetiva y exacta. Sorprende con frecuencia comprobarlo mediante la práctica de sus principios. Sus técnicas resultan excelentes para todo el mundo y pueden colaborar de forma muy eficaz en la solución de los trastornos neuróticos, ayudando a resolver los conflictos internos a la persona en todos los sentidos.

La concentración origina cambios profundos en la consciencia del practicante. Lo que menos importa son los resultados aparentes. Se consiguen unos efectos a niveles profundos que van completando el desarrollo del aspirante.

La concentración consta de tres elementos: a) el sujeto de la concentración; b) el objeto de la concentración, y c) el proceso propiamente dicho de la concentración. Cuando la concentración es perfecta el sujeto y el objeto se identifican y el proceso de la concentración queda reabsorbido en la unidad. El pratyahara facilita la concentración y esta, a su vez, da paso a la meditación. Pratyahara, concentración y meditación conducen al samadhi. Vivekananda explica:

«Cuando el espíritu ha sido enderezado para permanecer fijo en cierto punto exterior o interior, adquiere el poder de afluir en cierta forma hacia este punto en una ola ininterrumpida. Este estado se llama dyana. Cuando se ha intensificado su poder de dyana hasta el punto de poder rechazar la parte exterior de la percepción y meditar únicamente en la parte interior, en el sentido, este estado se llama samadhi.»

El control de la mente está encaminado a la obtención del samadhi, porque esta experiencia es superior a los nombres y a la forma, está allende del tiempo y del espacio, y pone en manos del practicante una fuerza cuya posesión convierte al hombre en hombre-dios.

Algunos yoguis utilizan los momentos de duermevela (antes de conciliar el sueño y nada más abandonarlo) para efectuar determinadas prácticas de concentración. Son momentos muy especiales y convenientes, pero se requiere práctica, pues de otra forma el individuo se sumerge de nuevo en el sueño y se ve invadido por las imágenes oníricas. Con el entrenamiento adecuado, se puede lograr en tales momentos una concentración muy intensa.

En los comienzos, la concentración requiere una actitud muy activa, pero paulatinamente se va haciendo pasiva, a medida que el esfuerzo sostenido va siendo menor o llega a ser innecesario.

Cualquier momento del día es oportuno para dedicar unos minutos a la concentración. No obstante, se considera que los mejores momentos son el amanecer y el anochecer. Se puede realizar concentración sobre la actividad que se está efectuando, cualquiera que sea, desde beber un vaso de agua hasta pasear o hablar con una persona.

La debilidad, la enfermedad, la apatía, la carencia de un ideal elevado, la indecisión, la indolencia, la distracción, la disipación, una forma de vida poco adecuada, una mala alimentación y otros son obstáculos que dificultan la concentración y todas las técnicas de interiorización en general. Pero las técnicas de introversión, aunque al principio se vean gravemente obstaculizadas por tales elementos, si se practican, terminan ayudando a combatir tales impedimentos.

Antes de comenzar con los ejercicios mentales, tres requisitos debe observar preferiblemente el practicante: a) relajar el cuerpo tanto como resulte posible; b) regular el ritmo respiratorio, y c) imponerse una actitud interior de serenidad.

La relajación y la inmovilidad físicas favorecen la quietud mental. Hay que evitar la tensión en todo el organismo, en especial en los músculos faciales. Los ojos no deben forzarse. Puede utilizarse cualquier asana de meditación, el que sea más cómodo para la persona. Poco a poco debe ir acostumbrándose a mantener erguida la columna vertebral.

Entre la respiración y la mente existe una gran conexión. Una respiración serena va aquietando la mente. Los yoguis tibetanos indican, con gran acierto, que la respiración es el caballo y el espíritu el jinete. También puede hacerse dharana sobre la respiración, siguiendo con mucha atención todo el proceso respiratorio.

Antes de comenzar a realizar los ejercicios, el practicante debe desconectarse de su mundo exterior. Durante unos minutos tiene que olvidarse de su vida cotidiana y permanecer tan solo atento e interesado por las técnicas que va a efectuar.

La vehemencia y la impaciencia dificultan los ejercicios y terminan decepcionando al practicante.

Si una persona, por padecer cualquier trastorno o porque es anciana, no puede adoptar cualquier asana clásico, podrá sentarse en una silla. Lo más importante ante todo es la ejecución de los ejercicios, diariamente, aunque solo sea por unos minutos. Esta asiduidad es la que purifica la mente, amplía la comprensión, hace penetrante la atención mental y despierta la intuición.

Para lograr la vacuidad mental los yoguis se sirven de diversos ejercicios. Son los más conocidos la mirada en el vacío, la fijación de la vista en el entrecejo (brahmadya-drishti) y la fijación de la vista en la punta de la nariz (nasagra-drishti). Son técnicas que se remontan a varios siglos de antigüedad y que gozan de una eficacia bien comprobada, sobre todo con aquellos practicantes que poseen una mente muy rebelde y dispersa. También es oportuna la técnica consistente en perder la mirada en el horizonte, que resulta sumamente reconfortante y placentera.

DYANA: La concentración perfeccionada conduce a la meditación. Dyana hay que entenderlo de una forma muy especial. La meditación yóguica no es sinónimo de reflexión tal como se entiende occidentalmente, aunque también se pueda hacer una meditación en la que intervengan los pensamientos y el análisis intelectivo. Pero en última instancia la meditación consiste en entrar en comunión con el objeto de la meditación, más allá del pensamiento conceptual. Pero para poder llegar a esa meditación consistente en permanecer en el propio *ser*, es necesario un largo adiestramiento y la unificación de la mente.

Hay diversas clases de meditación; desde una meditación puramente intelectual a una meditación supramental, más allá de los pares de opuestos. Depende también de la forma de yoga que se siga y del objeto de la meditación.

La meditación es una prolongación de la concentración. La mente fluye de forma continuada sobre el objeto de la meditación. La atención mental debe permanecer muy alerta.

El practicante comenzará realizando una meditación intelectual, pero paulatinamente irá consiguiendo una meditación intuitiva. Los pensamientos deben canalizarse y organizarse, y las emociones deben también intervenir en la práctica. En realidad debe intervenir todo el ser de la persona. Hay que tratar de penetrar en el objeto de la meditación (trascendiendo las formas) y tratar de comprenderlo. Se requiere un esfuerzo sostenido. Todo pensamiento parásito debe ignorarse.

La intensificación de la meditación permite trascender el pensamiento analítico y se rompe la dualidad entre el sujeto y el objeto, aboliéndose el egotismo (ahamkara). El aspirante debe permanecer muy vigilante, evitando dejarse sorprender por inútiles divagaciones mentales.

La meditación hace posible una visión mucho más profunda y real del objeto de la meditación. Activa la atención mental y ayuda a trascender las corrientes psicomentales. Colabora en el sometimiento del ego, neutraliza las influencias negativas, enriquece interiormente, serena y permite el descubrimiento del Sí-mismo. En Occidente, por desgracia, se ha perdido el hábito de la meditación, aun cuando en su día fue muy apreciado por los místicos cristianos.

La meditación puede llevarse a cabo sobre cualquier soporte. Se puede meditar sobre un texto, una imagen, un símbolo, un objeto, un ser viviente, el mundo fenoménico, la transitoriedad y la impermanencia de todo lo que no es el Yo, las cualidades positivas (amor, tolerancia, comprensión), una cuestión filosófica o metafísica, un problema, un conflicto o temor, la divinidad, etcétera.

La meditación origina una lucidez insospechada en lo referente al soporte de la meditación. La consciencia se alerta y puede aprehender con mayor pureza. El objeto de la meditación forma una unidad con el aspirante y se amplía el círculo de comprensión. La meditación hace al individuo más consciente, más integrado, más dueño de sí mismo.

Durante la meditación hay que mantener la mente lo más serena posible. El practicante puede comenzar eligiendo soportes concretos, para después, una vez se vaya perfeccionando, seleccionar soportes más sutiles y abstractos. La meditación con forma se denomina saguna y la meditación sin forma, nirguna.

La meditación más elevada consiste en permanecer en comunión con el Sí-mismo y con el Absoluto. En tal caso todas las corrientes psicomentales quedan paralizadas y la consciencia se torna inmaculada.

La meditación sobre uno mismo, la que podríamos denominar meditación autoanalítica, es muy aconsejable para ir descubriendo en uno mismo todo aquello que forma el no-yo y para ir haciendo conscientes conflictos, contradicciones, inhibiciones, complejos, temores, etcétera. Explorando en uno mismo es posible ver muchos aspectos de uno que antes pasaban inadvertidos. El conocimiento de uno mismo es necesario para efectuar una adecuada transformación. Con habilidad y minucia el practicante debe excavar en su interior en busca de todo aquello que es y todo aquello que no es, tratando de percibir la propia esencia y tratando de superar las propias deficiencias y toda la carga negativa que reside en todo hombre antes de haber procedido a la purificación.

Fenómenos interiores

Las prácticas de interiorización pueden provocar diferentes fenómenos mentales, psicológicos, energéticos o espirituales. Estos fenómenos, algunos muy curiosos, han sido reseñados no solo por los yoguis, sino también por los místicos de todas las doctrinas y de todas las épocas. Ahora bien, tales fenómenos no tienen por qué producirse necesariamente y su naturaleza depende del temperamento del practicante y de la modalidad yóguica que se practique. La visión de luces suele darse en el kundalini-yoga y en el radja-yoga; las visiones místicas y audiciones del mismo tipo en el bhakti-yoga; los sonidos, en el nada-yoga, el mantra-yoga y el hatha-yoga. Pero toda clasificación en este sentido es inútil y arbitraria.

La intensificación de la atención mental, la mayor vigilancia de la mente y la actualización de las facultades latentes hacen posible con cierta frecuencia que el practicante pueda escuchar determinados sonidos místicos y ver determinadas luces. El practicante debe ignorar estos fenómenos o bien, con toda objetividad, servirse de ellos como soportes para la concentración. Estos fenómenos, empero, nunca deben buscarse de manera intencionada, ya que además son muchos los yoguis que han penetrado en samadhi sin haber experimentado dichos fenómenos.

Uno de los fenómenos más corrientes es el de la visión de las luces místicas denominadas ojuh, que pueden servir muy bien de soporte a la concentración, permitiendo una considerable interiorización. Estas luces, que adoptan diferentes formas, pueden verse y experimentarse en diversas regiones del organismo, siendo el corazón o el plexo solar las más habituales. Dharana sobre las luces ojuh desarrolla la mente y actualiza la intuición. Las luces pueden ser de varios colores. Aparecen cuando se ha obtenido un cese absoluto de las corrientes psicomentales. A veces la luz es blanca y muy brillante, e inunda a todo el individuo como si se tratase de una nube. Dharana sobre la luz blanca puede hacer posible la visión de kundalini. Hay que entender que tales visiones no se consiguen a través del órgano sensorial de la vista, sino que se trata de una visión interna. El shambhavi-mudra, una de las técnicas del hatha-yoga, hace posible la visión de luces, y dharana sobre el «tercer ojo» hace visible la luz blanca. Leemos en el Siva Samhita:

«Cuando el yogui piensa constantemente que tiene un tercer ojo en medio de la frente, percibe entonces un fuego brillante como un relámpago.»

En el misticismo cristiano abundan los testimonios que se refieren también a la visión de luces de diferente naturaleza. Es como si la mente, al perfeccionarse y agudizarse, estuviese en condiciones de captar determinadas energías que de otra forma permanecen invisibles. Según el yoga tales luces son originadas por la energía pránica y sus modalidades.

Algunos practicantes, a medida que avanzan en sus prácticas, escuchan determinados sonidos que, según el yoga, se deben al ascenso de kundalini a través del nadi sushumna. Los sonidos cada vez se tornan más sutiles y resultan muy útiles para conseguir una profunda concentración. También el prana, al circular por los nadis, produce determinados sonidos inaudibles para aquellos que no tienen sus mentes lo suficientemente evolucionadas y entrenadas. Dharana sobre el sonido místico origina una intensa abstracción y el practicante queda desconectado del mundo exterior. Como dicen los textos clásicos y grandes maestros, hay sonidos de muy diferentes clases:

«El primer sonido es como el zumbido de una abeja embriagada de miel; luego viene el sonido de la flauta; luego de un arpa; después, si se continúa gradualmente la práctica del yoga, el destructor de la oscuridad mundanal, se oyen sonidos de campanas que se agitan y luego sonidos que parecen el retumbar del trueno. Cuando se concentra toda la atención en este sonido y se está libre de miedo, se obtiene el estado absorto. ¡Amado mío!, cuando la mente del yogui se fija exhaustivamente en este sonido, olvida todas las cosas externas y se fija solo en él. Mediante esta práctica del yoga se conquistan las tres cualidades y, libre de todos los estados, el yogui se absorbe en el éter de la inteligencia.»

Una concentración intensa sobre el sonido absorbe la mente en el sonido y la disuelve (laya).

Aunque no necesariamente, la aparición de los fenómenos interiores puede indicar que se progresa interiormente.

El sonido más puro y elevado es el conocido con el término de anahat, que se produce en el corazón y que origina, a través de la concentración sobre él, la purificación interior.

Perfeccionamiento

Para ser dueño de sí mismo es necesaria la libertad interior. ¿Quién puede asegurar que es realmente libre? Libertad interior significa carencia de todo vínculo, una sólida independencia con respecto al yo mental, al yo emocional y al yo físico; la posibilidad de poder resolver internamente los problemas, aunque no tengan solución en el exterior. Mientras el aspirante no ha logrado el control sobre sí mismo, no puede ver las cosas con claridad; todo lo tamizará con su carga interna, con todo aquello que, aunque él no lo sepa, le está condicionando, le está incapacitando para llegar a esa realidad que hay en todo ser humano. El dominio sobre sí mismo, para que sea total, requiere que la persona haya aniquilado sus subterfugios, justificaciones, autoengaños y evasiones. También el apego debe eliminarse, porque de otra forma la libertad interior no puede ser auténtica. Cuando el apego se ha superado, lo cual es muy difícil sin duda alguna, el individuo comienza a ser él mismo, libre de todo vínculo, y entonces su mente puede captar con lucidez. Aun cuando se crea lo contrario, son muy pocas, poquísimas, las personas que captan mentalmente con claridad. Si uno es sincero consigo mismo y se detiene a observarse durante un tiempo, podrá darse cuenta de que en su mente hay mucha confusión y que en tanto reine la confusión la percepción yóguica no es posible. Entendemos por percepción yóguica aquella que capta las cosas como tales, independientemente del estado de ánimo, pensamientos o emociones del veedor. Pero durante tantos años el individuo ha alimentado la confusión de su mente, durante tantos años ha cultivado pensamientos y emociones negativos, durante tantos años ha reafirmado sus hábitos nocivos y ha evadido el enfrentamiento con sus temores, que el hombre es un esclavo de sí mismo, de su ambiente y de su existencia.

La autoindagación tranquila y desapasionada, honesta, va conduciendo al individuo al control sobre sí mismo, al autoconocimiento y a la libertad interior. Por un lado la autoindagación y, por otro, el hábito de la reflexión, pueden hacer del ser humano un individuo verdaderamente sereno y tranquilo. Para la persona que, como una máquina, todo sucede en su interior de forma inconsciente, la libertad íntima es una utopía. Hay que activar el discernimiento y aplicarlo a todo aquello que nos perturbe, ya sea el sentimiento de soledad, la vida o la muerte, nuestras deficiencias o nuestras relaciones con los demás. Atajar la perturbación antes de que esta adquiera todo su vigor. Cuando el individuo, además, comprende de verdad que todo es transitorio excepto el contemplador (el Sí-mismo), todo comienza a resultar más sencillo, incluso los problemas más graves.

Si el individuo no se decide a luchar con ahínco para cambiar todo aquello que no es de su agrado en sí mismo, sus posibilidades de triunfo son nulas. Se necesita mucho coraje para convertirse en otro aun siendo el mismo, para transformarse en las mismas raíces del ser. La mayoría de los hombres prefieren continuar siendo durmientes que caminan por la existencia llenos de problemas, de frustraciones, de inquietud y de pobreza interior. Cuando una persona no aprende a trascender su carga mental o emocional, vive todo desde su propia y limitada subjetividad y no puede comprender ni experimentar la grandeza de la Creación. En tales condiciones ni siquiera puede apreciarse la belleza ni el arte, ni siquiera la amistad o el amor. Toda la visión del veedor está empañada; todo se cambia o adultera.

El hombre está desconectado de sí mismo. Al no emplear parte de su tiempo en la observación de las propias reacciones, nada sabe de su mundo interior. Muchas cosas negativas están enraizadas en él, pero como no hace nada por descubrirlas, seguirán dentro de él, falseándole, hasta el final de sus días.

El apego crea muchas frustraciones. El yogui debe aprender a controlar sus deseos, de otra forma el deseo insatisfecho origina frustración, dolor, perturbación y dependencia. Cuando los deseos ni pueden satisfacerse ni se pueden sublimar, destruyen poco o mucho algo de la persona y merman su caudal de energías.

Un hombre puede tener todos los gurús de este mundo, pero si no se decide a actuar por sí mismo, a comprender sus conflictos y sus contradicciones, a realizarse en la acción, a elevarse por encima de su egotismo y corregir sus deficiencias, ese hombre no adelantará ni un paso en el sendero espiritual. En última instancia, y todo es siempre así, uno es su propio gurú y su propio discípulo, porque la transformación tiene que realizarse dentro de uno mismo, dirigida y estimulada por uno mismo.

El aspirante tiene que descubrir todo aquello que le esclaviza y tratar de resolverlo. Los temores son como redes que nos atrapan y nos dominan. Evadirse del temor en lugar de enfrentarlo es fortalecer ese temor. La meditación sobre el temor puede ampliar nuestra comprensión sobre él y debilitarlo o anularlo. Hablar con los demás sobre el propio temor, hablar una y otra vez sobre él y sus manifestaciones, lamentarse, es una ayuda momentánea que debilita a la persona y la deteriora en mayor grado a la larga. Lamentarse es debilitarse, es buscar protección, es vincularse. Lamentarse, cuando no tiene un objetivo definido, es comportarse inmaduramente y disiparse en lugar de estar con uno mismo y comprender aquello que induce a la lamentación. Muchos temores permanecen en uno porque uno no los meditó cuando surgieron y porque uno hace todo lo posible, sin darse cuenta, para arraigarlos más y más. La concentración, alertar la mente, estimular la atención mental y fortalecer interiormente al individuo, hace posible el enfrentamiento con los propios temores. Lo importante es que el practicante de yoga se haga consciente de lo necesario que es comprender todo aquello que de una u otra forma perturba al individuo; comprenderlo nada más surja, evitando alimentarlo o escabullirlo, evitando dejarlo para dentro de unos días o desterrándolo al subconsciente, donde tomará mucha más fuerza y creará mayor dependencia. Si surge un problema o un temor, si aparece una contradicción o un conflicto, cualquier elemento perturbador que aparezca, el practicante debe tratar de meditarlo y comprenderlo cuanto antes, salvo que prefiera que todo ello se fije en sí mismo y limite su libertad interior.

El practicante debe admitir que muchos de sus juicios y opiniones pueden estar equivocados. Partiendo de este punto debe descubrir mediante el trabajo interior dónde radican sus equivocaciones y tratar de evitarlas. Debe despojarse de todos aquellos juicios, conceptos y convicciones que no le permitan evolucionar; debe cambiar hasta donde sea aconsejable su forma de sentir, de pensar, de actuar. No debe confiar en que pueda llegar un gurú y, sin más, que cambie en él todo ese estado de cosas. Uno aprende por sí mismo, aunque un maestro u otra persona pueda orientarnos al respecto. Incluso las orientaciones ajenas, por sabias que sean, deben asimilarse por uno mismo si uno quiere grabarlas en su interior y vivirlas por sí mismo.

Hoy en día el hombre aprende muchas cosas. Curiosamente, no obstante, nada aprende sobre sí mismo, y, como dijo Ramakrishna tantas veces, el saber libresco y la erudición no conducen al Sí-mismo. Hay personas que son unas verdaderas enciclopedias, pero por ello no deja de haber conflicto y confusión en ellas, temores y contradicciones, inestabilidad e inmadurez.

Hay que acumular comprensión y no solo conocimientos. Cualquier persona a través de la meditación puede llegar a comprender mucho mejor una planta que el más avanzado de los botánicos. Lamentablemente, como muchos instructores espirituales señalan, hay muy poca comprensión en el mundo. Esta carencia de comprensión origina violencia, hostilidad, miedo, inseguridad, mucha inmadurez. La vida del ser humano, cuando no hay una comprensión total, queda muy desvirtuada, puede incluso convertirse en un simulacro, en un mero existir mecánico. Muchos, por aferrarse patológicamente a sus conceptos y convicciones, no viven la vida; viven tan solo su propia yoidad. Todo en ellos se va haciendo viejo y así hay viejos de treinta años que están ciegos mentalmente y viejos de ochenta años que son más inmaduros que los niños. Mientras todo aquello que hay en nosotros nos domina, se levanta una barrera entre el Yo y lo que nos rodea, que nos hace imposible toda verdadera comunicación, toda comprensión, toda profundidad. Nos estrellamos contra las apariencias. Únicamente cuando hay independencia interior y comprensión, hay vida auténtica. Y tan solo cuando la yoidad se trasciende y hay libertad interior, hay verdadero amor, sin afán de posesividad ni dependencias de ningún tipo, ni celos, ni otros sentimientos negativos.

Hacia la conquista del conocimiento supremo

El buscador de la Verdad se ve obligado a trascender el conocimiento ordinario y establecerse en el conocimiento superior. La modalidad yóguica que busca la realización a través del conocimiento superior se denomina gnana-yoga.

El gnana-yogui, mediante el correcto discernimiento (viveka), va superando el apego a las cosas mundanas y se va proyectando hacia una realidad superior. Debe evitar toda dispersión y todo aquello que enturbie su visión. La percepción yóguica únicamente se alcanza cuando el aspirante supera toda limitación ordinaria de la mente. Aplicando el discernimiento, el gnana-yogui se hace consciente de que él no es su cuerpo, ni su mente, ni sus emociones. Él es su Yo, que es permanente e imperecedero.

Leemos en el Viveka-Chudamani:

«El hombre engañado considera que el Sí-mismo es la masa de la piel, la carne, la grasa, los huesos y las heces. Quien discierne conoce que la forma esencial del Sí-mismo, que es la Verdad Suprema, tiene como esencial característica carecer de todo eso.»

El gnana-yogui se sirve del adiestramiento mental e intuitivo para llegar a la percepción correcta de su propia naturaleza y de la existencia. Es, en sus procedimientos, similar en cierto modo al radja-yoga. Aprende el gnana-yogui a liberarse de la existencia mundana a través de la comprensión intelectiva y, posteriormente, intuitiva. El practicante tiene que abandonar sus viejos hábitos y costumbres y adoptar aquellos que crea convenientes e idóneos para obtener la autorrealización. Agudizando y perfeccionando su discernimiento, tendrá que separar lo positivo de lo negativo, imponerse un adecuado sistema de pensamiento y actuar canalizando todas sus energías hacia el objetivo supremo. Tal como el radja-yogui, el gnana-yogui debe mantener alerta en todo momento su consciencia, evitando toda visión errónea. Al principio esto exige un gran esfuerzo, pero el adiestramiento va preparando al practicante y facilitándole la tarea. El practicante tiene que evitar los apegos e identificaciones y mantenerse en un estado de absoluta neutralidad. Su visión debe ir más allá de las formas y de las apariencias, debe penetrar hasta esa realidad invisible para el hombre ordinario.

El practicante debe tomar consciencia de todo aquello que acampa en su interior y que está formando parte de sí mismo sin ser en verdad él mismo. Una visión interiorizada y detenida del mundo interior nos permitirá tomar consciencia de nuestros apegos, hábitos, inclinaciones, temores, conflictos y estados anímicos. Podremos darnos cuenta de hasta qué punto todo eso es adquirido, permanece en conflicto y sin control, y es cambiante y transitorio. Excepto el Yo todo es impermanente en el ser humano. Los pares de opuestos, con su dinámica infernal, alejan al individuo de su esencia. La persona se identifica con su cuerpo, con sus emociones, con su pensamiento, y mientras tanto el Yo es abandonado e ignorado en las profundidades de uno mismo. Vive el individuo en continuo combate contra su propio contenido interior, condicionado por la dispersión que reina en su mente. Para ser favorecido por el conocimiento superior, aquel que no está mediatizado por el contenido ni mental ni emocional, se requiere la independencia interior. En tanto el individuo está oscilando entre el dolor y el placer, el amor y el odio, la seguridad y la inseguridad; en tanto uno es víctima de los contrarios, la mente, de continuo sometida a una tensión que la deteriora de forma inevitable, no puede escalar a superiores niveles que le permitan un más amplio conocimiento. La mente sensoria, útil en su plano, se torna insuficiente en los planos superiores. El egotismo, que impide el conocimiento directo, es producto de la mente sensoria, eficaz en su medio, pero frecuentemente mezquina por la misma ignorancia que lleva consigo.

Cuando se trasciende la mente sensoria, el practicante se va aproximando al hombre-real, que ya no se deja atrapar por las apariencias ni por la ilusión. Hay una apertura de la mente, y el ego personal es trascendido. Tan profunda transformación crea un nuevo hombre en el mismo hombre. Toda construcción lleva consigo destrucción y es cierto que muchas cosas deben arrojarse fuera de sí mismo si se quiere ir más allá de la realidad visible, siempre burda e irreal en el aspecto trascendental.

El gnana-yogui aprecia el intelecto. La comprensión intelectual es la base, la piedra de toque y, como tal, es necesaria. La comprensión intelectual es un medio y de primera importancia. El gnana-yogui enriquece al máximo su comprensión intelectual para, superándola, establecerse, con carácter definitivo, en una comprensión supramental. En tanto el hombre se estrelle contra las formas y apariencias, la esencia de las cosas permanecerá oculta para su entendimiento.

Mediante una minuciosa labor de «limpieza», el gnana-yogui va emancipando su purusha, liberándolo de la prakriti. Cuando el purusha es por fin aislado, entonces toda dualidad desaparece y el ser habita para siempre en la Unidad. Todos somos parte —solo en apariencia separable— de la Totalidad. La experiencia samádhica, la iluminación, disipa nuestra ceguera espiritual y nos hace comprender en lo más profundo de nosotros mismos que nuestra realidad está en la Totalidad y en la Unidad, que somos parte indivisible de la Conciencia Universal.

El practicante tiene que estar vigilante, alerta y darse cuenta de los elementos-perturbadores, de todo aquello que le vincula interiormente, le sumerge en la ilusión, le «adormece» y retrasa a su evolución interior. Los elementos-perturbadores varían de unas a otras personas y no se puede generalizar sobre ellos. Es elemento-perturbador, como su denominación indica, todo aquel que condiciona y altera al individuo. El practicante debe aprender a percibirlos y superarlos. Pueden ser internos o externos según su procedencia. El aspirante debe remontarse al origen de los elementos-perturbadores internos y eliminarlos.

Debe, por otra parte, hacerse resistente a los elementos-perturbadores externos y adoptar frente a ellos una actitud interior de serenidad y comprensión. Una vez suprimidos y controlados los elementos-perturbadores, el aspirante podrá desprenderse de la agitación y en la calma beatífica de su mundo interior podrá ver la realidad del Sí-mismo. Mediante la mente racional, dominada y adiestrada, el practicante encontrará una vía de acceso para obtener la madurez espiritual.

La quietud mental es muy deseable, pero la quietud mental no tiene nada que ver con la indolencia. Un individuo puede ser muy activo y mantener su mente en un estado de quietud; otro puede permanecer todo el día pasivo y no lograr, sin embargo, ni un minuto de silencio y de descanso para su mente.

Mantener la atención mental concentrada y activa durante unos minutos es muy difícil, y mantenerla así durante horas resulta casi inconcebible para el hombre ordinario. Sin embargo, el practicante, en su afán por no dejarse sorprender, hace un esfuerzo continuado para ir dotando a su atención mental de un carácter de permanencia. Se esfuerza por intensificarla y mantenerla, como medio para lograr la sabiduría (prajna).

El control de la mente, que es necesario, no es suficiente por sí solo. El aspirante debe extender su control, también en el gnana-yoga, a sus emociones y su conducta, sin olvidar la observancia de yama y niyama. El control permite la inevitable purificación, que debe recaer sobre las «puertas de la acción», a saber, el cuerpo, los sentidos y la mente.

Si se insiste tanto en el control sobre la mente es porque se considera que la efervescencia mental impide la visión clara —tal vez clarividente— del Sí-mismo. Los pensamientos, cuando surgen por sí mismos y escapan a toda autoridad, son interferencias en la percepción yóguica.

El gnana-yogui trabaja básicamente sobre su discernimiento. Lo entrena con perseverancia. Es para él un instrumento tan útil como el bisturí para el cirujano. Es su instrumento, su herramienta. El gnana-yogui libra una batalla feroz, sorprendente, extenuante, para no dejarse capturar por la ilusión (maya) y poder vislumbrar la realidad. Agudiza su órgano mental hasta que este es capaz de funcionar con asombrosa perfección. La actitud mental es de continua renuncia, y toda habilidad es poca para poder adiestrarse en el desapego y en el más estricto desapasionamiento. Para que la revelación del Yo pueda darse, afina el gnana-yogui al máximo su buddhi (inteligencia superior), con el convencimiento de que esto le facilitará una apreciación intuitiva de sí mismo y de todo lo creado. Naturalmente el conocimiento que busca el gnana-yogui por ser muy diferente en su naturaleza y pretensiones al conocimiento intelectual, no puede basarse en los sentidos ni en las percepciones sensoriales; es un conocimiento que no admite los errores del conocimiento común y que no se teje y elabora en base al análisis discursivo o a las asociaciones. La comprensión intelectual puede ofrecer aspectos de la verdad interesantes, pero para penetrar en esos aspectos y en la verdad como tal, surge la necesidad de ese otro conocimiento ajeno al individuo común. Es una posición necia, desde luego, no valorar la comprensión intelectual, porque ella representa unos primeros pasos de los que no se puede prescindir. Pero cuando el individuo no discierne con claridad ni discrimina con la suficiente agudeza, entonces los conocimientos intelectuales pueden volverse no solo ineficaces sino incluso obstaculizadores. El conocimiento intelectual es siempre limitado y tan solo muestra aspectos limitados, cuando no erróneos, de la Realidad. Como soporte o colaborador es excelente, pero no deben sobrevalorarse sus posibilidades. Si de algo debe huir con persistencia el gnana-yogui es del error, porque este enmarañará su entendimiento. El error es como un hipnótico, sumerge al aspirante en la inconsciencia, y lo que en todo caso debe el aspirante hacer es salir de ese estado de semisueño y semidesarrollo en que está el ser humano y despertar y desarrollarse. Cuando el hombre va saliendo de su estado semiembrionario se ponen a su disposición facultades que hasta entonces, por no estar actualizadas, habían pasado inadvertidas.

Todo conocimiento basado en las apariencias no es tal conocimiento y por ello el conocimiento humano lleva consigo, por lo general, más desconocimiento que conocimiento. Los sentidos no pueden aportar un conocimiento superior; no está en sí mismos hacerlo. La cuestión es si hay una realidad o no superior a aquella que se complacen en enseñarnos los sentidos. El yoga está convencido de esa realidad y todas sus técnicas están encaminadas a conducir al aspirante hasta esa realidad superior para la cual se requieren otros medios de captación que los simples sentidos físicos. La suprema realidad para el yoga es el Yo y tan solo mediante la percepción suprasensorial el individuo logra experimentarlo. La percepción suprasensorial hace que el individuo pueda ver la cosa como tal, en toda su profundidad y en todo su cósmico significado. Cuando el mundo interior de la persona ha sido purificado, la fuerza del Yo se refleja en todas partes con intensa luminosidad y el practicante experimenta el hondo gozo de aquel que ha conducido su ser hasta su naturaleza original y se ha liberado de toda concepción condicionante. En ese ansiado estado la persona se vuelve mera contempladora, inmodificable e incoloreable, sabia y firme, madura. La dualidad mundo interior y mundo exterior desaparece. El Yo está en todas partes, habiendo asumido su papel de soberano. Tal experiencia desvanece toda sombra, toda amenaza. El individuo se desidentifica de todo lo existente para identificarse, y hasta qué grado, con la Conciencia Universal. Aquel que consigue esa identificación es el más fuerte y el más seguro, y nada, ni siquiera la muerte, puede angustiarle. Pero el ego personal cierra el paso hacia la suprema identificación y aleja el estado de gozo que se desprende de la pura contemplación. El inefable sentimiento, profundo y estremecedor, que experimenta el hombre cuando se realiza, por descansar más allá del pensamiento normal, no puede ser descrito en términos ordinarios.

    El practicante, a fin de ir liberando su purusha y desidentificándolo de la materia, debe, mediante su fino discernimiento, conocer y comprender los diversos niveles de su ser: físico, emocional y mental, y tomar consciencia del funcionamiento de los Mismos. De esa forma podrá saber cuándo realmente tiene la experiencia del Yo, que durante mucho tiempo es temporal, pero que cuando se obtiene el samadhi definitivo se hace permanente.

    ¿Cómo conseguir el conocimiento superior? A través de las

técnicas yóguicas (autoobservación, autoindagación, control sensorial, concentración, meditación y otras), pero también a través de todo aquello que se efectúa. A través del estudio, de la acción, de las relaciones, del trabajo, del amor, del sufrimiento. El practicante hábil puede hacer de todo un instrumento para proyectarse hacia el conocimiento superior. Poco a poco se va ascendiendo y a medida que se va realizando este singular ascenso, la visión del Yo en sí mismo y del Yo en todo se va clarificando. Este ascenso lleva consigo una mutación mental y psicológica de proporciones admirables. Hasta en lo más profundo de sí mismo el hombre siente su relación con todo lo que le rodea. Las fronteras quedan suprimidas; las barreras se desploman; sobreviene una revolución a nivel mental, psicológico y espiritual tan efectiva y contundente que el individuo ya nunca vuelve a ser el que era.

El discernimiento adiestrado permite la exclusión de muchos factores perturbadores. Pero para que el discernimiento pueda mantenerse con cierta permanencia, se requiere una mente concentrada, capaz de ignorar todo aquello que no es constructivo. Una mente concentrada es la herramienta que va haciendo posible la transformación interior. Una mente concentrada facilita el cultivo de los sentimientos y pensamientos bellos y la persecución del ideal más elevado. Todas las energías, disciplinadamente reagrupadas, son un seguro vehículo para alimentar el ideal y conducirlo a su culminación. Una mente concentrada eleva al Yo por encima del ego y entonces la persona puede saber cómo realmente es y hasta qué punto falsea su forma de ser por el cúmulo de elementos que hay dentro de ella y con el cual se está identificando de forma inconsciente.

El practicante del gnana-yoga llega poco a poco al convencimiento, profundo e indestructible convencimiento, de que lo único auténtico es su Sí-mismo, su purusha, que no interviene en absoluto en sus estados de ánimo, ni en sus inquietudes o pesares, ni en su forma de comportarse. Se rompe, también poco a poco, toda identificación con el cuerpo, con la mente y con el sistema emocional. Pero hay más: el practicante se vuelve consciencia-pura que contempla, pero sin el menor atisbo de apasionamiento; que actúa, pero sin la menor identificación con sus actos. Hay una liberación de la impositiva dinámica de los pensamientos, los sentimientos y las sensaciones. El Yo, que estaba marginado, es el único y verdadero protagonista, sin comparsas, sin apuntador siquiera. En el drama de la existencia el Yo se convierte en protagonista y en desapegado espectador. Es como una gota de lluvia: cristalina, pura, transparente. Y el hombre realizado se siente Uno, eterno, omnipoderoso, bienaventurado. En su prístina e inmaculada pureza, el Yo está en todo, pero nada hay en él que no sea la Totalidad.

Al escapar el individuo a la dinámica de su sistema emocional, el placer y el dolor, el odio y el amor, los afectos y las antipatías, el entusiasmo y la decepción, el gusto y el disgusto, es decir, todo el contenido emocional deja de eclipsar el Yo. Al sustraerse el practicante a la dinámica de la mente, los pares de opuestos y los conceptos dejan de ocultar el Yo. El Yo, que por ignorancia estaba esclavizado, se torna entonces libre e independiente, testigo que no participa, que no se deja envolver, que goza de una quietud total. El Yo se sacude y se despoja de todas las capas que lo envolvían. El griterío de los pensamientos y de las emociones, de los deseos y apasionamientos, de las dudas y amarguras, cesa. Y el silencio cósmico, inconcebible silencio de eternidad e infinitud, inunda al ser y lo transporta a un mundo en donde por su propia grandeza dejan de verse las pequeñeces.

El discernimiento es el instrumento del purusha. Cuando el purusha se ha emancipado de la materia, ya este instrumento ni siquiera es necesario. Hay una ausencia plena de toda vinculación. El hombre-liberado, el jivanmukta, está y no está en el mundo. Cuando el Yo se ha realizado en Mahapurusha (Alma Universal), aunque continúe manifestándose a través del organismo físico y de los niveles mental y emocional, ya no tiene ninguna sujeción de los mismos y está con ellos sin estar con ellos. Es como una imagen proyectada en un espejo: está en el espejo pero no está en el espejo.

La mente del hombre común, que es informe, pero que puede modelarse, es la materia prima sobre la que el aspirante debe comenzar a trabajar. El discernimiento es su luz. Del aspirante depende que esta luz sea débil e intermitente o intensa y permanente. Autoperfeccionándose en todos los sentidos, uno consigue ser verdadero, ¡y hay tan pocos hombres verdaderos! Los ojos del Yo pueden ser abiertos, pero no se abren por sí solos. Hay que ganarse este privilegio. La llave del conocimiento superior está dentro de todos nosotros, pero solo unos pocos aprenden a utilizarla. Es muy difícil dedicarse por entero al ideal y mantenerse puro; es muy difícil llevar la paz al corazón, la mente, la forma de ser; es muy difícil conquistar nuestro mundo interior; es muy difícil diluirse en el Cosmos. Pero ¿acaso no es más difícil continuar viviendo en la ignorancia y en la ilusión, sin encontrar respuestas satisfactorias, esclavizado por el propio contenido interior, desconociendo el propio destino y sabiéndose imperfecto, semidesarrollado, dormido y engañado?

El dominio sobre la energía espiritual

Con una descripción extraordinariamente poética se extiende el Shatchakra Nirupana sobre kundalini cuando dice:
«La devi Shuddha atraviesa los tres lingas y, después de pasar por todos los lotos del nadi de Brahma, brilla en ellos en la plenitud de su fulgor. Después vuelve a su estado sutil, con el brillo del relámpago y delicada como fibra de loto. Asciende hasta el flamígero Shiva, la suprema bienaventuranza, y de súbito determina la felicidad de la liberación.

»La hermosa kundalini libra el exquisito néctar rojo que mana de Para Shiva y, desde allí donde mora la eterna y trascendente felicidad en todo su esplendor, regresa por el sendero de Kula al muladhara. El yogui que ha logrado fijeza mental ofrece el Ishta devata, a los Devatas de los seis chakras, a Dakini y otros la corriente del néctar celestial que está en el vaso de Brahmanda, cuyo conocimiento adquirió por la tradición de los instructores.»

Kundalini es la energía divina, la Shakti, individuada en el ser humano. Kundalini quiere decir serpiente, que se encuentra enroscada en el individuo a la altura de la base de la columna vertebral. El hombre (microcosmos) es el reflejo fiel del Universo (macrocosmos). Kundalini es como un puente de unión entre uno y otro, es el cosmos en el individuo.

Pero kundalini permanece en estado de latencia y el individuo tiene que despertar dicha energía mediante un difícil entrenamiento. La actualización de la energía hace posible la autorrealización. A medida que kundalini se va despertando, la consciencia se va ensanchando y el estado de alerta se va estableciendo. La actualización de kundalini origina profundísimos cambios en la persona; la luz se hace en su mente, y la confusión y el caos se tornan claridad y orden. Cuando el practicante activa su energía kundalini elimina las capas que se interponían entre su ser divino y la Divinidad, entre su atmán y Brahmán. Kundalini es la vida misma, la vida en su más alto grado. Es la vida eterna, la energía imperecedera, permanente. Prana es energía dinámica, y kundalini, estática. Ambas son la energía cósmica en sus diversos aspectos. Kundalini hace posible las cualidades (punas), pero ella, inmaculada e impoluta, está por encima de toda diferenciación, de toda dualidad.

El individuo tiene un gran poder en sí mismo. Es una energía tan poderosa como la energía universal, asociada temporalmente a la materia, que es su vehículo terrenal. Cuando esta energía se despierta, el purusha (espíritu) se disocia de la prakriti (materia) y el Yo penetra en el Yo Universal. Es la gloriosa kundalini la que puede conducir al hombre al estado de hombre-dios, la que puede proyectarle sobre la Totalidad.

El cuerpo físico está animado por el cuerpo sutil, que es como una envoltura —contraparte energética del cuerpo grosero— de energía que permanece junto al vehículo físico. Los plexos encuentran su correspondencia en los chakras (acumuladores de energía), los nervios en los nadis (canales de energía sutil), y la columna vertebral en el sushumna, el nadi más importante del cuerpo sutil, dentro del cual se encuentran vajrini y chatrini.

En estado de letargo, kundalini permanece en un centro de energía sutil conocido por el nombre de muladhara, que se sitúa a la altura de la región sacra, unas nueve pulgadas por encima del perineo y de donde surgen setenta y dos mil nadis. El practicante (sadhaka) debe, mediante las técnicas del kundalini-yoga, activar la kundalini y hacerla ascender a lo largo del nadi sushumna. A lo largo de dicho nadi hay varios centros de energía (chakras), que al ser despertados con la llegada venturosa de kundalini originan superiores niveles de consciencia y van aproximando al individuo hacia la experiencia liberatoria: la liberación sobreviene con carácter definitivo cuando la energía kundalini alcanza el último chakra, conocido como sahasrara, después de lo cual, a través de la «Puerta de Brahma», se proyecta hacia el infinito. El ascenso de kundalini va apartando del individuo la naturaleza rajásica y tamásica, para intensificar su naturaleza sattvica, es decir su prístina pureza.

Se considera que cualquiera que sea la modalidad de yoga que se practique, la autorrealización trae consigo necesariamente el ascenso y plenitud de la energía kundalini. No obstante, es el kundalini-yoga la modalidad yóguica que con sus diversos procedimientos pretende de forma directa el despertar de kundalini. Pero el kundalini-yoga es una modalidad sumamente compleja y no carente de riesgos, y nadie debe practicarla sin haber obtenido previamente el grado necesario de preparación y pureza. Si un individuo que no haya obtenido la purificación conveniente desata su energía kundalini, no podrá controlarla ni canalizarla, lo que puede originarle diferentes problemas fisiológicos o mentales. El kundalini-yoga es por tanto el yoga que más requiere la colaboración de un instructor y que más sacrificio en cierto modo exige del practicante, ya que la forma de vida y la dieta son esenciales para llevar a buen término el adiestramiento.

Chakras y nadis

Los chakras son los centros energéticos de la linga Sharira o cuerpo sutil. En ellos se acumula la energía pránica y cuando son despertados por la kundalini producen cambios trascendentales en el individuo, haciéndole tomar consciencia de su Sí-mismo. Los chakras tienen una forma circular o de loto y el vocablo significa rueda. Cada chakra posee su propio color, elemento, animal, divinidad, letras y nadis. Las letras son una representación gráfica de las vibraciones energéticas.

Los chakras encuentran su correspondencia en los plexos del cuerpo físico. Los chakras fundamentales suman siete y sus nombres son de abajo arriba: muladhara, swadhistana, manipura, anahata, vishudha, ajna y sahasrara. Están situados a lo largo del nadi sushumna, por donde debe ascender kundalini. Aunque los chakras pasan inadvertidos para las personas comunes, el practicante de kundalini-yoga, a medida que va activando la kundalini, toma consciencia de estos centros sutiles e incluso puede llegar a visualizarlos, percibiendo su color y características. Al alejarse kundalini del muladhara-chakra se experimenta en la base de la columna vertebral un frío intenso. Por el contrario, el chakra atravesado por kundalini provoca una intensa sensación de calor.

El ascenso de kundalini puede originar en algunos practicantes diversos fenómenos físicos, mentales o místicos, tal como se presenta en los practicantes de otros yogas a medida que se va progresando espiritualmente. Pueden aparecer sensaciones corporales, visiones, luces, sonidos y otros fenómenos.

CHAKRA MULADHARA. Situación: en la base de la columna vertebral, entre los genitales y el ano, debajo del punto kanda, que es donde confluyen los nadis. Letras: Van, Sam y Sham. Bija (simiente): Lam. Elemento: tierra. Nadis: cuatro. Color: rojo. Correspondencia: plexo coxígeo. Divinidad: Dakini. Rige: el semen.

El muladhara-chakra es el adhara-chakra (chakra-soporte) de los restantes chakras, que permanecen por encima de él.

CHAKRA SWADHISTANA. Situación: en la raíz de los genitales. Letras: Bam, Bham, Yam, Ram y Lam. Bija: Van. Elemento: agua. Nadis: seis. Color: para el Siva Samhíta y el Chatchakra Nirupana el bermellón y para el Garuda Purana el dorado. Correspondencia: el plexo sacro. Divinidad: Visnú y Sakiní. Rige: los riñones y el abdomen.

El chakra swadhistana es también designado con los nombres jalamandala (agua) o medhradhara (pene). La concentración sobre este chakra activa la intuición y permite el dominio sobre el elemento agua.

La purificación de sus nadis facilita el control sobre los instintos, pasiones y deseos.

CHAKRA MANIPURA. Situación: en el estómago. Letras: Dam, Tam, Nam, Tham, Dam, Dham, Nam, Pam y Pham. Bija:

Ram. Elemento: fuego. Nadis: diez. Color: para el Garuda Purana el rojo, para el Siva Samhita el dorado y para el Chatchakra Nirupana el azul. Correspondencia: el plexo solar. Divinidad: Laksmi y Visnú. Rige: el hígado, el páncreas y el estómago.

El chakra manipura es también designado con el nombre nabhisthana, ya que nabhi significa ombligo y este chakra está a la altura del mismo.

CHAKRA ANAHATA. Situación: en la región cordial. Letras: Kam, Kham, Gam, Gham, Cham, Chham, Jam, Jham, Gnam, Tam y Tham. Elemento: aire. Nadis: quince. Bija: Yam. Color: rojo. Correspondencia: el plexo cardíaco. Divinidad: Kakini y Rudra. Rige: el corazón.

La concentración sobre el chakra anahata conduce al dominio sobre el elemento aire y a la pureza espiritual, permitiendo asimismo la audición de los sonidos anahat.

CHAKRA VISHUDDHA. Situación: en la garganta. Bija: Ham. Elemento: éter. Nadis: dieciséis. Color: para el Siva Samhita el dorado y para el Garuda Purana el argentado. Correspondencia: el plexo laríngeo. Divinidad: Sadasiva. Rige: la garganta.

La concentración sobre el chakra vishuddha estimula la facultad clarividente.

CHAKRA AJNA. Situación: el entrecejo. Bija: Om. Nadis: dos. Color: el blanco (para el Garuda Purana el rojo). Correspondencia: el plexo cavernoso. Divinidad: Hakini. Rige: las facultades mentales.

El chakra ajna está situado en la parte superior del nadi sushumna. La concentración sobre él ayuda a superar los pares de opuestos y despierta la intuición.

CHAKRA SAHASRARA. Situación: en la cima de la cabeza. Letras: todas las del alfabeto sánscrito. Nadis: mil. Color: oro brillante.

El chakra Sahasrara es también conocido por los vocablos nirvana-chakra, brahmasthana y brahmarandhra. Cuando kundalini arriba finalmente a este chakra se produce la iluminación definitiva, el samadhi de más alto grado, la fusión indiferenciada y plena con la Consciencia Universal.

Los chakras están conectados entre sí por los nadis, que se extienden a todo lo largo del cuerpo, permitiendo la circulación del prana y alimentando así a todo el organismo y al cuerpo sutil. Nadi significa movimiento y son arterias de naturaleza etérica, de energía muy sutil, pero energía.

Hay varios millares de nadis. Su número varía según los textos. Tres, empero, son los principales: el sushumna, el pingala y el ida.

SUSHUMNA. Se extiende desde el chakra muladhara hasta el Sahasrara, atravesando, pues, los restantes chakras situados a lo largo de su recorrido. Es el canal por el que debe ir ascendiendo progresivamente la energía kundalini, para ir perforando y activando al máximo la visión superior. En el interior de este importantísimo nadi está un fino canal conocido como brahmanadi, que sirve de conductor a kundalini.

El sushumna es de color rojo y su punto de entrada, en la base del mismo, es designado como Puerta de Brahmán o Brahmadwar. A lo largo del sushumna hay tres nudos (granthi) que kundalini debe abrir. Son tales el Brahma granthi, el Visnu granthi y el Rudra granthi.

PINGALA. Se extiende a la derecha del nadi sushumna, corresponde a la fosa nasal derecha y a través de él circula la energía positiva.

IDA. Se extiende a la izquierda del nadi sushumna, corresponde a la fosa nasal izquierda y a través de él circula la energía negativa.

Para que la energía pránica pueda circular libremente por los nadis, estos deben permanecer despejados de toda impureza. Existen diferentes técnicas para purificar los canales sutiles, siendo una de ellas la respiración polarizada.

El maestro de kundalini-yoga puede apoyar, mediante transmisión espiritual, el ascenso de la kundalini de su discípulo.

Se considera que un kundalini-yogui puede obtener un control del todo asombroso sobre sus energías y su organismo, pudiendo incluso originar la disolución de su cuerpo físico (laya) en el momento de su muerte. Puede asimismo el kundalini-yogui, según se dice, ver —mediante su facultad clarividente— el aura de sus discípulos y saber por ello sus intenciones, su temperamento y su grado de evolución espiritual. Para muchos un kundalini-yogui puede curar y curarse, ya que es experto en dirigir conscientemente sus energías y puede enviarlas a la zona corporal enferma.

El kundalini-yoga pertenece a la más esotérica enseñanza. Tiene mucho de común con la tradición tántrica, pues, como ya es sabido, el yoga influenció y a su vez fue influenciado.

Se considera que uno de los más grandes kundalini-yoguis de la actualidad es Swami Muktananda, cuyo ashram se encuentra a unos sesenta y cinco kilómetros de Bombay. Swami Muktananda es muy respetado y cuenta con una cantidad muy elevada de discípulos.

Swami Muktananda Paramahansa nació en Mangalore el 16 de mayo de 1908. Ya de niño nunca se sintió inclinado hacia los dogmas ni hacia los estudios académicos. Era poseedor de una considerable inteligencia y trataba siempre de buscar la experiencia directa. A los quince años conoció a Swami Nityananda. Seis meses después abandonó el hogar para ir al encuentro de la Divinidad. Llegó al math de Swami Siddharudha, en Hubli, en el sur del país, y en aquel lugar se convirtió en sanyasin (renunciante) y dio comienzo al estudio del Yoga y del Vedanta. Tras la muerte del gurú, Swarni Muktananda abandonó el math y comenzó un largo peregrinaje en solitario durante años, visitando centros espirituales y conociendo a sadhus, yoguis y swamis. Estudió a fondo la espiritualidad india, sin desfallecer. Buscaba, frenéticamente, a la Divinidad. Conoció a renunciantes de los Himalayas, ascetas, anacoretas, santos. Aprendió mucho en su prolongado peregrinar y hubo de superar en ocasiones difíciles obstáculos. Experimentó el calor, el frío, el hambre, el cansancio. En 1947 volvió a encontrarse, un cuarto de siglo después, con Swami Nityananda, en quien encontró la paz de espíritu. Bajo la dirección de este gurú se sometió a un intenso sadhana de nueve años.

Swami Muktananda es conocido como Baba y trata de despertar la conciencia divina del aspirante mediante shaktipat diksha, que es la iniciación que imparte el gurú al discípulo para activar su kundalini, purificar sus nadis, reafirmar sus cualidades positivas y, por tanto, estimular todo su proceso de evolución espiritual. Se facilita la percepción del Sí-mismo y se hace consciente a la Divinidad en uno mismo. Swami Muktananda desea mostrar la verdad espiritual eterna y no se tiene por fundador ni creador de ningún sistema en particular. Enseña a los aspirantes a encontrar la Divinidad en sí mismos.

Swami Muktananda dio su primera vuelta al mundo en 1970 y ahora emprenderá otra gira mundial. Cuenta con muchos miles de discípulos y numerosos aspirantes que acuden a él a recibir consejo espiritual.

Ha ido creciendo progresivamente y no se hace diferencia alguna de castas, credos ni religiones, estando abierto a todos los aspirantes, que llegan de todo el mundo. La disciplina que se impone a los aspirantes es la natural en un ashram. Se exige orden, limpieza y control de la palabra; se aconseja la interiorización y se prohíben las bebidas alcohólicas y fumar.

Baba no pronuncia discursos, pero responde a cualquier pregunta que se le formule.

Con su autorización, incluimos en la presente obra su mensaje espiritual:

Amados míos:

La paz interior es un derecho de cada ser humano. Salud, industria, poder y placer de los sentidos no es suficiente. Junto a esto, la meditación es esencial, porque la meditación otorga la paz interior.

Ni el entretenimiento experimentado en el estado de vigilia ni el vacío experimentado en el sueño pueden procurar a la mente el verdadero reposo. Para esto es necesaria la meditación.

El yoga de la meditación es un gran misterio. Valora equitativamente tanto lo mundano como lo espiritual. Hombres y mujeres, chicos y chicas, empresarios y empleados, tanto el ilustrado como el analfabeto, todos ellos pueden meditar con igual facilidad.

La maravillosa Shakti dentro del hombre, que es propio poder de creación del Señor, se despierta con la meditación

Es llamada Kundalini Shakti. Ella lo impregna todo. Cuando despierta dentro del hombre, le sitúa firmemente en el sendero del Siddha Yoga.

Kundalini es tu misma vida. No importa quien seas, puedes despertar tu Kundalini a través de la meditación sin fatigas o prácticas rigurosas.

Kundalini despierta imparte sabiduría y discernimiento en la vida práctica, éxito en el mundo y capacidad en el campo de la investigación. La kundalini despierta consuma la práctica del yoga, imparte el vigor de la juventud, la flexibilidad de la infancia y la solidez de la madurez.

Cuando Kundalini despierta, la pobreza se desvanece, la ignorancia desaparece y el amor comienza a florecer en tu corazón. Llegas a ser sublime.

Cuando Kundalini está despierta, un hombre pobre llega a ser rico, un mendigo se convierte en rey. Serás el legislador del reino del cielo en tu interior.

Cuando el gurú activa tu Kundalini, aprendes con reverencia y trabajas con satisfacción. Los lazos entre los amigos se estrechan.

Por el poder e inteligencia de la perfecta Kundalini, se renuncia fácilmente a toda droga o tóxico y se es purificado. El yoga de la meditación cura la mente enferma y mantiene al médico lejos de tu puerta. Extermina los gérmenes de la enfermedad y concede perfecta salud.

La meditación te hace eficiente en la vida diaria. Aumenta tu amor por la familia. Te hace brillar en el mundo.

Por el yoga de la meditación te haces diestro, lógico, inteligente, poético, constante, valiente, comprensivo y sabio.

La meditación te capacita para ver más allá del alcance de la vista y oír más allá del alcance de los oídos. Te capacita para disfrutar las eternas melodías que suenan dentro y para beber el dulce néctar interior.

El yoga de la meditación tiene tanto poder que te capacita para ser totalmente satisfactorio en cualquier campo. En medio del mundo encontrarás paz y reposo.

No tendrás que fastidiarte inspeccionando minuciosamente el conocimiento de los libros. En la meditación el conocimiento de Dios se eleva dentro de su propio acuerdo. Tal conocimiento es un aspecto de la Shakti. Y trae una paz ilimitada. Este es su más alto logro.

Como el océano está en la gota y la gota está en el océano, como el árbol está en la semilla y la semilla está en el árbol, de la misma manera está Dios en el mundo y el mundo está en Díos. Este conocimiento viene a través de la meditación.

Busca al maestro que despertará tu Kundalini.

Cuando Kundalini es despertada por un Sidha Gurú, vivirás honorablemente y pasarás tus días en paz. Llegarás a ser más que humano; estarás grandemente inspirado. Llegarás a ser un dios.

El conocimiento sin meditación no es duradero. La práctica del yoga no está nunca completa sin meditación. El reposo interior no puede ser encontrado sin meditación. Muktananda dice: la meditación es el árbol que colma el deseo. Acepta el regalo de la meditación.

¡Oh gente amada del mundo, despertad inmediatamente y elevaos de vuestro sueño! Obtened una audiencia con el Señor sentado dentro de vosotros.

Recordad, la Persona Azul de mil centelleos, el Uno que es el Amo del Universo, habita en vuestro interior. Medita en Él. Adórale. Repite su Nombre. Hazte inmortal fundiéndote con Él.

En ti mismo encontrarás el perfecto conocimiento, el perfecto amor, la perfecta inspiración y la perfecta poesía. Muktananda dice: tú eres una parte de Dios, y todo está dentro de ti. Descúbrelo allí todo.

Dentro de ti hay infinitas maravillas, infinitos secretos, el conocimiento más misterioso, amor tan profundo como el océano, y una firmeza tan sólida como una montaña. Amados míos, obtened todo esto a través de la meditación.

Percibid el conocimiento que ya poseéis. Haceos puros viendo vuestra pureza interna. Liberad el amor que mora dentro de vosotros, ya perfecto, ya libre. Entonces encontraréis vuestro deleite en el Sí-mismo interior. Muktananda dice: Esta es la verdadera divinidad.

Medita en tu Sí-mismo. Adora a tu Sí-mismo. Arrodíllate ante tu Sí-mismo. Repite el mantra So'ham, que es el tuyo propio. Encuentra la alegría que habita en tu corazón. La luz del Sí-mismo está dentro. Entrégate a esta luz.

Madre, padre, sociedad, nación, gurú y Dios son todas cosas de reverencia. Ámalas a todas sin querer nada a cambio.

Amor es yoga, amor es conocimiento, amor es paz, amor es medicina, amor es salud. El amor es el mayor tesoro del corazón. Amor es el imán que atrae a la divina Shakti. Por tanto, ama y deja que el amor inunde tu corazón.

En este mismo mundo, en este mismo cuerpo, en el medio de tu vida, mientras vivas con tu familia en tu propia casa, sin retirarte al bosque o a la montaña, sin enzarzarte en complicadas técnicas, medita y encuentra el descanso dentro de ti.

Ahora mismo, en este preciso momento, este instante, sin malgastar tiempo, despiértate y medita.

Vuestro,

SWAMI MUKTANANDA
Shree Gurudev Ashram Newsletter

La autorrealización a través de la acción

El ser humano, sobre todo en un medio competitivo, se aferra a los resultados de sus obras y actos, a veces hasta tal punto que se deja atrapar y esclavizar por tales resultados. El yogui, aquel que evita encadenarse interiormente y que se esfuerza por trascender todo obstáculo que impida su libertad interior y su desarrollo superior, aprende a actuar sin apegarse a los efectos o resultados de sus acciones. Mantener tal actitud, desde luego, resulta muy difícil y exige un poderoso ideal y un largo adiestramiento.

El yogui pretende mantener su Yo desidentificado de toda fluctuación, de todo cambio. Si la persona está apegada a sus resultados, estos originarán placer o dolor, euforia o depresión, y el ánimo oscilará inevitablemente, rompiendo ese equilibrio, esa armonía que el yogui aspira a conseguir. Para el yogui hindú existe además otra razón no menos convincente. Actuar, sin una actitud interior de desapego y libertad, acumula karma, y el karma obliga al individuo a renacer una y otra vez y le distancia de la autorrealización. Pero si el individuo aprende a actuar libre de todo apego por los resultados de la acción, si es capaz de mantenerse interiormente incoloro haga lo que haga, entonces no estará acumulando karma ni estará esclavizándose con la acción.

El karma-yoga es el yoga de la acción desinteresada. Es una forma de yoga que puede ser de gran utilidad para el hombre que vive en sociedad y que puede enseñarle a ser más libre, menos mezquino, más sereno y más estable. En tanto se está trabajando en el exterior, el karma-yogui está también trabajando en su interior. Se entrega, de verdad, a aquello que esté efectuando y a sus semejantes, pero lo hace con una actitud interior que se caracteriza por su neutralidad, por su desapasionamiento. El hecho de que se desapegue no quiere en absoluto decir que no realice sus actividades con verdadero interés y entrega, observando con fidelidad admirable su deber, pero sin ser víctima de los efectos de sus acciones. Desprendido de los efectos de sus actos, puede actuar con mayor ecuanimidad y mayor eficacia, con mayor tranquilidad, sin quemarse ni alterarse con el esfuerzo, despejando todo elemento ajeno a la acción en sí.

El yogui se adiestra para establecerse más allá de lo bueno y de lo malo, del placer y del dolor. De esa forma puede permanecer libre en cualquier momento o circunstancia. Para llegar a ese estado de estabilidad que se eleva por encima de los pares opuestos, se hace necesario un prolongado entrenamiento de la voluntad y del dominio de sí mismo. Sin una voluntad fuerte y sin el inevitable dominio de uno mismo, el yogui no puede neutralizar las emociones o pensamientos que pueden desprenderse, y de hecho se desprenden, de los resultados de la acción. Se requiere el control sobre la mente y el sistema emocional, y un claro y agudo discernimiento capaz de hacer más fácil o al menos factible el desapego aun en las situaciones más complejas o absorbentes.

Hay un texto en el que, como en ningún otro, se refleja con excelente precisión el karma-yoga. Se trata de esa joya que es el Bhagavad-Gita y que ha sido consuelo y estímulo para tantos y tantos seres humanos.

Arjuna, protagonista del Bhagavad-Gita, desfallece al considerar que tiene que enfrentarse a sus enemigos y que habrá mucho derramamiento de sangre. Krishna le muestra entonces el yoga y se extiende principalmente sobre la acción desinteresada.

«No pecarás si te arrojas a la batalla habiendo logrado que la desgracia y la felicidad, la victoria y la derrota, el fracaso y el éxito, te sean iguales.»

El yogui deberá hacer con la mayor atención posible aquello que deba realizar, pero sin empañar su mundo interior.

«... pues si llegas a ser yogui te librarás de la esclavitud de las obras».

Actuará con amor y dedicación. Porque precisamente no estará condicionado por los resultados de la acción, porque la duda no embargará su corazón ni eclipsará su visión, podrá actuar con mayor seguridad.

«Tú debes perseguir la acción, pero solo ella, no sus frutos; que estos no sean tu acicate; mas, por el contrario, no te entregues a la inacción.»

El yogui desprecia la inacción y el ocio. El yogui renunciante, que vive en soledad, no por eso deja de actuar. Su acción es de orden introvertido, pero es intensa como la que más y persigue un ideal superior. El yogui debe perfeccionarse a través de la acción.

«Ni apartándose de las obras alcanza el hombre la inactividad, ni renunciando únicamente a ellas se llega a la perfección. Pues nadie puede permanecer un solo instante sin acción; todo ser está necesariamente obligado a la acción por los gunas nacidos de Prakriti.»

Un hombre puede vivir totalmente aislado y, sin embargo, permanecer esclavizado por todo lo fenoménico y, viceversa, un individuo puede estar rodeado de muchas personas e incluso de todo lujo, y permanecer libre por completo, desapegado y neutro.

La acción está en todas partes. El yogui no se sustrae a la acción, sino que aprende a sustraerse a sus efectos y supera de esta forma la inestabilidad que origina el apasionamiento.

«Además cumple sin encadenarte a la obra que debas hacer, pues si se hace sin encadenarse el hombre alcanza el Ser supremo.»

Si el aspirante se deja capturar de continuo por los efectos de sus obras, si toda su mente y sus emociones están pendientes, absorbidas, en los efectos de sus actos, entonces sus miras se empobrecen y sus energías se disipan, retardándose su proceso evolutivo. El yoga, repitámoslo una vez más, es eminentemente práctico. Se le concede capital importancia a la actitud interior, que, con la práctica necesaria, puede mantenerse favorablemente en cualquier situación o en cualquier acción. La verdadera libertad debe descansar dentro del individuo. Para el yogui esa libertad interior es trascendente, porque de existir no hay condicionamientos que puedan frustrar el desarrollo superior.

Cada individuo tiene su propio deber (dharma) y este deber tiene que ser sagrado para él. El de Arjuna era combatir, pero, para no «mancharse», Krishna le aconseja que evite todo odio o rencor. Debe actuar, porque tal es su dharma, pero sin dejarse esclavizar, sin alimentar sentimientos o emociones negativos, con el pensamiento puro y neutro.

«Cada uno debe preferir su propia dharma, aunque sea imperfecto, antes que el otro, aunque sea superior. Es preferible perecer en el propio dharma.»

Asombra observar hasta qué punto está arraigada en la mentalidad india la noción del dharma. No importa que uno sea mendigo, faquir, guía o diplomático; todos los dharmas son igual de importantes.

Cuando la persona se desapega de los resultados de la acción, estos, aunque sean desfavorables o distintos a los esperados, ya no provocan el mismo pesar en la persona ni despiertan sus sentimientos negativos. El yogui vuelca todo su interés en la acción; se esfuerza por que la acción sea lo más perfecta posible, para que los resultados sean a su vez también lo más perfectos posible, pero si los resultados no son como cabía esperar, el yogui no se lamenta, porque él hizo todo lo posible por conseguirlo y no se rebela contra lo imprevisible.

«Quien puede contemplar la inacción en la acción y quien puede contemplar la acción permaneciendo en la inacción es hombre de razón recta y de claro pensamiento; ha alcanzado el yoga y es un obrero de numerosas facultades.»

Cuanto mayor sea el desapego, mayor será el desprendimiento del yogui por los resultados de sus obras. Incluso al amar evita el desapego, lo que le permite conseguir un amor más maduro y estable, más allá de toda dependencia morbosa, condicionamiento o afán de posesividad. Para él amar es lo importante; el amor por el amor mismo.

Las siguientes palabras sintetizan, de modo extraordinario, la esencia del karma-yoga: «Quien no desea los frutos de sus acciones, quien está perpetuamente satisfecho sin depender de nada, no obra aunque se introduzca en la acción.»

Se actúa con el más auténtico desprendimiento cuando el egotismo es trascendido. Entonces es posible el amor más verdadero, más fecundo, más positivo.

El karma-yoga es una modalidad yóguica difícilmente practicable.

Para poder seguirlo con éxito, el practicante debe haber purificado al máximo su mente, sus tendencias y sus emociones; debe haber resuelto sus conflictos y contradicciones; debe tener una comprensión tan amplia que le permita una aceptación positiva y real.

«Quien siempre se satisface sea lo que sea lo que obtenga, quien ha roto las dualidades, quien no envidia a nadie, quien no se turba por el éxito o por el fracaso, aunque obre no puede encadenarse.»

Para conseguir que el Yo deje de ser enturbiado por todos los elementos que forman el no-yo y que en el hombre ordinario ocultan su verdadera esencia, el desapego debe establecerse en la mente del individuo. Entonces el Yo se convertirá en testigo neutro que nunca se colorea por los pensamientos, las emociones o los actos.

«Quien ha penetrado en los principios de las cosas, iluminado por el yoga, dice: "Yo no obro", y al ver, oír, gustar, sentir, comer, moverse, dormir, respirar, hablar, absorber, arrojar, abrir o cerrar los ojos, sabe que no él, sino solo sus sentidos son los que actúan sobre los objetos.»

Por ignorancia e ilusión, nos dice la filosofía yogui, el hombre confunde su Yo, que es puro e incoloro, con sus deseos, sentimientos, pensamientos, inclinaciones, etcétera. Pero aquel que mediante el discernimiento logra separar su Yo de todos esos elementos, ya está más allá de todo engaño, de todo posible envolvimiento de las apariencias, de toda limitación. Puede actuar aun sin estar su Yo en la acción. Puede reír, llorar, negociar, divertirse o charlar, pero su Yo permanecerá puro en su trono, sin identificarse, sin dejarse enturbiar.

El discernimiento, cuando alcanza su plenitud y máximo

perfeccionamiento, le facilita al yogui una visión trascendental (no bloqueada) de los fenómenos. Entonces el yogui comprende que solo lo eterno es permanente, no está sometido a cambios ni fluctuaciones; pero que los fenómenos son cambiantes y transitorios. Este convencimiento le hace ir más allá de las meras apariencias y le dota de la serenidad de aquel que puede ver el comienzo, el desenvolvimiento y el fin de las cosas sin alterarse por este inevitable proceso.

«Los placeres que nacen de las cosas del mundo, al final, originan tristeza, pues tienen principio y fin; por ello el sabio, el iluminado, no confía a ellas su felicidad.»

Así como el instrumento del hatha-yoga es el cuerpo y sus funciones, y el del radja-yoga, la mente y la psiquis, el medio o instrumento del karma-yogui es su deber. Cumpliendo su deber, pero cumpliéndolo de acuerdo a los principios del karma-yoga, obtendrá la liberación. Un hombre de negocios, un padre, un médico, un ama de casa, un estudiante, un mendigo... Cada persona tiene su propio deber, que nadie puede asumir por otro. Cuando el dharma se realiza sin encadenarse la acción que exige su realización, sobreviene la autorrealización para el karma-yogui. El karma-yogui no se deja impresionar por la riqueza, el poder o los privilegios. Al renunciar a los frutos de la acción, al interesarle la acción por la acción misma, centra toda su energía tan solo en aquello que está haciendo, con minuciosidad y paciencia, con contento y satisfacción, con amor y respeto, con la honda veneración y la consistente esperanza con que le obsequia un Yo liberado de la materia.

«Quien obra encadenándose, interesado en el resultado, con codicia, con violencia, con crueldad y perversión en los medios, alegre en el éxito y triste en el fracaso, es impuro.»

El yogui, liberándose de los resultados de la acción y no dejándose atrapar ni siquiera por la acción misma, puede mantener toda su lucidez al actuar y ver las cosas con esa claridad de la que carece todo individuo que se apasiona o descontrola. El yogui es capaz, al mantenerse en un sereno distanciamiento, de percibir y distinguir con menores posibilidades de equivocación entre lo correcto y lo incorrecto, lo esencial y lo superfluo. La consciencia se establece en un plano de sólida estabilidad que evita ser alcanzada por la agitación o el yoísmo.

Cuando la persona es capaz de trabajar con amor y entrega al trabajo, pero sin dejarse empobrecer por el trabajo, sin encadenarse, sin que sea una imposición, sino una convicción, convirtiéndolo en medio o instrumento de autorrealización, entonces el trabajo se convierte en un eficiente «trampolín» que sirve de apoyo para proyectarse hacia la liberación. Si el trabajo se vuelve obsesivo, si le roba toda libertad al que lo efectúa y la persona es la que se vuelve un mero instrumento del trabajo, si se carece de toda consciencia del mismo, mecaniza y esclaviza, el trabajo no enriquece al individuo, sino que empequeñece su mundo interior.

Todo ser humano tiene un trabajo que realizar. Es muy importante acompañar este trabajo, parte del dharma, con una adecuada actitud interior, para que el trabajo se torne integrador y no disgregador, para que cultive y no arrase. Uno debe estar por encima de su trabajo; debe adquirir plena consciencia de la importancia de su trabajo y, aprendiendo a ser resistente, llevar este trabajo hasta el final, hacerlo culminar. El trabajo, conscientemente realizado, es un ejercicio anímico de una importancia capital. El trabajo le ayuda a la persona a transformarse y a realizarse.

El karma-yoga se asocia frecuentemente con las otras modalidades yóguicas, se combina con ellas. El karma-yoga es un fiel aliado del bhakti-yoga. El practicante de bhakti-yoga, aquel que está por encima del devoto normal, sabe y comprende que la devoción debe manifestarse en la acción, que las obras son un medio, y valioso, para llegar a la divinidad. El bhakti-yogui aprende a obrar por amor a la divinidad y todas sus acciones están ofrendadas a la divinidad. El bhakti-yogui vive por y para la divinidad y no busca el provecho material en sus acciones.

«Tu espíritu y tu inteligencia habitan en Mí; debes estar en Mí por encima de esta existencia perecedera.»

El bhakti-yogui se convierte en un instrumento de la divinidad y, actuando libre de todo egotismo, manteniendo su mente en Dios, efectúa su karma-yoga como medio para alcanzar su supremo ideal.

El control sobre logos

Hay una modalidad yóguica, denominada mantra-yoga, que se sirve como procedimiento básico para unificar la mente y conseguir la supraconsciencia del dominio sobre las vibraciones y de la repetición de determinados fonemas místicos o esotéricos. Estos fonemas se denominan mantras, y su repetición, japa. Concentrando la mente en el mantra repetido, se estimulan determinadas energías latentes, se entra en contacto con la energía universal y se ejerce dominio sobre las vibraciones, que son una manifestación del Absoluto. Todo ser humano, mediante el entrenamiento adecuado, puede controlar esas vibraciones, pero hay que hacer notar que el mantra-yoga es una disciplina difícil en la que el instructor juega un papel fundamental. La repetición mántrica ayuda a interiorizar hasta grados muy profundos la mente. Después la mente penetra en un estado de neutralidad y el mantra se establece y se repite por sí mismo, adherido a todo el contenido mental, inundando al practicante.

El mantra es un soporte de la atención. Pero además se considera que la palabra, elevada a nivel cósmico, tiene fuerza por sí misma, dispone de una potencia especial que despierta las facultades latentes que la naturaleza ha colocado generosamente en todo individuo. La repetición mántrica activa la energía kundalini y la hace ascender a través de los chakras; la repetición mántrica unifica la mente (ekagrata) y despierta la mente supramundana. El mantra puede llegar a permanecer de forma constante, ininterrumpida, en la mente del aspirante.

Al principio se comienza recitando el mantra durante unos minutos, pero poco a poco se va alargando el tiempo hasta hacer el mantra uno con la mente del practicante. En soledad o en compañía, en la acción o en la inacción, el aspirante continúa repitiendo el mantra, que, como ya he señalado en alguna de mis anteriores obras, se convierte en una especie de puente de unión entre el individuo y el Absoluto.

El mantra desprende determinadas vibraciones que estimulan la energía propia de toda persona. El mantra penetra en la mente del individuo y activa la atención mental. Como técnica de concentración japa es eficaz, aunque solo se efectúe durante unos minutos. El mantra-yogui, empero, llega a repetir el mantra durante miles de veces. Señala el Siva Samhita:

«Con una repetición de diez millones el gran yogui queda absorbido en el Parama Brahma.»

El maestro suele seleccionar el mantra para su discípulo, después de conocer su naturaleza, su forma de ser y sus aspiraciones. El mantra conferido directamente por un maestro se considera que tiene un poder especial y que puede en menos tiempo conducir al aspirante hacia su Yo.

Existen diversas clases de mantras y diversas clasificaciones según la finalidad del mantra y su número de sílabas. La repetición mántrica puede ir acompañada de ritual o carecer de toda ceremonia. La utilización de japa para llevar a cabo la iniciación es llamada Niimittika. Se denomina Nitya al mantra que se repite de forma habitual. Con la práctica el practicante aprende a permanecer concentrado en la esencia y profundo significado del mantra, sin necesidad de repetirse sus palabras.

La repetición de un mantra puede ser verbal (vachika), semiverbal (upanshu) o mental (manasa). Aunque las repeticiones verbal o semiverbal son las más fáciles, la repetición mental es la más eficaz.

La repetición del mantra puede efectuarse en movimiento (chala) o sin movimiento (achala).

El mantra-yogui, mediante la introversión mental que se obtiene con el japa, puede escuchar los sonidos (nada) místicos. Diversos Upanishads, como el Nadabindu o el Dhyanabindu, hacen referencia a los sonidos místicos y a sus diferentes manifestaciones.

Se considera que hay un mantra que, aunque pase inadvertido, lo pronuncia todo el mundo. Este es el mantra Ham-sa, producido por el ritmo respiratorio y efectuado durante unas veinte mil veces diarias. La inspiración y la expulsión producen el sonido Ham-sa. Ham-sa es, asimismo, el vocablo que designa al ave sagrada, que tiene un significado marcadamente simbólico. Otros mantras, dentro de los muchísimos existentes, son: Ram, Brahma, Aun Mani Padme Hun (Salutación a Aquel que es la joya del loto), Aun Tat Sat (Salutación al Increado), Aum Vajra Pana Hum (Salutación a Aquel que es poseedor del Dorje) y otros. El más importante, aquel al que se refieren con mayor frecuencia los textos clásicos y especialmente los Upanishads, es el mantra Aum, considerado el mantra básico, aquel que puede despertar en el individuo su energía más elevada. Aum es el Verbo de San Juan; es el Logos, la esencia, el sonido universal y la divinidad misma. Aum es la palabra más sagrada, la síntesis de la Totalidad. Aum, como representación del sonido cósmico, es anterior a toda forma, a todo elemento. Es el «zumbido» del Universo en su grandiosa eternidad. Es el origen de todos los sonidos y vibraciones, la energía macrocósmica en el microcosmos, la designación de la sabiduría trascendental. Explica el Bhagavad-Gita:

«Yo soy el padre y la madre de este mundo, el ordenador, el primer creador, el objeto del conocimiento, la sílaba sagrada Aum.»

En los Yogasutras de Patanjali también se hace referencia a la sílaba Aum y a su trascendencia. «La sagrada palabra Aum lo señala.» Señala a Isvara, al creador de todas las cosas, el eternamente puro. Se nos aconseja que repitamos este mantra evocándole. Desde luego hay que decir que la repetición mecánica, rutinaria, no sirve. Es necesaria una repetición atenta y consciente. Y Patanjali también indica que japa sobre la sílaba sagrada Aum facilita una consciencia introvertida y elimina los obstáculos.

El Taittitriya Upanishad nos dice:

«Om es Brahmán. Om es todo. Om es aceptación. Cuando dice "Om, di", dicen. Pronunciando Om, se cantan los samans (cantos rituales). Diciendo Om Shom recitan los himnos. Diciendo Om, el adhvaryu pronuncia la respuesta. Diciendo Om el brahmán da su consentimiento. Diciendo Om, uno permite el sacrificio. Diciendo Om, el Brahmán, que se dispone a recibir el Veda, dice: "Pueda yo alcanzar a Brahmán." En verdad alcanza a Brahmán.»

Aum se pronuncia Om y se utiliza este vocablo sagrado para simbolizar, además de a la divinidad, otros aspectos. Se considera que A simboliza el nadi ida, U el nadi sushumna y M el nadi pingala; también AUM puede representar la trimuurti hindú: Siva, Visnú y Brahma.

Aum es la síntesis más elevada del sonido universal, el bija (semilla) de la energía cósmica. Se considera que reúne la totalidad de los sonidos.

En el Yogatattva Upanishad se dice:

«Om libra en efecto del mal y destruye los obstáculos en el camino del Yoga; por ello la repetición constante del monosílabo sagrado es una práctica eficaz para el que quiere avanzar en el Yoga.»

Y en el Dyanabindu Upanishad:

«De Om nacieron los Dioses, de Om nacieron los Astros, de Om surgió todo el Universo compuesto de tres mundos y los seres animados e inanimados.»

En el Amrtanada Upanishad:

«Es preciso meditar sin tregua y de mil maneras diversas sobre este misterio de Om, a fin de liberarse de toda impureza.»

El mantra-yoga puede asociarse con otras modalidades yóguicas. La repetición mántrica (japa) se utiliza con mucha frecuencia en el bhakti-yoga. El devoto repite el nombre de la divinidad para mantener su pensamiento constantemente en ella. También se puede practicar japa durante la realización del pranayama.

La búsqueda de la divinidad

En todas las épocas el hombre ha buscado la proximidad de ese poder superior al que se le han aplicado diferentes nombres. La búsqueda de la divinidad es una constante a lo largo de la Historia, aunque esta búsqueda haya sido emprendida de una u otra forma según el individuo y aunque a ese poder superior se le haya revestido de unas u otras características.

Hay una rama del yoga que hace de la divinidad su medio y su fin. Esta modalidad yóguica no es solamente religiosa, es mística en especial. Pretende la unión plena del Sí-mismo con el Divino (sayujya) y ella representa el gozo más intenso para el practicante.

El bhakti-yoga se basa en el amor a la divinidad. Un amor profundo, capaz de revestir toda la gama de matices. Un amor pensado y sentido. Un amor que solo se hace posible cuando el individuo ha llevado la purificación hasta su mente y hasta sus emociones, hasta todo su ser; cuando el individuo ha abonado y enriquecido su mundo interior para que la divinidad pueda reflejarse y manifestarse en él; cuando toda imperfección ha sido superada, porque la Conciencia Cósmica nunca podría fusionarse con una conciencia individual todavía mancillada. Quieta y silenciosa, sumida en un estado de inexpresable serenidad, la mente refleja a la divinidad como las nítidas aguas del remanso a la luna. Para que la unión sea posible, el aspirante tiene que haber trascendido todo apego y haberse liberado de toda dependencia, porque tanto uno como la otra dificultan la comunión y se interponen en el camino hacia ella. Solo de la divinidad debe depender el bhakti-yogui, únicamente a la divinidad debe permanecer estrechamente apegado. No hay términos medios. Esa trascendental experiencia que es la comunión del atmán con la Conciencia Universal no permite disipación alguna y exige una absoluta canalización de todas las energías mentales y emocionales. Cuando el hombre ha superado sus deseos, cuando las fluctuaciones de todo tipo han cesado, entonces la divinidad se manifiesta y se hace una con el practicante en un estado de beatífico goce. Esa unión, al decir de los místicos, comporta el amor más intenso y más lúcido, un amor embriagador y que transporta al individuo a un mundo muy distante del fenoménico. Es el amor más hondo y también el más estable y permanente. Es un amor sin oscilaciones ni contradicciones, sin mácula, sin fin. Representa la compenetración del alma con el Alma Universal, la inmersión en el Universo, la penetración en la Totalidad. Ese amor, inefable y absorbente, escapa a las palabras. Ningún místico ha podido llegar a expresarlo en toda su plenitud, porque el lenguaje es pobre cuando se trata de describir experiencias tan alejadas de la mente ordinaria. El aspirante siente en sí mismo, en unas proporciones asombrosas, la serenidad y la belleza de la Totalidad; vive en sí mismo la grandeza del Universo y de la Creación. Todo sentimiento de soledad queda atrás, perdido en el tiempo. El aspirante se siente lleno de compañía, se siente amado y dichosamente comprendido. La presencia de la divinidad en sí mismo alimenta un estado de felicidad (ananda) que acapara todo su ser. Es el deleite que proporciona al místico la unión mística; ese deleite que no es ni remotamente comparable con cualquier otro, que no conoce la sombra de la duda o de la inquietud.

Para que la Conciencia Cósmica pueda penetrar en el individuo y el individuo pueda penetrar en ella, se requiere la máxima receptividad por parte del órgano mental. Cuando la efervescencia de los pensamientos nos acosa, esa receptividad no es posible. Cuando no cesa el griterío de nuestra dinámica mental, la voz del Alma Universal no es audible. La mente debe obtener su máximo desarrollo para poder servir de puente entre la divinidad y el bhakti-yogui. La mente debe despojarse de todo elemento burdo y adiestrarse para captar en un plano supramental. Después de someterse a un largo proceso de espiritualización y perfeccionamiento interior, después de que el aspirante solo tiene un deseo, que es el de la divinidad, después de que cualquier placer es rechazado para poder experimentar el más alto placer, después de que no hay vanidad ni egoísmo, entonces, solo entonces, se considera posible la unión con la divinidad.

Poco a poco el practicante de bhakti-yoga debe irse abandonando a la divinidad; debe dejarse prender por el amor hacia ella. Toda su energía debe proyectarse hacia la «unión» y sus obras tienen que ser realizadas al servicio de esa «unión».

La búsqueda de Dios, entendida místicamente, no espera nada material. El bhakti-yogui no pretende otro privilegio por parte del Divino que el deleite espiritual, el goce místico que emana de la unión. El bhakti-yogui penetra hasta lo más profundo de sí mismo (enstasis) para desde allí, trascendiéndose a sí mismo, identificarse con el Cosmos (éxtasis). Hay pues un primer proceso de interiorización que es seguido de una cosmización.

El intelecto, valioso pero limitado, no tiene capacidad por sí mismo para aprender determinadas verdades de orden superior. El intelecto es un instrumento de finitas posibilidades, apto para la vida ordinaria pero no para ser receptáculo de las verdades supramundanas. El órgano intelectual debe permitirle el paso a un órgano de superiores y más amplias posibilidades, un órgano capaz de captar las verdades más sutiles. El intelecto, por su propia naturaleza, divide, fracciona, origina los pares de opuestos y el pensamiento dual. Para captar determinadas verdades los contrarios deben ser disueltos. No puede aprehenderse la unicidad con un medio que tiende a la dualidad. La divinidad, si la consideramos como tal y no adaptándola a nuestra naturaleza, está más allá de toda división, descansa en la Unidad. Al ser humano común, empero, le resulta muy difícil, cuando no imposible, concebir a la divinidad sin filtrarla a través de sus propias ideas o conceptos. La divinidad está por encima de toda etiqueta o calificativo ordinarios. Debemos despojarla de todo concepto mundano; debemos dejarla que sea en su talidad, en su esencia. El devoto que no ha evolucionado lo suficiente tiende a proyectar sus cualidades o defectos, sus emociones y pensamientos, incluso su carácter o temperamento, sobre la divinidad, reduciéndola a una imagen personal. Se personaliza así la divinidad, se la hace a nuestra imagen y semejanza, en lugar de tratar de hacernos nosotros a imagen y semejanza de ella. Esto es inevitable en un principio y según muchos maestros incluso deseable, pues una mente ordinaria tiene que apoyarse en algo concreto, en tanto no sea capaz de elevarse por encima de lo fenoménico. Pero esa tendencia antropomórfica del devoto ordinario debe terminar por ser trascendida. Una vez se la trasciende, la divinidad ya no es el blanco de la personalidad o el carácter del bhakta (devoto), que por lo general están sujetos a toda suerte de oscilaciones y cambios.

A medida que el bhakti-yogui va perfeccionando su mente, se va estableciendo en él un conocimiento superior capaz de facilitarle experiencias intuitivas que escapan a la inteligencia ordinaria. Las experiencias intuitivas, que pueden ser más o menos profundas, aproximan al bhakti-yogui a la divinidad, que paulatinamente se va despersonalizando. El intelecto cede ante la intuición y este se convierte en un medio, el único, para descubrir aspectos que hasta entonces habían pasado inadvertidos o incluso habían parecido insignificantes. La ilusión (maya) es aniquilada y el individuo comienza a vivir a través de su Yo y no de su ego. La intuición se convierte en un faro que guía al practicante y mediante ella se obtiene la devoción más elevada, aquella que no se basa en símbolos ni está teñida por el propio contenido interior, sino que es ella misma y puede despertar los potenciales superiores del ser humano.

La intuición —permítasenos utilizar este vocablo a falta de otro mejor, aunque haya sido en Occidente enojosamente empleado— no encuentra su fundamento en los pares de opuestos, no divide, no discrimina, no está sujeta al contenido interior de la persona ni a las influencias externas o internas. La intuición no funciona en base a datos sensoriales. Su funcionamiento es diferente al del órgano intelectual. Dado que todos utilizamos en mayor o menor grado el intelecto, podemos comprender, al menos en parte, lo que es, pero la intuición escapa a la comprensión de aquellos que nunca la han experimentado y solo pueden decirse sobre ella aproximaciones. El intelecto es capaz de razonar la belleza, si es que esta puede razonarse; la intuición permite una estrecha comunión con la belleza; el intelecto distingue entre el sujeto y el objeto, en tanto que la intuición facilita una unión sin distinciones.

Cuando el bhakti-yogui obtiene la experiencia mística, se produce en él un cambio muy profundo. Para él ya nada volverá a ser como era antes. Es como si todo reverdeciese. La comunión con el Absoluto hará también posible la comunión con todos los seres de la Creación. ¡Cuán diferente será su amor al amor ordinario, este último siempre sujeto a dependencias, cambios y condicionamientos! Su amor estará exento de egoísmo, de todo afán de posesividad, de exigencias. Será el suyo un amor pleno, cuya contraparte no es el odio, porque ya no hay dualidad. ¿Podemos, al menos intelectualmente, comprender esto? Si miramos en nosotros mismos y nos hacemos conscientes de lo efímero y cambiante de nuestros sentimientos, de nuestras enraizadas contradicciones, creo que no nos será del todo difícil poder comprender, por lo menos racionalmente, ese amor que nada espera, que se mantiene por sí solo con una potencia indestructible. El amor por la divinidad puede llegar a ser tal que el bhakti-yogui ya no viva para sí, sino para la Totalidad, que ya no actúe sino para hacer de sus obras una ofrenda amorosa a la divinidad. La intensidad de este amor puede alcanzar grados sorprendentes, como sucedió en Ramakrishna.

Cuando el bhakti-yogui comienza a despertar en sí mismo ese amor que hasta entonces únicamente era un reflejo o una idea, todo palidece ante dicho sentimiento, todo es postergado. El amor va ganando en intensidad y llega a absorber plenamente al que lo experimenta. La búsqueda de la divinidad se convierte en lo primero, en lo único esencial. La separación de la divinidad se convierte en el peor de los tormentos. Ramakrishna, por ejemplo, estuvo a punto de perder la razón. El practicante únicamente espera, con febril ansia, el momento de la unión, la percepción mística. La mutación interior es extraordinaria. En tanto el amor no se satisface con la unión, el místico, para el que el mundo fenoménico pierde su vigencia, vive momentos difíciles, cuando no angustiosos. Es la suya una aventura sin par, cuya recompensa muchas veces se hace esperar durante toda una vida. Durante «la oscura noche del alma» el místico puede tornarse irritable como un anciano o indeciso como un niño, puede llorar o lamentarse con harta frecuencia o puede sumirse en un hermético silencio durante días o meses. Tales momentos originan una terrible inquietud en el practicante. Apartado de todo aquello que tenía como suyo, todavía no acompañado por la unión mística, puede llegar a experimentar un terrible vacío o soledad, puede sentirse como si estuviese ante un enorme precipicio. Pero, finalmente, la intuición se desata (la kundalini inunda el chakra sahasrara), el corazón se calma y la inquietud se convierte en un sentimiento de beatífica plenitud. El hambre de Díos se satisface y el amor fluye a todo lo largo del individuo.

El bhakti-yogui, como el místico en general, es un hombre singular. Cada bhakti-yogui debe seguir el camino que le dicte su mundo interior. Debe servirse de aquellos procedimientos o técnicas que faciliten su tarea, y que no serán los mismos ni idénticos en todos los practicantes. Tampoco la evolución se desenvolverá en la misma forma en los diversos practicantes. Unos evolucionan antes que otros y su evolución adquirirá diferentes caracteres. No se puede generalizar. Lo cierto es que, por lo que parece, poco a poco todo proceso intelectual es bloqueado y una nueva energía comienza a despertarse. Al principio el practicante tendrá que servirse de soportes materiales y externos, pero después, lograda la unidireccionalidad de su mente, podrá ir prescindiendo de toda ayuda exterior. A medida que la mente va unificándose (ekagrata) y el mundo interior se va purificando, el practicante deja de personalizar a la divinidad y la va comprendiendo con mayor ecuanimidad. Paulatinamente el practicante va convirtiéndose voluntariamente en un instrumento de la divinidad y se va desapegando de sus actos, comenzando a obrar por amor a la obra, desinteresadamente. El karma-yoga y el bhakti-yoga se complementan perfectamente y el segundo no puede entenderse sin el primero. El practicante consagra todo su ser al Absoluto. Humildemente trata de hacerse merecedor de la grandeza que representa ser poseído por la divinidad. El Yo parte de la divinidad, termina por hacerse uno con ella como la gota de agua puede fundirse con el mar. La voluntad del bhakti-yogui está a disposición de la divinidad; su cuerpo es un vehículo, y su mente, un medio. Renuncia a todo porque no le basta con lo que tiene y busca algo más elevado; se aparta de todo para poder entrar en el Todo.

El bhakti-yogui puede vivir en sociedad, en comunidad o en soledad. Cualquiera sea su medio debe fortalecer al máximo su ideal y hacerse invulnerable a todo aquello que pueda retardar su evolución. Interior y exteriormente él está en manos de la divinidad y se esfuerza por ser un fiel instrumento de la misma. El mayor estímulo es el amor por el amor; en el amor reside la mayor fuerza; en el amor todo comienza y todo acaba para el bhakti-yogui. ¿Tal vez una locura? Quizá más bien un intento extraordinario por activar hasta el límite esa fuerza denominada amor que permanece medio aletargada en el común de las personas. El amor verdadero carece de atributos y calificativos; es integral; no admite graduación.

El bhakti-yogui no busca el conocimiento mundano, sino el conocimiento divino. Su poder estriba en su mismo apasionamiento por la autorrealización. Su voluntad se potencia con el anhelo de alcanzar la comunión mística. Todo temor deja de existir excepto el temor de no alcanzar la comunión. Solo hay un miedo: el de morir antes de haberse realizado. Téngase en cuenta que si la mente es el instrumento para el radjayogui, la energía para el kundalini-yogui, el cuerpo para el hatha-yogui y el conocimiento para el gnana-yogui, el instrumento básico del bhakti-yogui es la emoción, que debe canalizarse, en su máxima efervescencia, pero controlada, hacia la divinidad. Trabajando sobre su mente trata el radja-yogui de encontrar la intuición. El bhakti-yogui pretende lo mismo pero trabajando sobre las emociones. Aunque el conocimiento puede tener su importancia, es el centro emocional el que básicamente interviene en la realización mística. La devoción no es para pensarse, aunque puede y debe ser objeto de reflexión, sino para sentirse y experimentarse. Para que toda la emoción se centre en la divinidad, el bhakti-yogui evita la disipación de sus emociones y se opone con energía a que puedan penetrar en él las emociones negativas.

El devoto corriente, aquel que se encuentra al comienzo del sendero, extrae o fabrica una imagen de la divinidad que está determinada por su propio contenido interior. Muchas veces no respeta a la divinidad por amor, sino por temor, y hasta tal punto la personaliza que espera que ella se comporte como pudiera hacerlo una persona normal e incluso admite la posibilidad de ser castigado. Pero el amor intenso hacia la divinidad anula todo temor. El devoto corriente también atribuye a la divinidad una serie de cualidades que son humanas e incluso puede llegar a hacerla objeto de recriminaciones o reproches. Quiere ganarse los favores de la divinidad y quiere hacerlo no mediante la renuncia o el sacrificio interno, sino solamente mediante el sacrificio externo y la ofrenda material. ¡Cuánto más difícil no es la ofrenda inmaterial!, como me decía acertadamente un pandit. Muchos devotos quieren hacer a la divinidad cómplice de su propia miseria, egoísmo o ambición. Pero el bhakti-yogui no es un devoto corriente, es un devoto evolucionado, capaz de comprender más allá de las apariencias y capaz de aproximarse a la esencia de la divinidad. No pide para sí otra cosa que no sea la comunión mística, otra cosa que la compenetración con el Divino. Sus relaciones con la divinidad no se basan en el egoísmo, la ambición o el temor, sino única y exclusivamente en el amor. La divinidad no es un símbolo, no es una palabra, no es un fenómeno, es una realidad inmersa en todo ser humano como el Yo o Sí-mismo, como lo único que permanece y no cambia, que es inalterable y no puede verse afectado, que es infinito e incondicionado, aunque, temporalmente, por efectos de la creación, se vea asociado a la materia, que debe servirle de vehículo. No es un bhakti-yogui aquel que en la relación con la divinidad busca su bienestar personal tan solo, aquel que reclama con exigencia y se irrita, aquel que hace de la divinidad un mero simulacro o una farsa.

—Mire —me dijeron en la India—. La divinidad está en nosotros y nosotros estamos en la divinidad. Somos ciegos porque no vemos e insensibles porque no sentimos. La divinidad está en nuestro interior, como quiera que la llamemos, pero ni la vemos ni la sentimos. Solo cuando experimentamos a la divinidad, podemos *ser*. *Ser* es lo más grande; es la realidad. Dios *es*. ¿Por qué añadir calificativos que solo son producto de nuestro intelecto? ¿Por qué mancillar a la divinidad con nuestra ignorancia? Dios *es* y *es* en nosotros, y en toda la creación, y en todo el Universo.

Por culpa de la impureza y de la ignorancia el Yo está muy distanciado de la realización. Porque no hemos aprendido a escuchar y porque nuestra confusión interior hace imposible toda percepción, no oímos ni percibimos a la divinidad en nuestro interior. Los elementos burdos del individuo, su descontrolado contenido mental y emocional, sus negativas tendencias, obturan el paso del Yo hacia la divinidad. Hay que despejar todas esas impurezas, facilitar la proyección del Sí-mismo hacia el Alma Universal. De esa forma la intimidad entre el principio espiritual del individuo y el principio espiritual universal se hace posible. La divinidad se descubre entonces dentro y fuera de nosotros y no se busca ya por intereses personales ni como subterfugio. Entonces el poder de la divinidad está en el bhakti-yogui y el bhakti-yogui con su poder está en la divinidad. Los motivos sospechosos que impulsan a la unión se aclaran, y el motivo, digámoslo una vez más, es el amor.

El bhakti-yoga es una modalidad yóguica tan difícil de practicar como cualquier otra. La autorrealización, quiera alcanzarse por uno u otro camino, siempre es difícil y exige un esfuerzo muy considerable. La autorrealización exige que muchas cosas que hay en nosotros deban morir y la muerte siempre es dolorosa. No hay autorrealización en la forma ni en la superficie, sino en la esencia. No hay autorrealización en tanto se siga aferrado a los propios pensamientos, imágenes, hábitos y emociones. No hay realización sin algo que deba ser realizado y únicamente el Yo puede gozar de este privilegio, pero previamente hay que despojarnos del no-yo y conscientar el Yo.

El practicante de bhakti-yoga tiene que aprender a controlar sus emociones y sus pensamientos. El control mental juega un destacado papel en todas las formas de yoga, porque una mente dispersa es siempre un grave inconveniente. Todo apego debe ser poco a poco controlado. El apego retrasa la evolución espiritual, reafirma el no-yo y condiciona al individuo. Yama y Niyama deben ser fielmente observados, y el amor a la divinidad, alimentado de continuo. Este amor puede revestir las más variadas formas; puede ser una aleación del amor a la madre, al hermano, al padre, al amigo. Es un amor integral, con la más extensa variedad de matices agrupados. El amor a la divinidad se va poco a poco extendiendo hacia todos los seres de la Creación y en esta prolongación encuentra este amor nueva fuente de alimento. Este amor, al intensificarse, reduce el interés por las cosas materiales. El practicante de bhakti-yoga debe evitar todo sentimiento de codicia, egoísmo o poder. Debe ejercitarse en la búsqueda del Yo, que será tanto más eficaz cuanto más pueda sustraerse a la actividad de sus órganos sensoriales y cuanto más penetrante pueda hacer su visión intuitiva. El principiante tendrá que mostrarse cuidadoso para evitar encadenarse a las formas, a las apariencias. Su viaje debe alcanzar las profundidades de sí mismo, donde encontrará la luz que le guíe hacia la divinidad. Manteniendo el pensamiento constantemente enfocado hacia la divinidad, hará de ella su propio ser.

Hay dos clases de devoción: la devoción inferior (vaidhi), propia de los practicantes poco evolucionados, y la devoción superior (mukhya), propia de los practicantes evolucionados. La primera se apoya en el ritual y la ceremonia; la segunda en el esfuerzo interior y el sacrificio interno. La primera es necesaria al principio, pero posteriormente solo la segunda es deseable. Cuando el practicante no goza del suficiente control sobre su mente y sus emociones, tiene que servirse de ayudas externas, de símbolos o imágenes (pratimas), capaces de estimular su sistema emocional y concentrar su centro mental. Con el adiestramiento espiritual necesario, todo soporte externo pierde su anterior eficacia, porque la atención mental se introvierte hacia el Yo en lugar de exteriorizarse.

Los devotos pueden dividirse en cuatro clases o categorías: principiantes, avanzados, maduros y maestros.

Los devotos principiantes son aquellos, como su nombre indica, que se encuentran al comienzo del sendero. Tienen que servirse para sus prácticas de todo el aparato externo, con el cual llegan a identificarse y a identificar a la divinidad. Nada saben todavía del verdadero amor a la divinidad y se dirigen a la divinidad no con humildad, sino con exigencia, pidiendo egoístamente. Su mundo interior es impuro y está cerrado a la luz. Están dominados por el apego y su mente es tosca. Son víctimas de los elementos burdos y no buscan el amor por el amor mismo.

Los devotos avanzados han obtenido una comprensión de la que carecen los anteriores devotos. Todavía impuros y apegados, son conscientes de sus deficiencias y se esfuerzan por superarlas. Aunque se sirven del aparato externo, saben que es solo un medio y no lo identifican con la divinidad. Caminan con paso firme hacia la meta y, en cierto modo, comienzan a experimentar, todavía confuso y adulterado, el amor verdadero a la divinidad.

Son devotos maduros aquellos que, aunque no han realizado todavía su Yo en la Totalidad, han superado en cierta forma su apego a las cosas mundanas y experimentan con fuerza la llamada de la divinidad; aquellos que se imponen una conducta apropiada y se ejercitan en el amor a la divinidad y a todos los seres creados; aquellos que por encima de todo desean la unión mística y se sacrifican para obtenerla.

Es un maestro, un gurú, aquel que ha realizado su Yo en la divinidad, aquel que ha alcanzado su objetivo, que se ha convertido en un hombre de Dios y en hombre-dios, que ha experimentado la unión mística. Es un gurú aquel que ha trascendido todo apego, que ha visto la luz imperecedera, que ha obtenido el conocimiento intuitivo y vive para servir a los demás en su búsqueda de la autorrealización. Merece llamarse gurú, verdadero gurú, aquel que ya no tiene miras personales y que solo busca el bienestar interior de los demás. Ese es el gurú y solo ese merece respeto y obediencia. El gurú ama a la divinidad como a un amigo (sakhya), como a un amo (dasya), como a un padre (vatsalya). Es gurú aquel cuyo atmán se ha fundido en la Conciencia Universal, aquel cuya mónada espiritual se ha desprendido en vida de la materia y se ha fusionado, aunque todavía individuada, al Universo.

Cuando el devoto evoluciona, comprende que su mayor riqueza es el amor a la divinidad, a la que progresivamente captará sin forma (nirakara) y sin atributos (nirguna). El camino (ishta) se recorrerá entonces con mayor seguridad, con el convencimiento de que ya nada ni nadie podrá apartarle a uno de su destino. La devoción superior (para-bhakti) será un estímulo constante, un vehículo estable.

Como en las diversas modalidades yóguicas, el gurú puede representar una considerable ayuda para el practicante de bhakti-yoga. El gurú, que ya ha recorrido el camino con éxito, puede orientar debidamente al discípulo, responder a las preguntas que se le formulen, resolver dudas e imprimir renovados ánimos. El practicante tendrá siempre alguien a quien recurrir e incluso podrá concentrarse en el gurú y servirse de su gurú como instrumento para la unificación de la consciencia.

El practicante de bhakti-yoga debe alimentar sus ideales y su amor. La meditación devocional le será muy útil y reeducará su mente y su mundo interior haciéndolos más fecundos. Un método muy empleado para mantener el pensamiento constantemente dirigido hacia la divinidad es la repetición continuada de su nombre (japa). Pero no hay que repetir el nombre sagrado (mantra) de forma rutinaria, sino manteniendo la mente tan alerta y vigilante como sea posible. El japa purifica la mente, activa la atención mental y despierta la intuición. Sat Chit Ananda espera a aquellos que logran el crecimiento interior a través del amor a la divinidad. Existencia, Conciencia, Dicha. Existencia en la divinidad, Conciencia del Yo, Dicha beatífica y extática. El bhakti-yogui llega a sentir y ver a Dios en todo lo creado. Y entonces comprende la grandeza del Universo y no enloquece ante tanta grandeza porque está ya preparado para poder asimilarla.

Toda la voluntad del bhakti-yogui aparece movida por el amor a la divinidad y por tanto todo lo que hace es a través de ese amor. Toda la vida del bhakti-yogui queda supeditada a la voluntad divina, pero manteniendo la consciencia de dicho proceso, no conduciéndose a ciegas.

El bhakti-yogui educa su mente, sus emociones y su voluntad para poder aproximarse a la divinidad, para poder sobrepasar sus propias limitaciones y, basándose en el amor más intenso, encontrar a la divinidad en sí mismo. Sometiendo los impulsos y adiestrándose en un conocimiento más allá del conceptual, abona su mundo interior para que la divinidad pueda manifestarse. Se considera que la divinidad no puede manifestarse si la persona no ha encontrado su propia unidad, su núcleo o base. El conocimiento basado en la dualidad, por muy elevado que sea, no permite la comunión mística.

Entre el devoto corriente y el bhakti-yogui existe una distancia estimable. El primero, por no haber estimulado su conocimiento a la vez que su devoción, está mediatizado por el dogmatismo, la intransigencia y, en el peor de los casos, por el fanatismo. El bhakti-yogui es tolerante por sistema y sabe que a través de cualquier doctrina se puede llegar a la verdad espiritual. El devoto corriente, no evolucionado, es un instintivo, en tanto que el bhakti-yogui asocia el conocimiento con la devoción y evita así toda intolerancia y dogmatismo. De tal forma la devoción no limita al bhakti-yogui, sino que lo enriquece; no determina sus miras espirituales, sino que las intensifica y las amplía. Se realiza a través del amor, pero apoyándolo con el conocimiento y las obras positivas y desinteresadas.

En su afán purificatorio, el bhakti-yogui no solamente se despega de sus actos, observa brahmacharya y controla estrechamente su imaginación, sino que incluso ingiere alimentos sattvicos, evitando toda dieta tamásica o rajásica. Leemos en el Chandogya Upanishad:

«Con una alimentación pura se da una naturaleza pura; con una naturaleza pura se da una memoria firme; con la adquisición de la memoria, se da la liberación de todos los lazos.»

Para activar al máximo esa chispa divina que es el Yo y facilitar su identificación con esa energía universal que todo lo penetra, hay que eliminar toda impureza, porque la pureza no puede germinar en la impureza y porque una excluye forzosamente a la otra. Por ello, el bhakti-yogui, como el yogui en general, trata de imponerse una norma de pureza incluso en algo material, pero imprescindible, como es la alimentación.

Pero ¿qué alimentación es la más correcta? ¿Cuáles son realmente los alimentos más sattvicos? No se puede dogmatizar en este sentido. Ahora bien: hay alimentos que bien pueden considerarse negativos porque irritan el sistema nervioso y alteran la mente; alimentos sazonados picantes, condimentados excesivamente, etcétera. Hay otros, por el contrario, muy saludables, como la leche, el requesón, los quesos frescos, los frutos secos, y otros. Pero ¿y en cuanto a la dieta vegetariana? Es saludable, pero tampoco dejan de serlo la carne y el pescado moderadamente. En este sentido son muy sabias las ecuánimes palabras de Swami Brahmananda, para responder a un discípulo que le había preguntado «qué reglas deben observarse sobre los alimentos». Brahmananda respondió:

«Esta es una cuestión difícil de establecer. Los hombres difieren tanto en sus constituciones que es casi imposible dar una regla fija sobre alimentación. Una clase de alimento puede ser bueno para mi constitución y dañarte a ti. Esta es la razón por la cual en las escrituras no se ha establecido ninguna dieta y solamente se ha prevenido contra los alimentos excesivamente fuertes.»

Y agregó:

«Los budistas dicen: "No dañar es la más elevada de las virtudes." ¿Qué quiere decir esto? Solo se puede conocer su significado cuando se ha logrado el samadhi, cuando se ha alcanzado la iluminación y se ha visto a Dios en todas las criaturas. Mientras tanto toda conversación es vana. Cuando puedas ver a Dios en la hormiga como en ti mismo, sin diferencia alguna, entonces podrás practicar esta virtud. Tú puedes hablar de no matar a ninguna criatura. Pero ¿puedes evitar el matar? ¿Qué comes tú? ¿Patatas? Planta una en el suelo y pronto brotará. ¿No tiene vida la patata? ¿Comes arroz? Toma un grano de arroz entero y ponlo en la tierra. Dará una planta de arroz. ¿Bebes agua? Examina una gota de agua al microscopio y verás los millones de pequeñas vidas que hay en ella. Tienes que respirar para vivir. En cada inspiración matas millones de criaturas. ¿No ves ningún daño en ello? Sin embargo, tú estás evidentemente matando. ¿Crees perder tu religión por comer un trozo de pescado? Tales argumentos contra la dieta carnívora son insensatos.»

El bhakti-yogui va eliminando todos los obstáculos que le impiden una entrega absoluta a la divinidad. Estos obstáculos son muy variados y lo importante es trabajar con ahínco para allanarlos o sobrepasarlos. La meditación en el ideal facilita este trabajo y la firmeza de la mente lo fortalece. El bhaktiyogui interioriza al máximo su ideal y persevera en el japa y la meditación. Aunque el devoto se apoya primero en la meditación devocional con forma, con la práctica asidua logra elevarse por encima de ella y efectuar la meditación sin forma, que es la que verdaderamente está muy cerca del samadhi.

El bhakti-yogui estimula y alimenta su ideal mediante la adoración, el japa, la entonación de himnos, el pensamiento constante en la divinidad, el dyana devocional, la dedicación a los semejantes y la búsqueda interior. Así la divinidad se convierte en el ideal y este ideal se convierte en el más supremo de todos. Más aún: en el único.

Sivananda dice:

«Formad el hábito de recordar a Dios en todo momento. Dominad los sentidos. Conservad el equilibrio en el placer y el dolor, en el calor y el frío, en la alabanza y la censura. Tened inquebrantable fe y una devoción sin desmayo en Dios.»

¿Qué no hará el bhakti-yogui para llegar a ese Yo que hay en sí mismo y que es la divinidad en el hombre? Para alcanzar su bienaventurada meta y hacer la luz divina en su corazón, realizará cualquier sacrificio que para ello sea necesario. Busca la expansión de su vida espiritual y su sed solo se sacia cuando él deja de ser él para ser Aquel.

En la India hay diversos ashrams en los que a lo largo de todo el día se realizan prácticas de carácter bhakti-yogui. Uno de estos ashrams es el Anandashram, fundado por Swami Ramdas y en la actualidad dirigido por una de las yoguis más sobresalientes de la India, la Madre Krishnabai. Hubiera sido mi deseo conocer a esta extraordinaria mujer que es la Madre Krishnabai, quien me había invitado a permanecer el tiempo que quisiera en su ashram. Lamentablemente no me fue posible desplazarme al sur de la India y, por consiguiente, no he podido hacer uso de la invitación de la más fiel devota de Swami Ramdas.

El Anandashram se encuentra en Kanhangad, Kerala. Aunque comenzó siendo muy modesto, con el tiempo llegó a convertirse en un renombrado ashram y ya han pasado por él varios millares de devotos. El ashram publica una revista y dispone de grabaciones de Swami Ramdas y de películas realizadas a este en su viaje por el mundo. Entre otras, el ashram publica las obras de su fundador y de la Madre Krishnabai. Tales obras son de un indudable valor para los practicantes de bhakti-yoga.

La Madre Krishnabai me honra con sus cartas y ha tenido la gentileza de enviarme un trabajo sobre Swami Ramdas para que el mismo sea incluido en esta obra:

> El nacimiento de Swami Ramdas, que fue conocido en su vida corriente como Vittal Rao, tuvo lugar en Hosdurg, Kanhangad, norte de Kerala, el 10 de abril de 1884. Era un día de luna llena, conmemoración de Hanuman Jayanti, cumpleaños de Hanuman, el mayor devoto de Sri Rama. Esta feliz sincronización pareció un buen augurio del gran futuro que se preparaba para el niño nacido ese día de Sri Balakrishna Rao y Srimati Lalita Bai. La única característica digna de tomarse en cuenta que observó la gente que le vio fue el extraordinario brillo de sus ojos.
>
> Vittal no era muy aficionado a la escuela ni a los libros, y de tal forma colmó en gran medida la indignación de su maestro.
>
> A menudo hacía novillos, pero en vano se escondía en el cuarto de baño o en el desván, porque su ubicuo maestro estaba bien enterado de las guaridas favoritas de su recalcitrante pupilo. Su paso por la escuela superior fue marcado por su extrema indiferencia hacia los estudios y su supremo disgusto por los libros de texto. Aunque rehusó estar sujeto al currículo escolar, llegó a ser un lector voraz y leía todos los libros de interés general que caían en sus manos. Su gusto por la literatura le capacitó para adquirir incluso a tan temprana edad una notable finura y facilidad en su estilo inglés. Su inteligencia

incluso como estudiante era superior. Era un buen conversador y había heredado un inigualable sentido del ingenio y del humor. Podía conseguir estruendosas carcajadas de aquellos que le oían tan solo por la forma en que relataba incidentes de su propia vida y observaciones. El humor siempre yace en la forma de contar un asunto más que en el asunto mismo, y él lo sabía. Cualquiera que fuese la situación en la que se hallase, era la parte más ligera y no la más seria la que apelaba a su agudo sentido de lo cómico y burlesco en la vida.

Como era de esperar, Vittal se rezagó en sus estudios con el resultado de que no pudo aprobar el examen de matriculación. Entonces pasó a la escuela de Artes e hizo un curso de dibujo y escultura. Aunque su progreso aquí fue notable, como los proyectos futuros que este curso ofrecía no eran muy amplios, abandonó el curso y pasó al Instituto Técnico de Bombay Victoria Jubilee y tomó un curso de Ingeniería Textil. Al final del curso de tres años en el Instituto, Vittal Rao recibió su diploma de Manufactura Textil.

Cuando estaba empleado como Maestro de Hilatura en una fábrica de algodón en Guldarba, se casó con Rukmabaj en el año 1908, y su hija, Ramabai, nació en 1913.

A través de su vida en servicio, breves períodos de empleo fueron seguidos por largos períodos de desempleo y ociosidad. Antes de que apenas se hubiera establecido en un lugar, contando con el empleo que había asumido, las circunstancias parecían esforzarse en que él perdiera el puesto sin culpa por su parte y tenía una vez más que embarcarse en la búsqueda de nuevos medios de subsistencia. De este modo no le fue posible la felicidad doméstica continuada y le fueron negados los dulces placeres de una casa de su propiedad durante la mayor parte del año.

Después de una diversificada carrera de varios años, se dirigió por último a Mangalore en 1917 y se unió a su suegro en sus negocios. Iba contra su naturaleza inclinarse ante las «tretas del negocio». Inevitablemente esto le llevó a chocar con su suegro y pronto rompió su conexión con los negocios y comenzó su propio negocio como fábrica de tintes y saris estampados. Pero era demasiado bueno para ser hombre de negocios y las condiciones financieras del negocio empezaron a ir de mal en peor. Su vida doméstica tampoco era demasiado feliz.

Lenta e imperceptiblemente las circunstancias externas fueron ayudando a que la inclinación religiosa de Vittal Rao se hiciera más profunda y a ganar y añadir fuerza e ímpetu a su espíritu de serenidad. Cada tarde pasaba una hora en casa de su hermano, Sitaram Rao, cuyos hijos solían estar ocupados en Bhajan ante la imagen de Sri Krishna. Durante el Bhajan, Vittal Rao se perdía en un bienaventurado estado de autoolvido. Fue en esta época cuando Vittal Rao comenzó a cantar el nombre de Lord Ram y la repetición del nombre le trajo una gran paz y alegría mentales. Mantuvo en su lengua un flujo incesante del bendito nombre y sus murmullos eran seguidos automáticamente por sus labios incluso cuando estaba trabajando o paseando por la calle. Dejó de cenar y abandonó otras pequeñas comodidades del cuerpo. Su esposa estaba totalmente atemorizada por el extraño giro que estaba tomando rápidamente la vida de su marido. Ni la persuasión, súplicas o protestas de ella o su hija pudieron inducirle a alterar el curso que estaba decidido a seguir dado que sentía fuertemente que había sido colocado en este sendero que estaba luchando por seguir y realizar así el más alto Poder.

Así estaban las cosas cuando su padre fue a él un día y le entregó la iniciación del mantra sagrado SRI RAM Jaya Ram Jaya Ram Jaya Ram, asegurándole al mismo tiempo que si él repetía el mantra constantemente sería bendecido con la felicidad eterna. Este fue un gran momento en la vida de Vittal Rao. Su progreso desde entonces fue más rápido y así fue desapegándose del mundo. Estaba preparándose para el asalto final.

Muy pronto (en diciembre de 1922) dijo adiós a la vida mundana y abandonó Mangalore. Dos días después llegó a Srigangam. Después, tras un baño en el sagrado Cauvery, cambió sus ropas por el ocre, tomó los votos de Sanyasia y asumió el nombre de Ramdas (sirviente de Ram), tal y como le ordenó su maestro, Ram. Poco tiempo después estaba en pie frente a Ramana Maharshi pidiendo su Gracia. Bhagawan movió su cabeza para decirle que él había enviado su Gracia sobre este ardiente aspirante. Ahora todo el cuerpo del nuevo Swami Ramdas temblaba de emoción. Al dejar al Maharshi se marchó a una cueva en el Arunachala y pasó veinte días en constante canto de Ram-Nam, comiendo solamente un poco de arroz que él mismo cocinaba. Al final de este período fue bendecido con una nueva visión. Él veía a su amado Ram en todas partes. En este éxtasis abrazaba a todos y a todo lo que veía. Era literalmente un Hombre-Dios. En esas condiciones viajó por toda la India visitando las tumbas santas y los Mahatmas. Un año después su esposa y su hija, al saber que estaba en el ashram de Sri Siddharuda Swami en Hubli, fueron allí y con el permiso de Sri Siddharuda Swami le llevaron de regreso a Mangalore, pero Swami Ramdas, en vez de acompañar a la madre y a la hija a su casa, se fue derecho a la cueva de Panch Pandav en Kadri. Permaneció allí durante unos tres meses. La estancia fue muy significativa porque le dio la oportunidad de meditar tranquilamente y le facilitó alcanzar las más elevadas experiencias. Según él mismo, entró en el estado de Nirvikalpa Samadhi por primera vez mientras estaba en la gruta Panch Pandav.

De nuevo sus viajes le llevaron en muchas ocasiones a todas las partes de la India y tenía un gran número de admiradores y seguidores. Descripciones vívidas de su itinerario como mendicante han sido escritas por él en su propio lúcido estilo y publicadas bajo los títulos de *In quest of God* y *In the vision of God*. Tras unos cuantos años de viajar de nuevo regresó a Kasaragod y fundó un pequeño ashram. Fue aquí donde la Madre Krishnabai se puso en contacto con él por primera vez y después de un par de años eligió dedicar su vida entera al servicio de Swami Ramdas y su misión.

Fue el deseo de Dios que Swami Ramdas no permaneciera en aquel pequeño ashram mucho tiempo. Dios incitó a algunos descreídos a crear problemas que hicieron que Swami Ramdas y la Madre Krishnabai, sometiéndose a su deseo, abandonaran para bien el ashram. Poco después surgió el Anandashram en Kanhangad, Kerala, sur de la India, y la ceremonia de apertura se hizo el 15 de mayo de 1931. Aunque empezó de forma muy humilde, el ashram se ha extendido considerablemente desde entonces.

Anandashram ha sido un poderoso baluarte espiritual y miles de ardientes devotos lo han visitado desde entonces, llevándose a su casa con ellos la antorcha de la luz, el amor y el servicio encendida a los pies del Gran Maestro.

Swami Ramdas, a quien sus seguidores y devotos llamaban amorosamente Papa, estaba siempre bullendo de alegría como resultado de su realización en Dios en todos Sus Aspectos y la consiguiente apertura de las compuertas de la alegría de su corazón. Alcanzó la cumbre de la realización solamente adoptando el canto del mantra OM SRI RAM JAYA RAM JAYA YAJA Ram (OM fue añadido por él después de obtener la iniciación del mantra). Este constante cantar el mantra le facultó para recordar y sentir la presencia de Dios dentro de él y en todas partes alrededor de él, para darse cuenta de que el universo entero era la forma de Dios. Esto le llevó naturalmente al absoluto estado de entrega, aceptando que cualquier cosa que sucediera sucedía por el deseo de Dios. Finalmente comprendió su unidad con el Ser Supremo. Él, por tanto, enseñaba a todo el que buscaba su consejo a usar el canto de los nombres de Dios constantemente y someterse a Su deseo en todas las materias. Esta práctica, aseguraba, les daría la felicidad eterna. Y ellos no tenían razones para dudar de la autenticidad de esta afirmación, porque él mismo era un ejemplo viviente de lo que las alturas espirituales Ram-Nam podían dar a un aspirante.

Swami Ramdas y la Madre Krishnabai visitaron muchos lugares en la India, invitados cada año por los devotos desde 1949 a 1957. Dondequiera que fuese, Bhajan con el canto del nombre de Dios predominantemente era el rasgo principal. No estaba inclinado a dar conferencias, aunque pronunció pequeños discursos y respondió algún número de preguntas que se le hicieron acerca de cuestiones espirituales. En 1954 hizo un viaje alrededor del mundo, por lo que muchos amigos de los países europeos, de América, Japón, Malasia, Singapur y Ceylán, tuvieron la singular oportunidad de conocerle y hablar con él.

Había escrito muchos libros en inglés y había comenzado a publicar desde 1933 una revista mensual llamada *The Vision*.

La universalidad de su religión y la perspectiva pueden ser juzgadas tomando como base una de sus frecuentes citas, referidas a continuación:

Ramdas no pertenece a ningún credo particular. Cree firmemente que todos los credos, fes y religiones son senderos diferentes que convergen finalmente en la misma meta. La misma vida de un mahometano le recuerda a Mahoma; la de un cristiano, a Jesucristo; la de un hindú, a Rama, Krishna o Siva; la de un budista, a Buda; la de un parsi, a Zoroastro. Todos los grandes maestros del mundo lo son de un solo Dios. Tanto en el Corán como en el Zend-Avesta encontramos la misma nota llamando insistentemente; la autoentrega es el camino supremo para la liberación o la salvación.

Swami Ramdas entró en Mahasamadhi el 25 de julio de 1963 a la edad de 79 años. Aunque físicamente no está presente, continúa inspirando y guiando a todos sus seguidores y ansiosos aspirantes dondequiera que se encuentren, y su trabajo permanece.

Los miembros del Anandashram realizan todos los días bhajan, es decir, repetición del nombre divino, y aarti, o sea, iluminación de lamparillas en ofrenda a Swami Ramdas y a la divinidad. Aparte de las prácticas religiosas o devocionales, los miembros realizan los trabajos domésticos y cultivan la huerta. Como me indica la Madre Krishnabai en una de sus cartas, en el Anandashram se sigue una forma de vida puramente bhakti-yogui, basada en la más elevada espiritualidad y en la realización del Yo en la divinidad.

Sri Ramakrishna

Sri Ramakrishna, el divino-hombre o el hombre-dios, como se le considera, es tenido por uno de los más grandes santos indios contemporáneos. Su nombre inspira respeto y devoción y es todo un símbolo espiritual en la India de hoy.

Galadhar Chatteji, conocido universalmente por Sri Ramakrishna, vino a este mundo en 1836 en un pequeño pueblo bengalí, en el seno de una familia brahmín. Sus padres, desposados en 1799, se llamaban Khudiram Chattopadhyaya y Chandra Devix.

Ramakrishna era un niño vivaz e inteligente. Su rasgo más sobresaliente, sin embargo, era el de su bondad. Desde muy niño dio muestras de serenidad, tolerancia y comprensión. Poseía una memoria extraordinaria y se interesaba por las artes en general y los relatos épicos de la mitología hindú. Gustaba de representar pasajes pertenecientes a los dramas religiosos y se nos dice que a la temprana edad de seis años tuvo su primera experiencia supramundana, que le hizo conocer un estado de trascendente plenitud interior. Masahaya, en su Evangelio de Ramakrishna, explica:

«Un día de junio o julio cuando caminaba por una estrecha senda, entre los arrozales, comiendo arroz cocido que llevaba en un canastillo, miró al cielo y vio una hermosa nube oscura de tempestad que se extendía con rapidez. Una bandada de grullas, blancas como la nieve, pasó por encima de él. La belleza del contraste le hizo perder el conocimiento y cayó desvanecido.»

Este pasaje denota la extraordinaria sensibilidad y receptividad del que llegaría a ser uno de los más grandes santos con los que la India haya contado jamás.

Por su receptividad espiritual, frecuentemente la experiencia extática se apoderaría de Ramakrishna a lo largo de toda su vida, produciéndole a veces alarmantes fenómenos físicos o psicosomáticos, hasta tal extremo que aquellos que los presenciaban temían por su equilibrio físico y mental, y se esforzaban por hacerlo regresar al estado ordinario de consciencia.

Un año después de su primer éxtasis, el niño se encontró con el fenómeno de la muerte. Su padre dejaba su cuerpo para siempre. El niño se sintió hondamente impresionado. Desde aquel momento se interesó profundamente por la literatura sagrada y se sintió inclinado hacia los diversos aspectos de la sanyasia (renuncia a lo mundano).

Tenía el niño nueve años cuando se procedió a su consagración a fin de introducirle en la comunidad brahmánica. Mediante la clásica ceremonia que se sigue en tales ocasiones (Upayana), a Galadhar se le impuso el cordón sagrado que es distintivo de su privilegiada casta.

Las experiencias supramundanas se hacían más frecuentes e intensas en Galadhar. Resultado de tales experiencias es el que el joven brahmín viviese como en otra dimensión, distante del mundo fenoménico, alejado de todo aquello que le rodeaba, sumido en aparentes y largas reflexiones, establecido en una inquietante introversión que, cuando menos, resultaba extraña para los demás.

Un hermano mayor del muchacho era sacerdote del templo Dakshineswara, consagrado a la diosa Kali, la Divina Madre. Este hermano cierto día se llevó consigo al muchacho. Quiso el destino que un año después el joven sacerdote muriera y que su hermano menor ocupara su puesto. Desde este momento Ramakrishna se dedicó por entero a cultivar su vida espiritual. Su ansia de la divinidad alcanzó unos límites inusitados y poco corrientes. Deseaba con todo su ser que la Divina Madre se le manifestase. Para obtener tan excelso favor, el joven se sometía a un intenso y arduo trabajo de purificación, meditando, orando y entonando himnos religiosos, con su pensamiento siempre puesto en la Divina y anhelada Madre. Él se dirigía a ella con palabras tales como las siguientes:

«Madre, yo no quiero riqueza, ni fama, ni el afecto de los parientes o de los demás, solo quiero verte y estar contigo.»

Lloraba con mucha frecuencia. Se desesperaba en la que se le hacía una larga espera. Horas y horas repitiendo el nombre de la divinidad; noches de angustia alimentando su devorador deseo de verla; semanas de dolor interior, de insatisfacción, de amarga soledad. Era el suyo el amor del místico en busca de la «unión»;

un amor que puede llegar a desequilibrar y que puede conducir al suicidio; un amor más poderoso que el más vehemente de los amores puramente humanos. Cada día la espera era más difícil, más insoportable, más cruel. Obsesionado, fuera de sí, invocaba y suplicaba la presencia de la Madre. No le bastaba con pensar en ella; quería y exigía sus palabras y su imagen, su presencia. Extenuado por el sufrimiento, preguntaba a la Madre:

«¿Existes tú, Madre, o eres una ficción de mi espíritu, una visión poética, sin realidad alguna? ¿Por qué no puedo verte?»

Preguntaba sin obtener respuesta; buscaba sin encontrar. Se lamentaba y las lágrimas anegaban sus ojos y oprimían su corazón. Aquel dolor parecía no tener fin. El devoto de la Madre Divina dudaba de sí mismo y de sus creencias, estaba desconcertado y no sabía ya cómo invocar la presencia de aquella a la que volcánicamente amaba. Era tan caótico su estado, tan desesperante su frustración de amante no enteramente correspondido, que acarició la idea del suicidio. Leamos sus palabras:

«Un día me sentía abocado a una gran angustia. Sentía retorcerse mi corazón como una tela mojada. Me laceraba el sufrimiento. Al pensar que no podría gozar de aquella visión divina, la vida no me parecía digna de vivirse. Repentinamente vi la gran espada que colgaba en el santuario. Estaba decidido a terminar. Me abalancé como un loco para cogerla y súbitamente la Madre bendita se me reveló por fin. Los distintos edificios, el templo y todo lo demás se desvaneció a mis ojos sin dejar rastro. En lugar de ello vi un océano de conciencia sin límites, infinito, abrumador. A todo lo lejos que podía alcanzar mi mirada, percibía brillantes ondas, que surgían de todos lados y se estrellaban contra mí, con un ruido terrorífico, dispuesto a engullirme. No podía respirar. Preso en el torbellino de las olas, caí, inanimado. Ignoraba cuanto pudiera pasar en el mundo exterior. Pero, en mi interior, una marea constante de felicidad totalmente desconocida me inundaba, y sentía la presencia de la Madre Divina.»

Esta singular experiencia, sin embargo, no satisfizo en absoluto el ansia de divinidad que dominaba al devoto de la Divina Madre. Es más, aumentó la pasión de Ramakrishna, quien no buscaba solo la presencia de la Madre, sino su visión. La obsesión tomó caracteres alarmantes. Las experiencias samádhicas se sucedían, pero ellas no remitían la inquietud del devoto de la Madre. Ramakrishna estaba desquiciado. Hasta tal punto era desorbitada su ansiedad, que los que le conocían comenzaron a pensar que estaba loco. Tan poco reconfortantes juicios llegaron a oídos de la madre de Ramakrishna. Ella, muy preocupada, le pidió que fuese a verla. Ramakrishna regresó a su hogar. Conoció entonces a Sarada Devi, con quien se casaría en 1859. La joven esposa continuó viviendo en casa de sus padres y Ramakrishna lo hizo durante un año en el hogar de su madre.

En el hogar de su madre, Ramakrishna había encontrado cierta paz de la que antes carecía por completo. Llegó el momento de regresar al templo. Una vez en Dakshineswara, el devoto comenzó a verse amenazado por el intenso deseo de ver a la Madre. Habiendo ensayado ya todas las formas de aproximación a la divinidad, ensayó ahora durante unos meses el ascetismo y la mortificación. Pero todo era inútil. Ramakrishna vivía en un mundo de confusión y dolor. Hasta que cierto día de 1861 llegó a Dakshineswara una singular mujer. Se trataba de Bhairavi Brahmani, devota tántrica. Ella iba a ser una maestra para el desesperado devoto, una guía, una luz.

Nada más verse, Ramakrishna y Bhairavi se sintieron fuertemente ligados por un vínculo espiritual indestructible. Ella dijo: «Hijo mío, era a ti a quien yo buscaba desde hace mucho tiempo.» Y él sintió la felicidad en su corazón y la serenidad en su mente.

Bhairavi y Ramakrishna comenzaron a efectuar juntos un intenso sadhana (práctica espiritual). Él encontró en ella alguien a quien poder comunicar todo lo que alteraba su mundo interior.

Ramakrishna preguntó a la devota:

—Dime: ¿qué son estas cosas que me están sucediendo? Dime: ¿te parece que estoy loco? Dime: ¿es cierto que estoy enfermo como resultado de llamar a la Madre, día y noche, con delicada devoción?

Y Bhairavi respondió:

—Hijo mío, ¿quién se atreve a calificarte de loco? Lo que me has contado no indica ningún desequilibrio mental; lejos de ser locura, lo que tú tienes es Mahabhava, el supremo amor divino. ¿Dónde hay gente que pueda reconocer tu estado? En los textos religiosos devocionales tu estado está claramente mencionado. Sri Chaitania, la Encarnación Divina, tenía tu superior estado. Radhika, la amada de Sri Krishna, bendita figura de amor puro, vivía en ese estado. Yo tengo estos textos, voy a leerlos y a probar que tú eres un ser extraordinario.

El vínculo entre estos dos seres cada vez se hizo más denso y más estrecho. Se amaban con un amor espiritual y profundo. Ella era una gran conocedora de religión y Ramakrishna podía resolver en la conversación muchas de sus dudas. Hacían juntos sus prácticas espirituales. La mujer inició a Ramakrishna en la doctrina tántrica. El sadhana tántrico duró alrededor de cuatro años. Ramakrishna fue muy perseverante. Con admirable fuerza de voluntad iba aproximándose a su Sí-mismo. De una forma más racional ahora, iba realizando a la divinidad en su aspecto personal e impersonal.

Habiendo perfeccionado su adiestramiento tántrico, Ramakrishna estudió y practicó el Visnuismo y, más adelante, el Vedanta bajo la dirección de Totapuri, un sanyasi que estuvo durante un año en el templo y se admiró ante la espiritualidad excepcional de Ramakrishna.

Ramakrishna siempre creyó que un hombre puede llegar a Dios a través de cualquier doctrina. Él mismo practicó el hatha-yoga, radja-yoga, Cristianismo e Hinduismo, además de las doctrinas ya mencionadas. Después fue categórico en su afirmación: «Y he hallado que todos se dirigen al mismo Dios por vías diferentes.» Se sentía también atraído por los sistemas nastikas (heterodoxos), como el Budismo y el Jainismo

En la India, si hay algo verdaderamente imposible, es que un hombre santo pase inadvertido. Ramakrishna era santo entre los santos y no pasó mucho tiempo antes de que contase con numerosos discípulos. Él, humilde y comprensivo, jamás rehuyó a quienes depositaban en él su confianza y les atendió con todo cariño. Cada día era mayor el número de devotos que iban a recibir su gracia espiritual. Todos se sentían estremecidos ante su extraordinario aspecto y ante su fuerza espiritual. Y poco a poco su fama se extendió por toda la India e incluso más allá de la India. Los discípulos se multiplicaron. Para los hindúes Ramakrishna era un santo, incluso una encarnación divina.

En el año 1885 apareció un tumor maligno en la garganta de Ramakrishna. Sus discípulos se alarmaron. Ramakrishna se debilitaba de día en día, pero a pesar del intenso dolor que le aquejaba, continuaba recibiendo a los devotos que iban a recibir su gracia. Sucedió entonces, sin embargo, que dada la gravedad del paciente, los médicos prohibieron las visitas.

Ramakrishna superaba el dolor físico con su grandeza espiritual. Explicó:

«Mi enfermedad tiene por objeto enseñar a la humanidad cómo pensar en el Espíritu y vivir en la conciencia de Dios, aun cuando el cuerpo esté torturado por agudísimos dolores. Cuando el cuerpo está padeciendo la agonía del dolor y muriendo de hambre, cuando ningún recurso puede ya aliviarlo, aun entonces la Madre demuestra que el espíritu es el amo del cuerpo. El objeto de mi enfermedad es dar un ejemplo absoluto del Espíritu sobre la materia en esta época de materialismo y escepticismo. Mi Divina Madre ha hecho que se enfermara este cuerpo para convencer a los escépticos de nuestros tiempos de que el atmán es divino, que la conciencia de Dios es tan cierta y práctica hoy como lo fue en el período védico, y que alcanzando la perfección queda uno libre de todas las limitaciones. Mi Divina Madre ha demostrado por medio de su hijo lo que significan las distintas clases de yoga y cómo pueden lograrse en estos tiempos. También ha demostrado que todas las sagradas escrituras son ciertas; que todas las religiones son como sendas distintas que conducen a una misma meta, la única, la Infinita Divinidad. Todas mis prácticas religiosas, prácticas de yoga y ejercicios de devoción han sido por el bien de los otros y no para mi propio bien. Mi Madre ha establecido mediante esta forma un ejemplo viviente en esta edad.

»Quien practique la decimosexta parte de lo que he dicho y hecho obtendrá con seguridad la conciencia de Dios en esta vida. (El Evangelio de Ramakrishna).»

El 16 de agosto de 1886, a la una de la madrugada, el mahasamandhi ponía fin a la vida terrena de uno de los más grandes realizados de la India.

La enseñanza de Sri Ramakrishna

Toda la enseñanza de Ramakrishna está encaminada a realizar a la divinidad en uno mismo. Dicha realización puede conseguirla lo mismo el renunciante que el devoto que vive en sociedad. Lógicamente el practicante que no renuncia al mundo tiene que adiestrarse en el desapego, para lograr así la necesaria evolución. El practicante debe sentirse satisfecho con aquello que posee y no debe entregarse en exceso al bienestar material. Debe trabajar por conseguir lo necesario para poder mantenerse a sí mismo y a su familia, siempre y cuando no se deje arrastrar por la codicia. Para aquel que vive en sociedad, el dinero tiene su importancia, siendo necesario impedir que el mismo pueda esclavizar al individuo. Si resulta posible, se debe ser generoso e incluso espléndido.

Vivir en sociedad no quiere decir que uno tenga que permanecer apegado a todo lo que a uno le rodea. El yogui que vive en sociedad lo hace desapegadamente. Hay que ser responsable y cumplir con las obligaciones que se tengan, pero manteniendo una actitud interior de independencia y dejando tiempo para la meditación y las técnicas de interiorización en general. Para no dejarse absorber por las cosas mundanas, el practicante debe adiestrarse en el discernimiento (viveka), que le permitirá mantenerse neutral y le ayudará a no identificarse. Todo aquello que se hace debe ofrendarse a la divinidad, que constantemente debe estar en la mente del individuo. Ramakrishna consideraba muy conveniente que el yogui que vive en el mundo practique de cuando en cuando un retiro. Este retiro puede durar unos días y será muy valioso para poder reflexionar, reafirmarse en el desapego e intensificar la búsqueda de Dios. Asimismo Ramakrishna consideraba que, cuando un hombre ha conseguido lo suficiente para que su familia pueda mantenerse por sí sola, ya nada hay que le retenga en el mundo y entonces puede ya retirarse definitivamente de la vida mundana y realizar su Yo; porque nada debe haber más importante para el individuo que su realización. Por otra parte, no es fácil la autorrealización en sociedad, porque surgen obstáculos a veces muy difíciles de superar. La vida fenoménica adormece y envuelve con su ilusión e ignorancia. De ahí la importancia de activar al máximo el discernimiento. Ramakrishna distinguía entre el hombre común y el hombre despierto; distinción esta muy clásica en todas las escuelas iniciáticas y técnicas de autorrealización.

El aspirante encontrará una considerable ayuda en el maestro, pero siempre y cuando el maestro sea verdadero. Siempre han abundado los maestros falsos y ya Ramakrishna nos pone en guardia contra ellos. Para Ramakrishna es un maestro espiritual aquel que ha realizado a la divinidad. Leemos en la Sagrada Enseñanza de Sri Ramakrishna (de Vijoyananda):

«Mucha gente ha oído hablar de la nieve pero no la ha visto; del mismo modo, muchos predicadores religiosos han leído en los libros sobre los atributos de Dios, pero no los han realizado en sí mismos. Otros han visto la nieve, pero no la han probado; así, muchos maestros religiosos han tenido solamente un vislumbre de la Divina gloria, pero no han comprendido su verdadera esencia. Solamente aquel que ha gustado la nieve puede decir cómo es. De forma similar, solo puede describir los atributos de Dios aquel que ha tenido con Él las distintas relaciones de amigo, servidor, amante y también ha realizado su unidad con Él en el estado de completa absorción.»

Ramakrishna estima que el individuo debe obtener el conocimiento superior para encontrar a Dios. Este conocimiento no se adquiere en los libros, no es erudición; es el conocimiento que se obtiene trabajando sobre uno mismo y siguiendo las técnicas bhakti-yoguis. El conocimiento verdadero purifica interiormente al individuo y posibilita su acercamiento a la divinidad. El conocimiento superior facilita el discernimiento y el desapego; en cambio la simple erudición no impide el apego ni ilumina la mente superior. Un hombre puede ser muy erudito y, sin embargo, carecer de las más valiosas cualidades positivas; la erudición no implica ni mucho menos el amor, la tolerancia y la entrega a los demás. No basta con saber, sino que hay que practicar.

«Para-vidya o conocimiento supremo es aquel por el cual realizamos a Dios. Todo lo demás, las escrituras, la filosofía, la lógica o la gramática, en sí, son únicamente un fardo y sirven de confusión para la mente. Los libros son, a veces, mudos. Solo son buenos cuando nos conducen hacia el supremo conocimiento.» (La Sagrada Enseñanza de Sri Ramakrishna.)

El individuo debe independizarse de sus sentidos, porque de otra forma estos le ocultarán continuamente la realidad trascendental, y el hombre seguirá viéndose dominado por sus conflictos, impulsos, tendencias e inhibiciones. Mediante el control sensorial y la obtención de un conocimiento más elevado, el ser humano podrá renunciar a muchas cosas que retardan su crecimiento interior, aunque esta renuncia solo sea interior.

El hombre puede escoger entre ser sabio o ser siempre un ignorante, entre disponer de la sabiduría trascendental (vidya) o estar siempre sumergido en la ignorancia (avidya). Aquellos que viven únicamente en el yo individual, permanecen en la ignorancia; aquellos otros que, al contrario, se elevan por encima de su ahamkara (individualidad) y viven en el Yo superior obtienen la sabiduría suprema y encuentran en sí mismos a la divinidad. Maya (ilusión) es como una red que aprisiona al individuo; es la generadora de la ignorancia y del dolor. Trascendiendo maya, uno se da cuenta de que la individualidad no es real y de que el individuo está siempre en conexión con la Unidad. La individualidad distancia al hombre de la divinidad y le aleja constantemente de su mente superior, de su supraconsciencia. El egotismo limita las percepciones interiores y exteriores, estrecha la consciencia y no permite unas elevadas miras espirituales. El bhakti-yogui debe luchar contra su egotismo y convertirse en un instrumento de la divinidad, en una proyección muy fiel de esta.

El practicante debe ser caritativo, sencillo, paciente, discreto y humilde. Debe superar los deseos, insistir en la oración y alimentar su devoción. El aspirante puede alimentar su devoción mediante la repetición del nombre de la divinidad, peregrinando a los lugares sagrados y cultivando la amistad de los hombres espiritualmente elevados.

Para Ramakrishna un hombre puede llegar a la Verdad a través de cualquier doctrina siempre y cuando la siga con honestidad. Leemos en La Sagrada Enseñanza de Sri Ramakrishna:

«En un gran estanque hay varias escaleras para llegar al agua. Podemos bajar por cualquiera de ellas, pues lo importante es bañarse o llenar su propia vasija con agua y no discutir inútilmente sobre si una escalera es mejor que otra. De forma similar, hay muchas escaleras que conducen a las aguas de la fuente de Eterna Dicha. Cada religión es una de esas escaleras. Desciende rectamente, con sincero y anhelante corazón, por una de esas escaleras y llegarás al agua de la Bienaventuranza Eterna. Pero no digas que tu religión es mejor que la de otro.»

Ramakrishna era básicamente un bhakti-yogui. Pero en cierto modo su enseñanza era integral, es decir, no dudaba en recomendar las técnicas de los diferentes yogas, incluso las del hatha-yoga, para facilitarle el camino al aspirante y acelerar el proceso de su realización de la divinidad. Insistía en el japa, la meditación y la concentración, y aconsejaba el gnana-yoga y el karma-yoga. Para Ramakrishna el ser humano debe, por encima de todo, purificar su mente y entrar en comunión con la divinidad. Por eso dijo: «Hijos míos, Dios oye todo. Su oído percibe hasta las pisadas de las hormigas. Llamadlo con fervor, os juro que él vendrá para salvaros.»

A unos ocho o diez kilómetros de Calcuta se encuentra el templo de Dakshineswar, en el que Sri Ramakrishna fue sacerdote tras morir su hermano, Makrishna. Lo visité un hermoso atardecer. Muy cerca de esta gran edificación desciende el Ganges en toda su majestuosidad. En los ghats había cientos de personas que bañaban sus cuerpos en el río sagrado. Todo el lugar estaba enormemente concurrido. Resultaba difícil caminar. Estuve durante unos minutos en el kutir que fuera de Ramakrishna y en el de su amada mujer Sarada Devi. Ambos estaban llenos de gente que oraba con fervor. Las flores no podían faltar junto al retrato de este hombre-dios de la India moderna que supo llegar a la divinidad y supo transmitirla a los demás.

La Ramakrishna Mission

La Ramakrishna Mission es la orden religiosa más importante de la India, fundada en 1897 por Swami Vivekenanda. Sus objetivos son los siguientes: formar swamis que extiendan la enseñanza de Ramakrishna, basada en el amor y la pureza; enviar el mensaje de Ramakrishna a todo el mundo, sin discriminación de ningún tipo, aceptando a todos los seres humanos por igual, cualquiera sea su religión, condición o raza; impartir y promover el estudio del Vedanta y sus principios, tales como los expuso Sri Ramakrishna y los ejemplarizó con su propia existencia; promover el estudio de las artes, ciencias e industrias; entrenar a profesores y capacitarlos para que puedan llegar a las masas; educar a las masas, establecer y desarrollar escuelas, colegios, orfanatos, laboratorios, factorías, hospitales, dispensarios, asilos y otras actividades educativas y caritativas; imprimir y publicar, así como distribuir, folletos, libros y revistas que cultiven los ideales espirituales; llevar a cabo aquellas actividades que puedan favorecer al máximo a la Mission y que promuevan las enseñanzas de Ramakrishna.

La Ramakrishna Mission establece centros en todo el mundo y organiza reuniones, clases, conferencias, coloquios y otras actividades. También dispone de excelentes bibliotecas. Es una Orden universalista, que no pretende el proselitismo directo, que acepta todos los cultos, se basa en una absoluta tolerancia y busca la cooperación y relación interreligiosa. Resumiendo, los fines de la Orden son: las obras caritativas, las obras educativas y la formación de swamis.

Aunque la Ramakrishna Mission es una, se clasifica en dos ramas: la puramente monástica (Math) y la que se encarga de las restantes actividades (Mission).

En su vertiente monástica, la Ramakrishna Mission prepara a monjes, que deben pasar durante un tiempo por el período de noviciado. Los monjes son enviados a los diversos centros de la Ramakrishna Mission repartidos por todo el mundo. Existen numerosísimos centros de la Ramakrishna Mission, aunados todos ellos bajo la organización central.

La vertiente monástica de la Ramakrishna Mission se ve complementada por su vertiente filantrópica.

El Belur Math es el Monasterio central de la Ramakrishna Mission. Se encuentra cerca de Calcuta, prácticamente en las afueras de esta ciudad. Ocupa en verdad un lugar casi paradisíaco, que no puede por menos de impresionar muy gratamente al visitante. La tranquilidad es reconfortante en aquellos bellos jardines a orillas del caudaloso Ganges. Todo permanece limpio y cuidado, y reina una atmósfera de gran paz. Todos los monjes tienen su actividad que desarrollar y la efectúan con tenacidad y entusiasmo.

Recortándose contra el horizonte, bello y sólido, se levanta el santuario de la Mission, edificación realizada en los siguientes estilos arquitectónicos: hindú, musulmán y cristiano. Representa dicha construcción la unidad de todas las religiones. Ramakrishna siempre se alejó de todo sectarismo y basó su enseñanza en la interrelación religiosa, sosteniendo que cualquier doctrina que se siga con honestidad conduce a la Liberación y a Dios.

Dentro de esta singular construcción que recoge estilos tan dispares y que, sin embargo, resulta considerablemente atractiva, hay un santuario de Ramakrishna. Cuando estuve allí había numerosos devotos que, fervientemente, meditaban en el inolvidable Maestro. Un joven, después de observarme detenidamente, se acercó a mí y me dijo musitando:

—Él está con todos aquellos que le invocan.

Después me saludó con la cabeza y se alejó. Detalles como este suceden con frecuencia en la India, pues todo el mundo está siempre deseoso de poder ser útil a los demás y poder brindar su colaboración y explicaciones. Uno se siente en estos casos agradecido y reconfortado ante tanta hospitalidad y tan excelente disposición.

En Belur hay diferentes santuarios de los grandes swamis. Visité con detenimiento el de Vivekananda y el de Brahmananda. Después me entrevisté con el presidente de la Ramakrishna Mission, Swami Vireshwarananda, para el que me había entregado Swami Ritajananda una tarjeta de presentación. Swami Vireshwarananda es un hombre muy ocupado. De edad avanzada, desarrolla una gran actividad. Es bondadoso e inteligente y en consideración a su apretado programa (recibe muchas personas diariamente, entre otras importantes actividades), no quise robarle mucho tiempo y permanecí con él tan solo unos quince o veinte minutos. Le puse en antecedentes sobre la labor que estaba desarrollando en la India y se sintió visiblemente satisfecho.

—Todo lo que se haga para combatir el materialismo creciente, es trascendental —explicó—. El ser humano no se da cuenta de que lo más importante que hay en él y en su vida, lo único permanente, es su Yo.

Dijo algunas palabras sobre Ramakrishna y la misión de la Orden. Después preguntó:

—¿Qué más lugares de la India recorrerá?

—Quiero ir a Rishikesh —respondí—. Me interesa visitar toda la zona santa de la India.

Durante unos segundos su semblante pareció entristecerse.

—Lamentablemente esa zona ya no es la que era.

Movió la cabeza con manifiesto pesar.

—Poco a poco todos los lugares se van materializando, van perdiendo su tradicional y auténtica espiritualidad. Sin embargo, se sentirá satisfecho en Rishikesh. Allí la vida es sencilla, apacible.

—También quiero visitar Hardwar.

—¡Oh, Hardwar! —exclamó como con nostalgia—. Es un lugar muy santo. Efectivamente muy santo.

—Toda esa zona —comenté— posee una larga tradición espiritual y mística.

—Así es —afirmó—. Los tiempos, sin embargo, hacen que las cosas cambien a veces para mal. Hardwar conserva bastante su espiritualidad. No dudo de que habrá de agradarle realmente.

Me observó con cierto detenimiento y agregó:

—¿Ha leído sobre la vida y enseñanza de Ramakrishna?

—Sí, he leído todo aquello que ha caído en mis manos sobre él.

Esbozó una leve sonrisa de complacencia.

—Ramakrishna, Vivekananda, Brahmananda... Todos ellos me han interesado, especialmente Vivekananda.

—Sus escritos son muy útiles —aseveró—. Leer a Vivekananda nos ayuda a comprendernos mejor. Leer a Vivekananda nos ayuda a amar a Dios.

Entonces evoqué esas palabras de Vivekananda que dicen: «Con el amor de Dios se desarrollará en nosotros, como consecuencia cierta, el amor de todos los seres en todo el universo. Mientras más nos aproximemos a Dios, veremos mejor que cualquier cosa está en él. Cuando el alma logra apropiarse de la felicidad de este amor supremo, comienza a verlo en toda cosa. Entonces nuestro corazón se transforma en una fuente inagotable de amor.»

Tras mi entrevista con el presidente de la Ramakrishna Mission, estuve observando el lugar en donde los swamis son quemados tras su muerte. Evoqué el carácter transitorio e impermanente de todas las cosas. Pero para el Vedanta hay algo eterno e imperecedero, el atmán, que una vez purificado es Brahmán, o sea, Dios.

Al regresar hacia Calcuta, desde un gigantesco puente, contemplé de nuevo a las personas que cerca del templo de Dakshineswara bañaban sus cuerpos en el Ganges. Ancianos, mujeres, niños. Todos apiñados, sintiendo sobre la piel el agua fresca del río santo. El sol comenzaba a declinar y el Ganges adoptaba un color plomizo. ¡Cuántos devotos no habrán sumergido sus cuerpos en este río que para muchos es una ilusión y una esperanza!

Swami Ritajananda

Desde hace más de una década Swami Ritajananda preside el Centro Vedántico Ramakrishna de Francia, que se encuentra en Gretz, a unos treinta kilómetros de París.

Swami Ritajananda viaja con cierta frecuencia por los países europeos a fin de ponerse en contacto con sus discípulos y con aquellas personas interesadas por el Vedanta. Tuvo la gentileza de venir a visitar el centro de yoga que dirijo y celebramos una amplia conversación durante muchas horas. Días después volvimos a entrevistarnos y, de nuevo durante unas cuantas horas, estuvimos conversando. Swami Ritajananda es un hombre con una gran preparación intelectual y no rehúye ninguna cuestión.

Transcribo seguidamente parte de las conversaciones que mantuvimos:

Autor: ¿Puede un hombre realizarse en sociedad o considera que el aislamiento es necesario, aunque solo sea temporal?

Swami Ritajananda: Ambas cosas son posibles. Los dos caminos pueden conducir a la autorrealización. Depende de cómo pueda mejor el aspirante organizar su pensamiento y su vida. Algunos aspirantes preferirán o requerirán el aislamiento; otros, sin embargo, no. Siempre hay que tener presente la naturaleza del practicante. Debemos considerar que el pensamiento puede llegar a controlarlo absolutamente todo. Podemos permanecer en sociedad y saber aislarnos cuando lo consideremos oportuno; podemos vivir con mucha gente y, sin embargo, poder mantener independiente y libre nuestro mundo interior.

A.: Para muchas personas, sin duda alguna para la gran mayoría, el problema se encuentra en cómo poder controlar el pensamiento.

S. R.: Usted naturalmente ya conoce el aforismo de Patanjali: «El yoga es el control de las ideas en la mente.» Esa es la base del yoga. El practicante debe esforzarse asiduamente por controlar su mente. Es cuestión de práctica. Insisto: en el yoga es muy importante el control mental y muchas de sus técnicas están encaminadas precisamente a conseguir dicho control.

A.: ¿Considera eficaz el ascetismo como medio para favorecer el control de la mente?

S. R.: El yogui no es un asceta propiamente dicho. ¿Qué entiende usted exactamente por ascetismo?

A.: No me refiero únicamente a un ascetismo físico, sino también moral y espiritual. ¿Pueden favorecer el control de la mente las mortificaciones, el ayuno, la abstinencia, el aislamiento, la renuncia?

S. R.: El yogui siempre evita los extremos. Y este principio también es aplicable al aspecto físico. El yogui, por ejemplo, no ayunará frecuentemente; no se entregará a prolongados ayunos, como no se entregará a las mortificaciones corporales. Las evitará, aunque por supuesto siempre tratará de mantener controlados su cuerpo y sus impulsos. Usted sabe que muchos anacoretas, eremitas o monjes han mortificado sus cuerpos, a veces incluso muy cruelmente. El yogui no acostumbra hacerlo. No cree necesaria la tortura corporal. Se mostrará siempre razonable en sus disciplinas. Consideremos además que el yogui valora justamente su cuerpo. Sí, el cuerpo es realmente importante para el yogui y estima que hay que conservarlo en estado saludable, ya que es el vehículo del hombre en la Tierra. Es un instrumento, pero debe conservarse apto para servir apropiadamente al ser humano. Si es tratado con crueldad, no estará en condiciones que favorezcan la autorrealización. Ahora bien, hay que entender que el yogui no debe nunca mostrarse débil con su cuerpo y no deberá satisfacerlo siempre, ya que entonces se convertiría en un esclavo de su cuerpo y eso es lamentable. El yogui debe ser en todo momento el dueño de su cuerpo y no permitir jamás que el cuerpo se convierta en el dueño de él.

A.: Uno de los logros más difíciles es el control y superación de los deseos, que incorrectamente realizados pueden crear represiones capaces de originar graves trastornos psicológicos en el individuo.

S. R.: En efecto. Hay que mostrarse muy cuidadoso en este sentido. No cabe duda de que el material reprimido puede perjudicar gravemente al individuo. Por ello el aspirante debe esforzarse por trascender los deseos y no por reprimirlos. Hay una gran diferencia entre reprimir y trascender. El ideal debe ser tan poderoso para el aspirante, despertar de tal forma todo su interés y atención, que todo lo demás pierda importancia, quede relegado a un segundo plano. Esto no es difícil de comprender. Es como cuando se ama con todo nuestro ser a una persona; el resto de las personas quedan entonces en cierto modo eclipsadas. Así debemos amar a nuestro ideal, con todo nuestro ser.

A.: La meditación y la concentración son dos técnicas valiosísimas; es más, son las técnicas básicas del radja-yoga y en cierto modo de todos los yogas. Su eficacia viene avalada por los siglos. Todos los maestros espirituales, y no solo ya los del yoga, se refieren a ellas. Pero abusar de la concentración y de la meditación puede llegar a ser nocivo. Se ha dicho incluso que el abuso de estas técnicas podría desencadenar trastornos psicológicos o mentales. ¿Puede facilitarme su opinión al respecto?

S. R.: Son muy sabios los aforismos de Patanjali con respecto a la concentración y a la meditación. Deben ser considerados atentamente. Ante todo no hay por qué abusar de dichas técnicas hasta que la mente ha obtenido un grado mínimo de pureza. Cuanto más pura esté nuestra mente mejor podremos meditar y durante más tiempo. Una persona que abuse de la meditación sin haber conseguido una considerable purificación mental puede tener dificultades. Porque no debemos olvidar que si la mente no es lo suficientemente pura, los deseos, las pasiones y los sentimientos negativos pueden adquirir mucha fuerza y atormentar al practicante; incluso el contenido subconsciente puede aflorar y angustiar a la persona. Considero que todo practicante debe conocer y comprender el significado auténtico de la autorrealización. Es importante, importantísimo, tener una mente clara y un amor intenso por el ideal.

A.: Hay practicantes que durante sus prácticas de interiorización tienen determinadas visiones o escuchan determinados sonidos. ¿Deben o no ignorar tales fenómenos?

S.R.: Es preferible ignorarlos. Son muchas veces fenómenos psíquicos o mentales que dependen estrechamente de la naturaleza psíquica o del temperamento del practicante. Hay muchos practicantes que se interesan por estos fenómenos, pero tales fenómenos no representan ni mucho menos lo esencial. Al igual que una persona a medida que va ascendiendo hacia la cumbre de una montaña va ampliando toda su visión de los alrededores, el practicante va teniendo una comprensión más profunda y exacta a medida que va avanzando en sus prácticas. Pero eso no es suficiente. No basta con ascender un solo trecho por la montaña; hay que alcanzar la cima. Asimismo no basta con cierta evolución interior; hay que aspirar a la liberación definitiva. Y en esta evolución el practicante no debe interesarse especialmente por estos fenómenos que usted ha señalado y que pueden presentársele. Si lo hace, puede ocurrir que se olvide su verdadera meta o que la posponga. Ramakrishna les aconsejaba a sus discípulos que ignorasen tales fenómenos e incluso les recomendaba suspender temporalmente las prácticas de meditación si dichos fenómenos se producían con demasiada frecuencia.

A.: ¿Pueden algunos de estos fenómenos significar que el practicante está avanzando en su camino, que está evolucionando espiritualmente?

S. R.: Es posible; pero también puede no ser así. Algunas personas disponen de un exceso de imaginación que no controlan e imaginan cosas extraordinarias. ¿Entiende lo que trato de explicarle?

A.: Por supuesto, Swami. Deduzco de sus palabras que podríamos clasificar entonces tales fenómenos en reales e imaginarios.

S. R.: Exacto. Es necesario tener en cuenta que estos fenómenos son personales, que se producen a un nivel individual y por ello se hace inevitable distinguir entre una experiencia real y una experiencia imaginaria, entre unos fenómenos auténticos y unos fenómenos originados por un exceso de imaginación.

A.: Existen diversas modalidades de yoga: bhakti-yoga, karma-yoga, tantra-yoga, gnana-yoga, radja-yoga, hatha-yoga y otras. Mi pregunta es muy concreta en este sentido: ¿cuál es la modalidad yóguica que usted considera más apropiada para el occidental actual?

S.R.: Cada persona tiene su propia naturaleza: emotiva, intelectual, activa o pasiva, etcétera. No se puede generalizar. Según la naturaleza y temperamento de la persona así habrá de ser la modalidad yóguica que se practique. Pero no hay ningún inconveniente en practicar diversas formas de yoga e incluso en muchos casos es lo más acertado.

A.: ¿Considera aconsejable hacer una combinación o síntesis de los diferentes yogas y sus técnicas?

S. R.: ¿Por qué no? Estoy de acuerdo, siempre y cuando se tenga en consideración que cada persona tendrá un yoga que se avendrá mejor con su carácter y naturaleza interior y que, por tanto, deberá ser el que más practique; es decir, que deberá conceder a ese yoga prioridad sobre los otros.

A.: Según muchos yoguis, todas las modalidades yóguicas tienden a despertar y activar la energía kundalini. ¿Considera usted acertado tal punto de vista?

S. R.: Ni todos los yoguis ni todos los maestros espirituales, ni todos los yogas, por supuesto, se refieren a kundalini ni tampoco indican que el objetivo del yoga deba ser su despertar.

A.: Cierto, pero dado que kundalini es la energía espiritual, puede que la misma sea automáticamente estimulada al producirse la evolución del practicante, aunque diversas modalidades yóguicas no se refieran a dicha energía.

S.R.: Hay diversos sistemas de autorrealización que no se refieren a la energía kundalini ni a su despertar. Debido a que no me he ocupado directamente de kundalini, prefiero no pronunciarme en este sentido. Tenga usted en cuenta que Patanjali mismo ni siquiera la menciona. Está bien claro que el yoga original no se refiere a ella. Es un principio del tantrismo. Ramakrishna se refiere con cierta frecuencia a kundalini porque él fue devoto del Tantra

A.: El yoga pretende, en sus etapas superiores, la unión de atmán con Brahmán. ¿Puede un escéptico, sin embargo, llegar a esas etapas superiores?

S. R.: Cada yoga ofrece sus puntos de vista y explicaciones en lo referente a las etapas superiores. No debemos simplificar las cosas. Todo ser humano puede alcanzar la liberación. Hay, eso sí, una realidad para todos los yoguis: la Conciencia Universal está en todos nosotros. Sin diferencias de ninguna clase, el Alma Cósmica está en todo hombre, crea o no crea.

A.: El Vedanta considera que el hombre es Dios en potencia o, dicho de otra forma, que Dios está en el hombre. Tal es un principio básico del Vedanta. Si es como el Vedanta nos dice, ¿por qué hay tanta crueldad, tanta violencia, tanta incomprensión y tanto odio?

S. R.: El poder más íntimo e interno del hombre procede de Dios. Pero el hombre, lamentablemente, emplea muchas veces sus otros poderes para destruir. La electricidad puede ser muy beneficiosa, pero también puede matar. Existe en todos nosotros ese gran poder, esa maravillosa fuerza que proviene de la divinidad. Pero depende de nosotros cómo utilicemos nuestro poder; depende de nosotros si queremos acercarnos a Dios o alejarnos de Dios. Ese poder se manifiesta de muy diferentes maneras. Es una cuestión excesivamente compleja para tratarla en poco tiempo. Por supuesto que Dios no es responsable de los actos del hombre y que tampoco lo es de cómo el hombre emplee su poder y su vida. Hay cuestiones que no se pueden comprender mediante el conocimiento ordinario, que requieren un conocimiento superior; cuestiones que no son respondidas por ningún sistema filosófico o religioso. Una de las cuestiones más complejas, por ejemplo, es la de por qué un Dios bueno crea a gente mala. Pero lo bueno y lo malo pertenecen al plano de lo relativo y siempre van asociados, forman las dos caras de la misma moneda. Si no existiese el mal no podría existir el bien en el mundo y viceversa. Se complementan. Pero cuando el hombre evoluciona y enriquece su visión interior, todo es observado y considerado de una forma diferente y no se aprecia el mal como tal. Se obtiene un conocimiento superior que nos ofrece una nueva perspectiva más allá del plano de lo relativo. Los grandes santos jamás han condenado ni siquiera a los más perversos. Se comprende y se acepta.

A.: Existen dos concepciones aparentemente irreconciliables en lo referente a lo que sucede tras la muerte, a si se pierde o no la individualidad. Unos filósofos consideran que después de la muerte el ser humano conserva su individualidad y otros que la pierde mediante la disolución en la Conciencia Universal, tal y como una gota de agua se disuelve en el océano.

S. R.: Para el yoga, el purusha, después de liberarse, conserva su individualidad. La Advaita Vedanta, sin embargo, estima que el atmán se disuelve en Brahmán y pierde toda su individualidad. El bhakti-yogui no pretende ser uno con Dios perdiendo su individualidad, sino que conserva dicha individualidad para así gozar intensamente de la divinidad.

A.: Tanto en los distintos países de la antigüedad, como en

una gran mayoría de las escuelas y sistemas espiritualistas, se le ha concedido siempre una gran importancia a la iniciación. ¿Puede realmente la iniciación despertar la energía espiritual del discípulo? ¿Surge un estrecho vínculo espiritual entre el gurú y el aspirante?

S. R.: Generalmente, sí. La iniciación es importante o incluso necesaria. Pero no es imprescindible, pues hay aspirantes que no la necesitan. Depende, como siempre, del aspirante. La iniciación entre el verdadero gurú y el discípulo aporta mucho bien. En la India se considera que, si se trata de un verdadero maestro, muy evolucionado espiritualmente, proyecta su energía espiritual sobre el discípulo mediante la iniciación.

A.: ¿Sigue usted la iniciación clásica en el centro que usted preside? Es decir, ¿observa durante la iniciación una ceremonia con ritos, mantras, mandalas y otros elementos tradicionales?

S. R.: Sí, yo imparto la iniciación tradicional a mis discípulos, siguiendo una pequeña ceremonia. Sin embargo, lo importante es la disposición interior del discípulo.

A.: ¿Exige de sus discípulos determinadas pruebas antes de impartirles la iniciación? ¿Deben demostrar que se encuentran lo suficientemente evolucionados para recibirla? ¿La imparte simplemente a aquellos que la desean y que se muestran sinceros en sus deseos de recibirla?

S. R.: Naturalmente hay una cierta selección. No podría ser de otra forma. El discípulo debe demostrar su interés, su honestidad, su preparación y su predisposición al esfuerzo.

A.: En el Tíbet, sobre todo en la época de los grandes maestros Kagyuptas, así como en la India, aunque no frecuente, sí era normal recibir la iniciación a distancia. Para ello el aspirante debía lograr un considerable grado de receptividad y debía meditar asiduamente en su gurú. ¿Es esta iniciación posible?

S. R.: Sí, es posible, y se ha efectuado en distintas ocasiones así. Ramakrishna inició a distancia y mediante el sueño. También lo hizo Brahmananda. No obstante, el discípulo tiene que tener una preparación extraordinaria.

A.: Considero que de todos los swamis de la Orden de Ramakrishna, el que más cerca está de Occidente, el más conocido y estudiado, es Vivekananda. ¿Lo cree usted así?

S. R.: No cabe duda. Vivekananda recibió el poder de Ramakrishna, quien le dijo que diera a conocer la enseñanza a Occidente. Vivekananda viajó mucho a Occidente y estuvo muy en contacto con el pueblo occidental.

A.: Vivimos en unos momentos de contradicción y violencia. En estos últimos años han florecido los yoguis, los swamis, los gurús, los apóstoles, los profetas... En fin, usted ya está al corriente de todo ello. Muchos de estos maestros se arrogan facultades que no poseen; muchos de ellos se colocan etiquetas que no les corresponden; muchos de ellos no sienten lo que están haciendo ni han purificado su mundo interior. No son humildes y sencillos como usted; no gozan de los conocimientos del verdadero maestro ni el autocontrol del verdadero yogui ni la clarividente inteligencia del verdadero apóstol. Se revisten de un pomposo aparato externo y, lamentablemente, se amparan en su torre de marfil. No se abren a los demás. Poseen grandes riquezas y viajan en sus aviones particulares o en sus Rolls, lo que no tiene por qué ser criticado siempre y cuando no se dejen encadenar por estas posesiones. Evitemos el personalizar o dar nombres. Tampoco los estoy ahora juzgando. Pero quiero saber su opinión sobre estos nuevos mesías.

S. R.: Su planteamiento es interesante. No puedo definirme de una forma categórica. Nosotros, los swamis de la Orden de Ramakrishna, tomamos el mundo como un fenómeno que cambia constantemente. Efectivamente han surgido muchos maestros. Quizá los requiere el momento, la época. E incluso aunque muchos de ellos no tengan la preparación ni evolución del verdadero gurú, pueden hacer algún bien, pues en muchas personas plantan una semilla que puede germinar; activan sus inquietudes y les entregan un ideal. Es probable que muchos sean de cierta utilidad. Depende de las personas, de aquello a lo que aspiren, de lo que exijan. Si les siguen no cabe duda de que es por algo. La persona siente revivir su entusiasmo y esto puede hacerle un bien. Hay quienes necesitan maestros menos evolucionados; hay quienes no están preparados para llegar hasta el verdadero maestro. Hay quienes necesitan a los maestros inferiores.

A.: Tiene usted razón. Nuestra época es una época de extremos; es como si los pares de opuestos se hubieran puesto al rojo vivo. ¿Podríamos deducir de sus palabras entonces que hay buenos maestros para los buenos discípulos e indignos maestros para los discípulos indignos?

S. R.: En general es así. Los grandes maestros son escasos. Pero no se puede decir quién es buen o mal maestro sin conocerlo a fondo. Tampoco podemos decir, sin un atento examen, quién es buen o mal discípulo. Algunos maestros son más dignos que otros, son superiores a otros. También hay falsos maestros. El lujo no tiene que ver nada con que el maestro esté o no realizado. La riqueza es un medio. Lo importante es si se está o no apegado; eso sí que es verdaderamente importante. Si se posee una mente estable y madura, seremos lo mismo si nos despojan del Rolls; no experimentaremos ningún apego hacia él. No sentiremos ningún pesar.

A.: Para llevar una verdad hasta los otros hacen falta los medios. Está bien claro que los tiempos han cambiado y que es absurdo ir en una tartana en lugar de un Boeing. Nadie puede criticar a un gurú porque se sirva de unos medios más eficaces, que es lo lógico. Pero lo que es innegable es que un maestro debe ser sencillo. Sencillo y humilde era Ramakrishna; abierto a todos estaba Vivekananda; deseoso de enseñar estaba Brahmananda. Un maestro no debe reclamar un aparatoso culto a su personalidad. Por desgracia hay muchos gurús que exigen un trato demasiado especial. El gurú debe ser respetado, pero dicho respeto debe originarse en el corazón del aspirante y no debe producirse por obligación o imposición. Lo esencial no es arrodillarse ante el gurú, o arrojarle flores, colmarle de amables palabras o formar una pomposa ceremonia en su honor. Lo esencial es estar con el gurú de corazón, es decir, interiorizarlo y experimentarlo. Debe ser más una actitud interna que externa. El amor no es un adorno ni un escaparate; el amor hay que experimentarlo.

S. R.: Así es. Y quiero decirle que el verdadero objetivo que debemos perseguir es el de realizar la unidad entre todos nosotros. Sarada Devi, la esposa de Ramakrishna, dijo: «Aprende a considerar que el universo eterno no es diferente de ti mismo. El mundo y tú sois uno.»

A.: Muy hermosas palabras. ¿Considera usted que el hombre debe buscar a Dios en sí mismo o también en los demás?

S. R.: En realidad la finalidad es la transformación de uno mismo, la realización del Yo, sea a través de uno u otro yoga, y entonces la belleza interior aparece en todo su esplendor y en todas partes y en todos los seres.

A.: Hay muchos hombres que quieren realizarse, pero que no pueden. No encuentran el maestro o el camino, carecen de fuerza de voluntad, se sienten desorientados y se disipan, e incluso llegan a detestarse y a odiarse a sí mismos. ¿Qué pueden hacer?

S. R.: Lo primero tiene que haber una comprensión intelectual de que todo es transitorio excepto el Yo y que los apegos son tontos y no conducen a parte alguna. Hay que buscar. Tienen que comprender, convencerse de que hay muchas cosas fútiles, bobas, que le esclavizan a uno. Usted conocerá ya la siguiente anécdota de Buda. Una mujer fue llorando y quejándose al Buda y le dijo: «Señor, mi hijo ha muerto y mi sufrimiento es enorme. Te ruego que lo resucites.» Buda reflexionó unos instantes y después dijo: «Intentaremos hacer algo. Dirígete al pueblo más cercano y ve de casa en casa. De aquella en la que no haya habido ningún muerto, debes coger unos granos de mostaza y traérmelos.» La mujer, esperanzada, se acercó al pueblo más próximo y comenzó a indagar de casa en casa; pero en todas había habido algún muerto. Entonces, decepcionada, regresó junto a Buda y le comunicó: «En todas las casas ha habido alguna muerte.» Buda repuso: «¿Te das cuenta, mujer? Es inevitable. ¿Por qué te apegas y te dejas esclavizar?»

A.: ¿Qué consejo le ofrecería usted al hombre actual desde el punto de vista espiritual?

S. R.: Cada persona es un mundo. Hay materialistas y espiritualistas. Cada uno sigue su camino. El Vedanta ofrece un mensaje excelente, pues además aprecia al ser humano en su justo valor. El individuo no debería preocuparse por las pequeñeces de la vida. El mensaje vedántico nos dice que hay que expandir la consciencia para que llegue a ser total, absoluta.

A.: Sé que cometo una indiscreción al pedirle algunos datos de su vida personal, pero podrían interesarle al lector.

S. R.: Cuando salí de la universidad, sentí el impulso de vivir por un ideal. Tras leer a Ramakrishna y a Vivekananda, consideré que debía seguir dichos ideales y dicha forma de vida. Entonces ingresé en la misión y conocí a algunos discípulos directos de Ramakrishna. Hace de esto más de cuarenta años. Después de trabajar activamente en algunas instituciones de la misión, fui a Estados Unidos, permaneciendo algunos años en Nueva York y algunos en California. Después fui a la misión de Francia. Llevo allí doce años. No tenemos un afán misionero ni tratamos de imponernos o de convertir. Nos entregamos, eso sí, cuando nos reclaman, cuando nos buscan, cuando nos necesitan.

A.: Quiero ahora referirme a la discutida cuestión del vegetarianismo. ¿Qué opina sobre la dieta vegetariana?

S. R.: Según mis creencias y mis costumbres, soy vegetariano de siempre y nunca cambiaré en este sentido. Ahora bien, no es lo más importante lo que se come, sino lo que se hace y la actitud interna. Grandes swamis de la Orden no fueron vegetarianos. No es una condición ni mucho menos.

A.: Pero ¿es favorable?

S. R.: Opino que sí. Yo he sido siempre vegetariano y no puedo comparar entre una dieta vegetariana y una dieta omnívora. Pero aquellos que siendo omnívoros se hicieron vegetarianos, sí tienen elementos de comparación.

A.: ¿Es usted vegetariano por amor a los seres o porque la dieta vegetariana es purificadora?

S. R.: No puedo decir que no tengan vida las plantas y los vegetales. Hay una razón para que yo sea vegetariano y es la de que considero que la dieta vegetariana es mejor para el ser humano. Si se alimenta uno con carne, tal alimento nos proporciona mayor energía, y genera una mayor intranquilidad, que no es deseable para el yogui, al menos para determinadas modalidades yóguicas.

A.: Creo que depende de la actividad que tenga que efectuar el yogui. Vivekananda, por ejemplo, tenía que llevar una vida sumamente activa y en este sentido la alimentación omnívora podía beneficiarle.

S. R.: El vegetarianismo, por ejemplo, es excelente para el bhakti-yogui. Ha habido yoguis que no han sido en absoluto vegetarianos. Debo decirle que en la India el vegetarianismo tiene un significado muy particular. Incluso aquellos que no son vegetarianos no comen determinadas carnes y tampoco recurren a las otras tan frecuente o abundantemente como en Occidente. Restringen su alimentación carnívora. Debe tenerse en cuenta que en el vegetarianismo intervienen muchos factores.

A.: ¿Es una norma de la Orden el vegetarianismo?

S. R.: No.

A.: Se deja a las convicciones de la persona.

S. R.: Sí. No hay una regla general en este sentido.

A.: ¿Es una regla de la Orden la abstinencia sexual?

S. R.: La orden monástica establece brahmacharya.

A.: La sexualidad es un impulso natural del ser humano.

S. R.: El yogui debe sublimarlo.

A.: ¿Cómo sublimar sin reprimir? Pueden surgir determinados trastornos si se reprime en lugar de sublimar.

S. R.: Un botánico muy famoso (J. C. Bose), aunque estaba casado, dijo: «¿Cómo voy a pensar en tener hijos con la pasión que tengo por las flores?» Cuando el ideal es muy fuerte, lo demás queda postergado sin esfuerzo alguno, sin represión.

A.: Si le parece, vamos ahora a hablar del miedo.

S. R.: Es muy importante, ya que condiciona mucho al ser humano. Los rishis ya fueron conscientes de este fenómeno universal. A lo largo de mi vida he tenido ocasión de ver a mucha gente oprimida por el miedo y que no pueden explicarse este miedo. Es un gran obstáculo para la vida espiritual y por ello se han dado diversos métodos para superarlo. Es uno de los aspectos del culto tántrico a Kali, que trata de lograr que el ser humano se desprenda del miedo.

A.: No todos los seres pueden liberarse de él.

S. R.: Cierto. No todos los individuos pueden liberarse del

miedo. Pero para progresar interiormente hay que liberarse de él. El gnana-yoga, al proclamar que el hombre es la Totalidad, destruye la separatividad, y en la unidad no hay miedo, pues el miedo es algo aparte, entraña dualidad. En el bhaktiyoga se observa lo siguiente: «Yo soy una criatura indefensa. Dios es todopoderoso y estoy entregado a Dios como el niño pequeño a su madre. Si Dios es todo y yo nada, ¿de qué puedo tener miedo?» En la doctrina tántrica se llega a provocar en el sujeto situaciones de enfrentamiento ante el miedo, situaciones a veces muy crudas. Se enfrenta al individuo ante el miedo, la atracción y la repugnancia, como tres sentimientos muy fuertes. Mediante este enfrentamiento se busca la liberación de estos tres elementos.

A.: Existe un miedo natural y un miedo patológico. El miedo patológico puede permanecer muy enraizado y puede manifestarse de muy diversas formas. ¿Cómo puede el individuo remontarse hasta su origen?

S. R.: Efectivamente hay miedos muy profundos, para evitar los cuales quizá puedan hacer algo los psiquiatras. Esos miedos son un obstáculo evidente para el yoga. Creo que si en lugar de tomar el camino del análisis psicológico, se toma el sendero espiritual, sin análisis alguno, la vida espiritual combate automáticamente esas cualidades negativas. La espiritualidad puede llegar a lo más profundo del ser humano y sus métodos son mucho más eficaces que otros y, a decir verdad, mucho más seguros. El objeto o meta de la existencia debe estar siempre claro. Conociendo a gente de una gran altura espiritual y creyendo en ella, uno puede aspirar a ser como esa gente; uno debe fijarse ese objetivo. Debemos buscar ejemplos, modelos de personas muy evolucionadas. Pueden ser personas vivas o personas que ya murieron. Podemos leer los textos de los grandes yoguis y concentrarnos en su fotografía. Lo mejor, claro, es el contacto directo, pero esto no siempre es posible. Por otra parte, muchas veces no es tarea fácil comprender a los seres humanos muy evolucionados.

»Lo esencial en el yoga es sentir el yoga en lo más hondo de uno mismo y vivirlo, de forma tal que todo lo demás quede supeditado a nuestras aspiraciones. No se trata de reprimir. Se consigue un desprendimiento natural y espontáneo. La represión es inútil; pero la sublimación es muy favorable.

Al finalizar nuestra conversación, Swami Ritajananda y yo nos saludamos al estilo occidental, con un afectuoso apretón de manos. En sus labios asomó una reconfortante y afectuosa sonrisa.
—Debo decirle —dijo Swami Ritajananda con su habitual suavidad— que es usted la persona que he encontrado en España con mayor interés por la espiritualidad india.
—Considero —contesté— que encierra unos valores realmente trascendentales para el ser humano y que el hombre occidental puede encontrar una gran ayuda en las psicologías orientales.
Después le agradecí a Swami todas sus respuestas, que nos habían ocupado mucho tiempo. La salud de Swami, al menos cuando sostuvimos estas conversaciones, no era buena.
—Siento haberle fatigado —me disculpé.
Y él, sincera y amablemente, repuso:
—No se preocupe por mi cansancio. Si una persona nos necesita para algo, debemos entregarnos a ella sin prestarle atención a nuestra persona. Si con mis respuestas yo puedo ayudar a los demás, seguiría contestando a sus preguntas todo el tiempo que hiciera falta. No se deben regatear esfuerzos cuando se trata de ayudar a los demás.
Swami Ritajananda perpetúa la labor de Sri Ramakrishna, y la fuerza espiritual de Sri Ramakrishna permanece en Swami Ritajananda.

Swami Satchidananda: un hombre de Dios

Él se llama Swami Satchidananda. Él es un hombre de Dios. Él es una de las personas con las que me he entrevistado que más hondamente me ha impresionado y más grato recuerdo me ha dejado. Su apariencia es la de un hombre extraordinario. Revestido de una gran dignidad, se comporta y expresa con una gran suavidad, humildemente, con la elegancia indescriptible de un hombre que nada teme y que ha trascendido toda arrogancia. Alto y delgado, camina como si flotase. Lleva la cabeza totalmente rapada, su tez es oscura y su sonrisa conmueve por lo que tiene de afectuosa. Como la mayoría de los swamis a los que he entrevistado, habla pausadamente. Arropa su cuerpo con la túnica anaranjada y acepta toda clase de preguntas, excepto aquellas que se refieren a sus experiencias personales.

Swami Satchidananda pertenece al Anandashram. La Madre Krishnabai me facilitó sus señas en Bombay y él me recibió con su mejor disposición. Se encontraba hospedado en casa de un amigo. Hablamos primero en el salón, mientras tomábamos el té, y después en su habitación. Me obsequió con dos pequeñas obras de Swami Muktananda, al que había visitado días antes, una obrita de Swami Ramdas y, lo más apreciado, un bello mensaje que escribió en el librito de Swami Ramdas: «Ame a Dios con su corazón, entonces podrá repetir su Nombre constantemente, y cuando su mente esté absolutamente purificada se revelará a Sí-mismo en su corazón. Disfrute usted su Eterna Bendición. Con amor, Satchidananda.»

Autor: ¿Cuál es el yoga más aconsejable?

Swami Satchidananda: No se puede en realidad separar un yoga de otro. Lo más aconsejable, indiscutiblemente, es practicar un yoga integral. Swami Ramdas practicaba bhaktiyoga con el apoyo del karma-yoga y del gnana-yoga. Su yoga se apoya sobre todo en los cantos y en la recitación de mantras.

A.: ¿Cuál es para usted la meta del hombre, su objetivo más elevado?

S. S.: Llegar a Dios.

A.: Hay muchas personas que desean superarse y perfeccionarse pero que no encuentran cómo hacerlo o no lo consiguen aunque traten de hacerlo. ¿Qué pueden hacer?

S. S.: Lo mejor sería que pudiesen entrar en contacto con un yogui realizado, porque así, al comprobar personalmente su serenidad y su elevada forma de vida y de pensamiento, desearían fervientemente ser como él y comenzarían a imitarlo.

A.: Pero, lamentablemente, la carencia de verdaderos gurús es muy grande.

S. S.: Eso es cierto. Por eso hay que tratar de conseguir mediante el propio esfuerzo la experiencia superior. Una vez hayamos obtenido esa experiencia superior, otras personas nos imitarán y se beneficiarán con ello. No hay por qué tratar de imponer nuestras creencias a los demás; debemos despreocuparnos de aquellos que no tengan nuestras creencias. Lo importante es la propia autorrealización. Así es como de verdad ayudamos a los demás. Seremos entonces un estímulo para ellos, un ejemplo viviente de lo que pueda reportar la autorrealización.

A.: Hay muchas, muchísimas personas que quieren creer pero no pueden. Desearían creer, pero su intelecto no se lo permite. ¿Qué pueden hacer?

S. S.: Practicar aunque no crean; practicar tal y como si creyesen. Cuanto más se practique, mucho mejor. Los mantras embellecen la mente. Es muy difícil, desde luego, obtener la purificación mental, pero cuando esta se logra, Dios revive en el corazón. Sin embargo, hay que tener siempre en cuenta que nada se consigue sin la práctica. Los niños al acudir a la escuela no saben nada, ni siquiera por qué asisten a ella, pero a pesar de todo lo importante es que acudan a ella, pues de esa forma aprenderán.

A.: ¿Puede precisarme qué es exactamente un gurú, a quién se puede denominar de tal forma?

S. S.: Solo puede ser llamado gurú quien ha obtenido la verdadera experiencia de Dios. Si se quiere conseguir un gurú es muy importante pedírselo a la Divinidad y Ella nos convertirá a nosotros mismos en gurú o nos lo enviará. Si una persona es realmente honesta, lo conseguirá.

A.: ¿Favorece el vegetarianismo la evolución espiritual?

S. S.: Sin duda alguna, es una pequeña ayuda. Incluso en el vegetarianismo las especies son muy nocivas, ya que irritan el organismo y perturban la mente.

A.: ¿Considera la abstinencia sexual como favorable?

S. S.: Lo es. Indiscutiblemente.

A.: ¿Cómo debe repetirse el mantra: verbal o mentalmente? ¿Cuánto tiempo debe repetirse?

S. S.: Al principio resulta mucho más sencilla la repetición verbal. Se repetirá durante una hora por la mañana y durante una hora por la tarde. Más adelante se repetirá mentalmente y de una forma constante. La repetición mental es la más poderosa. Parece fácil repetir el mantra durante una hora, pero es muy difícil y únicamente se realiza si de verdad se aspira a la Divinidad. A medida que aumenta el amor a Dios, se va facilitando todo esfuerzo y todas las cosas se van empequeñeciendo, van perdiendo interés. Todo este proceso se va sucediendo automáticamente. A medida que evolucionamos espiritualmente, cada vez le prestamos menor atención a todo lo demás. No hay por qué detener en ningún momento la repetición del matara. Se puede repetir mientras se realiza cualquier actividad. Al repetir el mantra, eso sí, es necesario también pensar a la vez que Dios está en nuestro corazón y que se manifestará en uno mismo y en todo el Universo. Cualquier actividad que realicemos también puede ser un canto a Dios. Hay que practicar conjuntamente el bhakti-yoga, el karma-yoga y el gnana-yoga, es decir, un yoga integral. El hombre irá así purificando todo su ser. El sentimiento de Dios se irá fortaleciendo en tanto que todo lo demás se va atenuando. Y el hombre encontrará a Dios en su propio corazón y se convertirá en un gurú. Insisto: aunque uno no conozca a ningún gurú, si practica y se lo pide a la Divinidad, esta le proporcionará un gurú o le convertirá en su propio gurú.

Sri Aurobindo y su enseñanza

Su vida

Sri Aurobindo Ghose nació en Calcuta el 15 de agosto de 1872. Llevó a cabo sus estudios elementales en la Loretto Convent School, hasta que en 1879 fue enviado a Inglaterra. En el país británico estudió a los clásicos griegos y latinos, idiomas y literatura y filosofía. Pasó catorce años entre los ingleses y, tras regresar a su patria, se hizo profesor de inglés y asumió el cargo de funcionario en Baroda desde 1893 a 1906. Todos esos años los aprovechó Aurobindo para estudiar con profundidad la literatura sagrada y la espiritualidad indias.

En 1906 dejó Baroda y se instaló en Calcuta. Ejerció el cargo de director en el Bengal National College y, muy amante de su país, llevó a cabo durante aquellos años una desenfrenada actividad política, motivo por el cual terminó siendo encarcelado por los ingleses. Una vez en libertad y admirado por muchos miles de compatriotas, funda el periódico *Nava Shakti* y se hace jefe del Partido Nacionalista de Bengala. Es de nuevo conducido a prisión. Puesto en libertad, funda el *Karma-yoguin* y el *Dharma*, dos periódicos.

Avisado Aurobindo de que volverá a ser encarcelado de nuevo y sabiendo que en esta ocasión las circunstancias revisten mayor gravedad, abandona Calcuta y, ayudado por unos revolucionarios, llega en 1910 a Pondichery, colonia francesa al sur de la India.

Años antes Aurobindo ya había comenzado a inclinarse hacia el misticismo. En Pondichery se prepara espiritualmente y alimenta sus deseos de autorrealización. Adopta la resolución de retirarse de la política y trabaja en favor de la espiritualidad. Durante años se consagró a la vida interior y no faltaron las personas que se convirtieron en sus incondicionales discípulos. Entre aquellos primeros discípulos estaba la ex esposa del explorador Paul Richard, nacida en Francia en 1878 y de origen judío. Fue siempre la discípula preferida del Santo de Pondichery y se la conoce como la Madre. Muy pronto se encargó de la dirección del ashram que se formó en torno a Aurobindo, lo que le permitía a este poder meditar durante muchas horas y permanecer aislado. Únicamente en dos ocasiones al año, Aurobindo se presentaba en público, a fin de dar darsan (gracia espiritual) a sus discípulos. La Madre viene encargándose de la dirección del ashram desde hace medio siglo aproximadamente. Aurobindo dijo a propósito de ella: «La conciencia de la Madre y la mía son la misma: la única Conciencia Divina manifestada en dos.»

En 1960 murió aquel que está considerado uno de los más sobresalientes yoguis y cuyas obras son en la actualidad leídas por millares y millares de personas de todas las edades.

Su enseñanza

Aurobindo basó su enseñanza en una síntesis de los principales yogas, mostrando así lo que él mismo denominaba un yoga integral. Tres modalidades yóguicas conformaban en especial su enseñanza: el gnana-yoga o yoga del conocimiento, el bhakti-yoga o yoga devocional y el karma-yoga o yoga de la acción desinteresada. Los restantes yogas se consideran también útiles y sus técnicas son aprovechadas para hacer más rápido el perfeccionamiento del individuo.

El aspirante debe obtener el conocimiento superior para realizar su Yo. La obtención de este conocimiento superior exige el despertar de las facultades suprasensorias, que están más allá de los sentidos ordinarios y que pertenecen a la mente supramundana. El conocimiento supramental hace posible la percepción de la Verdad absoluta.

El aspirante tiene que perfeccionar paulatinamente todo su ser si quiere obtener el conocimiento superior. Se entiende, pues, este perfeccionamiento integralmente; o sea, debiendo alcanzar todos los niveles de la persona. Explica Aurobindo:

«El Camino tradicional del Conocimiento procede por eliminación y rechaza sucesivamente al cuerpo, la vida, los sentidos, el corazón y hasta el pensamiento a fin de sumirse en el Yo quiescente o Nihil supremo o Absoluto indefinido. El camino del conocimiento integral supone que hemos de arribar a una autorrealización integral y que lo único que tenemos que eliminar es nuestra inconsciencia, la ignorancia y los resultados de esta. Eliminar la falsedad del ser que figura como ego; entonces puede manifestarse en nosotros nuestro ser verdadero. Eliminar la falsedad vital que figura como mero anhelo vital y la ronda mecánica de nuestra existencia corpórea; aparecerá entonces nuestra vida verdadera en el poder de la Deidad y la dicha del Infinito. Eliminar la falsedad de los sentidos con su sujeción a las manifestaciones materiales y sensaciones duales; hay en nosotros un sentido mayor que, a través de esta, puede franquearse a la Divinidad en las cosas, respondiendo a esta divinamente. Eliminar la falsedad del corazón con sus turbias pasiones y deseos y sus emociones duales; puede entonces franquearse en nosotros un corazón más profundo con su amor divino por todas las criaturas y su pasión y anhelo infinitos de responder al Infinito. Eliminar la falsedad del pensamiento con sus construcciones mentales imperfectas, sus afirmaciones y negaciones arrogantes, sus concentraciones limitadas y exclusivas; detrás hay una mayor facultad de Conocimiento que puede franquearse a la Verdad cierta de Dios, del alma, de la naturaleza y del universo.»

Los órganos sensoriales son el medio de comunicación del ser humano con el exterior. Ellos nos informan y nos facilitan el conocimiento sensorial, muy útil para la vida ordinaria. Pero el aspirante espiritual debe sujetar sus sentidos, saber sustraerse a la influencia de los mismos y buscar una percepción más elevada que la percepción sensorial. Esa percepción de orden superior aumenta la comprensión del individuo, que puede entonces estar más cerca de su verdadera esencia y de la del Universo entero. Mediante el adiestramiento integral aflora la intuición, que es muy necesaria para conocer y autoconocerse.

La enseñanza de Aurobindo es muy mística. Pero Aurobindo pone especial énfasis para que el aspirante observe una espiritualidad consciente y no irracional. El objetivo último del individuo es la unión con la divinidad, pero recorriendo este largo y ambicioso sendero fundándose en el conocimiento superior. El aspirante debe activar su conocimiento superior, perteneciente a la mente supramundana, controlar todo su ser y actuar desprendiéndose de los resultados de la acción; actuar como instrumento de la divinidad, superando todo egotismo, haciendo de sus obras un medio para realizarse en Dios.

«El método de la vía tradicional cognoscitiva, eliminando todas estas cosas, llega a la concepción y captación de una existencia pura y consciente, autoconsciente, autobienaventurada, incondicionada por la mente, la vida y el cuerpo, y a su última experiencia positiva que es el Atmán, el Yo, la naturaleza original y esencial de nuestra existencia.»

La mente debe lograr un máximo desarrollo para hacer posible la captación del atmán. Una mente descontrolada, víctima de las apariencias y la ignorancia (maya y avidya), no está en condiciones de percibir la Realidad. A medida que el aspirante va evolucionando y va desencadenándose de la ignorancia, puede comprender y experimentar por sí mismo que su personalidad es algo muy distinto a su Yo, que la primera es transitoria y adquirida, en tanto el segundo es permanente y esencial. Los componentes de la mente ordinaria son como pantallas que ocultan el Yo, que lo aprisionan. El egoísmo y el apego hacen estas pantallas tupidas y muy sólidas. Pero si el aspirante es capaz de disolver estas pantallas, de atravesarlas, entonces se encuentra con el Yo en toda su grandeza. Todo hombre dispone de facultades que, activadas, le permiten disipar esas pantallas y establecerse en su verdadero ser.

«Resulta evidente de inmediato que el conocimiento por el que pugna el yoga debe ser diferente de lo que los hombres por lo común entienden por esta palabra. Pues generalmente significamos como conocimiento una apreciación intelectual de los hechos de la vida, de la mente y la materia, y las leyes que las gobiernan. Este es un conocimiento fundado sobre nuestra percepción sensoria y sobre un razonamiento proveniente de nuestras percepciones sensorias, emprendido, en parte, por una satisfacción intelectual, en parte por eficiencia práctica y poder supletorio que el conocimiento acuerda para manejar nuestras vidas y las vidas de los demás, para utilizar con fines humanos las fuerzas francas o secretas de la Naturaleza y para auxiliar, o herir, salvar y ennoblecer, u oprimir y destruir a nuestros semejantes.»

A medida que el aspirante va escalando hacia el conocimiento superior, se va liberando del conocimiento dual, basado en los pares de opuestos. La finalidad, repitámoslo, del yoga de Aurobindo es la realización del Yo en, la divinidad. El medio: el conocimiento superior y la acción desinteresada. Elementos colaboradores: las técnicas del radja-yoga, del hatha-yoga, del mantra-yoga y de otros yogas.

El conocimiento es la herramienta. Primero se obtiene la comprensión a nivel intelectual, para de ahí tratar de pasar a la comprensión a nivel intuitivo. La información que nos facilitan los órganos sensoriales puede ser errónea; pero no sucede tal con la información basada en la intuición. El pensamiento ordinario y la intuición se rigen de forma muy diferente. Lo que debe hacer el aspirante es experimentar su Yo, experimentarlo íntima y directamente, porque la toma de consciencia del Yo es entrar de lleno en la Realidad. Esa toma de consciencia del Yo requiere una larga preparación y una intensa purificación: purificación de la moral (a través de yama y niyama), purificación de la mente y purificación de la conducta. Cuando la purificación es absoluta sobreviene el conocimiento objetivo, ya que en caso contrario el conocimiento se ve perturbado y desvirtuado por las impurezas del individuo, que se convierten en una mácula que dificulta o hace imposible la visión objetiva. Para poder alcanzar el conocimiento objetivo es necesario, inevitablemente, cambiar la actitud interior, proceder a una mutación interior que alcanza los niveles más profundos del ser. El individuo debe elevarse en todos los aspectos: física, mental, moral, psicológica y espiritualmente.

Para tomar consciencia de su Yo y poder liberarlo de las cadenas que lo aprisionan, el practicante debe adiestrarse en la desidentificación; es decir, tiene que darse cuenta de que su Yo está aparte de sus emociones, sentimientos, pensamientos y sensaciones. El ego se identifica con el cuerpo, con el sistema emocional y con la mente. El Yo, sin embargo, es puro y está por encima de toda mezcla y de toda dinámica transitoria, impermanente. El yo inferior y la identificación se interponen gravemente en el sendero hacia la autorrealización.

Ya sea en mayor o menor grado, en todas las formas yóguicas la canalización de la energía mental juega un papel fundamental. En el yoga integral, y aunque el radja-yoga como tal está considerado en un aspecto secundario, la concentración de la mente y su control resultan necesarios.

«La concentración es necesaria, pero, para torcer toda la voluntad y la mente de la discursiva divagación natural en ellas, que siguen un disperso movimiento de los pensamientos, que corren tras multirramificados deseos, para apartarlas de la huella de los sentidos y de la respuesta externa a los fenómenos, hemos de fijar la voluntad y el pensamiento en lo eterno y real detrás de todo, y esto demanda un esfuerzo inmenso, una concentración unidireccional. En segundo lugar, es necesaria a fin de hacer caer el velo levantado por nuestra mentalidad ordinaria entre nosotros mismos y la verdad; pues el conocimiento externo puede recogerse de paso, mediante la atención y recepción ordinarias, pero la verdad interior, oculta y superior, solo puede ser captada mediante concentración absoluta de la mente y sobre su objeto, una concentración absoluta de la voluntad para lograrla y, una vez alcanzada, mantenerla habitualmente y unirse firmemente a ella.»

El conocimiento superior se caracteriza, a diferencia del conocimiento inferior, porque en él no tienen cabida ni la multiplicidad ni la dualidad, y la concentración es la técnica más valiosa que ha podido concebir el ser humano para unificar el pensamiento y poder penetrar una realidad indivisible.

El conocimiento superior, medio ideal para alcanzar la divinidad en la enseñanza de Aurobindo, no se obtiene abruptamente, sino que se va rescatando poco a poco. El aspirante, mediante el adiestramiento, se va distanciando del conocimiento inferior y se va aproximando al superior. La realización va sobreviniendo de forma paulatina, y lleva consigo un estado de serenidad y gozo. Este estado, indescriptible, llega a inundar al ser humano en sus profundidades, haciéndole maduro y desapegado. La mente lógica es superada y todos los hábitos del pensamiento son trascendidos; el Yo se experimenta como Brahmán y se revela en toda su plenitud al practicante. El individuo se convierte en uno con la divinidad, que es la luz en ese mundo de oscuridad que hay en el interior del ser humano.

«El principio en consideración es una autosumisión, un renunciamiento del ser humano en el ser, conciencia, poder y deleite de la Divinidad; una unión o comunión en todos los puntos del encuentro en el alma del hombre, en el ser mental, mediante el cual la Divinidad misma y sin velo, dueña y posesora del instrumento, mediante la luz de su presencia y guía, perfeccionará al ser humano en todas las fuerzas de la Naturaleza para una vida divina.»

El ser humano tiene cierto grado de evolución, pero mediante el adiestramiento, debe evolucionar en su totalidad. Esta evolución es necesaria, nos indica Aurobindo, para alcanzar la divinidad. La evolución representa perfeccionamiento y en tanto el hombre no ha perfeccionado todo su ser no puede entrar en comunión con la divinidad.

La enseñanza de Aurobindo es, por encima de todo, bhakti-yoga y, para lograr el objetivo del bhakti-yoga, enriquece las técnicas propias de esta modalidad yóguica con las del gnanayoga, el karma-yoga y otros yogas. La única razón auténtica del hombre debe ser su unión con la divinidad. Aurobindo se esforzó por poner en manos del aspirante todos aquellos medios que pudieran conducirle hasta la realización del Yo en la divinidad.

«Este es el conocimiento en el que debe vivir un yoga integral. Tenemos que partir hacia Dios desde los sectores de la mente, del intelecto, de la voluntad, del corazón, y todo está limitado en la mente. Las limitaciones y la esclavitud es difícil que al principio y por largo tiempo dejen de estar en el camino. Pero un yoga integral usará estas más flojamente que las modalidades más exclusivas de búsqueda, y esto emergerá más pronto de la necesidad mental. Puede comenzar con la vía del amor, como con la vía del conocimiento o de las obras; pero donde se encuentren está el inicio de su dicha de realización. El amor no puede fallar aunque no empiece partiendo de él, pues el amor es la culminación de las obras y el florecimiento del conocimiento.»

Para Aurobindo todos son medios para alcanzar la divinidad. Si le aconseja al practicante para que perfeccione su conducta, controle su mente, se desapegue y trascienda el egotismo, renuncie a los frutos de la acción e intensifique su amor al máximo, es para que pueda realizar a la divinidad; si le propone que se desembarace del pensamiento ordinario y se entrene en el pensamiento supramental, que recurra a las técnicas pranayámicas o de introspección, que efectúe japa y se entregue de lleno a los demás, es para que le sea posible llegar hasta la divinidad; si le estimula a luchar contra su naturaleza inferior, a discernir entre su Yo y su ego, a no dejarse capturar por los órganos sensoriales, es para que pueda ser un hecho la comunión con la divinidad.

El yoga devocional de Aurobindo se enriquece con las técnicas de otras modalidades de yoga. El bhakti-yogui excepcional que fue Aurobindo condujo el bhakti-yoga hasta sus más altas esferas y no dudó en apoyarse en todos aquellos elementos que establezcan al hombre en el Divino, porque para él ese es el estado más alto, más sublime.

«Por lo tanto, en la posesión del Amado divino se satisface toda la vida del alma, y todas las relaciones por las que se descubre y en las que se satisface se realizan totalmente; por lo tanto, mediante algunas y todas ellas puede buscarse el Amado, aunque aquellas que admiten la máxima intensidad son siempre aquellas por las que él puede ser más intensamente perseguido y poseído con el éxtasis más profundo. Se lo busca dentro del corazón y, por lo tanto, aparte de todo, mediante una concentración introvertida del ser en el alma misma; pero también se lo ve y ama por dondequiera manifieste su ser. Toda la belleza y dicha de la existencia se aprecia como su dicha y su belleza; es abarcado por el espíritu en todos los seres; el éxtasis del amor disfrutado se vuelca en un amor universal; hasta en sus apariencias mismas se transforma en algo distinto de la apariencia externa. El mundo mismo se experimenta como un juego del Deleite divino y aquello en lo que el mundo se pierde es el cielo de la beatitud de la unión entera.»

Sri Aurobindo renunció al mundo para encontrar en sí mismo a la divinidad. Para él todo, excepto el goce del Divino, es efímero. Por ello, durante muchos años permaneció aislado en su deleite de la divinidad, exteriorizándolo a través de sus obras para tratar de compartir con los demás sus propias experiencias. Las experiencias de un místico que en estos momentos de evasión, de alienada proyección hacia lo exterior, de contradicción y confusión, están siendo aprovechadas por muchos de aquellos para los que la rutina materialista se ha convertido en asfixiante.

El ashram

En seguida la Madre se encargó de la dirección y organización del ashram, que desde entonces cada vez en mayor grado ha sido visitado por toda clase de aspirantes, tanto indios como extranjeros. En el ashram han vivido o viven personas de una considerable preparación interior. Cuenta con miembros de todas las condiciones y clases, que tienen una actividad exterior específica y que trabajan interiormente para efectuar la realización de su Yo. El ashram cuenta con diversas edificaciones y sus actividades son muy variadas. Hay talleres, fábricas y escuelas. Los productos elaborados en el ashram se comercializan, con lo cual se consiguen fondos para su mantenimiento.

En el ashram hay una sala, donde reina la quietud y la sencillez, en la que se encuentra el retrato de Aurobindo junto a la Madre. Es una sala apropiada para las técnicas de interiorización y la ofrenda. También en el ashram está la tumba de Aurobindo. Es como un gran rectángulo de mármol que los peregrinos y devotos cubren con flores multicolores.

Auroville: una ciudad muy especial

A unos kilómetros del ashram se viene procediendo desde hace años a la construcción de una ciudad muy especial. Se trata de Auroville, que se está llevando a cabo con el estímulo de la Madre y la colaboración del ashram, y que desea verse finalizada en 1993. Se pretende una ciudad básicamente cultural, que pueda ser crisol de las más diversas culturas. En esta ciudad todas las personas podrán ser libres, permanecer en contacto con la naturaleza, reunirse en las calles para cambiar impresiones y alentar su vida interior. Se está trabajando sin desfallecer, utilizándose intencionadamente herramientas muy primitivas. Además de los nativos, colaboran en la edificación de Auroville personas de todo el mundo. Muchos jóvenes han llegado para prestar su ayuda a este gran proyecto. En Auroville vivirán personas de todas las razas y todos los países. Hay ya unos dos mil aurovillenses y muchos niños han venido a enriquecer este reducido pero significativo número.

Se colocó la primera piedra de esta singular ciudad en febrero de 1968; se proyectan 40 kilómetros cuadrados de ciudad, construida en espiral, y una capacidad para unos 50.000 habitantes. Todo será especial, revolucionario si se quiere, en esta ciudad. El idioma que imperará puede ser un sánscrito simplificado. La enseñanza se basará en el libre progreso, alimentando los sentimientos bellos en las personas y haciéndoles tomar consciencia de su unidad con toda la Humanidad. Ya hay una escuela, y su arquitectura es sorprendente. Cualquier individuo de cualquier edad puede recibir educación y cultura. En la ciudad habrá diferentes áreas: un área industrial, un área cultural, etcétera. Todo ello organizado minuciosamente y poniendo especial atención para evitar los problemas que oprimen a las urbes modernas.

El edificio más asombroso y rico en significación de Auroville será el Matrimandir. Esta «esfera de oro de la consciencia» será recinto de meditación para las personas de todo el mundo. Será un espléndido edificio esférico recubierto de discos dorados. Doce jardines a su alrededor simbolizarán los pétalos del loto, la flor tradicional de la India.

Se quiere que Auroville sea la ciudad del amor y de la belleza, la ciudad de la cultura y de la paz, la ciudad que por siglos perpetúe la enseñanza de Sri Aurobindo y de esa mujer de noventa y cinco años que es conocida como la Madre.

Ashram de Sri Aurobindo en Delhi

En Delhi hay un ashram dependiente del ashram de Sri Aurobindo. Estuve una mañana visitándolo y lo que en principio más me llamó la atención fueron los numerosos estudiantes con los que me encontré, la gran mayoría de ellos en las aulas, recibiendo instrucción en alguna de las normales materias escolares.

En este ashram no abundan las actividades. Sus miembros, como es corriente en la mayoría de los ashrams, efectúan todo el trabajo, desde la limpieza de las dependencias hasta el cultivo del campo. Se les enseña a que acompañen su trabajo exterior con el trabajo interior. También se les enseña a mantenerse vigilantes, a observarse y tratar de imponerse un estado de alerta. De esa forma se pueden obtener profundos cambios en uno mismo y se puede desarrollar el estado supramental.

Fui recibido por M. L. Parashar, profesor de yoga integral. Es a él a quien los estudiantes le consultan habitualmente aquellas dudas que puedan tener. Siempre está dispuesto a contestar cualquier pregunta que se le formule. Es un hombre mayor y habla con fluidez, con entusiasmo, cuando se refiere a Sri Aurobindo. Lleva treinta años en el ashram y viaja todos los años una vez a Pondichery, en donde pasa un mes.

—¿Qué opinión le merece la Madre? —pregunté.

—¡Oh, extraordinaria! Verdaderamente extraordinaria. Lo mismo indudablemente puedo decirle de Aurobindo. Era un ser excepcional. Un verdadero yogui. Su enseñanza es la más auténtica, la más elevada.

Parashar se extendió sobre Aurobindo. No encontraba ya elogios que aplicarle. Estaba absorto evocando al gran maestro.

—Sí, pocos ha habido como Aurobindo. Era grande, muy

grande. Aunque ha entrado en mahasamadhi, él continúa con nosotros. Siempre está con nosotros, no lo dude.

—Se tiene a Aurobindo en un concepto muy bueno en Occidente. Se le considera un maestro de una inteligencia muy clara.

—Así es —afirmó categóricamente—. Su enseñanza es esencial. Mostró el yoga integral. Un hombre debe desarrollar su mente y adquirir el conocimiento superior, debe alimentar su amor a la divinidad y debe actuar, desapegadamente, a través de ese excelso amor y de ese conocimiento superior. Es el yoga integral. ¿Ha leído a Aurobindo?

—Prácticamente todas sus obras —respondí.

—¡Oh! —exclamó complacido—. Así habrá podido ver hasta qué punto estaba desarrollada su mente. Sus escritos son una guía muy importante. En Aurobindo está la verdadera espiritualidad. Hoy abundan los que se llaman a sí mismos gurús, pero qué lejos están de serlo. También hay muchos ashrams, pero pocos son los que enseñan la verdadera espiritualidad. Hay necesariamente que desconfiar, porque son muchos los que explotan las aspiraciones espirituales de los demás.

—Así es —comenté—. Seguramente ha sido así en todas las épocas.

Como si no me oyera, el fiel devoto de Aurobindo continuó hablando:

—Mediante el conocimiento, el amor y las obras, debemos llegar a la Divinidad. Ese es el objetivo fundamental del ser humano, aunque muchas veces uno lo olvide o lo ignore.

Hizo una pequeña pausa, me observó, y añadió:

—Todos formamos parte del mismo árbol. Conservamos nuestra individualidad, pero el árbol es solo uno. ¿Me entiende? Cada uno tenemos nuestro propio purusha, que es parte del Alma Universal. Entrar en comunión con el Alma Universal es nuestra meta. Aurobindo señaló perfectamente el camino. Quien lo siga llegará a Dios.

Estuvimos hablando durante largo tiempo en la biblioteca. Sobre la mesa había numerosos papeles y a nuestro alrededor las vitrinas encerraban las obras de Sri Aurobindo en diferentes idiomas. Después tuve ocasión de contemplar numerosas fotografías de Aurobindo y de la Madre en diferentes épocas de sus vidas.

—Tenemos aquí algunas habitaciones para los invitados —dijo Parashar—. ¿Van a quedarse su esposa y usted?

—Se lo agradezco infinito, pero ya estamos hospedados.

—Puede usted volver otro día y conversaremos más extensamente.

—Me temo que me sea imposible —me disculpé—. Me iré pronto de Delhi. ¿Quién dirige este ashram?

—S. N. Jahuar. Por cierto, voy a mostrarle el ashram.

Juntos recorrimos el ashram, que cuenta con un terreno bastante amplio y varias edificaciones.

—Los domingos —señaló mi acompañante— celebramos conferencias. Resultan de veras interesantes e instructivas.

El ashram cuenta con una escuela para jóvenes. No se imparten clases de yoga y cada persona sigue individualmente sus prácticas de interiorización y meditación. Se esclarece, eso sí, cualquier duda que pueda surgir y toda pregunta es contestada.

—Durante muchos años he estado estudiando la enseñanza de Sri Aurobindo. Me siento muy satisfecho por ello. Creo que la conozco bastante profundamente. No basta con un conocimiento superficial de la misma.

En un recoleto jardín hay un monumento a la memoria de Sri Aurobindo.

—Debajo de ese monumento —me explica Parashar— hay una caja que encierra a su vez otra caja. Dentro están guardadas las uñas de Aurobindo. Creemos firmemente que la energía espiritual de Aurobindo se transmitió a todo su organismo y lo impregnó. Por eso creemos que los restos de su cuerpo emanan esa fuerza y ayudan a quien se compenetra mental y espiritualmente con Aurobindo.

Después de haberme despedido de Parashar, este me miró atentamente y con voz pausada me dijo:

—La enseñanza de Aurobindo es perenne. Esté convencido de que nunca se desactualizará.

Conocimiento, Amor y Acción. Tales son las bases de la enseñanza de Sri Aurobindo. Conocimiento, Amor y Acción al servicio de la Conciencia Universal.

Ramana Maharshi y su enseñanza

Su vida

El caso de Ramana Maharshi es incluso muy poco frecuente en la India, pues no es corriente que en la adolescencia se manifieste de forma tan profunda el ideal de Dios y que a sus quince años un joven tome la firme decisión de renunciar al mundo, abandonando su hogar, familiares y amigos. Ramana Maharshi fue muy precoz en este sentido y está considerado en toda la India como uno de los más grandes maestros espirituales de todas las épocas.

Venkataraman, conocido por Ramana Maharshi, nació el 31 de diciembre de 1879 en una aldea cercana a Madura, India. Sus padres, Sundaram Ayyar y Alagamal, le recibieron con honda satisfacción. Eran personas amadas en su localidad y que en cierto modo gozaban de una situación económica desahogada.

En la familia de Venkataraman ya había habido anteriormente algunos casos de renuncia (sanyasia) al mundo, pero nadie hubiera podido pensar que ese joven despreocupado y feliz que era Venkataraman pudiera llegar a convertirse en uno de los yoguis más importantes de la India. Venkataraman, como tantos otros niños, se entregaba con entusiasmo a los juegos y a los deportes y, sin embargo, se preocupaba poco por sus estudios. No obstante, se sintió vivamente interesado por la vida de los sesenta y tres santos sivaítas y la vida de Kabir.

Cuando Venkataraman tenía doce años murió su padre. Él y

sus hermanos fueron enviados a Madura, a la casa de su tío Subbier. Venkataraman estudió en la Scott's Middle School y, después, en la American High School. Demostró ser inteligente y poseer una envidiable memoria. Practicaba los más variados deportes y se hacía amar por sus compañeros. En cierta ocasión un anciano le habló sobre la montaña sagrada conocida con el nombre de Arunachala. El solo nombre emocionó al joven, que desde aquel momento comenzó a experimentar una marcada inclinación hacia aquel lugar. Sucedió una considerable mutación en su interior. Dejaron de interesarle los juegos y la gimnasia. En cuanto a los estudios, estos pasaron a un segundo plano. Para el muchacho lo único que despertaba ya su interés era la colina sagrada, aquel santo lugar al sur de la India. De ser extravertido y jovial, pasó a ser introvertido y circunspecto. Pero la verdadera transformación sucedió tiempo después. Él mismo nos lo contaría todo con detalle años después:

«Unas seis semanas antes de abandonar Madura, ocurrió el gran cambio en mi vida. Fue algo súbito. Estaba sentado solo en una habitación de la primera planta de la casa de mi tío. Rara vez me sentía enfermo y aquel día no me aquejaba ninguna dolencia física, y sí solamente un violento miedo a morir se apoderó de mí. No había nada en mi estado físico a que pudiera atribuir estos temores y tampoco traté de hallar una razón a los mismos. Me dije «voy a morir», y empecé a pensar qué era lo que debía hacer. No se me ocurrió un solo momento consultar a un médico o a mis mayores o amigos; tenía pleno conocimiento de que había de resolver aquel problema por mí mismo, allí y en aquel momento.

»El shock del miedo a morir hizo que fijara mi mirada en mi interior y me dije mentalmente, sin formular las palabras: "Ha llegado la muerte, ¿qué significa esto? ¿Qué es morir? Este cuerpo muere." Y al instante dramaticé el acto de morir. Estaba tumbado con los miembros estirados como si estuviera ya en el rígor mortis e imitaba un cadáver con el fin de dar una mayor realidad a mi pregunta. Contuve la respiración y apreté fuertemente los labios para que no pudiera escapar un solo sonido a través de los mismos, con el fin de no poder pronunciar la palabra Yo, ni ninguna otra. "Bien, este cuerpo ha muerto", me dije. "Lo quemarán y lo convertirán en cenizas. Pero ¿acaso he muerto yo con la muerte de mi cuerpo? ¿Acaso este cuerpo soy yo? Está silencioso e inerte, pero noto toda la fuerza de mi personalidad e incluso la voz del Yo dentro de mí mismo, fuera de mí. De modo que soy un espíritu que trasciende el cuerpo. El cuerpo muere, pero el espíritu que trasciende no puede ser alcanzado por la muerte. Esto quiere decir que soy un espíritu inmortal." No era un sueño, vibraba en mí como una verdad viva y tangible, algo que percibía de un modo directo, incluso sin pensar en ello. Yo era algo muy real, lo único real en el estado en que me encontraba, y todas mis actividades conscientes relacionadas con mi cuerpo se centraban en aquel Yo. A partir de aquel momento, el Yo centraba toda la atención gracias a una poderosa fascinación. El miedo a la muerte se había esfumado casi de un modo instantáneo. La absorción en el Yo continuó ininterrumpida desde aquel momento. Se presentaban otros pensamientos que volvían a alejarse, como unas notas musicales, pero el Yo continuaba como la nota strudi fundamental confundiéndose con todas las restantes notas. Tanto si el cuerpo se dedicaba a pensar, leer o lo que fuere, yo quedaba centrado en el Yo. Antes de esta crisis no había tenido una percepción clara de mi Yo y no me había sentido atraído de un modo consciente hacia él. No había experimentado ningún interés perceptible o directo en el Yo y mucho menos una inclinación por establecerme de un modo permanente en el mí mismo.»

Esta experiencia «señaló» profundamente al futuro gran yogui. Se originó un cambio en su interior y, por tanto, en su exterior, en su forma de ser. Recurramos de nuevo a sus palabras:

«En primer lugar perdí el poco interés que tenía en mis relaciones externas con mis amigos y familiares y me dediqué de un modo mecánico a mis estudios. Solía sostener un libro abierto delante de mí para que mis familiares creyeran que estaba leyendo cuando, en realidad, mi intención estaba muy lejos de aquellas cuestiones. En mis relaciones con las gentes me convertí en un hombre débil y sumiso. Antes, cuando me daban más trabajo que a otros, me quejaba, y si alguien me molestaba, lo desafiaba.

Pero ahora ninguno de ellos se atrevía a hacerme bromas ni a tomarse ninguna clase de libertades. Todo había cambiado. Fuese cual fuese el trabajo que me encargaran, lo hacía sin quejarme y en silencio. El antiguo ego, que siempre estaba resentido y dispuesto al reto, había desaparecido. Dejé de salir a jugar con los amigos y busqué la soledad. A menudo me sentaba solo, por lo general en una posición lo más apropiada para la meditación, y me absorbía en el Yo, en el Espíritu, aquella fuerza o corriente que constituía mi ser. Y seguía en mis meditaciones a pesar de los gritos de mis hermanos menores que sarcásticamente me llamaban el «sabio» o «yogui» y que me aconsejaban que me retirara a la jungla como hacían los antiguos rishis.»

Venkataraman perdió interés por todo lo mundano y cotidiano. Ni siquiera el alimento llamaba su atención. Se hizo mucho más religioso de lo que nunca lo hubiese sido. Acudía con mucha frecuencia al templo de Minakshi y permanecía fervorosamente ante la imagen de Siva, sintiéndose estremecido por la emoción.

Venkataraman fue poco a poco madurando su idea de renunciar al mundo y dedicar toda su existencia terrena a la búsqueda del Yo. Cierto día puso en práctica su sueño: ir a Arunachala, la colina sagrada que desde hacía años se había mantenido en su mente. Cogió tres rupias de las cinco con las que tenía que pagar la escuela de su hermano y le dejó a este una nota:

«Tal como él me ha ordenado, voy en busca de mi Padre. Me he embarcado en una virtuosa empresa, por lo que nadie debe llorar este acto ni gastar dinero en mi búsqueda. No he pagado tus honorarios en la escuela. Te dejo dos rupias.»

Invadido por la felicidad de su búsqueda y de su decisión, Venkataraman adquirió un billete de ferrocarril para Tindivanam. Una vez en su departamento de tercera clase y apenas el tren había avanzado unos kilómetros, el joven penetró en éxtasis. Llegó a la localidad que se había fijado en principio y desde allí cogió otro tren hacia Mambalaattu. Una vez allí, después de una larga caminata, llegó al templo de Araynanninallur y tras entrar en su interior se sentó, muy fatigado, en uno de sus bancos. Cuando llegó la hora de cerrar el templo, Venkataraman se vio obligado a abandonarlo, y entonces se dirigió al templo de Kilur. Le fueron entregados algunos alimentos y por fin pudo descansar durante toda la noche. Al amanecer, el joven reemprendió su marcha hacia Tiruvannamalai. Llegó el 1 de diciembre de 1896 y nada más hacerlo se deshizo del dinero que le quedaba y se rasuró el cabello de la cabeza. También se despojó del cordón distintivo de su casta y de sus ropas. Cubrió su rostro con un lienzo y, penetrando en el templo, cayó en un profundo éxtasis, que se extendió durante semanas y que bien podía haber acabado con la vida del joven de no ser por un bondadoso swami llamado Seshasdriswami, que se encargó del cuidado de Venkataraman. Debido a que los niños molestaban con sus incesantes travesuras a Venkataraman, el sadhu lo alojó en una de las habitaciones subterráneas del templo. Allí el joven no tenía que soportar las travesuras de los niños, pero había tal cantidad de insectos que casi todo su cuerpo, víctima de ellos, se convirtió en una purulenta herida. Pasadas algunas semanas, Ventachala Mudali, un devoto, descubrió a Venkataraman, y viéndole en tal estado lo trasladó al santuario de Sunramanian. Durante algunos meses Venkataraman estuvo en el santuario. Se encargaba de él un mouni (persona que ha hecho el voto de silencio) y entonces comenzó Venkataraman a salir durante algunas horas del día de su continuado samadhi. Mas a pesar de ello, incluso cuando no estaba en samadhi, permanecía el sanayasin abstraído y como fuera del mundo fenoménico. Empezó a dar algunos paseos por el jardín, lo cual era muy saludable para su macerado cuerpo. En esa época ya comenzaron a visitarle algunos piadosos devotos, siempre deseosos de recibir la fuerza espiritual del yogui. A partir de entonces los visitantes se irían multiplicando, pues Ramana impresionaba muy favorablemente a todos aquellos que tenían el privilegio de recibir su darsan (gracia) y poder contemplarlo. El Maharshi apenas hablaba, pero su silencio no era obstáculo para que los visitantes experimentasen su poder espiritual. El silencio puede ser más elocuente que todas las palabras de este mundo cuando proviene de un ser superior, y nadie ponía en duda ese carácter de superioridad en el Maharhsi. Entre los numerosos devotos del joven yogui, destacaron por su fidelidad

Uddandhi Nayinar y Annamalai Tambiram. Este segundo era un sadhu que influyó en Ramana para que en febrero de 1897 se trasladase al santuario de Gurumurtan. Como en este santuario también había muchos insectos que se cebaban con el cuerpo, aparentemente insensible, del Maharshi, se le sentó sobre una silla. Tambiram abandonó Tiruvannamalai y Ramana comenzó a ser cuidado por un asceta devoto del dios Vinayaka. Su nombre era Palaniswami y, a pesar de ser él mismo un asceta, no pudo por menos que sorprenderse ante el aspecto físico del joven. Enflaquecido hasta el límite, lleno de heridas, mugriento y con el rostro sin expresión y pálido como el de un cadáver, Ramana estremeció al asceta. Además, y a pesar de este deplorable estado físico en el que se encontraba el yogui, emanaba de él una santidad especial, capaz de sobrecoger al más escéptico.

En 1898, Ramana y Palaniswami se instalan en una choza en el jardín de Naicker. Entre ambos surgen vínculos espirituales muy poderosos. Los devotos se van sumando ahora con rapidez y la celebridad de Ramana se extiende a todas partes. Su madre, todavía con el corazón dolorido por la pérdida de su hijo, acude a visitarlo. Ramana se niega a recibirla, quizá porque estima que ella puede representar un obstáculo en su evolución o quizá porque quiere dar a entender que ahora han sido trascendidos todos sus apegos mundanos.

Ramana vuelve a cambiar de residencia. Se establece en el templo de Arunagirinathar y comienza a mendigar por sí mismo sus alimentos. Aunque su vida es algo más activa y el número de devotos que acuden a visitarle es considerable, Ramana sigue siendo muy introvertido. Cambia una vez más de lugar y se instala en Pavazkakhunru, en la zona oriental de Arunachala. Recibe al final a su madre, pero cuando esta le ruega que retorne al hogar, Ramana, sin decir palabra, se sustrae a la presencia de su madre. Días más tarde le escribió:

«El Ordenador controla el destino de las almas de acuerdo con sus anteriores acciones. Lo que está destinado a no ser no será, a pesar de todo lo que nosotros podamos hacer. Será lo que haya de ser, aun cuando tratemos de impedirlo. Esta es la verdad. El mejor camino, por consiguiente, es guardar silencio.»

Transcurrieron muchos años después de la llegada de Ramana a Arunachala antes de que se constituyese el ashram (el Ramanashram), en 1922, que sería la sede de Ramana durante el resto de su vida. Durante cerca de tres décadas permaneció allí Ramana impartiendo la enseñanza a todos aquellos que deseaban recibirla, sin distinción de castas o razas.

Alrededor del año 1949 un sarcoma maligno apareció en el brazo del Maharshi, quien en todo momento y a pesar del dolor que este mal le producía dio pruebas de una inquebrantable voluntad y de un excepcional carácter. Nunca perdió la serenidad y hasta que le fue posible continuó ocupándose de las actividades que venía realizando. El médico del ashram procedió a operarle y le extirpó el nódulo. Un mes después el tumor se había reproducido y fue necesaria una segunda intervención, efectuada por unos cirujanos de Madrás. Los resultados fueron los mismos y entonces los especialistas llegaron a la conclusión de que no había otra solución que amputar el brazo aquejado por el tumor. Ramana se negó a ello diciendo:

«No existe motivo de alarma. El cuerpo es una enfermedad en sí. Dejemos que tenga su fin natural. ¿Para qué mutilarlo?»

Aunque algunos confiaban en un posible milagro, no era difícil darse cuenta de que el fin del Maharshi estaba próximo, pues todo su estado general era muy malo. Nadie vio, empero, quejarse a Ramana. Su dedicación a los demás continuaba intacta y ni siquiera su humor se había resentido. Pero sus discípulos luchaban tenazmente por evitar su muerte. Se ensayaron diversos procedimientos terapéuticos diferentes a los de la medicina oficial, pero nada parecía poder impedir el desenlace final. Dos veces más fue intervenido el Maharshi, quien decía:

«Aceptan este cuerpo como Bhagavan y le atribuyen sufrimientos. ¡Qué ignorancia! Están tristes y abatidos por la creencia de que Bhagavan los abandonará y se marchará... ¿Adónde puede ir y cómo?»

También decía:

«Permitamos que los acontecimientos sigan su curso natural.»

Y para él la muerte no era temida, como nunca había sido temida la vida, porque siempre vivió para realizar su más alto ideal y murió con la serenidad inconmensurable de aquel que lo ha efectuado.

El 15 de abril de 1950, los médicos, a fin de atenuar el agudísimo dolor, decidieron proporcionarle algunos calmantes, pero Ramana los rehusó. Se despidió de sus discípulos con unas palabras muy breves, pero muy significativas:

«Los occidentales tienen una palabra: "gracias". Pero nosotros decimos "me siento complacido".»

¿Para qué decir más? Él se había comunicado con miles de personas a través del silencio y ahora menos que nunca necesitaba de las palabras.

Al día siguiente de despedirse de sus discípulos, había mucha gente en el ashram. Todos experimentaban un profundo dolor y el hondo sentimiento de desesperación que da el saber que nada se puede hacer por aquel por el que se entregaría hasta la vida. Se ocultaba el sol cuando el Maharshi fue extendido en su cama, en tanto un médico le administraba oxígeno. Fue todo muy breve, tan breve y silencioso como si nada hubiese pasado. Una sonrisa, unas lágrimas y un suspiro. Una sonrisa para reconfortar a los que allí estaban; unas lágrimas por los seres humanos, a los que tanto amaba; un suspiro para degustar por última vez la atmósfera de este mundo humano que, con frecuencia ciego y confuso, requiere de la presencia de hombres como Ramana Maharshi, el santo de Arunachala, el más infatigable buscador del Sí-mismo, aquel que dijo:

«Únicamente hay dos modos de conquistar el destino y desligarse de él. Uno es averiguar para quién es el destino y recordar que solamente el ego está sujeto al destino, no el Yo, y el ego es inexistente. El otro es aniquilar el ego sometiéndolo por entero al Señor, comprendiendo nuestra importancia y diciendo continuamente: "Yo no, solo Tú, Señor", abandonando toda idea del yo y mío, y entregándose por completo en manos del Señor. El verdadero renunciamiento es amor a Dios por el amor y nada más, no siendo aceptable concebirlo ni aun como un medio para conseguir la salvación.»

Su enseñanza

Siempre que alguien le preguntaba a Ramana qué debía hacer para autorrealizarse, Ramana contestaba lo mismo: «Pregúntate: ¿quién soy yo?» Estimulaba a todos por igual para que sin pérdida de tiempo diesen comienzo a la autoindagación, a la búsqueda implacable del Sí-mismo, de la esencia de la persona, de aquello que, a diferencia de las emociones y pensamientos, no es transitorio, sino permanente.

¿Quién soy yo? Una pregunta muy breve, pero cuya contestación requiere años y años de entrenamiento, de purificación, de búsqueda interior, de autoindagación. ¿Quién soy yo? Una pregunta fundamental y que a pesar de lo cual son muy pocos los que se la formulan. ¿Quién soy yo? Una pregunta que todo hombre debería hacerse, porque vivir con uno mismo sin saber quién es uno mismo resulta paradójico e inaceptable. ¿Quién soy yo? Una pregunta que debe convertirse en una búsqueda continua por saber qué hay detrás de las apariencias que ocultan el Sí-mismo, por conocer qué es lo que hay de real en uno y qué lo que hay de falso. El hombre, que es curioso por naturaleza, no es, sin embargo, curioso en lo que respecta a sí mismo. Investiga en el exterior, pero no lo hace en su interior. Se plantea cientos de preguntas, pero olvida realizarse la pregunta básica y esencial: ¿quién soy yo?

Yo río, yo hablo, yo me divierto, yo trabajo, yo sufro o yo gozo, pero ¿quién soy yo? Yo camino, duermo, como, estudio, pero ¿quién soy yo? Yo me irrito, yo odio, yo soy agresivo, yo permanezco indeciso, pero ¿quién soy yo? En cualquier momento, en cualquier circunstancia, puede el hombre hacer un aparte mental, distanciarse interiormente de lo que esté efectuando, y preguntarse ¿quién soy yo? Las palabras tienen que llegar a ser trascendidas. Lo que menos importa es la pregunta formulada como tal. Lo realmente valioso es mantener de continuo la actitud interior de autobúsqueda; el deseo permanente de querer descubrir la propia realidad. Mirar en uno mismo, estar con uno mismo, sentirse en uno mismo y preguntarse desde lo más profundo del ser ¿quién soy yo? Una, cien, mil veces... ¿Quién soy yo? Querer saber; esperar la respuesta; no resignarse al desconocimiento y la ignorancia; rebelarse contra las propias limitaciones. Ahora que me siento colérico, o ahora que experimento timidez, ahora que estoy dominado por el miedo... ¿quién soy yo? Si siento mi individualidad, si me siento como algo existente, si de lo único que no puedo desconfiar es de mi propia existencia porque el acto mismo de desconfiar exige quien desconfíe, ¿por qué no preguntarse «quién soy yo»? Se pregunta el hombre por los demás; se pregunta por sus relaciones o sus negocios; se pregunta por las cuestiones internacionales o por los últimos descubrimientos de la ciencia, pero abandona la pregunta más urgente: ¿quién soy yo?

Estoy frente a un árbol. Lo estoy observando detenidamente. Quien lo observa soy yo; pero ¿quién soy yo? Me siento estremecido cuando la persona amada se comunica conmigo. Quien se siente estremecido soy yo; pero ¿quién soy yo? No puedo conciliar el sueño porque mi hija está enferma o marchan mal los negocios o estoy efectuando una mala digestión. Quien no puede conciliar el sueño soy yo; pero ¿quién soy yo?

Según la enseñanza del Maharshi y la enseñanza en general de todos los yoguis hindúes, el hombre como tal, en su esencia, no es sus sensaciones, ni sus emociones, ni sus pensamientos, ni sus sentimientos. Todo eso forma parte del ser humano pero no es la esencia misma del ser humano. Su esencia es su Yo, aunque el hombre ordinario se deja arrastrar por su ego inferior y se identifica con sus sensaciones, pensamientos y sentimientos. Esta identificación oculta al Yo, lo mantiene alejado de la consciencia, le hace permanecer ignorado. El hombre debe aprender a distinguir entre su Yo y sus emociones, su Yo y sus pensamientos, su Yo y sus sensaciones. Más allá de todo esto; más allá de sus conflictos y contradicciones, de sus temores, complejos e inhibiciones, de sus prejuicios, está el Yo, que es según Ramana el uno-sin-dos, el eterno, el mismo Brahmán individuado en el ser humano. Para Ramana el Yo era inalterable, permanente y divino. Sus concepciones eran similares a las de Sankara, aunque llegó a ellas por sí mismo, mediante su propia experiencia. Después de un largo camino interior, logró sumergirse en su propio Yo y obtener así toda la felicidad que se desprende de este trascendental encuentro.

Para Ramana Maharshi solo el Yo, que es Brahmán, es real, y el mundo fuera del Yo, y no concebido como una manifestación de Brahmán, es irreal. La ilusión y la ignorancia le llevan al ser humano a concebir el mundo como una realidad objetiva. En tanto el hombre no supere las apariencias y no se libere de los fenómenos, no podrá obtener una visión absoluta de la Realidad. Esta Realidad para el Maharshi es inexpresable y solo puede comprenderse cuando es experimentada por uno mismo. Esa Realidad está más allá de los nombres, las formas, las limitaciones cotidianas y las dependencias mundanas. Esa Realidad se revela cuando el hombre, mediante la interiorización, se encuentra con su Yo. Todo excepto el Yo y Brahmán es mutable y perecedero, por ello no es real en el sentido absoluto de la palabra. El Yo está más allá de todo dualismo.

Para Ramana el mundo es real, pero solamente real como manifestación de Brahmán o del Yo; fuera de esto es irreal; aparte del Yo o de Brahmán es ilusorio.

El hombre, según Ramana, debe destruir todo aquello que oculta su Yo, para que después de este proceso de aniquilación, el Yo resplandezca y pueda ser experimentado en su plenitud. Cuando el hombre encuentra su Yo, ha encontrado su verdadero maestro, aquel que permanece en el interior de todo ser humano, aunque no se haya aprendido a verlo ni escucharlo. Para poder ser experimentado el Yo hay que adiestrarse en el desapego y cultivar la pureza. «Lo realmente imprescindible es descorrer los velos. Entonces la Luz brillará por sí misma y penetrará todo vuestro ser, pues no es necesario buscarla en otra parte.» Esa Luz por la que Ramana Maharshi empeñó toda su vida, para poder así percibir el Yo como tal, en su impoluta pureza, sin sombras ni apariencias, sin falsos adornos ni ropajes.

El ashram

El ashram de Ramana Maharshi —conocido como Ramanashram— no ha desaparecido con la muerte del Maestro y continúa para rendirle homenaje y para perpetuar su entrañable recuerdo. El Ramanashram se encuentra en el sur de la India, a unos tres kilómetros de la estación de ferrocarril de la ciudad denominada Tiruvannamalai. Tiruvannamalai está a unos ciento cincuenta kilómetros al sudoeste de Madrás.

El Ramanashram es un lugar de paz y espiritualidad, abierto a todos aquellos que buscan la evolución espiritual. En el ashram se encuentran las tumbas del Maliarshi, su madre y su hermano. Por la mañana se recitan los Vedas y se entonan himnos religiosos junto a la tumba del Maharshi, tal como se hacía antes de su mahasamandhi. Después se efectúa puja con oferta de flores y recitación de mantras ante la tumba de la madre del Maharshi. Estos pujas se llevan a cabo también por la tarde y vienen durando cerca de una hora. En algunas fechas u ocasiones especiales el culto es más prolongado y elaborado. Anualmente se celebran el cumpleaños del Maharshi y el día de su mahasamandhi. Acuden muchos devotos al ashram y se llevan a cabo ceremonias especiales. También son celebrados, aunque en menor grado, los días en que abandonaron el mundo la madre y el hermano del Maharshi. Anualmente se ejecuta un sacrificio al fuego y se hacen pujas también en conmemoración de los grandes maestros espirituales.

El ashram no dispone de mucha capacidad para los visitantes, por lo que, salvo casos muy concretos, únicamente se puede permanecer en él durante tres días. A diferencia de otros ashrams, no pueden las mujeres alojarse por las noches en el mismo y deben hacerlo en las casas que hay fuera del ashram.

Cada devoto tiene libertad absoluta para seguir su propio desarrollo y puede observar el sadhana que crea más conveniente. No se imparten clases, aunque hay una reunión semanal en la que se leen y explican los trabajos de Ramana. También ocasionalmente algún devoto adelantado pronuncia una conferencia.

El ashram publica en varios idiomas las obras que versan sobre el Maharshi o su enseñanza. Edita trimestralmente un periódico llamado *El Sendero de la Montaña*, dedicado a la propagación de la sabiduría tradicional contenida en las más diversas enseñanzas universales.

El ashram dispone de una biblioteca con unos 5.000 volúmenes, que pueden tomarse prestados por aquellos que tengan interés en la lectura de cualquiera de estas obras.

En el ashram se lleva una vida sencilla. Las actividades comienzan a las seis y media de la mañana con una ofrenda de leche ante la tumba del Maharshi. A lo largo de la jornada se efectúan diferentes ritos y ofrendas. Los que habitan en el Ramanashram buscan únicamente su perfeccionamiento espiritual, siguiendo las enseñanzas del Maharshi, basadas en la autoindagación.

Rishikesh: lejos de la mundanal violencia

Paz y serenidad junto a los Himalayas

Toda la India es rica en templos y lugares sagrados. Sadhus, anacoretas, yoguis y santones pueden encontrarse a lo largo de todo su territorio. Los ashrams son numerosos en el sur, el centro y el norte. Pero no cabe duda de que la zona más sagrada del subcontinente indio es la que se extiende de Hardwar a Badrinath. A unos doscientos kilómetros de Delhi se encuentra Hardwar; unos treinta kilómetros más allá Rishikesh y, por último, a otros doscientos kilómetros aproximadamente, Badrinath. Los extranjeros únicamente pueden llegar hasta cuarenta kilómetros de Badrinath; a partir de allí el paso está prohibido. Esa zona permanece bloqueada por la nieve algunos meses al año. Solemne e imperturbable, se levanta en este lugar santo de la India ese excepcional macizo montañoso, siempre cubierto de nieve, que los arios dieron en llamar Himalaya (him: nieve; alaya: morada) y que es el origen de las precipitaciones monzónicas que, afortunadamente, combaten la sequía de un clima implacablemente seco. Estas gigantescas cordilleras y picos son la morada de los dioses y también, desde hace siglos, de yoguis, renunciantes y anacoretas.

Desde la más remota antigüedad, Hardwar y Rishikesh atrajeron a yoguis y sadhus, que, buscando un lugar sereno y apacible, se establecieron en los bosques o en pequeñas cuevas. Aquellos que en su ansia de autorrealización buscaban un aislamiento más hermético, se refugiaron en el Himalaya y tuvieron que soportar la inclemencia del tiempo. Es de suponer que muchos de ellos pueden incluso haber encontrado la muerte por falta de alimentos o por el excesivo frío. Se sabe de yoguis que únicamente pudieron resistir las bajas temperaturas, y con el cuerpo al desnudo, por ser expertos en el dominio de las corrientes pránicas y tener la posibilidad de regular la energía del organismo, tal como los naddjorpas tibetanos especializados en la técnica del tummo.

En la actualidad abundan todavía los yoguis que observan su sadhana, en absoluta soledad, en cualquier paraje del Himalaya. Se dedican por entero al trabajo interior y a la búsqueda del Sí-mismo. Habiendo reducido al mínimo sus necesidades alimenticias, se alimentan incluso de raíces y plantas. Pero cuando las nieves, inexorables y temibles, lo cubren todo, entonces hasta las plantas o raíces son difíciles de obtener. Durante meses estos yoguis permanecen forzosamente aislados y el hecho de sobrevivir resulta por sí mismo ya casi milagroso. En Rishikesh tuve ocasión de hablar con uno de estos renunciantes, que hacía apenas tres días que se había visto obligado a abandonar su lugar de retiro. Me explicó que no había podido conseguir alimentos y que había temido un desenlace fatal. Me expuso la situación con calma, como si fuera algo habitual. Era un hombre de mediana edad, con largos cabellos y tupidas barbas, vestido de un blanco inmaculado. Se interesó vivamente por las posibilidades de un yogui en Occidente y yo diría que pasó por su mente la idea de convertirse en un gurú y llevar una vida mucho más ajetreada que la pasada. Hablamos durante bastante tiempo. Él preguntaba y yo respondía, aun cuando lo verdaderamente interesante habría sido que él me hubiese respondido a mis preguntas. Pude saber que durante seis años había practicado hatha-yoga y radja-yoga en el Himalaya. No tuve en absoluto la impresión de que fuera un hombre de Dios. Creo más bien que a pesar de su largo e ingrato sadhana todavía no había trascendido el apego ni el deseo. Sus ojos eran negros y profundos, y su rostro reflejaba seguridad, pero no amor. Cabe pensar que ni siquiera en la soledad del Himalaya sean suficientes seis años para obtener la absoluta iluminación. Esto tal vez desanime a muchos principiantes, pero, ya alguien lo ha dicho, no existen atajos para llegar al cielo y no existen métodos abreviados para aproximarse al samadhi.

A medida que iba avanzando hacia Hardwar, podía ver más peregrinos y sadhus. Muchos llevan la túnica anaranjada y otros cubren sus rostros con llamativas pinturas. Caminan descalzos, silenciosos. Muchos de ellos saben lo que pretenden y conocen sus posibilidades; otros actúan inconscientemente, por tradición; otros explotan su aspecto espiritual o piden limosna por sistema. Los hay honestos y los hay menos honestos; los hay que ejercen la carrera de gurús, como podrían ejercer la de banqueros, y los hay verdaderos maestros espirituales.

En Hardwar la devoción de los peregrinos alcanza su plenitud. Como una veta de plata, el Ganges transcurre poderoso y silente, prestando sus aguas para que los peregrinos puedan bañarse en ellas y purificar sus conciencias. Frente al río sagrado, en meditación, con la mirada perdida en no se sabe dónde, se encuentran los hombres santos, el pensamiento puesto permanentemente en Dios. Hay muchos devotos de largos cabellos y nutridas barbas; devotos con la cabeza rapada y el cráneo como una tabla lisa; devotos con una fina coleta; desnudos o vestidos con la túnica anaranjada o simplemente con el dhoti; cubiertos de pintura o de ceniza; con el rosario entre las manos, o las semillas sagradas rodeándoles el cuello; devotos con los labios temblorosos por la emoción. Oraciones, mantras, cantos, himnos que embriagan la mente y la adormecen. Hay también abundantes mendigos. Y no pueden faltar las mujeres piadosas cuyo fervor les hace incluso derramar abundantes lágrimas. Pueden verse los vendedores ambulantes, que, incansablemente, ofrecen su mercancía. Los faquires prometen proezas sin igual y mantienen su cuerpo contorsionado; hay penitentes que miran fijamente al sol hasta que un día sus ojos terminan por no ver. También los barberos ejercen su oficio a la vista de todo el mundo, con singular destreza. Para muchos, sumergirse en las aguas del Ganges tiene una significación espiritual especialísima; otros, los más jóvenes, juegan y se divierten, lo que no hay desde luego que tomar como falta de respeto o de fervor. Al verme unos muchachos comenzaron a chapotear y a reírse estruendosamente. Querían seguramente sorprender al intruso extranjero que les observaba con no poca atención. Despertaron mi sonrisa y entonces, llenos de contento, acentuaron sus risas y sus juegos. A pesar de que en la India la vida es muy difícil, no falta el buen humor y la miseria material se ve compensada por la grandeza espiritual.

Cuando se celebra algún festival (mela) la afluencia de devotos a Hardwar es sorprendente y masiva. El más importante festival es el Kumbh-mela, de origen muy antiguo. Se celebra cada doce años y reúne a centenares de miles de peregrinos que en su anhelo purificatorio inundan las aguas del río más importante y venerado del suelo indio. El gobierno, en tales ocasiones, prepara con minuciosidad los puestos de ayuda sanitaria y adiestra a sus funcionarios. Se improvisan toda suerte de campamentos y el fervor desborda los espíritus de los asistentes. Los hombres de los Himalayas, los renunciantes, los buscadores de las altas verdades, abandonan su retiro temporalmente cada doce años y acuden a realizar sus oblaciones al río sagrado.

Aunque no me ha sido posible asistir a ningún mela en Hardwar, he podido observar, eso sí, a muchos peregrinos que, arrobados, se introducían en las aguas sagradas y entonaban con amor el nombre de la divinidad. Cientos de peregrinos que, emocionados, inundaban los ghats. He permanecido muchas veces ante tales manifestaciones de la India sagrada, y aunque para mí el verdadero valor reside en una espiritualidad razonada y no en una espiritualidad impensada y primitiva, no he podido por menos que sentirme sobrecogido ante tanto fervor, ante tanto apasionamiento religioso.

Al igual que Hardwar, Rishikesh es un lugar muy santo. En toda esa zona de la India están prohibidos el tabaco, el alcohol, la carne, el pescado y los huevos. Los renunciantes son muy numerosos. Hay toda clase de ascetas, yoguis y sadhus. Muchos de ellos viven en los ashrams, pero otros lo hacen en cuevas, sin mantener ningún contacto con otros hombres. Monos y cuervos le prestan su presencia al lugar.

Dentro del bosque o en la montaña, en cuevas de diminutas

dimensiones, en una absoluta pobreza franciscana, habitan yoguis que seguirán un difícil sadhana durante años o durante toda una vida. A esta categoría de devotos, siempre viva en la India desde los tiempos más antiguos, pertenece Rosie Schmidt, ahora conocida por Urna Shankarananda. Al parecer llegó a Rishikesh en 1958. Es de nacionalidad alemana y en 1959 se retiró al bosque en compañía únicamente de un perro y una vaca. Totalmente aislada, recibe de cuando en cuando a algunos devotos, pero nunca a hombres solos. Cuenta en la actualidad con treinta y seis años y tan solo de tarde en tarde abandona su cueva para visitar el ashram Divina Vida. Hice los preparativos necesarios para desplazarme del ashram Divina Vida al lugar en el que ella habitualmente se encuentra, a unos kilómetros de distancia. No obstante, ella fue al ashram antes de que yo fuera a verla. No pude entrevistarla. Enseguida se introdujo en el Kutir de Swami Chidananda. Pero pude observarla; tuve ocasión de permanecer perplejo ante ella, casi sin dar crédito a lo que mis ojos veían. Para llegar al ashram hay que ascender por unas escaleras que dan comienzo en la carretera. La observé mientras subía, ayudada por una mujer de más edad. Muy delgada, pálida, con los cabellos totalmente desarreglados y faltos de todo brillo. No es vieja, pero está tan envejecida que nadie podría deducir al verla su verdadera edad. Su rostro denota lejanía, distancia, paz y espiritualidad. Se la considera una gran mujer, una devota avanzada. Se ha abandonado tanto al espíritu, que su cuerpo está marchito, ajado, cansado. Por lo que me dijeron apenas come o quizá no come nada, como sucedía con Teresa Neumann, que dejó de hacerlo en 1923 y que se hizo célebre en Occidente por sus estigmas, que comenzaron a aparecer en 1926. Aunque no es frecuente, han sido bastantes los devotos que, henchidos de una efervescente espiritualidad, han dejado de tomar todo alimento. Muchos años lleva entregada al sadhana esta mujer que, aunque alemana, lleva la vida de un renunciante indio, piensa como un renunciante indio y aspira a conseguir espiritualmente lo mismo que un renunciante indio.

    Rishikesh es un pequeño pueblo indio que en nada se diferencia de otros tantos. Pero desde hace siglos se colocó a la cabeza de los lugares sagrados de la India y se considera que muchos yoguis famosos han realizado su sadhana en sus proximidades. En toda la zona hay numerosos kutires y ashrams. Hay un ashram de Maharishi Mahesh Yogui, que ahora, según me comunicaron, se encuentra vacío. También me dijeron que Maharishi ha perdido mucha de su popularidad en la India y que incluso la está perdiendo en Norteamérica, porque el camino de la autorrealización es muy difícil y largo, y en absoluto rápido y fácil como él pretende. «Tan difícil es el camino hacia la autorrealización, como caminar por el filo de una navaja.» Tal es cierto; indudablemente cierto. Por eso quizá los débiles abandonan enseguida el sendero; seguramente por eso solo los muy resistentes, como Buda, Mahavira o Ramana Maharshi llegaron a las más altas cimas de la espiritualidad y al desarrollo total de la consciencia, que, cuando se obtiene, se hace Conciencia Universal. Buscando ese desenvolvimiento del Sí-mismo hay muchos yoguis solitarios en Rishikesh, aunque nadie pudo decirme aproximadamente cuántos, ya que ellos, afortunadamente, al menos hoy por hoy, escapan a las estadísticas.

Ashram Divina Vida

De todos los ashrams existentes en la zona santa de la India, con ser numerosos, uno es el más importante y el más conocido en el extranjero. Se trata del ashram Divina Vida, fundado por Swami Sivananda y en la actualidad presidido por Swami Chidananda.

Kuppuswami Aiyer, universalmente conocido por Swami Sivananda, nació en el sur de la India el 8 de septiembre de 1887. Se graduó en Medicina y ejerció la carrera hasta 1924. Renunció a la vida mundana y se preparó espiritualmente bajo la dirección de Swami Viswamanda. Posteriormente fundó la Yoga Vedanta Forest University, la Sociedad Divina Vida y el Sivananda Ashram. Escribió numerosos e importantes libros y contó con muchos alumnos, preparando swamis que ahora perpetúan su obra y algunos de los cuales se encuentran por todo el mundo.

El ashram Divina Vida fue registrado en 1936 y desde entonces se ha esforzado denodadamente por llevar a buen término sus propósitos. Cualquier persona honesta y cuyos ideales sean verdaderos puede hacerse miembro de la Sociedad. Esta principalmente busca la regeneración espiritual de la Humanidad, apartándose de todo sectarismo. La Sociedad considera por igual todos los sistemas religiosos y sus miembros no deben hacer diferencias entre unos y otros. La meta de todo ser humano es la aproximación a la Conciencia Universal, practicando el bien y adiestrándose espiritualmente. La Sociedad pretende el bienestar espiritual de la Humanidad y, además, perpetuar la enseñanza de Sivananda, dar a conocer la técnica terapéutica del yoga, publicar las obras del Maestro e impartir la enseñanza espiritual a todos aquellos que quieran recibirla.

Los miembros deben pagar una pequeña cuota a la Sociedad. Desde el momento en que se convierte uno en miembro se recibe un rosario, la revista que la Sociedad publica periódicamente y literatura espiritual. Se puede asistir a las reuniones espirituales y reclamar cualquier tipo de ayuda psicológica o espiritual.

La Sociedad publica una revista mensual, en la cual se recogen textos de Sivananda y las colaboraciones de swamis, especialistas, eruditos y miembros. Se ofrecen noticias de interés moral y espiritual y se anuncian las obras publicadas por el ashram. Swami Chidananda también colabora en esta publicación con sustanciosos artículos.

La Sociedad Divina Vida trata de alimentar la vida espiritual y propagar el nombre de Dios. Organiza conferencias y reuniones. Asimismo se propone despertar el interés por las técnicas yoguis y fomentar la cultura espiritual. Establece instituciones educativas y ayuda a los estudiantes sin medios con becas. Trata de formar a profesores e investigadores; protege a los huérfanos proporcionándoles toda la asistencia posible y mantiene instituciones médicas, hospitales, dispensarios, etcétera. Ayuda a los pobres en concreto y a todos en general. Se propone el servicio incondicional a la Humanidad.

El ashram Divina Vida se encuentra en un lugar privilegiado. Muy cerca del pueblo de Rishikesh, entre una frondosa vegetación por un lado y el Ganges por otro, prevalece en él una atmósfera de paz y serenidad. Cuenta con diversas edificaciones. Las oficinas, la que fuera casa de Swami Sivananda, la farmacia y el hospital ayurvédico y algunos kutires se encuentran junto a las riberas del Ganges. Frente a estos edificios, cruzando una estrecha carretera, en las faldas de las montañas, a la sombra de una espesa vegetación, están las restantes edificaciones: la residencia, con diversas habitaciones muy simples y de pequeñas dimensiones, el templo a Siva, el santuario del samadhi de Sivananda, el colegio de música y diversos kutires. Dispone también el ashram de una espléndida biblioteca, una sala de meditación y un templo a Rama, Krishna y Siva. Cuando yo estuve allí estaban construyendo nuevas edificaciones. Me fue facilitado un kutir al lado del de Swami Chidananda. El ashram hospeda a toda clase de personas, sin distinción de creencias.

La casa en la que vivió Sivananda, justo a las orillas del Ganges, es ahora como un pequeño y valioso museo espiritual. Hay diversos retratos del Maestro e incluso puede verse la silla en la que pasó los últimos días de su vida. Una casa sencilla para un hombre sencillo que encontró su propia libertad interior y ayudó a muchos hombres a que buscasen la suya.

En el ashram Divina Vida me entrevisté durante largo tiempo con Swami Chidananda, Swami Krishnananda, Swami Nadabrahmanda y Swami Atmaramananda. Transcribo en esta obra parte de mis conversaciones con ellos. También tuve ocasión de conocer a otros swamis, brahmacharis y estudiantes. Fui recibido por Sri Nagarkar, con quien llevaba muchos meses escribiéndome y que es poseedor de una cortesía extraordinaria. Fui excepcionalmente atendido por un joven estudiante llamado Hari. Todos nos trataron, tanto a mi esposa como a mí, con gran consideración y afecto, dándonos toda clase de facilidades. Guardo de todos ellos un excelente recuerdo. En aquel lugar de paz y serenidad, el mundo, su desenfrenada violencia y su implacable competencia se encuentran tan distantes que temporalmente pasan al olvido.

Sri Swami Chidanandaji

Swami Chidananda es el sucesor de Swami Sivananda. Desde la muerte del fundador de la Divina Vida, Chidananda ejerce la presidencia de la Sociedad. Es un hombre enérgico, pero apacible; serio y circunspecto, pero encantador en su trato. Desde la edad de veintiséis años está totalmente consagrado al yoga. Ya hace muchos años se hizo cargo del puesto de secretario de la Sociedad y siempre ha trabajado con ahínco y sin desfallecer para extender el yoga y favorecer la regeneración espiritual de la Humanidad. Viaja con mucha frecuencia, visitando países de todo el mundo. Últimamente ha realizado una gira de tres años. Muy amado por todos en el ashram, es tenido como consejero ideal. He presenciado cómo aconsejaba sabiamente a hombres y mujeres, con su habitual seriedad pero sin imposición de ningún tipo.

Conversé con Swami Chidananda en dos ocasiones. Respondió a todas mis preguntas con precisión, evitando toda laguna y repitiendo con insistencia aquellos conceptos que creía de mayor interés e importancia. Se expresó en inglés, pero de cuando en cuando introdujo algunos vocablos españoles o italianos. Goza de una sólida preparación intelectual y sabe encontrar las palabras justas para hacerse entender.

Autor: Como usted bien sabe, la psicología occidental distingue entre el subconsciente y la consciencia. La psicología hindú, por su parte, también observa estos dos estratos mentales, pero además señala un tercero: la supraconsciencia, interesándose profundamente por él. ¿Podría ofrecernos su opinión sobre ese estado superior que podemos denominar como superconsciencia o supraconsciencia?

Swami Chidananda: Existen, por supuesto, el subconsciente y el consciente en el ser humano. Pero además también existe una supraconsciencia, que trasciende los límites de lo consciente. La supraconsciencia pertenece al individuo, es algo que está en él. La experiencia de los iluminados ha permitido saber con certeza que hay un plano de consciencia más allá de la consciencia normal y del subconsciente. Ese plano de consciencia superior es eterno, inmutable e indestructible. Forma parte del hombre; es decir, es tan propio de él como su personalidad, su nombre, su edad y todos aquellos elementos que caracterizan al individuo. Este plano superior de consciencia, esta supraconsciencia, es libre independiente de todo factor, no tiene forma, nombre, ni límite. Es infinita y eterna. Es la consciencia imperecedera y cósmica; es el estado en el que el individuo se trasciende a sí mismo y adquiere la ilimitada paz, la plenitud. El miedo deja de existir para el individuo. Todo es serenidad, seguridad.

A.: La psicología hindú distingue entre el sueño con ensueños y el sueño profundo. ¿Qué diferencias existen entre uno y otro?

S. Ch.: En el sueño profundo, la mente permanece absolutamente quieta; no hay ninguna actividad mental. En el sueño con ensueños el cuerpo está tranquilo y los sentidos están descansando, pero la mente continúa trabajando internamente. En tanto en el sueño profundo hay una total quietud mental y la mente permanece recogida, en el sueño con ensueños el contenido mental permanece activo, agitado.

A.: La atención mental juega un destacado papel en el yoga. El practicante de yoga tiene que cultivar y desarrollar al máximo su atención. ¿Cómo desarrollar lo más eficazmente posible la atención mental?

S. Ch.: Hay que desarrollarla, por supuesto, en el estado de vigilia. Hay que aprender a mantener la mente canalizada en un punto, concentrada sobre un objeto con exclusión de todo lo demás. La canalización correcta de la mente se va consiguiendo mediante la práctica. Hay asimismo que poner el máximo de atención en todo aquello que se haga; hacerlo todo con verdadero interés y entusiasmo. Así gradualmente la atención mental se irá desarrollando.

A.: Los vasanas y las impresiones del subconsciente en general perturban al individuo, influyen en su vida y en su forma de actuar e incluso pueden llegar a determinarle y esclavizarle. ¿Cómo liberarse de esos elementos perturbadores?

S. Ch.: Los activa la extraversión mental, la disipación y la constante atención a todo aquello que los sentidos nos muestran. Para librarse de ellas hay que desapegarse de los sentidos, neutralizar su influencia, permanecer sereno, ignorar las percepciones sensoriales, sustraer los sentidos de los fenómenos. Mediante la educación y disciplina de la mente se libera uno de esos elementos perturbadores. Es muy importante controlar el deseo, porque un deseo origina nuevos deseos. Hay que hacerle comprender a la mente que no son importantes los fenómenos externos, hacerle cambiar de actitud, buscar la verdadera naturaleza y esencia de las cosas. La práctica de la concentración termina por destruir las latencias del subconsciente. Hay que olvidar las percepciones sensoriales; esforzarnos por que nuestra mente obtenga una clara comprensión de que uno es un espíritu puro, eterno. Mediante el japa y la práctica constante, implacable y diaria, se consigue ahogar los vasanas y todas las influencias nocivas del subconsciente. Hay que practicar incansablemente, sin desfallecer.

A.: En la meditación pueden intervenir diversos elementos: pensamientos, emociones, sentimientos... Según usted, ¿cuáles deben intervenir?

S. Ch.: Depende naturalmente del tipo de meditación que se siga. En los comienzos de la práctica la mente tiende de continuo a dispersarse y hay sucesivas y permanentes interferencias. La meditación Vedanta, por ejemplo, desprecia todo pensamiento o cualquier otra interferencia que se presente. El bhakti-yoga, por el contrario, hace uso de todo el material que se presenta y lo canaliza hacia el objetivo supremo, o sea, hacia la divinidad. El radja-yoga, por su parte, analiza el porqué de las interferencias y toma consciencia de los pensamientos, las emociones y los sentimientos. Con la práctica asidua de la meditación se van eliminando poco a poco las interferencias y llega un momento en que toda la mente permanece inalterablemente fija en el objeto de la meditación. Es aconsejable, durante la meditación, mantener la columna vertebral erguida y realizar pranayama. El pranayama ayuda a combatir la agitación mental y a canalizar los pensamientos.

A.: La imaginación puede resultar una cualidad muy positiva para el individuo cuando puede ser controlada, resultando entonces fecunda y favorable. Pero, por el contrario, una imaginación descontrolada puede tornarse el peor enemigo para el individuo. ¿Cómo controlar la imaginación?

S. Ch.: Es verdaderamente difícil controlar la imaginación y no existe una regla exacta ni tampoco se puede generalizar; es decir que no hay una regla válida para todo el mundo. Cada persona debe buscar su propia fórmula, debe ensayar hasta encontrar el método que mejor le permita controlar su imaginación. Un excelente método puede ser, por ejemplo, buscar siempre un punto focal de apoyo para la atención mental, sujetando así la actividad mental. Hay que permanecer atento y vigilante, y en cuanto uno descubra que la imaginación se ha descontrolado, esforzarse por controlarla de nuevo. El practicante debe permanecer siempre alerta, controlándola una y otra vez, incansablemente, y evitando así su intervención.

A.: Actualmente y en cierto modo como ha sucedido en todas las épocas y en todas las latitudes, el ser humano padece una serie de estados negativos tales como ansiedad, angustia, miedo, depresión, viéndose esclavizado por múltiples conflictos internos. ¿Cómo puede un individuo superar dichos estados?

S. Ch.: Debe afirmar su auténtica naturaleza. Tengamos bien presente que todos esos estados no existen por sí mismos, no gozan de una naturaleza independiente. Son tan solo estados que denotan ausencia de alguna cualidad. El miedo es ausencia de valor; la depresión, de alegría; la angustia, de paz. Ninguno de esos estados, repito, tienen por sí mismos realidad. El hombre debe autoconvencerse de su irrealidad, de su inconsistencia como tales estados. No existen, simplemente no existen. Pongamos un ejemplo. La oscuridad en sí misma no existe; es únicamente ausencia de luz. En cuanto se presenta la luz, la oscuridad, automáticamente, desaparece. Esos estados negativos se evitan cultivando las cualidades contrarias, cuya ausencia es la que los origina. El individuo debe en todo momento rehusar la identificación con esos estados; no debe bajo ningún concepto asociarlos consigo mismo.

A.: El yoga pretende que el practicante debe trascender el

conocimiento intelectual, que es limitado y condicionante, y obtener el conocimiento superior o intuitivo, que es mucho más amplio e independiente. ¿Cómo trascender el conocimiento intelectual y despertar el conocimiento intuitivo?

S. Ch.: Hay que apoyarse en la inteligencia para avanzar más y más, gradualmente. Con la ayuda de la inteligencia se puede alcanzar la intuición, que es un estado supramental. La meditación profunda es el único medio y la llave que nos permite abrir la puerta que da acceso a la supramente; mediante ella se trasciende la inteligencia común y se establece uno en un estado supramental.

A.: ¿Qué se exige para el perfeccionamiento de todas las facultades mentales y psicológicas?

S. Ch.: Pureza y parquedad en la comida. Los alimentos deben ser sáttvicos, es decir, puros. Control sensorial, moderación en todo, racional restricción de la vida sexual, eliminación de los estímulos externos. Cuanto más se estimulan los sentidos, más estos nos dominan. Y, en definitiva, para lograr ese perfeccionamiento al que usted se refiere, practicar el yoga.

A.: ¿Puede decirme en qué grado dharana y dyana ayudan a resolver los conflictos internos?

S. Ch.: Dharana y dyana ayudan totalmente a resolverlos y además en el más alto grado. Poco a poco hay que ir prolongando las prácticas de dharana y dyana, aumentando el tiempo gradualmente. A medida que se vaya profundizando en el dharana y en el dyana, no cabe duda de que se irán resolviendo los conflictos internos.

A.: Muchas técnicas yoguis tienden a facilitarle al practicante un estado de vacuidad mental. ¿Es deseable el absoluto vacío mental?

S. Ch.: Sí en las más elevadas etapas del radja-yoga. En los comienzos, sin embargo, debe haber un punto focal. Poco a poco se hace posible y deseable el vacío mental. Tengamos en cuenta que es únicamente un vacío mental y en absoluto espiritual. El espíritu, por el contrario, se manifiesta con su máxima intensidad. Una vez obtiene el vacío mental, el practicante se inunda espiritualmente. Cuanto mayor sea el vacío mental, mayor será la manifestación espiritual. Estará mentalmente vacío, pero espiritualmente muy lleno. La mente deja de ser una interferencia y el practicante percibe claramente su espíritu.

A.: ¿La meditación profunda paraliza los pensamientos intelectuales?

S. Ch.: Totalmente. Si estudiamos la ciencia de la meditación según Patanjali, vemos que hay varios grados en el proceso meditativo. Llega un momento en que las funciones mentales e intelectuales son suprimidas. En algunos grados de la meditación se continúa analizando, discerniendo, razonando. Hay una meditación con intervención del pensamiento intelectual, pues hay que considerar que los pensamientos únicamente desaparecen en los más altos grados de la meditación. Patanjali nos explica hasta qué punto los procesos intelectuales y mentales son suprimidos. Puedo recomendar un libro en el que se exponen muy correctamente estas ideas. Se llama ¿*Cómo conocer a Dios?*, de la Ramakrishna Mission.

A.: He estado entrevistando en Belur Math al presidente.

S. Ch.: ¡Oh!, es un hombre muy santo.

A.: El samadhi representa una transformación profunda del individuo y produce determinados y definidos cambios. ¿Podría decirme qué cambios se producen en la consciencia y en la psiquis cuando se obtiene el samadhi?

S. Ch: La consciencia, que en el hombre común es limitada, se transforma en consciencia ilimitada, eterna, absoluta. El mundo desaparece como si formara parte de un sueño y se nos presenta como una película, como algo irreal. Desaparecen los pares de opuestos y se logra una estabilidad mental absoluta. En la consciencia limitada y finita hay identificación con el cuerpo. En la consciencia ilimitada, total e infinita, hay una identificación con todo lo creado. Se trasciende la consciencia normal, limitada, y hay una identificación total con el Universo. Cesa toda perturbación. En el Bhagavad-Gita se nos indica hasta dónde puede llegar la psiquis, cómo es el hombre realizado. El Bhagavad-Gita es una obra fundamental. Gandhi la tenía como su obra preferida. Todos deberían leerla.

A.: Un yogui puede permanecer en el aislamiento, en una

comunidad o en sociedad. ¿Qué le aconseja usted al yogui que vive en sociedad y debe llevar una vida normal de sociedad?

S. Ch.: Debe permanecer desapegado y mantenerse mentalmente unido a la forma de vida yogui. La vida exterior afecta a la vida interior, pero tal influencia debe evitarse. La vida interior puede desconectarse de la vida exterior y el yogui puede cultivar intensamente la primera. Mediante la oración y la meditación mejorará y ampliará su mundo interior. Hay que aprender a interiorizar profundamente la mente. Puede uno atender a sus negocios y atenderlos perfectamente, pero evitando la identificación con ellos. El yogui en sociedad no debe nunca olvidar su mundo interior y la vida espiritual. La mente tiene que contemporizar entre la vida exterior y la interior, entre el mundo cotidiano y el mundo espiritual. Se puede vivir en sociedad sin dejarse absorber o arrastrar por ella, sin dejar de atender nuestra vida interior. Hay que aprender a combinar la atención a la vida cotidiana con la atención a la vida espiritual. La meditación le ayudará a hacerse resistente a la influencia del mundo exterior, a evitar su influencia negativa. Aunque el yogui viva en sociedad, interiormente debe desapegarse de ella. Debe actuar sin dejarse encadenar por la acción. Interiormente uno debe permanecer siempre en libertad. Se está en la vida común y a la vez se está fuera de ella. El yogui tiene que desarrollar e intensificar esa actitud de desapego hacia las cosas. Hay que impedirle a la psiquis que se entregue tanto a las cosas de la vida cotidiana que después no pueda ya liberarse de ellas. Debe cultivarse el espíritu. Cuanto más se cultiva y se protege, mayor será el desarrollo espiritual. Se hace necesario habituarse a meditar diariamente y practicar y estudiar diariamente el yoga. Todos los días debe dedicarse un rato a las tareas espirituales. Hay que cultivar este hábito y meditar aunque sea solamente quince o treinta minutos diarios. Igual que se come o se duerme, de la misma forma es necesario habituarse al trabajo interior.

A.: ¿Puede dictarle algunas normas o reglas prácticas?

S. Ch.: Por supuesto que sí. La meditación como algo indispensable, desde luego. Debe el yogui en sociedad buscar además la compañía de otros yoguis, personas con los mismos intereses espirituales, con inquietudes de este tipo. No debe buscarse la compañía de aquellos que únicamente se interesan por el placer físico. Hay que apartarse de aquello que distraiga excesivamente la atención, que disipe. Hay que reducir al mínimo las apetencias y evitar que a uno le esclavicen. Es muy negativo cultivar la costumbre de la disipación. Apartarse de aquellos que como única meta tienen la diversión. Debe uno levantarse muy pronto y solo permanecer en la cama lo imprescindible. Reducir las comidas a lo estrictamente necesario. Controlar la dieta. Algunos yoguis aseguran que lo que come el cuerpo no afecta a la mente, pero no estoy de acuerdo con ellos. Opino que la comida afecta a la mente y a la personalidad. Debe evitarse la glotonería. Pero reconozco que no es tan fácil controlar la alimentación y abandonar, por ejemplo, la carne; pero hay que adiestrarse en este control. Un yogui no debe fumar ni tomar alcohol. Pero si tiene la costumbre de tomar vino en la comida, puede tomar un vasito de vino suave, pero nunca bebidas alcohólicas propiamente dichas. De cuando en cuando, si se trata de una fiesta importante, como un cumpleaños o una boda, puede incluso beber un poco de champán. Hay que evitar todo aquello que irrite el sistema nervioso y agite la mente.

A.: No cabe duda, sin embargo, de que es muy difícil cambiar la forma de vida.

S. Ch.: Estoy plenamente de acuerdo con eso. Cambiar súbitamente la forma de vida entraña muchas dificultades, pero por eso hay que irla transformando poco a poco. El yogui debe tratar de ayudarse en su desarrollo espiritual; debe no dificultarse aún más las cosas. La técnica perturba la vida interior, porque disipa al individuo. El yogui debe apartarse de todo aquello que pueda frustrar su desarrollo. Todo lo que va en contra de las leyes del yoga debe ser evitado en lo posible y buscar aquello que colabore en la evolución espiritual. Debe realizarse en la vida interior y llegar a ser un mero testigo de la exterior. Es muy importante la moderación en todo. Y siempre hay que llevar la meditación dentro de uno, siempre, en todo momento. Para ello hay que reconocer la presencia permanente de la divinidad. Nunca está lejana, sino presente en todo. Debe uno repetirse:

«Dios está aquí, yo estoy en Él y Él está en mí.» Debe mantenerse una constante comunicación con la divinidad. «Yo estoy dentro de Dios y Él está dentro de mí. Dondequiera que vaya y haga lo que haga, estoy en Dios y con Dios, que es la realidad.» Aunque muchos no lo vean así, estamos en contacto permanente con la realidad divina y siempre estamos compenetrados con ella. Cultivando esta actitud nos será posible vivir en cualquier lugar del mundo. No se está en Occidente ni en Oriente, sino que se está exclusivamente en la divinidad. El cuerpo continúa en el mundo material, pero la parte espiritual del individuo, si se consciencia, está con Dios. Hay que trabajar para alcanzar este plano de espiritualidad. Debe recordarse que no importa dónde se esté, siempre se está con Dios.

»Debe asimismo el yogui crearse en su casa un adecuado ambiente yóguico. Sale a trabajar ocho o diez horas, pero luego vuelve a su ambiente yóguico y lo de afuera se pierde. Debe rodearse de un ambiente espiritual que favorezca su crecimiento interior y la práctica de la meditación. Debe servirse de una buena biblioteca espiritual, música adecuada, etcétera. Exteriormente parecerá un hombre corriente, pero interiormente permanecerá desapegado y tendrá una gran fuerza espiritual. Debe meditar por la mañana y por la noche. Debe, al menos, acostumbrarse a hacerlo un minuto; aislarse en cualquier momento oportuno y meditar. Cualquier instante puede aprovecharse. La disciplina es imprescindible. Si se medita por la mañana y por la noche es como si se trazara un puente entre uno y otro momento y todo lo demás pasará a un segundo plano. Cada ser lleva en sí mismo el altar de la divinidad y se puede lograr, siendo consciente de esto, una gran pureza y paz interiores. Uno es un templo moviente de Dios. "Soy un ser eterno, imperecedero", dice el Vedanta. Cada cual meditará según su temperamento, pero meditar es esencial.

A.: Las personas, en su gran mayoría, tanto en unos como en otros sistemas religiosos, observan irracionalmente la espiritualidad. Mi opinión personal es que se debe llegar racional y conscientemente a la espiritualidad y que esta es la auténtica y válida espiritualidad. En resumen: considero que la espiritualidad verdaderamente valiosa es aquella que se experimenta a través de un convencimiento basado en la razón y en la comprensión intelectual, y no aquella otra que es puramente instintiva o que se sigue por imitación o costumbre.

S. Ch.: Lo que usted dice es del todo correcto y estoy plenamente de acuerdo con ese punto. Pero no debemos ser excesivamente estrictos. Desde luego es siempre bueno y deseable saber lo que se está haciendo, hacerlo comprendiendo y conociendo su significado. Pero si por alguna razón no se es capaz de saber lo que se hace, eso no hace irrazonable la espiritualidad propiamente dicha. Nadie es culpable de no tener la inteligencia lo suficientemente desarrollada y por este motivo siempre ha habido, en toda época y generación, una espiritualidad irrazonada. Hay que admitir que hay grandes masas de gente que no están desarrolladas intelectualmente y por ello no comprenden lo que hacen. No se puede alimentar a un niño como a un adulto, y si usted a determinadas personas que no están preparadas para ello les entrega una espiritualidad de orden superior, no podrán digerirla. Y no crea que dándoles razones adelantará algo, pues ni siquiera así van a comprender. Así es una gran mayoría, aunque siempre ha habido excepciones, personas que han seguido racionalmente la espiritualidad. En todas las sociedades hay excepciones. Hay que tratar de extender la espiritualidad razonada, pero no es tarea fácil. Hay muchos individuos que espiritualmente son niños, que no han evolucionado lo suficiente. No están preparados para una espiritualidad superior, que es innegablemente la más deseable y la que se debe cultivar. Que todo el mundo siguiera ese tipo de espiritualidad sería lo ideal, pero es prácticamente utópico y está muy distante de la realidad. A las excepciones a las que me refería, a los individuos totalmente preparados hay que entregarles una espiritualidad consciente y racional. A los que no son capaces de comprender, hay que tratar de impulsarles en su fe y aumentar su confianza en el maestro. Deben convencerse de que su maestro es un hombre honesto y de que les quiere ayudar de verdad. Ahora bien, siempre que sea posible, hay que esforzarse por que la espiritualidad sea razonada y comprensible, y que el individuo la observe inteligentemente. La inteligencia es buena y hay que utilizarla. Individualmente hay que mejorarse y evolucionar; hacer preguntas y establecer conversaciones; tratar de incrementar la racionalidad en la espiritualidad. Hay que hacerlo siempre que sea posible. Pero debe evitarse la posibilidad de que pueda atraparnos el escepticismo o el agnosticismo. Siempre huir de ellos. Comprender, eso sí, racionalmente la espiritualidad, pero sin abandonarse jamás tanto a la racionalidad que se pueda caer en el escepticismo, riesgo que debe ser evitado.

A.: ¿Debe el yoga seguirse sin hacer ostentación de que se es un yogui?

S. Ch.: Claro. No hay por qué ocultarlo, naturalmente, en absoluto; pero tampoco hay por qué pregonarlo. No se debe practicar el yoga como si fuera como un escaparate, ostentosamente. Hay que ser yogui en el interior y no solo en apariencia. Debemos permitir que los demás nos tomen como un individuo común, corriente. Se puede practicar interiormente sin que nada en ese momento lo signifique en el exterior. Nunca debe el yogui entrar en discusiones con aquellos que están condicionados por sus propias ideas, por su fanatismo o por sus puntos de vista. No polemizar con las personas limitadas. Un yogui occidental debe también, periódicamente, aislarse solo o en compañía de otros yoguis y practicar más intensamente. Puede uno aislarse durante dos o tres días o un fin de semana. Aunque uno viva normalmente en la ciudad, abandonarla de cuando en cuando para hacer más intenso el estudio espiritual y la práctica.

A.: Últimamente Krishnamurti es muy leído en todo el mundo y mucha gente asiste a sus conferencias. Personalmente considero que la enseñanza de Krishnamurti es sabia. ¿Podría ofrecerme su opinión?

S. Ch.: Sé muy poco de él y no le conozco personalmente. No he intercambiado, pues, ideas con él. Por lo que sé (no sé si estaré en lo cierto o no) recomienda que se eviten los soportes externos de cualquier clase, eliminando todo ceremonial o ritual. Quiere que la gente prescinda de todo soporte y piense tan solo por sí misma. Nada de escrituras o de gurús, únicamente pensar por uno mismo, tratar de usar la propia razón, ser testigo de los propios pensamientos y emprender el propio camino sin caer en la trampa de los propios pensamientos. Eso recomienda Krishnamurti. De esta manera se camina por el sendero de la pregunta pura, de lo que se llama absoluta metafísica. No sé hasta qué punto estoy en lo cierto; pero creo que esto es lo que aconseja Krishnamurti. Según mi opinión Krishnamurti es comprendido por una microscópica minoría de gente. Solo son capaces de comprenderle aquellos que han logrado una precisión intelectual; esos son capaces de entenderle y de aplicar su enseñanza a sí mismos. Pero para una gran mayoría sus enseñanzas pueden ser muy perturbadoras, muy atemorizantes a veces, porque rompe con todo aquello de lo que se dependía de una u otra forma. Desde luego depender demasiado de las cosas no es bueno ni deseable, pero romper repentinamente con todo soporte en lugar de seleccionar los necesarios, puede ser también peligroso y menoscabar al individuo. La eliminación súbita de los soportes puede perjudicar y enfermar la mente y la psiquis, pero este es un tema sobre el que habría que extenderse largamente. Krishnamurti no ha descubierto nada nuevo. Desde hace siglos, ya muchas personas en la India han prescindido de todo soporte exterior o de todo estímulo y se han dedicado únicamente al difícil trabajo interior. Ha habido escuelas de yoga que no se han servido para nada en absoluto de los ritos externos. La enseñanza de Krishnamurti tiene una gran mayoría de principios comunes al Zen y al Vedanta. Su enseñanza es para gente muy preparada y no todo el mundo puede asimilarla.

A.: Como ya hemos comentado, la gran mayoría de las personas practican inconscientemente la espiritualidad. Por ello y en su deseo de que todo se lo den hecho, corren a la búsqueda del gurú o del apóstol. Sucede comúnmente que tan solo encuentran gurús o apóstoles falsos, que son con mucho los que más abundan. ¿Puede una persona autorrealizarse sin ningún soporte externo?

S. Ch.: En los comienzos es imposible.

A.: Digamos entonces, ¿puede el yogui prescindir de todo ritual externo?

S. Ch.: Sí, claro que puede, claro que puede. Cuanto más

elevados son sus estados de consciencia menos soportes externos necesita. Se puede prescindir de todo soporte externo, pero la experiencia práctica demuestra que en los comienzos una persona necesita de una ayuda exterior, de algo en lo que apoyarse. Pero estos soportes no son necesarios más que en los comienzos y, desde luego, se puede prescindir de ellos, aunque lo sensato, cuando se está al principio del sendero, no es prescindir de esta ayuda, sino aprovecharla al máximo.

Había llegado el momento de suspender nuestra larga conversación. Swami Chidananda tiene una amplia tarea que desarrollar a lo largo de todo el día. Muchas otras personas esperaban para recibir sus consejos. Tras saludarle a la manera india, desconecté el magnetofón y comencé a retirarme. Sereno y con una tenue sonrisa en los labios, Swami Chidananda permaneció en su silla, apurando una taza de té. A su izquierda, una mesita con unos libros y un busto de Sivananda.

Cuando estaba a punto de abandonar la habitación, escuché de nuevo su voz:

—Que Dios le bendiga.

Dijo la frase en español y no pudo por menos que llamarme la atención y hacerme sonreír. Siempre busca la forma de demostrar su afecto. En nuestra anterior conversación, al despedirnos, me ofreció un puñado de sabrosos anacardos. Son pequeños detalles muy grandes en significado. Es importante, muy importante, todo aquello que facilite la comunicación —mejor sería emplear el término comunión— entre dos seres humanos.

Swami Chidananda tiene escritos varios libros y un mensaje para todos, que dice así:

Mi Querido Amigo,
Alma Radiante e Inmortal,
¡Paz y Alegría para ti! Saludos en la unidad del Espíritu interior. Déjame decirte esto. Una cosa es cierta: la vida es más que un mero proceso físico y biológico o movimientos o estados mental-intelectuales y actividades. Vida es desarrollo y manifestación de tu Realidad interior, el despertar y

experiencia de tu verdadero Si-mismo interior, del real TÚ. *Esto es* VIDA. Todo lo demás es una mera sombra, una pálida imitación, una insípida anomalía de vida.

Este real TÚ es espíritu inmortal, eterno, luminoso, pacífico y bienaventurado. Reconocer el Ti-mismo, recapturar la AUTOEXPERIENCIA es el central espíritu y propósito de tu Ser. La PERFECCIÓN latente yace inherente en esto, tu Naturaleza Real y Espiritual. Todas las virtudes, sabiduría, energía y bondad habitan en ti. Despierta, ábrete y expresa activamente esta perfección en tu vida diaria. ¡Esta es la esencia de la verdadera EDUCACIÓN! Esta virtud abierta constituye la CULTURA.

Carácter es el signo de Educación. Cultura es el signo de Civilización, Progreso y Evolución. No las COSAS, sino la belleza y la nobleza y autenticidad del Ser es el más alto VALOR en la sociedad humana y en la vida terrena del hombre, que es el hijo de Dios.

¡Oh hombre, despierta! No seas una caricatura de tu auténtico ser glorioso. No hagas de la vida un mero egoísmo y autoindulgencia sensual, estrecha y fea. Haz la vida radiantemente espiritual. Sal del autoolvido y del sueño espiritual. Camina hacia la Divinidad y la Perfección. Este es tu derecho innato. Sea la bondad divina tu consigna para la vida diaria. Brilla con Virtud. Adhiérete a la Verdad, Pureza, Humildad y Valor. Vive la Vida Divina. Sirve a todo con Amor. ¡Medita! ¡Realiza la Divinidad! ¡HAZLO AHORA! La Gracia Divina es tuya. ¡Abundantes bendiciones del Santo Maestro Sivananda para ti!

Amor y buenos deseos,
SWAMI CHIDANANDA

Sri Swami Nadabrahmandaji

Concentrarse es fijar la mente en un solo punto con exclusión absoluta de todo lo demás. Cualquier objeto puede ser apto para la concentración y puede despertar al máximo la atención, ampliar la consciencia y activar la visión intuitiva. Cualquier actividad, por otra parte, puede servir de instrumento para la integración interior y la autorrealización, siempre y cuando quien la realiza se entregue enteramente a la misma, se controle y la controle. El pintor puede realizarse a través de la pintura, el artesano a través de su trabajo manual y el monje a través de la oración y el pensamiento en Dios. La música, que es una de las artes más elevadas y que requiere una exquisita sensibilidad, puede por derecho propio ser un magnífico soporte de la atención mental y un medio de autorrealización. Escasamente conocida en Occidente, hay una disciplina yóguica que se basa primordialmente en el sonido y en la música. Se denomina nada-yoga y permanece en íntima conexión con el bhakti-yoga, el karma-yoga y el shakti-yoga. Bhakti-yoga en cuanto que se trata de realizar a Dios en sí mismo a través de la música. En todas las épocas y en todas las religiones la música ha jugado un papel destacado como medio para comunicarse con la divinidad. Karma-yoga en cuanto que el practicante de nada-yoga debe entregarse a su actividad sin preocuparse de los resultados, sin dejarse encadenar por ellos. Shakti-yoga, en cuanto que el practicante de nada-yoga debe conscienciar su shakti (energía divina) y ayudarse de ella.

«Nada» es el sonido en su concepción más sutil, más elevada. Es, en cierto modo, el sonido cósmico, universal, primordial. Es la primera vibración e inunda todo el Universo; es la manifestación del Principio Superior; es energía básica y creadora.

El nada-yogui no es en absoluto un simple músico; es mucho más que eso. Sirviéndose del control sobre las vibraciones, sobre la energía shakti, trata de escalar a las más elevadas cimas del yoga. Exteriormente, domina la música; interiormente, domina su energía espiritual. El nada-yogui utiliza como instrumento la música para lograr una asombrosa alquimia de sus energías en el mundo interno.

Nadabrahmananda, swami de la orden Divina Vida, es un nada-yogui excepcional. Toca todos los instrumentos indios y, por si eso no fuera suficiente, es un experto en la complejísima ciencia del Thaan.

El Thaan es, en palabras de Chidananda, «un florilogio musical ejecutado vocalmente por un cantor». Es, para entendernos, la ejecución de determinados sonidos muy especiales y de una gran pureza musical, pues se presentan al desnudo, en su prístina naturaleza. Esta ciencia fue impulsada por Tansen, que perteneció a la época mogol y que era el músico favorito de la corte de Abkar el Grande. Fue un destacado maestro y creó numerosos thaans, dejando para la posteridad muchos de ellos escritos.

Llegar a dominar el thaan requiere tantos esfuerzos como tiempo. El especialista en esta ciencia tiene que tener un control extraordinario sobre sus cuerdas vocales. Su práctica facilita el entrenamiento espiritual y activa la energía espiritual. Chidananda explica: «El thaan, cuando es bien comprendido y practicado inteligente y fácilmente, es el mejor amigo y la mejor ayuda para el cantor en su intento de escalar las más altas cimas de la perfección en la música.»

Si alguien ha llegado a dominar perfectamente la ciencia del thaan, este es Swami Nadabrahmananda. Controla con maestría el nada-shakti y es capaz de dirigir las vibraciones a los lugares más recónditos de su organismo. Este alternar de las vibraciones a una y otra parte del cuerpo estimula los potenciales internos y latentes. Los thaans que produce Nadabrahmananda son de una gran calidad, lo que denota que domina estrechamente sus corrientes pránicas y puede dirigirlas hacia donde se propone.

Hay diferentes clases de thaans, según se ejecuten en la garganta, en la cavidad de la boca, en los labios, en el puente nasal, en la lengua, en los dientes, con la lengua entre los dientes, en el diafragma, etcétera. Nadabrahmananda los ejecuta todos ellos, pero además es capaz de efectuar aquel que se considera el más elevado y difícil: el thaan kundalini. Durante siete años Nadabrahmananda lo había intentado sin resultado alguno. Cuando ya había desistido de su práctica, entró en contacto con Swami Sivananda, quien le animó a que continuara con su difícil entrenamiento. Así lo hizo Nadabrahmananda y poco después sus esfuerzos se vieron coronados por el éxito. Este thaan se produce mediante la energía de los chakras y no solo origina en el practicante un estado de envidiable armonía y serenidad, sino que parece ser que también influye favorablemente en aquellas personas que están a su alrededor. La consciencia del practicante se ensancha y sus nadis son despejados y purificados.

El especialista en nada-yoga puede dirigir las vibraciones a la cima de la cabeza (tara swara), de forma tal que pueden las mismas percibirse si se coloca en dicho lugar la mano; a la hendidura yugular (madhya) y al plexo solar (nabhi).

Swami Nadabrahmananda nació el 5 de mayo de 1896 en el seno de una devota familia de Mysore. Fue músico de la corte y ha consagrado toda su vida a la música. Musicalmente comenzó educándose con Sri Sadasiva Bua de Ichol Karanji. Intensificó sus estudios y aumentó sus conocimientos posteriormente con Alladia Khan of Kalahpur. Estuvo, por último, bajo la dirección de Tata Bua de Banaras. Su adiestramiento se extendió a lo largo de quince años. Nadabrahmananda practicaba sin cesar, reduciendo al mínimo sus horas de sueño. Cuando cierto día sintió la llamada de Dios, renunció al mundo y se hizo discípulo de Sivananda. Bajo este gran maestro alcanzó su perfeccionamiento máximo en el nada-yoga. Desde entonces Swami Nadabrahmananda se ha esforzado incansablemente por propulsar esta disciplina yóguica y alimentar el interés por la música. Ha sido maestro de cientos de estudiantes tanto indios como extranjeros.

En su afán de estimular el interés por la música, Nadabrahmananda ha efectuado numerosas demostraciones de su maestría, algunas de ellas ante la presencia de médicos y especialistas, quienes le han sometido a una rigurosa verificación. Se han organizado también certámenes con premios para aquellos que fuesen capaces de igualar o emular a Nadabrahmananda. Uno de estos certámenes, por ejemplo, consiste en mantener en la cabeza una moneda de una rupia durante todo el tiempo que dure la representación, manteniendo los ojos abiertos y sin parpadear y sujetándose a otras difíciles normas en la interpretación propiamente dicha. Nadie ha conseguido igualar las proezas de Nadabrahmananda, quien al final del certamen interpreta ajustándose a las reglas requeridas con relativa facilidad. Su arte ha sido y es admirado por altas personalidades indias y extranjeras. Las vibraciones que produce en las diferentes partes del cuerpo y chakras pueden ser registradas con un magnetofón cuyo micrófono sea colocado en el lugar correspondiente. Nadabrahmananda suspende la respiración durante todo el tiempo que dura su representación; es lo que se denomina nada-kumbhaka. Su energía pránica es tan potente que ni siquiera profesionales de lucha han logrado bloquearla presionando brutalmente uno de sus miembros.

Se considera que el control adquirido por Nadabrahmananda sobre sus energías internas puede combatir determinadas enfermedades. La energía pránica puede ser enviada a la zona del cuerpo afectada por la enfermedad y contraatacar su acción.

Me entrevisté con Nadabrahmananda en la sala de música del ashram. Se trata de una sala de reducidas dimensiones, en la que abundan muy diferentes instrumentos musicales. Me recibió sentado en el suelo, con un instrumento entre sus manos. Su aspecto es bonachón y agradable y, muy cortésmente, me saludó y enseguida comenzó a hablarme de sus experiencias y a mostrarme con detenimiento su colección de fotografías. Una de las numerosísimas fotografías que me mostró pertenecía a un documental sobre yoga —dirigido por Peter Oswald— en el que Nadabrahmananda ha intervenido.

Nadabrahmananda me mostró diferentes instrumentos y me explicó algo sobre los tiempos y la técnica para interpretarlos. Incluso me invitó a tratar de tocar algunos de estos instrumentos, y ni que decir tiene que ni siquiera conseguí arrancar una nota. Me enseñó un instrumento inventado por él y lo tocó durante unos minutos, logrando un sonido excepcional.

—Se toca —explicó—, con las uñas y no con las yemas de los dedos, pues con estas no habría forma de conseguir ningún sonido. ¿Quiere probar de nuevo?

Autor: ¿Cuál es el instrumento más difícil de interpretar?

Swami Nadabrahmananda.: Todos los instrumentos son difíciles, todos ellos.

A.: Usted lleva prácticamente toda su vida interpretando.

S. N.: Durante diecisiete años tomé lecciones de música, pero solo de música, no de yoga. Después comencé con el yoga y llevo alrededor de veintiocho años practicándolo.

A.: ¿Dónde fija usted la mente mientras interpreta?

S. N.: La mente debe permanecer fija en Dios. La lección primordial consiste en esto: en mantener la mente concentrada en la divinidad. Mientras se interpreta, la mente del nada-yogui debe estar conectada con la Mente Cósmica. El nada-yoga exige un largo y difícil entrenamiento y la mente no puede desconcentrarse ni por un segundo.

A.: ¿Tiene un nada-yogui que controlar su energía kundalini?

S. N.: Indudablemente, eso es necesario.

A.: ¿Tiene que entrar en contacto con el sonido cósmico?

S. N.: Sí, naturalmente. Tal como le he dicho la mente debe permanecer muy fija en la divinidad y el nada-yogui es un instrumento fiel que interpreta el sonido cósmico.

A.: ¿Qué opinión le merece Ravin Shankar?

S. N.: Es un músico excelente, pero no es en absoluto un nada-yogui.

A.: Aparte del control sobre su energía kundalini, ¿debe el nada-yogui ejercer dominio sobre todo su organismo?

S. N.: Claro que sí. Los músicos, mientras interpretan, se mueven excesivamente. Eso no es bueno, no facilita el conocimiento. Hay que controlar estrechamente el organismo. Yo permanezco quieto, inalterable, pensando intensamente en Dios, respetando a Dios, amando a Dios. Si uno respeta a Dios, Dios le respeta a uno. Cuando interpreto evito toda alteración de mi organismo y canalizo todas mis energías mentales hacia la divinidad.

Swami Nadabrahmananda interpretó especialmente para mí el instrumento ideado por él, la cítara y la tabla. Fueron momentos emocionantes e inolvidables, sobre todo la media hora que estuvo tocando la tabla.

La tabla es un instrumento típico de la India. Después de afinarlo, Nadabrahmananda situó ante él un dibujo de la divinidad y comenzó su interpretación. Antes, eso sí, colocó una moneda de una rupia en la cima de su cabeza.

Durante treinta minutos, que pasaron demasiado rápidamente, este gran nada-yogui me deleitó con su maestría. Durante todo ese tiempo, sus facciones permanecieron imperturbables y ni una sola vez parpadeó. La moneda no se movió de su sitio y la respiración estuvo suspendida. Únicamente los dedos de las dos manos de Nadabrahmananda se movían con una velocidad inusitada, arrancando a la tabla un sonido especial.

Después de su interpretación me dijo:

—Me alegro de que le haya satisfecho. Durante todo este tiempo mi mente ha estado puesta en Dios. Yo era uno con el Cosmos. Dios me respeta porque le respeto.

Abandoné la sala de música. Observé a unos swamis que tendían sus ropas al sol, humildemente, con esa humildad llena de grandeza que también era propia de Nadabrahmananda, el gran nada-yogui de la India.

Sri Swami Krishnanandaji

Me entrevisté con Swami Krishnananda por la mañana temprano. Vive en un kutir ligeramente apartado, rodeado de una frondosa vegetación. Por lo que me comunicaron su salud no es buena. Conversamos en la terraza del kutir; él sobre una hamaca y yo a sus pies. Es una persona muy cordial y está considerado un gran intelectual. Su obra *The Struggle For Perfection* es excelente. Durante nuestra conversación estuvieron presentes algunos estudiantes. Swakni Krishnananda me admitió toda clase de preguntas y fui yo quien suspendió la conversación a fin de no fatigarle.

Autor: En el yoga se le concede una importancia capital a la mente concentrada, al ekagrata. ¿Podría explicarme por qué?

Swami Krishnananda: La Unidad no está fraccionada en partes, como solemos imaginar. Por ello la percepción de singularidad y pluralidad es un concepto falso. Mediante la concentración obtenemos la percepción de la Unidad. Eso es concentración y eso nos permite saber la razón primordial de la concentración. Usualmente se trata de utilizar un objeto concreto como soporte de la concentración. Igual que un científico se sirve de un laboratorio, el practicante debe servirse de su mente y trabajar sobre ella. El propósito de la concentración es extraer la esencia del objeto de dicha concentración.

A.: En Occidente, lamentablemente, se ha perdido el hábito de la meditación. No obstante hubo épocas en que se le concedió gran importancia a la meditación, sobre todo dentro de la mística cristiana. Ahora bien, existen notables diferencias entre la meditación entendida occidentalmente y la meditación yóguica. ¿Podría decirme algo en este sentido?

S. K.: La meditación occidental trata únicamente de obtener cierta utilidad del objeto de la meditación al meditar sobre él. La meditación yóguica trata de encontrar la esencia del objeto, de obtener una visión absoluta y total y de unificar todos los objetos de la Creación.

A.: El ser humano se ve frecuentemente condicionado o perturbado por las impresiones y alteraciones de su mente subconsciente. ¿Cómo evitarlas?

S. K.: A través de la concentración. Mediante la concentración yóguica le es dado al practicante extraer las impresiones del subconsciente, hacerlas que afloren hacia la mente consciente. Esa es la alquimia de la auténtica concentración. El yogui puede ejercer absoluto dominio sobre toda su mente y puede frenar sus impresiones subconscientes y liberarse de ellas.

A.: Hay personas que por mucho que quieran concentrarse no lo consiguen. Tratan de hacerlo, se lo proponen firmemente, pero su mente no les responde. ¿Qué deben hacer dichas personas?

S. K.: Deben ante todo buscar las razones por las cuales no pueden concentrarse; aquellos motivos que están impidiendo la concentración de su mente. Frecuentemente la razón básica es que tienen otras preocupaciones y la mente está atenta a otras cosas que nada tienen que ver con el objeto de la concentración. Esas preocupaciones están desviando la mente del practicante del objeto de la concentración. Hay que saber qué otros elementos son los que impiden la concentración del practicante. Tendrá necesariamente que resolver o superar esos elementos perturbadores, para lograr así que la mente pueda centrarse en el objeto de la concentración. Con mucha frecuencia la distracción se convierte en un obstáculo para la concentración. La distracción impide la canalización de la mente. Ahora bien, cuando el practicante descubre el principal objetivo de la existencia, todos los elementos perturbadores cesan y todo otro interés queda en cierto modo eclipsado, desaparece.

A.: El practicante occidental tiene muy a menudo dudas en lo que se refiere a la naturaleza del dyana y del dharana; no distingue bien entre ambas técnicas. ¿Puede señalar las diferencias exactas entre dharana y dyana?

S. K.: Fijar la mente sobre un objeto es dharana. Cuando la mente fluye sobre el objeto de la concentración, entonces es dyana. Es decir, la concentración continuada es dyana. Digamos, poniendo un ejemplo, que una gota de agua es dharana y que cuando esa gota de agua fluye es dyana. El dyana es una prolongación del dharana, una continuidad.

A.: ¿Deben intervenir en la meditación los pensamientos, las emociones y los sentimientos?

S. K.: Las emociones y los pensamientos deben permanecer dentro de la concentración y no separados de ella. En la concentración todo el ser debe estar entregado a la misma y no únicamente una parte. Emociones, sentimientos y pensamientos deben acompañar a la concentración, deben intervenir activamente en ella.

A.: Hay que entender, sin embargo y por supuesto, que la meditación yoguica es mucho más que una meditación meramente intelectual.

S. K.: Desde luego. Es más que una meditación puramente intelectual. Llega a ser completamente diferente de una meditación meramente intelectual.

A.: Pero al principio, forzosamente, intervienen los pensamientos y el intelecto.

S. K.: No cabe duda de que al principio deben intervenir,

pero posteriormente es necesario superarlos e ir hacia la auténtica concentración yogui. El intelecto, nunca debemos olvidarlo, es dualidad, y la concentración busca exclusivamente la unidad.

A.: La concentración conduce inevitablemente a la unión del sujeto con el objeto de la concentración. ¿En qué consiste esta unidad?

S. K.: El sujeto y el objeto están solo separados en apariencia, pero nunca pueden ir separados. Estemos seguros de que siempre van juntos, así como ambas manos son parte de la misma persona.

A.: ¿Cómo debe sustraerse la mente a la actividad de los órganos sensoriales?

S. K.: Existen dos pasos a seguir. El primero consiste en permanecer en silencio y soledad, fuera de todo aquello que pueda perturbar o distraer. El segundo estriba en fijar la mente en algo, pues de otra forma esta, libre, se fijará en aquellas cosas que uno ha dejado fuera y entonces poco o nada importará que se permanezca o no aislado. A la mente hay que proporcionarle, además, no un mero sustitutivo de aquello a lo que uno ha renunciado, sino algo superior que la mantenga ocupada, centrada, focalizada. De esta forma sí podrá obtenerse una buena concentración y meditación.

A.: El yoga insiste mucho en el silencio y quietud mentales. Existen diversas técnicas para lograrlo. ¿Cuál cree usted que es la más recomendable?

S. K.: Entender la naturaleza del universo como Ser Real. En el mismo momento en que el practicante comprenda eso de veras, en toda su profundidad, la mente se concentra de forma automática, la agitación mental cede, la quietud es un hecho.

A.: Después de la comprensión meramente intelectual, ¿qué otra comprensión hay que obtener? ¿Qué otra comprensión es posible?

S. K.: Después de la inteligencia, y si se trabaja asiduamente con ese fin, sobrevendrá la intuición. Pero eso toma tiempo, mucho tiempo.

A.: En su progreso interior, en su evolución espiritual, el

practicante puede encontrarse inesperadamente con diversos fenómenos: visiones, luces interiores, sonidos, incluso alucinaciones, etcétera. ¿Podemos clasificar estos fenómenos de normales?

S. K.: Son normales. No son corrientes, claro, pero son normales. El practicante debe, sin embargo, ignorar dichos fenómenos.

A.: ¿Significan que el practicante está progresando? ¿Pueden ser un síntoma de su evolución espiritual, de su ascenso a superiores niveles de la consciencia?

S. K.: Sí, eso significan. Son fenómenos que se presentan en la evolución interior.

A.: ¿Pueden resultar peligrosas la concentración y la meditación si se efectúan prácticas prolongadas de las mismas?

S. K.: No, no tienen por qué ser peligrosas, pero tampoco hay por qué permanecer un tiempo excesivo en concentración o meditación. Si una persona no está lo suficientemente preparada, no debe permanecer mucho tiempo concentrándose o meditando. Tampoco debe hacerlo si no ha obtenido el equilibrio necesario.

A.: ¿Pueden las prácticas mentales activar o despertar determinados poderes psíquicos, como puedan ser la telepatía o la clarividencia, por citar solamente dos de ellos?

S. K.: Si no se buscan y si se ignoran, naturalmente que llegarán estos poderes psíquicos. Pero el practicante no debe prestarles la menor atención. Hay que hacer notar que basta que uno quiera obtenerlos para que los mismos no se presenten. El practicante no debe interesarse por ellos. Lo importante es la autorrealización y no esos fenómenos, por curiosos que puedan resultar.

A.: En Occidente, que muchas veces corre tras lo fantasioso y enigmático, se habla con apasionamiento del tercer ojo. Algunas obras no excesivamente serias han alentado incluso esta curiosidad. Muchas personas confunden el concepto e incluso estiman que el tercer ojo es algo físico y que puede despertarse mediante una operación. ¿Qué es exactamente para el yoga el tercer ojo?

S. K.: Tercer ojo e intuición son una misma cosa. Eso es todo.

A.: Cada día en mayor grado los jóvenes de todo el mundo, al menos del mundo occidental, recurren más a las drogas y especialmente a los alucinógenos, en la confianza de que mediante ellos podrán ampliar su comprensión intuitiva y aproximarse rápidamente a la iluminación. Ya en la antigüedad algunos yoguis, o mejor sería decir pseudoyoguis, se ayudaron de determinadas sustancias estimulantes, como el bang. ¿Cuál es su opinión al respecto?

S. K.: No es bueno, en absoluto, recurrir a tales sustancias. Originan impresiones artificiales en el sistema nervioso y eso, desde luego, está lejos de ser yoga.

A.: El problema del ser humano con inquietudes es el de poder resolver determinados interrogantes metafísicos que pueden llegar a atormentarle. Por ejemplo: ¿quién soy yo?, ¿por qué he nacido?, ¿por qué he de morir?, etcétera, etcétera. ¿Puede el yoga ayudar a resolver dichos interrogantes?

S. K.: Sí. Realmente todos esos interrogantes pueden ser resueltos por el yoga.

A.: ¿Cualquier objeto es apto para la concentración? ¿Cualquiera de ellos resulta bueno para la misma?

S. K.: Todos los objetos en sí son buenos para la concentración, pero las personas son diferentes y unos objetos resultarán mejores para unas personas que para otras. Es como la comida. La comida en sí es buena, pero no todas las comidas son buenas para todo el mundo.

A.: ¿La dieta adecuada y la abstinencia sexual favorecen la concentración?

S. K.: Son muy favorables.

A.: El hombre actual padece una terrible enfermedad: el miedo. Miedo a la vida y miedo a la muerte; miedo a los demás y miedo a la soledad; miedo a sí mismo; miedo a la existencia en general. ¿Cómo puede liberarse el hombre del miedo?

S. K.: El hombre tiene miedo y está asustado porque desconoce su conexión y su íntima unión con el Universo. Es igual que un niño que a veces tiene miedo ilógicamente a su madre. Pero si el niño pudiera comprender lo que una madre representa y que esa persona a la que teme es su madre, en el acto, como es natural, dejaría de temerla. Las personas temen al Universo y sus manifestaciones porque le ven como a un enemigo, pero en realidad es su mejor amigo.

A.: También se teme, y mucho, a los otros hombres, porque una considerable mayoría de los mismos se muestran hostiles y violentos.

S. K.: No hay por qué estar en contacto con todas las personas del mundo; no hay ninguna necesidad de ello. Cada persona puede elegir, afortunadamente, su compañía.

A.: Si un hombre corriente, que vive en sociedad, le preguntase cómo autorrealizarse, ¿qué consejo le ofrecería?

S. K.: Que aprenda y practique el yoga. Si es posible, que recurra a un profesor. Eso es todo. El yoga le hará encontrar su camino y le mostrará la forma de llegar a la autorrealización.

A.: A lo largo de todo mi viaje he hablado con muchísimas personas y me he interesado por sus puntos de vista espirituales. He observado que la espiritualidad está muy arraigada en la gran mayoría del pueblo indio, pero que son muchos, muchísimos, los que han perdido la fe en el gurú. ¿A qué se debe esta pérdida de fe?

S. K.: Es que en verdad hay muy pocos gurús verdaderos. Una persona busca un gurú y un día cree haberlo encontrado. Descubre entonces que es un falso gurú en lugar de un hombre verdaderamente autorrealizado, y al darse cuenta de ello se decepciona y deja de creer en los gurús. No es fácil encontrar a un verdadero gurú.

A.: ¿Puede haber un samadhi ilusorio? Es decir, ¿puede suceder que una persona se crea que ha llegado al samadhi, aun cuando esto no haya sucedido?

S. K.: Sí. Por ejemplo, el LSD produce una especie de samadhi, un estado samádhico totalmente falso.

A.: ¿Es conveniente practicar dharana sobre los chakras?

S. K.: Sí, es una excelente técnica.

A.: ¿Podría despertarse kundalini accidentalmente? Si esto sucede, ¿puede resultar peligroso para la persona?

S. K.: Jamás debe ser practicado el kundalini-yoga a menos

que se tenga una gran capacidad moral. Los practicantes que no han trascendido totalmente sus deseos no deben, en absoluto, practicar el kundalini-yoga

A.: El practicante debe esforzarse en distinguir el Yo del No-yo. ¿Cuál es el mejor camino para conseguirlo?

S. K.: El análisis filosófico.

A.: ¿Cuáles son las diferencias más notables entre el hombre liberado y el hombre común?

S. K.: El jivanmukta tiene plena consciencia de Dios y el hombre común carece de esa consciencia.

A.: El yoga trata de transformar al individuo. ¿En qué consiste exactamente esta transformación?

S. K.: La transformación que busca el yoga es la de hombre a Dios. El individuo debe desarrollarse plenamente y establecerse en su naturaleza divina.

A.: Cuando el individuo finalmente se libera, ¿conserva su individualidad o se funde en la Totalidad y pierde dicha individualidad?

S. K.: Se convierte en Universo.

A.: ¿Pierde su propia identidad, su individualidad?

S. K.: No pierde su individualidad, sino que obtiene la auténtica realidad de sí. Dígame: después de que se despierta de un sueño, ¿se ha ganado o se ha perdido la individualidad?

A.: En el camino de la autorrealización, ¿qué papel representa la erudición? ¿La podemos considerar como una ventaja o como un obstáculo?

S. K.: Hasta cierto límite es buena.

A.: El yoga es teísta, pero ¿puede practicar el yoga un ateo?

S. K.: Claro que puede. Ahora bien, todo practicante debe creer lógicamente en la última naturaleza de las cosas, la llame como la llame. Dios es solamente un nombre que se le entrega a la naturaleza última de las cosas. Pero se la puede designar con cualquier otro nombre que se desee.

A.: ¿Por qué existe esa estrechísima relación entre el samkhya y el yoga?

S. K.: El yoga no es otra cosa que la práctica del samkhya. Samkhya es la teoría y yoga es la práctica.

A.: Sin embargo, el samkhya es agnóstico y el yoga es teísta.

S. K.: El yoga no es en absoluto opuesto al samkhya, aunque tenga una concepción distinta de la divinidad. El concepto de Dios es únicamente el concepto más elevado para la concentración. El samkhya y el yoga no se contradicen en ningún sentido.

A.: Efectivamente, pero el yoga se sirve de la idea de Dios y el samkhya no. Hay muchos autores que han afirmado que Dios para el yogui no es una finalidad, como puede serlo para el místico cristiano, sino que es un medio o instrumento para la autorrealización, un soporte, aunque elevado, para canalizar sus potencias interiores.

S. K.: Repito que Dios es un vocablo que utilizamos para designar la naturaleza última de las cosas. Ahora bien, repetir una y otra vez el nombre de la divinidad, asociándolo a lo que significa, sirve para aclarar la mente, purificarla y concentrarla. Aunque el samkhya no hace referencia a la divinidad, cree en algo que viene a ser lo mismo. Simplemente se sirve de otras palabras.

A.: ¿Cuáles son los obstáculos más difíciles de superar para llegar a la autorrealización?

S. K.: El deseo y la ira.

A.: El yoga exige el desapego y la carencia de deseos. ¿Cómo lograr este estado?

S. K.: Una vez que se obtiene plena consciencia del Universo, se deja de tener deseos.

A.: ¿Es posible que en el transcurso de los siglos parte de la sabiduría del yoga se haya perdido, haya quedado sepultada?

S. K.: Sí, aunque real y totalmente no puede haberse perdido, si bien hay personas que cada vez tienen un conocimiento menos auténtico de lo que es el yoga. Pero está bien claro que el yoga nunca se podrá perder.

A.: ¿Cuál es la diferencia más notable entre el savikalpa samadhi y el nirvikalpa samadhi?

S. K.: En uno de ellos se tiene consciencia del Universo, pero como algo aparte de uno. En el otro el yogui es el Universo.

A.: ¿Puede el samadhi prolongado originar determinadas alteraciones fisiológicas, como le sucedía a Ramakrishna? ¿Puede incluso resultar peligroso para la persona?

S. K.: Depende mucho de la persona y de su constitución. Hay veces en que se presenta como un shock, pero generalmente no tiene por qué ocasionar problemas.

A.: Cada día se extiende más la neurosis en Occidente. Es como si el avance de la técnica provocase una disociación entre el individuo y su propio mundo interior. Muchos de los alumnos del Centro de Yoga y Orientalismo que dirijo tienen problemas psicológicos; muchos nos los envía el psiquiatra para que la práctica del yoga colabore en su restablecimiento. ¿Qué recomienda a aquellas personas que sufren interiormente y que se ven dominadas por la angustia, la ansiedad, la depresión y otros trastornos?

S. K.: Deben someterse al psicoanálisis y resolver sus problemas psicológicos.

A.: Hay otro problema: al igual que hay muy pocos gurús verdaderos, tampoco abundan los buenos psicoanalistas.

S. K.: Hay, no obstante, que buscar un buen especialista que ayude a solucionar la enfermedad. Hay muy pocos, pero hay que buscarlos.

A.: ¿Pueden ayudar las técnicas de concentración y meditación?

S. K.: Pueden, pero si los problemas psicológicos son graves, la meditación y la concentración se hacen muy difíciles. Pueden hacer incluso imposibles estas técnicas. Las perturbaciones psíquicas producen fuertes emociones que dificultan la concentración. Es muy recomendable tratar a estos enfermos con atención y afecto.

A.: Aparte de la colaboración del especialista, ¿ayudan a estos pacientes la práctica del hatha-yoga y la observancia de los grados del yoga expuestos por Patanjali?

S. K.: Pueden, indiscutiblemente, ser de una gran utilidad.

Sri Swami Atmaramanandaji

A pesar de sus 73 años, Swami Atmaramananda es un hombre muy jovial. Me encontraba en la casa de Sivananda cuando nos vimos e insistió amablemente para que tomásemos juntos el té. Su kutir se encuentra al lado del Ganges y es muy sencillo. Goza de dos pequeñas habitaciones y en una de ellas el swami tiene su altar. Estuvimos juntos durante unas horas y pude saber parte de su vida y ver muchas de sus fotografías personales.

Swami Atmaramananda es el caso típico del indio que tardíamente experimenta la llamada de Dios y lo abandona todo para consagrarse a Él. A los cincuenta y tantos años sintió la voz de Dios en su corazón y, a pesar de tener esposa y cuatro hijos, decidió renunciar a la vida mundana y se estableció en Rishikesh.

—Me fue muy difícil dejarlo todo —me explicó—, pero era muy superior mi amor a Dios.

Su mujer lloró durante bastante tiempo, hasta que comprendió que su marido había encontrado así la verdadera felicidad.

—Dios solo viene cuando se está solo y desapegado —dice Swami Atmaramananda.

Swami Atmaramananda fue durante un tiempo secretario de Nehru y desde hace más de una década es profesor de Vedanta. Es conferenciante y autor de un par de libros. Es, asimismo, antiguo teósofo.

Autor: ¿Qué obstáculos debe superar el ser humano para llegar a la divinidad?

Swami Atmaramananda: No puede cabernos la menor duda de que el principal obstáculo es la mente. La mente puede ser nuestro mejor amigo o, por el contrario, nuestro peor enemigo. Hay que aprender a controlarla y a comprenderla. La mente origina los pensamientos y el individuo debe ejercer un estrecho dominio sobre dichos pensamientos.

A.: ¿Qué es Dios y qué somos los seres humanos con respecto a Él?

S. A.: Dios es el gran espíritu, mahapurusha, el espíritu superior. Nosotros somos pequeños espíritus, purushas. Para el Vedanta Dios es Uno y nosotros somos parte de Él, como las olas lo son del mar. Nosotros somos parte de Dios y no podemos separarnos de Dios, como los rayos del sol no pueden separarse del sol, porque forman parte de él. Como el fuego y el calor, estrechamente unidos, el segundo parte del primero, así son el hombre y Dios.

A.: ¿Qué debe hacer el practicante para llegar a Dios, para establecerse en la Divina Naturaleza?

S. A.: Debe purificar su mente y su conducta, desapegarse de todo y amar profundamente a Dios.

Una vida sencilla

Durante mi permanencia en el ashram, había alrededor de cincuenta swamis y otras ciento cincuenta personas entre brahmacharies, estudiantes y visitantes. Hay estudiantes de las más diversas partes del mundo, aunque, como es natural, la gran mayoría son indios.

La vida en el ashram es muy sencilla. Se vive en modestas habitaciones o en kutires (pequeñas casas). La alimentación es puramente vegetariana. Los miembros del ashram invierten su tiempo en el trabajo, los oficios religiosos, la meditación y el estudio. Se levantan antes de que amanezca y alrededor de las cinco de la mañana o quizás antes ya podía yo escuchar los himnos a la divinidad. Se retiran a descansar a eso de las nueve y media o las diez. Al anochecer se celebran diversos ritos en los santuarios. Pude contemplar a los niños siguiendo muy atentamente el ceremonial; niños de muy corta edad, pero muy serios y concentrados. Se ofrendan flores a la divinidad y uno moja su cabeza y bebe agua sagrada. Entretanto, unos hombres hacen sonar con insistencia inusitada las campanas. El sacerdote entona sus himnos con voz fervorosa. Los perros y alguna que otra vaca dormitan. La noche avanza con lenta seguridad.

La misma tarde del día en que llegué al ashram tuve ocasión de asistir a un acto religioso de cierta importancia. Swami Atmaramananda me dijo: «No deje de asistir. Merece de verdad la pena. Ya verá cómo se siente agradado.»

El acto se llevó a cabo en la biblioteca, una amplia pieza circular. Se había ido la energía eléctrica y nos alumbrábamos con candiles. Eramos muchos los asistentes; todos sentados en el suelo, a la clásica manera india, en cualquiera de los asanas de meditación. Formábamos un gran corro y en el centro se situaron unos hombres con algunos instrumentos musicales. Me enteré de que eran cantores que habían venido desde Delhi a visitar el ashram. Eso pude al menos entender. Eran un grupo de hombres religiosos que habían peregrinado hasta este lugar. Iban, por lo general, vestidos de blanco.

Se hizo un grave silencio. Los hombres nos encontrábamos a la derecha, y las mujeres, a la izquierda. El grupo cada vez se hacía más nutrido. Me hallaba rodeado por swamis, brahmacharies, estudiantes, sadhus y santones. El aspecto de algunos de los sadhus era muy venerable, con sus largos cabellos y barbas y los párpados semientornados. Swami Nadabrahmananda estaba sentado justo delante de mí. Aunque él no interpretó ningún instrumento, fue quien se encargó cada vez que hacía falta de afinar la tabla. De súbito el silencio se vio quebrado por la hermosa música de los instrumentos y la voz del cantor. Era su voz como una plegaria suplicante dirigida a la divinidad. Se interpretaron muchas canciones del sur de la India y pasajes del Bhagavad-Gita. Permanecimos así durante más de tres horas, escuchando los embriagadores himnos, en un estado de absoluta serenidad. La música religiosa de la India es de una indudable belleza y termina por interiorizar la mente hasta un grado sorprendente. Se llega a tener la impresión de que se está más allá de este mundo, de que se ha sido transportado a otro universo, a otra dimensión. A mi derecha, extasiado, un devoto de mediana edad lloraba como un niño. Nunca he visto llorar de esa forma. Lloraba por amor, intenso y frenético amor a la divinidad. Las lágrimas llegaban hasta la comisura de sus labios y de cuando en cuando suspiraba con profundidad y ocultaba el rostro entre las manos. Era tal su emoción que los que estábamos a su lado también nos sentíamos emocionados. En siddhasana, con la columna vertebral completamente erguida, los ojos cerrados y las manos juntas a la altura de la garganta, permaneció así durante todo el acto.

Media hora después de haber comenzado la música, penetró en la habitación Swami Chidananda, para el que estaba reservado un lugar especial. Se acercó al grupo de devotos-músicos y les obsequió con flores, dándoles así su bienvenida. Las flores tienen un profundo significado en la India y se emplean muy frecuentemente. Denotan amor y entrega, y se ofrendan a los dioses y a los seres queridos. Cuando una persona está enferma, por ejemplo, su amigo le regala una rosa roja. Es un obsequio amoroso, puro, sincero.

Descender a las riberas del Ganges al amanecer es algo verdaderamente estimulante. Ante el caudaloso río sagrado, puede uno alcanzar planos profundos de meditación. Se encuentra uno al desnudo consigo mismo, con su propio ser espiritual y con todo aquello que lo enturbia y lo oculta. Observa uno atentamente el río: el siempre mismo río, perd con distintas aguas. Y lo asocia uno con el propio Yo: permanente como ese río. Y analiza uno sus propias emociones, sentimientos y pensamientos: deslizantes y transitorios como esas aguas. Y uno se pregunta, en definitiva, por qué se deja llevar por las aguas en lugar de por el río, por qué por lo superfluo en lugar de por aquello otro realmente trascendente e imperecedero.

A la entrada del ashram se levanta una especie de pequeño monolito en donde aparecen grabados algunos consejos espirituales de Sivananda. Swamiji dio treinta y dos instrucciones para acelerar el desarrollo y evolución del alma humana. Están clasificados en: cultura de la salud, cultura de la energía, cultura ética, cultura del deseo, cultura del corazón, cultura psíquica y cultura espiritual. En estos tiempos en los que el hombre todavía no ha aprendido a comportarse como un hombre y sigue recurriendo con lamentable frecuencia a la violencia, las instrucciones agrupadas en el apartado «cultura ética» adquieren todo su significado:

«Habla la Verdad. Habla poco. Habla con amabilidad. Habla dulcemente.

»No insultes a nadie en pensamiento, palabra u obra. Sé amable con todos.

»Sé sincero, recto y abierto de corazón en tus palabras y actos.

»Sé honesto, gana con el sudor de tu frente. No aceptes ningún dinero, cosa o favor a menos que lo hayas ganado legalmente. Desarrolla la nobleza y la integridad.

»Controla los ataques de ira por medio de la serenidad, la paciencia, el amor, la piedad y la tolerancia. Olvida y perdona. Adáptate a los hombres y a los acontecimientos.»

Faquires en los alrededores de Rishikesh

Decidí conocer a pie los alrededores de Rishikesh y, muy de mañana, cuando el calor todavía era soportable, comencé a caminar hacia el norte, siguiendo la estrecha carretera, por la que de tanto en tanto pasa algún viejo coche, una tonga o algunos animales. El Ganges seguía su curso apaciblemente a mi derecha y el paisaje que tenía ocasión de contemplar era verdaderamente bello. Me crucé con campesinos, peregrinos y sadhus. También de cuando en cuando pasaba algún niño y me sonreía, con esa sonrisa especial que tienen los niños indios y que dejan ver unos dientes muy blancos en contraste con una tez tostada. A mi izquierda, una frondosa vegetación; a mi derecha, un precipicio poco pronunciado y al final del mismo el río sagrado. Se aproxima un niño y me pregunta mi nombre. Es esta una costumbre muy extendida entre los niños indios, que se divierten y regocijan de esta inocente forma. Pasa un hombre muy alto y barbado con la escudilla en una mano y un jarrito de agua del Ganges en la otra, y me saluda ceremoniosamente con una inclinación de cabeza. Sonrío. Pienso que mi mundo está muy lejos, que es como haber despertado a un nuevo universo: sorprendente, acogedor, amable. Un ciego, con las órbitas totalmente vacías, pide en cuclillas a un lado del camino; una mujer lava en una de las pequeñas cascadas que descienden de la montaña; un niño hace sus necesidades, sin pudor de ningún tipo, sonriente; unas vacas dormitan: el calor se hace más intenso y el cuerpo transpira profundamente. Continúo caminando y me encuentro con una larga hilera de mendicantes. Están alineados, con una vieja escudilla frente a ellos, en cuclillas, murmurando algunas palabras, dejando ver toda su inmensa y lamentable pobreza, esperando...

Llego a un pequeño pueblo. Sus calles están llenas de vida y observo. Muchas personas se apiñan a las puertas del templo. Hay muchos vendedores ambulantes, niños correteando, hombres hablando en corro, mujeres que me observan con curiosidad. Más adelante me encuentro con otro tipo de mendicantes. Los contemplo con detenimiento, descaradamente. Despiertan mi atención. Muchos de ellos están sentados junto a un minúsculo santuario. Piden en nombre de Dios, como si de hombres santos se tratase. Algunos pronuncian unos ininteligibles mantras; otros simulan orar, otros pretenden predecir el futuro o quieren servirnos de intermediarios para ser favorecidos por la divinidad; los hay que nada dicen, ni siquiera miran; los hay prácticamente desnudos, abrasados por el sol, muy sucios, en padmasana o sidhasana, la mirada perdida en el horizonte o en sus propias piernas. Uno de estos hombres permanece con el brazo en alto y observa el sol. Me pregunto si no será de esos que por mantener el brazo así termina por secárseles el mismo y que por mirar fijamente al sol terminan sus ojos por enceguecer. Uno de los hombres, más bien ya un anciano, tan delgado y reseco, que estremece, al darse cuenta de que le observo, ríe como un niño. Me desagrada el espectáculo y aparto mi mirada. El hombre rezonga y dejo caer unas monedas sobre la escudilla. Me gustaría poder comunicarme con todos esos hombres, indagar en su mundo interior, saber de sus vivencias y de su forma de vida. Unos metros más adelante me detengo ante un curioso individuo. Delgado, de edad imprecisa, de miembros muy largos y ojos saltones, me saluda con la mano y me sugiere que me aproxime. Estoy muy cerca de él, que se encuentra sentado en una tabla bajo un raído toldo. Sus piernas trazan el padmasana. Sus cabellos, en finas trenzas, llegan hasta los muslos. Está cubierto de ceniza (signo de renuncia) y tiene la cara pintada. Me habla, pero ¿quién pudiera entenderlo? Continúa hablándome y me encojo de hombros. Me imita y él también se encoge de hombros. Saca una pequeña piedra en forma de huevo y me la muestra. Parece una turquesa. Por señas me hace comprender que es una especie de amuleto y que puedo comprársela. Pronuncia el vocablo yoga y asegura ser un yogui. Masculla algunas palabras en inglés. Como para que yo dé crédito a su pretensión de ser un yogui, hace un ejercicio de pranayama. Insiste en venderme la piedra con forma de huevo de paloma. Me pide una rupia y vuelve a hacer un ejercicio de pranayama, queriendo obtener así la recompensa. Ante mi indiferencia, se pasa una pierna por detrás del cuello. Como en un dibujo anatómico, pueden verse con claridad sorprendente todos los músculos de su pierna. Le entrego la rupia. Insiste nuevamente con la piedra. Niego reiteradamente con la cabeza y le dejo. Escucho sus ininteligibles palabras. Otro supuesto yogui que hay unos pasos más allá, me invita a que le fotografíe y después me pasa la factura de sus honorarios: una rupia. El aspecto de este segundo pseudoyogui es indescriptible. Su cuerpo no aparece manchado de ceniza, sino de un oscuro barro. Se destacan unos extraños ojos inyectados en sangre y una amarga sonrisa congelada en los descoloridos labios. Entona un mantra o lo que quiera que pueda ser su sonido gutural y cierra los ojos, simulando caer en un profundo trance.

Me aproximo hasta el fabuloso puente que cruza el Ganges. En sus proximidades hay numerosísimos mendigos y observo que algunos de ellos carecen de determinados miembros, lo que me hace pensar que fueron atacados por ese cruel mal que es la lepra. Anteriormente, había observado a otros de similares características e incluso a mi derecha había quedado un paupérrimo poblado en donde habita esta gente a la que tan durísimo karma espera. ¡Hasta qué punto puede resultar la existencia ingrata para muchos seres humanos! ¡Y hasta qué punto los que tenemos mejor suerte nos negamos a ser conscientes de toda esa tristeza! Voces mortecinas, manos temblorosas, ojos que no miran y ninguna esperanza para esta vida, transitoria, sí, pero implacable para todos ellos.

Desde el centro del largo puente que se extiende sobre el Ganges, mecido por su ligero pero bien perceptible movimiento, rodeado de las bellas montañas, uno parece fundirse con el horizonte y penetrar en un mundo más sutil. Al final del puente, en la orilla opuesta al ashram Divina Vida, hay un instituto de yoga. Un hippie se detiene a mi lado y me interroga por dicho instituto. Se lo indico y nos decimos adiós. El tiempo parece no contar. Transcurren las aguas, muy sucias debido al monzón; transcurren sin dejarse sentir, como sucede con nuestra vida. Algunas personas chapotean en la orilla. Todo esto es como un sueño para aquellos que como yo viven en la gran ciudad y se confunden en la gran ciudad y en la gran ciudad pasan parte de su existencia. Parece el cielo aproximarse, parece aproximarse la naturaleza, parece el mismo Ganges aproximarse. Estoy justo en el centro del puente, ¡y un puente puede hacernos evocar tantas cosas!

De vuelta al ashram, un hombre sale a mi paso y me muestra algunas borrosas fotografías. Muy cerca de él está su pequeño santuario, en donde abundan otras fotografías de divinidades. Quiere hacerme una demostración de hatha-yoga y accedo. Comienza a realizar los asanas más difíciles, simulando un esfuerzo extraordinario para ofrecerle mayor emoción al espectáculo. Y a unos asanas difíciles le siguen otros más difíciles todavía, como si se tratara de sorprender cada vez en mayor grado a los espectadores de un circo. Su cuerpo es como el de una serpiente: retorcible hasta lo inimaginable. Le observo con tal escepticismo que de súbito, quizá porque ha intuido mi inapetencia, decide suspender su exótica representación. Me enseña la fotografía de una divinidad y me pide una limosna. Pienso cuánto más fácil sería para él la vida bajo la carpa de un circo occidental, exhibiendo sus contorsiones, tan sorprendentes como carentes del auténtico significado del hatha-yoga.

Una vez en el ashram, sabiéndome cerca de los swamis, de estos hombres que no buscan deslumbrar y que no se aplican falsas etiquetas, me siento verdaderamente agradado. El yoga está en el corazón, en el corazón se lleva, en el corazón se vive.

Verdades ignoradas, pero eternas

¿Qué teme el hombre? ¿Qué espera? ¿Qué busca? ¿Hasta cuándo permanecerá ciego espiritualmente, sin comprender su auténtica naturaleza? Para poder responder a muchas preguntas, para poder resolver determinados interrogantes que escapan a la técnica y a nuestro análisis puramente intelectivo, se requiere una indagación profunda de la propia base, del propio fundamento del individuo. Esta investigación no puede realizarla ningún ser humano por otro. Es el propio individuo quien debe interiorizarse y buscar en su mundo interior, tratando de encontrar su *ser real*, tratando de despojarse de todo aquello que es artificial, adquirido, y oculta su verdadero Yo. Pero el mismo condicionamiento a que el hombre está mental y psicológicamente sometido por causa de su falsa personalidad le impide ver con claridad dichos elementos condicionantes. Es una situación difícil, para muchos insuperable. A medida que la mente se va liberando de su fraccionamiento y se va unificando, se obtiene una visión total y completa, no-condicionada, no-adulterada y no-dividida de la Realidad. Pero, lamentablemente, solamente unos pocos logran escapar a su estrechez psicológica y espiritual; solamente unos cuantos gigantes anímicos destruyen su falsa personalidad y reconstruyen su verdadero Ser.

El individuo no tiene consciencia de su Totalidad, de su Unidad, de su Integridad. Está encerrado dentro de la esfera y, por tanto, no logra ver su superficie. Su visión es limitada. Porque no ha aprendido a abrir la puerta, tiene que mirar a través del ojo de la cerradura; porque no ha llegado al fondo de sí mismo, sufre, oscila, se destruye. Tengamos o no consciencia de la razón de las cosas, las cosas están ahí y están ahí por una causa. Filosofías, doctrinas, movimientos espiritualistas... El hombre se pierde en los conceptos, se ahoga en la erudición, se marchita en el saber libresco. Si en lugar de todo eso, se enfrentase abiertamente a sí mismo, a su ignorancia y su miseria interior, a su estúpido orgullo y su mezquindad, todo sería diferente. Aquellos que se arrogan cualidades que no poseen nunca podrán ya poseerlas, porque al creer que las tienen nada harán por conseguirlas. Mirarse al desnudo, sin artificios, desarropándonos de todo aquello que no es nuestro por mucho que esté en nosotros, es empezar a ampliar nuestro círculo de autocomprensión. Nos evadimos constantemente, permanecemos ignorantes de nuestros cambios y nuestra inmadurez, nos dejamos morir interiormente sin tratar de rescatar nuestra Verdad más honda y disipándonos en un mundo maquinal e intrascendente. Somos poco serios: poco serios con nosotros mismos, con nuestra responsabilidad de hombres, con nuestros objetivos más auténticos. Nos dejamos esclavizar por las cosas que poseemos, por lo que querríamos poseer, por lo que nunca poseeremos; nos dejamos esclavizar por nuestros apegos y deseos, por nuestra codicia y nuestro afán de poder, por la imagen falsa que fabricamos diariamente de nosotros mismos, por nuestra ira y nuestro rencor; nos dejamos esclavizar por nuestros deseos y tendencias, por nuestros pensamientos y emociones, por nuestra vanidad incontenible y absurda. Vemos en las apariencias y en las apariencias escuchamos; nos estrellamos en la superficie de las cosas, organizamos mascaradas ridículas y alimentamos nuestra psiquis con los rostros de la fatuidad y la egolatría. ¡Y es tan difícil salir de todo esto! ¡Es tan difícil saltar fuera de la que creemos nuestra sombra! ¡Es tan difícil dejar de ser yo para ser Yo!

Hay algo dentro de todo individuo que las más de las veces queda empolvado por la ignorancia y el olvido. Hay algo en todo hombre que a diferencia de sus pensamientos y emociones es permanente desde que nace hasta que se muere. Pero muy pocos son los que se preguntan por sí mismos, los que se interesan por su mundo interior en lugar de por todo el aparato externo. Las palabras son siempre las palabras. Puede un hombre leer todos los libros profundos de este mundo y permanecer en el mismo sitio que al principio. Debemos ser pacientes pero no indolentes, y actuar en nuestro mundo interior. El Infinito no está en las cosas ni en los fenómenos, sino en nosotros mismos. Sin dejarnos abatir, debemos experimentarnos, saber que en la tristeza o en la alegría, en el aprecio o en el desprecio, somos los mismos de siempre. Debemos interpretarnos correctamente, evitando los conceptos simplistas y las prisas. Hay quienes aseguran que el ser humano puede encontrar la paz interior en cuatro semanas o aun en cuatro días, pero eso es absurdo, pueril, inconcebible. Debemos ser serios y racionales sin dejarnos, empero, empobrecer por nuestra seriedad o racionalidad. La mirada introspectiva nos descubrirá nuevos y desconocidos aspectos de nosotros mismos, nos presentará aquel que soy yo, no aquel que creo ser yo.

El hombre común se ve zarandeado por los elementos perturbadores: depresión, angustia, ansiedad, tristeza; se ve encadenado por los sentimientos negativos: odio, rencor, celos. Es necesario evitar la identificación con esos estados. Hay que contemplarlos fríamente, observarlos con desapasionamiento y no permitir que nos aprisionen. Para mantenerse en la calma es preciso bloquear todo aquello que impide dicha calma, que agita, que desequilibra. Si es necesario cambiar la dieta, o la conducta o las costumbres o la forma de ser para encontrar el equilibrio verdadero, el individuo debe proponerse cambiar todo eso. Nada es tan difícil de cambiar como un hábito de años, pero puede conseguirse si uno se empeña, si el ideal es más poderoso que el propio hábito. Puede que durante mucho tiempo el practicante no encuentre el camino, permanezca a ciegas, pero llegará un momento, si persevera, en que encontrará la puerta de acceso a una Realidad superior.

La mente y la psiquis deben ser transmutadas. Es una mutación larga, laboriosa. Hay que liberarse de las dependencias morbosas, de los hábitos negativos, de todo aquello que empaña lo mejor que hay dentro de uno. Hay que purificarse en todos los niveles: fisiológico, mental, emocional y espiritual. Progresiva y gradualmente los potenciales internos, hasta entonces latentes, se irán activando. La revelación surgirá de uno mismo y cuando el individuo sea consciente de que él no es únicamente su esfera mental, psicológica o física, comprenderá; cuando sea consciente del Universo que hay en él, ya nunca se sabrá solo o desvalido, nunca se sentirá insignificante o vulnerable. Dentro de todo ser humano hay una consciencia superior que espera ser despertada. La reflexión, el análisis filosófico, la observación e indagación de sí mismo, la meditación y el adiestramiento en la forma más adecuada de ser facilitan el crecimiento interior del hombre. Cuando se obtiene la madurez interior, que nada tiene que ver con la edad, y cuando se hace el silencio en nuestra mente, el Yo se manifiesta y todo, aunque sigue siendo como siempre era, se hace diferente. ¿No es esto lo que ha buscado el hombre con inquietudes desde que el mundo es mundo? ¿No es esta la sabiduría de los antiguos iniciados, de los grandes maestros espirituales? Son verdades ignoradas, pero eternas. Aun cuando nosotros por nuestra deficiencia espiritual no logremos penetrar la Realidad, eso no quiere decir que ella no esté ahí, inmaculada y eterna. No importa dónde un hombre se encuentre, porque dondequiera que sea esa Realidad puede manifestarse en él. Cuando se obtiene el equilibrio interior, la mente y los sentimientos son como dos serviciales caballos que nunca se alborotan. Surge una nueva visión del Universo y de nosotros, que somos sus partes. Los gajos forman la naranja y son la naranja misma. Aunque son muy pocos los que parecen dispuestos a tratar de resolver el gran interrogante de su propia existencia, aquellos que lo hagan seriamente encontrarán una luz definitiva. No se trata de ser un místico ni un anacoreta, ni mucho menos. Cualquiera, desde su propio lugar, desde su plano, puede llegar al Cosmos y descubrir sus secretos, que son los nuestros, los de todos. No hay nada de abstracto o de visionario en la búsqueda de uno mismo; debería ser la necesidad más imperiosa. Pero el hombre, quizá porque todavía no ha evolucionado lo suficiente, prefiere entender de cualquier cosa que sea, por efímera y superficial que resulte, que entender de sí mismo, que al fin y al cabo es lo único que a nadie pueden robarle.

Evocación de los grandes rishis (sabios)

Frente a la grandiosidad de las montañas nuestra individualidad parece reducirse. Pierde uno la mirada en el cielo brillante y todo nuestro ser parece fundirse con el Universo. Este paraje silencioso y apartado, morada de los grandes rishis, pulsa nuestros más hondos sentimientos. Se siente uno desgarrado y a la vez lleno de esperanza. ¡Hay tanto que aprender y tanto que saber! Es un día claro y luminoso, lo que no es corriente en esta época del año. Uno se siente emocionado al darse cuenta de que en este lugar encontraron su Sí-mismo los grandes rishis, los grandes iniciados. Parece como si todavía estuvieran allí y nos observaran. Se siente su presencia, se intuye, se adivina. Se despierta el fuego de la búsqueda en nuestro interior y uno se detiene a meditar las grandes verdades expuestas por los grandes rishis. La serenidad se refleja en las montañas, en los bosques, en el Ganges.

Llega el momento de abandonar Rishikesh, de regresar a

Delhi. Volveré a encontrarme con los gitanos nómadas que tuve ocasión de contemplar hace unos días y volveré a pasar frente al campo de prisioneros de Bangladés. Dejaré un lugar de quietud para sumirme de nuevo en la gran ciudad. Pero aquí o allá, en todas partes, un hombre puede reanudar su amistad con los grandes rishis y vivir sus enseñanzas. Por agudo que sea el estruendo podemos escuchar sus voces y experimentar su presencia. Basta con mirar dentro de nosotros y querer ver. ¡Algo tan fácil y tan difícil!

Swami Vishnudevananda

Swami Vishnudevananda fue discípulo de Swami Sivananda en Rishikesh. Nació en el estado de Kerala, en el sur de la India, en 1927, y tenía dieciocho años cuando entró en el ashram fundado por Swami Sivananda. Durante doce años se adiestró en las técnicas del yoga.

Deseando propagar los ideales yóguicos a todo Occidente, comenzó en 1957 la vuelta al mundo. A primeros de 1958 llegó a Estados Unidos. Es fundador de diversos centros de yoga o ashrams: en Canadá, en las Bahamas, en California. Es autor de una obra sobre yoga y ha publicado una revista y un periódico. Frecuentemente pronuncia conferencias en diversas partes del mundo e imparte clases de yoga en su ashram de Canadá en verano y en su ashram de las Bahamas en invierno.

A finales de 1968 Swami Vishnudevananda fundó la True World Order, cuya finalidad es el adecuado entrenamiento de una nueva generación capaz de propulsar la paz en el mundo.

Me entrevisté con Swami Vishnudevananda en Madrid a finales de noviembre.

A continuación transcribo la conversación que mantuvimos sobre el yoga en general.

Autor: Para facilitar la concentración y la meditación, el practicante debe aprender a sustraerse a la actividad de sus sentidos. ¿Cómo lograrlo?

Swami Vishnudevananda: Hay que conseguir el control sobre los sentidos. No es fácil. El aspirante debe prepararse antes físicamente para poder así mantenerse apartado de la actividad sensorial. El bienestar y dominio físicos capacitan para controlar las funciones mentales. El individuo no sabe controlar su mente. Solo se puede dominar cuando se ha conseguido previamente el dominio sobre los grados inferiores expuestos por Patanjali.

A.: Existen muchas contradicciones en lo referente al hatha-yoga. Para algunos yoguis el hatha-yoga no solo es aconsejable, sino imprescindible si se quiere practicar otra modalidad de yoga; para otros, el hatha-yoga es un complemento y una ayuda, y por tanto es útil; para muchos el hatha-yoga es un yoga inferior que no tiene por qué ser practicado, pudiendo el aspirante llegar a las más altas cimas de la espiritualidad sin necesidad del mismo. Me gustaría conocer su opinión.

S. V.: Quienes dicen que no es necesario el hatha-yoga es que no lo conocen, porque el hatha-yoga conduce al radja-yoga. El radja-yoga se apoya en el hatha-yoga.

A.: Personalmente opino que el hatha-yoga representa una ayuda considerable y que no debe ser subestimado. Pero, por supuesto, estimo que se puede alcanzar la supraconsciencia sin conocer siquiera lo que es el hatha-yoga. Muchos grandes yoguis nunca practicaron el hatha-yoga. Creo que el hatha-yoga es muy valioso, pero no imprescindible. Sin embargo, en la India he observado que para unos es esencial, y para otros, por el contrario, superfluo.

S. V.: El hatha-yoga es muy importante. El aspirante debe adiestrarse en la austeridad y conseguir el control sobre su cuerpo. Debe cuidar mucho su alimentación.

A.: Dicen los textos que el hatha-yoga es como una escalera que conduce al radja-yoga.

S. V.: Así es. El hatha-yoga ha estado perdido durante muchos años aun en la India. Yo he sido el primer yogui en traer a Occidente la síntesis del hatha-yoga y del radja-yoga. Sí, indudablemente se ha perdido mucho la verdadera naturaleza del hatha-yoga en la India.

A.: También surgen muchas contradicciones en torno a la dieta más adecuada.

S. V.: La dieta adecuada es el vegetarianismo. Hay que abstenerse de carne, pescado y huevos. La cebolla y los ajos son muy negativos.

A.: Han sido muchos y muy grandes los yoguis que no han sido vegetarianos. No es ni siquiera una regla de la Orden de Ramakrishna. Ya el mismo Brahmananda decía que porque un hombre coma carne no por ello va a estar más lejos de Dios. Creo que no se debe ser demasiado estricto en este sentido.

S. V.: La única dieta adecuada es la vegetariana. Hay yoguis y swamis que no son vegetarianos, pero ello no quiere decir que estén en lo cierto. También hay yoguis y swamis que fuman o beben.

A.: Sin embargo, la dieta debe estar condicionada al individuo: su naturaleza, su constitución, sus actividades. Para una persona muy activa lo más racional parece una dieta omnívora, eliminando por supuesto los alimentos impuros. En lo referente a la dieta siempre han surgido muchas y diversas opiniones incluso entre los especialistas occidentales.

S. V.: Una dieta que no sea vegetariana es nociva para el cuerpo y puede crear determinados trastornos.

A.: Creo que debemos pasar a otro punto. Al menos en lo que todos están de acuerdo es que determinados alimentos (leche, yogurt, frutos secos, frutas, vegetales, quesos frescos) son beneficiosos y otros (especias, sazonados, picantes) son nocivos.

S. V.: Yo pretendo llevar el yoga a sus antiguos cauces.

A.: En el yoga es muy importante la actitud interior. Incluso hay textos que dicen que un hombre realizado puede hacer cualquier cosa, puesto que está desapegado de sus actos. Krishna le aconseja a Arjuna que libre la batalla contra sus enemigos, pero desencadenándose de todo odio o violencia interiores. Ahí está muy bien expresada la diferencia entre la actitud interior y la exterior.

S. V.: Comprender todo el significado de los textos sagrados es muy difícil. La verdadera acción está en el pensamiento. Cada persona debe cumplir su deber. Cada uno, se dedique a lo que se dedique, debe cumplir su cometido, su deber. Un policía puede llegar a matar, por ejemplo. Pero un swami, porque otro muy distinto es su deber, jamás puede ser violento. Lo correcto es siempre el cumplimiento del propio deber. Es inadecuado que un swami fume o beba, sea violento o desaprensivo. El deber de un swami es muy elevado y el verdadero swami debe cumplirlo por encima de todo.

A.: Hay cuatro estados de la mente: sueño profundo, sueño con ensueños, vigilia y supraconsciencia. De tales estados el que más le cuesta comprender al occidental es el estado de sueño profundo. ¿Qué lo define?

S. V.: En el sueño profundo no hay dualidad, nombre ni forma. Hay unidad. El individuo permanece en contacto con el espíritu puro. Es un estado trascendente.

A.: Todo yogui aspira a la consecución del samadhi. Existen varios grados de samadhi. ¿Qué diferencia existe entre el savikalpa-samadhi y el nirvikalpa-samadhi?

S. V.: En el savikalpa-samadhi hay dualidad. En el nirvikalpa-samadhi no hay dualidad. En el nirvikalpa-samadhi hay fusión total.

A.: Después de la muerte, ¿se conserva o no la individualidad?

S. V.: Depende del grado de evolución de la persona. Quien ha obtenido la evolución máxima se funde con la Conciencia Universal y ya no hay individualidad. ¿La ola y el mar no son lo mismo?

A.: El yogui debe adiestrarse en el desapego. Hay una frase en el Bhagavad-Gita muy elocuente: «El yogui no se entristece por los vivos ni por los muertos.» Sin embargo, el occidental está muy apegado e incluso teme el desapego, pensando que este le conduciría a la indiferencia absoluta.

S. V.: El apego es una cuestión de siempre. El hombre no termina de comprender que el apego origina dolor. Hay que obtener una comprensión correcta del apego y adiestrarse en el desapego. Todas las personas apegadas sufren. El yogui trata continuamente de desapegarse. Hay que evitar el apego de aquello que poseemos. El individuo está apegado a las formas, a las apariencias, a los nombres; está apegado a todo en general. Pero como los objetos son impermanentes, el hombre, debido a su apego, sufre. La transitoriedad de los objetos crea dolor.

A.: Ese principio representa la base del budismo.

S. V.: El budismo nace en las fuentes del yoga.

A.: ¿Existe alguna diferencia entre el samkhya y el yoga?

S. V.: Ninguna. Krishna dice que no existe ninguna diferencia. Aquellos que ven diferencias entre el samkhya y el yoga es que no entienden.

A.: ¿Puede haber existido en alguna época un yoga ateo? Diversos estudios parecen admitir tal hipótesis. Naturalmente se trata de un yoga arcaico y asistemático.

S. V.: Yo no lo creo. La concepción brahmánica es muy antigua.

A.: Se puede considerar que el yoga, al menos algunas de sus técnicas, es anterior al brahmanismo y, por tanto, extravédico. Algunas técnicas del yoga bien podrían pertenecer a la civilización sumero-dravídica.

S. V.: No existe nada antes que los Vedas. Ninguna religión es anterior a la védica. Los Vedas se remontan al principio.

A.: En la actualidad Krishnamurti es muy leído. Yo admiro profundamente su enseñanza. ¿Qué opinión le merece?

S. V.: Krishnamurti es muy inteligente. Desde luego hay muchos gurús falsos. Como él dice, es cierto que cada ser humano en su interior lleva su propio maestro; pero el maestro exterior también puede ser muy valioso. Krishnamurti se opone a los maestros y a las escuelas o sistemas. Pero él es un maestro y muestra un sistema. Su filosofía es muy elevada, muy intelectual, pero poco práctica. Solo unos pocos están preparados para comprenderle.

A.: Parte de su filosofía es Zen.

S. V.: No hay nada nuevo o que no sepamos en la enseñanza de Krishnamurti.

A.: ¿Podría hacerse una síntesis con todos los conocimientos iniciáticos? ¿De esos conocimientos que han servido de base a sistemas soteriológicos, técnicas de autorrealización, escuelas esotéricas, cultos y doctrinas?

S. V.: Esta síntesis es el yoga mismo.

A.: Efectivamente la sabiduría del yoga, sus principios y técnicas han influido en los más variados sistemas soteriológicos. ¿Por qué entonces incluso dentro del yoga hay tanto sectarismo? Me ha sorprendido en la India el observar cómo algunas personas se dicen a sí mismas únicas portadoras de la Verdad.

S. V.: No se puede evitar el sectarismo, porque cada persona busca sus propios métodos y porque cada persona tiene su temperamento y sus aspiraciones. Pero la Verdad es siempre la misma. Le pondré un ejemplo. Cada persona utiliza o puede utilizar unos instrumentos diferentes para comer, pero el hecho en sí es el mismo: comer.

A.: El hombre está encadenado por el miedo. ¿Cómo puede trascenderlo?

S. V.: No creo que el hombre esté encadenado tan solo por el miedo. Son muchas cosas las que le encadenan. El individuo tiene una visión muy limitada y no considera válido lo que hay más allá de su limitada visión. El yoga expande, enriquece y ayuda a liberarse de toda atadura. Lo importante es ir hacia la Liberación. Hay diversos caminos, pero la meta es la misma: la Liberación.

A.: ¿Desea ofrecer un mensaje al hombre occidental?

MENSAJE: Occidente está empezando a despertar a su vida interior. Está empezando a liberarse de la técnica y comenzando a mirar hacia dentro. Es un momento delicado el que se está atravesando porque se quiere conseguir todo demasiado deprisa. Y por eso surgen los falsos apóstoles, que prometen incluso beneficios materiales. Debe buscarse en el yoga auténtico y en la literatura de los grandes maestros. El yoga exige el perfeccionamiento y este perfeccionamiento requiere un gran esfuerzo. No se puede conseguir enseguida ni con facilidad, como pretenden algunos maestros. Prevengo al hombre occidental contra la literatura inadecuada y los pseudomaestros. El hombre no debe temer más que a su propia estupidez. Estupidez es creer que se puede conseguir la paz sin realizar un gran esfuerzo o entregando una elevada cantidad de dinero a un maestro para obtenerla.

Estupidez es creer que se puede alcanzar a Dios con facilidad o pagando. Estupidez es creer que sin la debida austeridad se puede llegar a Dios; es temer a Dios o creer que Él puede castigarnos. Dios no castiga ni premia. Son nuestros actos y nuestra naturaleza los que se encargan de hacerlo. Es sabio aquel que vive en el mundo sin estar en el mundo, que permanece desapegado, que, como el loto que sobresale por encima del agua, puede mantenerse por encima del mundo fenoménico aun estando en él. El sabio no evade sus obligaciones, sino que las cumple sin dejarse encadenar por ellas. Este es el secreto de la dicha. Aquí está la esencia de todas las grandes enseñanzas. «Tú eres Aquel.» El principio vedántico: «Tú eres Aquel.»

El yogui-astrólogo de Khajuraho

Su nombre: Ram Prakash Sharma. Mediana edad, encantadora sonrisa que invita al diálogo y a la confidencia, sencillez y cordialidad. Para muchos es un gran yogui; para otros un simple astrólogo, un adivino. Lo cierto es que se le conoce como un yogui-astrólogo, es decir, que ha asociado el yoga a la astrología, por extraña que resulte esta mezcla, por aparentemente inadecuada que nos pueda parecer. Pero Sharma no se ocupa únicamente de la astrología, sino también de la fisiognómica y de todas aquellas disciplinas que le facilitan un conocimiento más profundo del individuo. No puedo definirme sobre él en absoluto porque carezco de elementos de juicio. Cada cual, por supuesto, puede tener sus propias creencias y apoyarse en aquellas disciplinas que crea convenientes. Me pareció un hombre muy correcto, amable más allá de las meras formas, abierto y alejado, afortunadamente, de toda afectación, de toda aparatosidad externa, de todo deseo de sorprender o impresionar. Se expresó con naturalidad, con modestia.

En mi afán de aproximarme tanto como fuera posible a la espiritualidad india en todas sus modalidades, no ha habido lugar, por insignificante que fuera, en donde no haya aprovechado para pulsar la opinión y creencias de numerosas personas y para interesarme por aquellos yoguis o sadhus existentes en la localidad. Pregunté en Khajuraho y para mi propia extrañeza me comunicaron que había un yogui-astrólogo, pero que seguramente estaba de viaje. Rogué que lo buscasen y que le comunicasen mi deseo de verle y entrevistarle. Ciertamente esperaba encontrar otra clase de hombre al que encontré; quizá más artificial, más enigmático, menos asequible.

Ram Prakash Sharma tuvo la gentileza de ir a visitarme donde yo me hospedaba a eso de media tarde. Acudió en compañía de uno de sus discípulos, un joven de veintitantos años. Ambos vestían al estilo indio, con unas prendas inmaculadamente blancas. Sharma cogió con efusión mi mano entre las suyas y esbozó una amplia y reconfortante sonrisa. Teníamos muy poco tiempo, ya que él tenía que ir a cenar al ashram y yo partía al día siguiente. Pero fue al menos suficiente para que mantuviéramos una conversación, si no muy prolongada, sí interesante. Sharma se explicó con claridad y concreción. Para responder a algunas preguntas cerraba los ojos a fin, seguramente, de concentrarse mejor y encontrar las palabras más adecuadas.

—Usted es yogui y astrólogo —observé—. Basándose en el dominio sobre la influencia astral, busca la unión, la trascendencia. ¿Puede explicarme algo sobre su sistema?

Tras reflexionar unos instantes, el yogui explicó:

—Tratamos de penetrar, lo más profundamente posible, hasta el corazón, la mente y el espíritu del individuo, para corregir de esta forma, o evitar en su caso, los trastornos tanto físicos como mentales o psicológicos.

Hizo una pequeña pausa, clavó sus pensativos ojos en los míos y continuó:

—Nos encontramos en un estado de sueño. La mayoría de las cosas que le suceden al ser humano están en cierto modo determinadas por la influencia planetaria. Supongamos que cada persona está influenciada por un planeta en cuestión. En ese caso, la posición del planeta tendrá una particular y definida influencia sobre la persona. Todos los individuos están gobernados por un planeta y este hace que sus actividades se realicen en un determinado momento y lugar. El planeta determina a la persona. Puede hacerla, por ejemplo, muy materialista. Ahora bien, actuando sobre el planeta e invirtiendo su influencia, se puede cambiar a la persona y hacerla espiritualista en lugar de materialista.

Me sorprendía la seguridad que imprimía a lo que parecen solo meras hipótesis. Hablaba lentamente, tratando de que yo captara el significado de todas sus palabras. Su discípulo, muy serio, seguía la conversación con toda atención. Cuando por causa del idioma surgía alguna dificultad, el discípulo, amablemente, intervenía para tratar de solucionarla.

Más por curiosidad que por auténtico interés, pregunté:

—¿Cómo es posible neutralizar o cambiar esas influencias, si es que realmente existen?

—Mis investigaciones acerca de los elementos materiales —respondió— me han demostrado que algunas gemas, telas, objetos y otros elementos pueden actuar transformando el carácter de la persona, siempre que se utilice el elemento preciso y en el día adecuado. Determinadas gemas, colocadas en el lugar preciso del cuerpo y en la fecha adecuada, colaboran en la transformación de la persona. Grandes yoguis han nacido cuando un planeta determinado estaba en plena exaltación. Aurobindo cuando Venus estaba en pleno apogeo. Ese día, por cierto, se dio una especial conjunción. Vivekananda nació bajo la protección de Júpiter y Saturno, que fueron los que le impulsaron a su trascendente desenvolvimiento espiritual.

—Aunque no siento desde hace años ninguna inclinación hacia la astrología, en una época de mi vida la estudié bastante a fondo, ya que siempre he estado interesado vivamente por el esoterismo. ¿Hay en la astrología hindú, como en la occidental, signos diferentes según en el mes en que se nazca?

—La astrología hindú no es exactamente igual que la occidental —explicó—. Es en cierta forma más esotérica, más misteriosa si se quiere, e intervienen en mayor grado la fuerza espiritual y la intuición de quien la interpreta.

Deseando centrarme exclusivamente en el yoga, pregunté:

—¿Se sirven ustedes de las técnicas yoguis comunes?

Asintió con un leve movimiento de la cabeza y señaló:

—Trato de facilitar el yoga a todos mis discípulos. No tengo preferencias por el hatha-yoga, pero lo enseño sobre todo al principio para corregir trastornos y deficiencias.

—Me ha sorprendido comprobar que hay en la India un escaso interés por el yoga, considerando que en este país se originó y que suman ustedes una población enorme. Es curioso, pero en Occidente es mucho mayor este interés, aunque tal vez en muchas ocasiones no sea tan auténtico.

—El yoga no es únicamente practicar las técnicas. Se puede practicar el yoga y, sin embargo, no vivir el yoga. Yo le diré que los niños indios ya son yoguis, porque así es su carácter y su forma de ser.

Me miró fijamente, sonrió, y en un tono de voz muy suave agregó:

—Esos niños viven el yoga. Aunque sea inconscientemente y sin realizar ejercicio alguno, viven el yoga. En la India permanece muy viva la consciencia de la existencia de un atmán en todo individuo. El pueblo indio siempre hace las cosas a través de Dios, clamándole, invocándole. Este sentimiento metafísico se presenta en el indio desde el mismo momento en que nace. He comprobado como hay niños de dos años que poseen ya un sentimiento metafísico más elevado que el de una persona que a lo mejor lleva veinte años practicando yoga.

Interesado por el tema, pregunté:

—¿Se debe quizás a una herencia espiritual de siglos, incluso de milenios?

—Sí —afirmó categóricamente—. Muchos siglos de influencia no solo hereditaria, sino astral. Este sentimiento, aunque no sea consciente, impulsa a vivir diariamente el yoga, aunque también se esté viviendo inconscientemente. ¿Me comprende?

—Creo que sí. Pero yo no diría exactamente el yoga, sino la espiritualidad en general. El yoga lo considero como la expresión de la espiritualidad más elevada, más refinada e incluso más racional. No me cabe la menor duda de que la espiritualidad está enraizada en lo más profundo del indio, pero, no obstante, insisto en que no he encontrado mucho interés por el yoga propiamente dicho. ¿Puede deberse ese desinterés a la pérdida de fe en el gurú, que antaño, aunque ya no de la misma forma ahora, tanto representó y tanta importancia alcanzó?

Su respuesta es clara e inteligente:

—Todo el mundo lleva un gurú en sí mismo, en su propio

corazón. Aquellos que no saben encontrarlo en sí mismos se ven obligados a ir de ashram en ashram, de gurú en gurú, en un peregrinar la mayoría de las veces interminable y agotador. En ese largo recorrido, que puede acaparar toda una vida, encontrarán a muchos gurús totalmente materializados y terminarán por decepcionarse. Repito: en el corazón de todo hombre hay un gurú. Quien lo busque con empeño y honestidad lo encontrará.

Nos pusimos de pie para despedirnos. Todavía estuvimos hablando durante casi otra media hora sobre diversos temas. Supe entonces que Sharma también practica la quirología. Es director de un pequeño ashram situado en una colina. Solo tiene dos años de existencia y, sin embargo, según el yogui me aseguró, ya han pasado por él más de 1.500 alumnos. El ashram carece de todo adorno, de todo elemento superfluo. Es muy sencillo. Hay un templo a Hanuman y una baranda desde donde sus miembros, muy de mañana, oran para purificar sus conciencias. Después realizan asanas y treinta minutos de pranayama. Se presta mucha atención al trabajo y entrenamiento interiores.

—Venga a visitarme al ashram cuando quiera. Puede permanecer el tiempo que crea conveniente.

Yogui Sharma sonríe ampliamente, mostrando su blanca dentadura. Nos fotografiamos juntos. Nos agradecemos nuestra recíproca compañía. Es un hombre que se hace agradable por la naturalidad con que se comporta.

—Espero que ya volvamos a vernos —dice.

—Si los astros nos ayudan a ello —contesto.

Sonríe. Sonríe a menudo. También su discípulo sonríe. Y cuando se marchan me doy cuenta de que ni siquiera les he dicho de dónde soy ni cómo me llamo. Detalles sin importancia. Para Yogui Sharma soy un ser humano, y en el yoga, afortunadamente, eso es suficiente, porque el individuo, que es atmán, vale por sí mismo, sin otras etiquetas ni artificios.

Yogoterapia

Para los yoguis, las posibilidades terapéuticas del yoga representan un aspecto muy secundario, dado que no es esta ni mucho menos la finalidad de este valioso sistema soteriológico. No obstante, el yoga, o mejor sería decir algunas de sus técnicas, pueden prevenir o combatir determinados trastornos físicos, psíquicos y psicosomáticos. Es, pues, interesante y útil la investigación del yoga desde su vertiente terapéutica, pero las investigaciones no deberían detenerse tan solo en ese punto, pues más trascendente es, si cabe, la investigación sobre los controles que puede ejercer el yogui sobre su cuerpo y su mente, y las modificaciones que puede introducir en su carácter, personalidad y consciencia.

En la India hay varios establecimientos que investigan sobre las posibilidades terapéuticas del yoga y que aplican sus técnicas para combatir diversos trastornos fisiológicos o psicosomáticos. Pero he podido personalmente verificar que no se realizan investigaciones en un sentido más amplio. No he encontrado, por ejemplo, a nadie que investigue sobre yoguis o practicantes avanzados de yoga. Tales investigaciones, al estilo de las de la doctora Teresa Brosse, revisten una capital importancia y permiten constatar hasta qué punto puede el yogui ejercer su dominio sobre las funciones de su organismo. No menos trascendental es la investigación sobre los cambios mentales y la transformación interior del yogui. No cabe duda de que es un terreno tan delicado como escurridizo, pero sería interesante y esclarecedor recoger experiencias y datos en este sentido. Es obvio que la investigación será completa cuando alcance no únicamente un nivel fisiológico, sino también mental y psicológico. Sin embargo, es necesario subrayar que la ciencia es muy limitada en lo que se refiere a un estudio del yoga a nivel psicológico, porque forzosamente chocará con la barrera que se interpone entre ella y el mundo interior del individuo, ya que afortunadamente este, a diferencia del organismo físico, no puede colocarse sobre la mesa de operaciones. Existe otro inconveniente muy difícil de superar: no sería fácil encontrar yoguis que quisiesen hacer de su mundo interior un conejillo de indias. Y realmente la ciencia debe respetar algo tan elevado como es el mundo interior de un ser humano.

Las investigaciones científicas, por otra parte, desposeen al yoga en cierto modo de su verdadera esencia y corren el riesgo de deformarlo. Fue este un peligro sobre el que acertadamente se extendió el doctor Jayadeva durante mi conversación con él. Ahora bien, de alguna forma podrán ser muy fructíferas las investigaciones sin necesidad de vulnerar la esencia del yoga. Lo que sí es evidente es que el investigador sobre yoga que lleve a cabo sus investigaciones sin haber practicado o practicar esta noble técnica soteriológica no podrá superar muchas lagunas. Hay aspectos del yoga que pueden vivirse o conocerse desde el exterior, pero hay otros muchos que deben comprobarse personalmente. Lo ideal sería que el investigador pudiese combinar la investigación sobre los demás con la investigación sobre sí mismo, pues de esa forma podría contrastar sus propios estados con los de los demás y no permanecer así a ciegas. Necesariamente hay que hacer notar que un investigador que no tenga ninguna experiencia personal con el yoga malamente podrá conocer y comprender determinados aspectos. Nunca hay que olvidar que el yoga es para practicarse y que tan solo de esa manera puede vivirse todo su amplio horizonte.

Centro de Tratamiento e Investigación de Yoga

En Jaipur estuve en contacto con el doctor Varandani y Swami Anandananda. Ambos me dieron todas las facilidades posibles y conversaron conmigo durante mucho tiempo. Son unas personas amables, abiertas y bien preparadas. Dirigen el Centro de Tratamiento e Investigación de Jaipur, fundado el 5 de agosto de 1931 y subvencionado por el gobierno de Rajastán. Es una institución administrada por el Departamento de Salud Pública de Rajastán, con capacidad para veinte camas y en donde los pacientes son alojados, alimentados y tratados de forma completamente gratuita. Hay pacientes internos y pacientes externos. A estos últimos también se les trata con toda atención. Solo se admiten pacientes internos que padezcan de diabetes melitus, asma bronquial o trastornos crónicos gastrointestinales. Se aplica el método estadístico, clasificando a los pacientes después del tratamiento en: «curados», «mejorados», «no mejorados» y «los que abandonaron». Antes de su ingreso como internos, los pacientes son minuciosamente chequeados: presión de la sangre, azúcar, orina, control de electrocardiograma y electroencefalograma, etcétera. Se realiza un extenso historial clínico del paciente y después de comenzado el tratamiento se le revisa periódicamente. No se admite como internos a pacientes que tengan otras dolencias que las mencionadas, pues el gobierno subvenciona el centro para la investigación de esos trastornos en concreto. Hasta el momento se han obtenido resultados muy prometedores. La alimentación que siguen los pacientes es puramente naturalista, basada, pues, en el más estricto vegetarianismo.

Se practica el yoga diariamente de dos a dos horas y media. El paciente se adiestra en los shatkarmas, los asanas y el pranayama.

Visité detenidamente el centro, que consta de algunas edificaciones y su correspondiente terreno. Hay una oficina, una biblioteca, un laboratorio bien equipado, una sala de pacientes femeninos, una sala de pacientes masculinos y un pabellón para la realización de las técnicas yoguis. Es, naturalmente, un centro modesto, pero en el que se trabaja con seriedad.

Además de los pacientes internos, se atiende a tres grupos más de personas: a) Los pacientes externos, muchos de ellos con trastornos psicosomáticos o psíquicos. Se les muestran las técnicas más importantes y se les enseña lo suficiente para que también puedan practicar en casa. b) Aquellas personas que quieren practicar el yoga para evolucionar espiritualmente y a las que se les enseña las técnicas del radja-yoga. Esta enseñanza es individual e impartida por Swami Anandananda. c) Aquellos practicantes que buscan perfeccionar sus facultades mentales. En su gran mayoría son estudiantes, porque la universidad se encuentra muy cerca.

—Nuestras investigaciones —explicó el doctor Varandani— son similares a las de Lonavla. Sin embargo, en este centro no hacemos pruebas con los practicantes bajo tierra, porque consideramos que esto no es conveniente.

Las prácticas de hatha-yoga se efectúan a las cuatro y media de la mañana. Es una hora excelente, porque el clima es más benigno que por el día. Swami Anandananda me invitó a asistir a una clase y me fue explicando todos los puntos detalladamente. Había hombres y mujeres y comenzaron por realizar neti y dhauti. Estas prácticas se llevaron a cabo al aire libre y naturalmente con agua templada. Todavía no había comenzado a amanecer. Después penetramos en un pabellón y se efectuaron numerosos ejercicios dinámicos. Por último se realizaron los asanas y, finalmente, el savasana o relajación. La clase estuvo dirigida por una competente monitora y Swami Anandananda observaba y vigilaba a los pacientes.

—Llevamos un control muy estricto de todos los pacientes —me explicó Swami Anandananda—. El tratamiento depende del trastorno que aqueje a cada uno de ellos.

Tanto el doctor Varandani como Swami Anandananda le conceden un papel importante al régimen alimenticio. Swami Anandananda únicamente come lo que él mismo cocina. La alimentación es un medio para conseguir prana, y cuanto mejor y más saludable sea aquella, mayor será la obtención y aprovechamiento de la energía pránica. Swami Anandananda me invitó a comer y debo decir que es un cocinero excepcional.

—Es importante la disciplina dietética —señaló el doctor Varandani—. Una alimentación incorrecta excita el sistema nervioso y perjudica tanto física como mentalmente.

—He observado, sin embargo —repliqué—, que ustedes los indios, aunque frecuentemente consideran poco aconsejable la carne, abusan, empero, y mucho, de las especias. Debo decir que la alimentación de ustedes me parece en este sentido muy nociva.

—En efecto —asintió—. Las especias son muy perjudiciales y en nuestro país, lamentablemente, se emplean demasiado.

Swami Anandananda únicamente come una vez cada veinticuatro horas. Él se considera básicamente un radja-yogui. Además de ser el Acharya (maestro) del Centro de Tratamiento e Investigación de Yoga de Jaipur, es fundador-presidente del Yoga Sadhana Ashram, director del Gita Ashram, que es solo para mujeres, y miembro del Central Advisory Board for Central Council of Research in Indian Medicine and Yoga. Asimismo da clase en el club de mujeres de Jaipur y al anochecer enseña el radja-yoga. Es autor de diversos libros.

—El radja-yoga —me explica— produce cambios muy profundos en la persona. Aconsejo la realización de los asanas, el pranayama y la meditación.

—Muchos especialistas consideran que para practicar el radja-yoga no es en absoluto necesaria la práctica del hatha-yoga. Hay algunos, sin embargo, que sí la consideran necesaria. ¿Cuál es su opinión?

—Para muchas personas no es necesaria la práctica del hatha-yoga para hacer radja-yoga. Por supuesto que se puede practicar el radja-yoga sin hacer hatha-yoga, aunque es indudable que la práctica de este último puede representar una gran ayuda. El hatha-yoga puede corregir trastornos fisiológicos o nerviosos que impiden muchas veces la práctica de la meditación.

—Algunas personas en Occidente —comenté— creen, por absoluta ignorancia, que el yoga es un sistema religioso, en lugar de considerar que el yoga es una valiosa técnica aplicable a cualquier religión.

—Opino que se puede hacer meditación a través de cualquier sistema religioso. Se puede practicar el yoga cualesquiera sean las creencias religiosas del practicante.

—Como hay diversas modalidades de yoga, muchas personas se preguntan cuál de ellas es la más conveniente. ¿Qué les diría usted?

—Depende de la naturaleza, temperamento y aspiraciones de la persona. Puedo decir, eso sí, que lo más importante del yoga, cualquiera sea la modalidad que se siga, es el yama y el niyama. Esa es la base indiscutiblemente, aunque por desgracia muchos la echen en el olvido. Hay que insistir sobre esto; es fundamental. Muchos yoguis, sin embargo, no lo hacen. Por eso tales yoguis encuentran innumerables detractores. La preparación moral del individuo es imprescindible en el yoga. Así lo entendió Patanjali y de verdad que no puede entenderse de otra forma.

—Así es —intervino el doctor Varandani—. Hay que observar los ocho grados del yoga expuestos por Patanjali, que es el yoga integralmente entendido, y muy principalmente los dos primeros, o sea, yama y niyama. Es de lamentar que con tanta frecuencia los practicantes del yoga no presten la debida atención a estos dos grados, elementales e imprescindibles. Nunca me cansaré de repetir que el practicante debe seguir lo más fielmente posible yama y niyama. Es importante purificar la mente, pero no lo es menos purificar el mundo interior de la persona y su comportamiento. Es igual que se practique uno u otro yoga, ya sea radja-yoga, karma-yoga, bhakti-yoga u otro cualquiera. Los grados de Patanjali, en especial los dos primeros, son comunes a todos los yogas.

El doctor Varandani, además de colaborar con Swami Anandananda, es profesor e investigador médico en la universidad. Visité su departamento y la biblioteca, que es una de las más completas de la India. Hablamos durante muchas horas. Como médico está interesado en el aspecto científico y terapéutico del yoga; como ser humano, en su aspecto mental y espiritual. En realidad, el doctor Varandani no ha olvidado nunca que, aparte de las posibilidades terapéuticas del yoga, este pretende algo mucho más trascendental: la autorrealización. Y esta no puede ser llevada a los laboratorios, por muchos o modernos instrumentos de que pueda disponerse.

El doctor Varandani y Swami Anandananda permanecen unidos para ampliar los horizontes del yoga al máximo. Ellos trabajan con seriedad y amor, con esa seriedad y ese amor que este noble sistema de siglos que es el yoga se merece y que, sin embargo y desgraciadamente, muchos tratan con despreocupación o negligencia. Swami Anandananda y el doctor Varandani despiertan admiración y respeto.

Investigaciones en la Universidad de Benarés

La Universidad de Benarés es la única de la India que goza de un departamento básicamente dedicado a la investigación del hatha-yoga. Disponen de una sala, no muy amplia, en la que se realizan las prácticas hatha-yoguis. En las paredes hay fotografías de los diferentes asanas. El departamento —por lo que pude averiguar, pero no puedo asegurarlo— está bajo el control del doctor K. N. Udupa, director del Instituto de Ciencias Médicas. Mi entrevista se llevó a cabo con el profesor, un hombre joven que lleva varios años dedicado a la práctica del yoga y que no se expresó tan detallada ni ampliamente como yo hubiera deseado. Su nombre: R. Y. R. Madhamsetiwar.

—Nos mueve un interés puramente de investigación —señaló—, sin ninguna finalidad espiritual. Es decir, consideramos exclusivamente el aspecto físico del yoga, desposeyéndolo por completo del aspecto espiritual. Son investigaciones con un interés puramente médico.

»Estamos investigando sobre los efectos que puede producir un asana sobre el organismo principalmente, y en cierto modo sobre la mente. No investigamos en absoluto sobre meditación ni sobre otras técnicas que no sean las del hatha-yoga.

—¿Han llegado a alguna conclusión? —pregunté.

—No hemos llegado hasta ahora a conclusión alguna, porque tan solo hemos trabajado con cien personas. Creo que podremos llegar a determinadas conclusiones cuando hayamos investigado sobre varios millares de practicantes.

—He observado —comenté— que en ninguna parte se investiga sobre yoguis avanzados, lo que resultaría, desde luego, sumamente interesante. ¿Lo hacen ustedes?

—No —repuso—. Solo trabajamos con principiantes. De esta forma podemos constatar los cambios que se van produciendo, cosa que no podríamos hacer investigando ya sobre yoguis avanzados.

—¿Cuánto tiempo practican diariamente?

—Tan solo una hora diaria de práctica.

—¿Durante cuánto tiempo?

—Durante un año.

Me pareció excesivamente corto el plazo de un año y muy poco tiempo para unas investigaciones de este tipo una hora diaria de práctica. En mi opinión ese entrenamiento es muy insuficiente y así se lo hice saber, aunque se limitó a no hacer comentarios al respecto.

—¿Se investiga sobre los shatkarmas? —pregunté.

—Sí. Sobre neti y dhauti.

—¿Y sobre basti?

—No. Resultaría un poco violento para los alumnos efectuar el basti unos delante de los otros.

—Considero sumamente importante la investigación sobre cada técnica en concreto. ¿Se hace así?

—No. Investigamos sobre los efectos que produce el hatha-yoga en general, pero no sobre ninguna técnica en particular.

—Eso tiene el gran inconveniente —comenté— de que si hay unos efectos, no resulta posible saber a qué técnicas se deben. ¿Puede decirme qué investigan en el practicante?

—Frecuencia respiratoria, alteraciones de pulso, capacidad vital, resistencia a la fatiga mental, azúcar y proteína, colesterol en la sangre, orina, funcionamiento de la tiroides, sistema nervioso, etcétera, etcétera. Nos servimos del electroencefalograma, electrocardiograma y todos los instrumentos necesarios. También aplicamos los tests que creemos convenientes.

—¿Cree que hay unos momentos mejores durante el día para practicar el yoga que otros?

—Sí. El amanecer y el atardecer son los más apropiados.

Después nuestra conversación derivó hacia los aspectos psicológicos y espirituales del yoga, ya que también estos le interesan vivamente.

—Las opiniones con respecto al hatha-yoga —indiqué— son muy variadas. Para algunos especialistas, el hatha-yoga es poco menos que imprescindible para pasar a practicar el radja-yoga. Para otros, bien al contrario, no hay en absoluto por qué practicar el hatha-yoga para realizar radja-yoga. Los hay también que incluso subestiman o desprecian el hatha-yoga.

—Considero imprescindible el hatha-yoga para la práctica del radja-yoga.

—No puedo estar en absoluto de acuerdo con usted. Yo considero que el hatha-yoga puede resultar muy útil como complemento para otras formas de yoga, cualesquiera que sean, pero no hay por qué supervalorarlo en este sentido. Son muchos, muchísimos, los que han alcanzado una considerable evolución mediante el yoga sin necesidad del hatha-yoga. Por ejemplo: Ramana Maharshi. Y conste que soy un convencido de los beneficios tanto físicos como mentales que se desprenden de la práctica del hatha-yoga.

—Es, desde luego, muy útil, siempre y cuando se realice correctamente.

Por último le dije:

—En Occidente existe un juicio tan extendido sobre la India que ha terminado por convertirse en un tópico. Se estima que la pobreza que ustedes padecen, así como la carencia de adelanto técnico, se debe primordialmente a sus ideas filosóficas y religiosas. ¿Cuál es su opinión?

—En absoluto puedo estar de acuerdo. Las actuales condiciones de la India se deben simplemente a una serie de circunstancias históricas que nos han sido completamente adversas. Demasiadas invasiones, y, por cierto, los invasores muchas veces no favorecen en absoluto a la nación invadida. No creo que la religión haya originado el retraso material. Respetando sus creencias religiosas, el indico se esfuerza por prosperar. La India como país libre es muy joven. La espiritualidad no determina en absoluto su falta de progreso.

Instituto de Yoga de Bombay

El Instituto de Yoga de Bombay fue fundado por Sri Yogendra, quien actualmente y desde entonces es su director. Sri Yogendra fue durante tres años discípulo de Swami Paramahansa Madhavadasji. Fundó un instituto en Versova el 25 de diciembre de 1918 y posteriormente viajó a Europa y Estados Unidos, comenzando el estudio científico del yoga y sirviéndose de los rayos X para la observación de algunas prácticas.

El Instituto de Yoga de Bombay se encuentra en el suburbio de Santacruz. Es un instituto modesto y de reducidas dimensiones. Sri Yogendra cuenta con la colaboración de su mujer y de su hijo, el doctor Jayadeva. Es un instituto subvencionado por el gobierno con la finalidad de investigar sobre las posibilidades terapéuticas del yoga y aplicar el hatha-yoga a los trastornos psicosomáticos. Se realizan estadísticas sobre los casos tratados. Se aplica el yoga a las enfermedades funcionales crónicas. Los trastornos que se tratan de combatir mediante la práctica yóguica son: colitis, diabetes, asma, trastornos cardíacos, nerviosismo, obesidad, reumatismo y trastornos psíquicos. El hospital propiamente dicho cuenta con doce camas. Hay un laboratorio clínico, una sala de conferencias y una sala para la práctica del yoga. En realidad todo es bastante restringido.

El instituto organiza cursillos y seminarios, esforzándose por promocionar el yoga. Publica algunas obras de yoga, especialmente las escritas por Sri Yogendra, y edita una revista sobre los diversos aspectos del yoga. Hay también clases para desórdenes menores, cursos sociales y conferencias. El instituto fue reconocido por el gobierno en 1958 y se esfuerza por extender los ideales yóguicos. Forma a profesores y profesoras de yoga, en cursos de un plazo de tiempo que personalmente considero insuficiente para preparar sólidamente a un profesor. Se entregan los certificados correspondientes. Los profesores formados por el Instituto de Yoga de Bombay dan posteriormente clases privadas o establecen sus propios centros. Se han tratado alrededor de 7.000 pacientes y se ha impartido instrucción a otros varios millares de alumnos. Cuando yo fui a visitar el instituto se encontraba en construcción un edificio para ser en su día una residencia internacional de yoga. Dispondrá de sesenta habitaciones y cuatro salas de conferencias.

Fue en el Instituto de Yoga de Bombay en el único centro de la India en que fui recibido con un considerable recelo, aunque debo decir que finalmente pude convencer a Sri Yogendra y a su familia de mis buenas intenciones y ellos me desearon fervientemente que mis actividades orientalistas gozaran cada día de un mayor éxito. Quizás esta desconfianza ante el visitante venga dada por las informaciones que en su libro *El Loto y el Robot* facilitó Arthur Koelster y que según la familia Yogendra son del todo erróneas. Arthur Koelster ponía muy en duda las investigaciones del Instituto de Yoga de Bombay y del de Lonavla, asegurando que no hay en ellas el menor rigor. Carezco de elementos de juicio suficientes para rebatir en este sentido las aseveraciones de Arthur Koelster, pero después de haber leído atentamente su libro lo que sí puedo asegurar es que su conocimiento sobre el yoga es paupérrimo y que su obra deforma en muchos sentidos la finalidad del verdadero yoga. Como quiera que sea, lo que sí fue inevitable es que el doctor Jayadeva, con el que me encontré nada más entrar en el instituto, me realizara multitud de preguntas sobre mis actividades, seguramente para convencerse de que yo no era un mero curioso y de que mi interés por el yoga era auténtico. Después fui yo quien comencé a preguntar.

—¿Cuántas personas practican el yoga con ustedes? —pregunté.

—Actualmente viven aquí diez personas, pero diariamente acuden unas ciento cincuenta.

El doctor Jayadeva me fue enseñando las diversas dependencias del instituto, en tanto comentaba con más o menos precisión aquellos puntos que consideraba de mayor interés. Una vez en el laboratorio, dijo:

—Hoy en día se trata de investigar el yoga científicamente. Pero en realidad —señaló los diversos instrumentos con la mano— el valor de todo esto es muy limitado. El problema actual es que se confiere demasiada importancia a lo material, cuando lo realmente importante es la espiritualidad, aunque muchos practicantes solo busquen en el yoga la salud física. El yoga puede combatir determinados trastornos y facilitar al individuo un excelente estado de salud, pero insisto en que lo básicamente importante es la espiritualidad.

En cuanto a los asanas explicó:

—Lo importante es que el practicante realice el asana hasta donde le sea posible. El asana no tiene por qué ser difícil. Hay siempre que buscar lo esencial y no la forma. Los asanas de meditación son los apropiados para la práctica del radja-yoga.

Tuve también ocasión de hablar con uno de los futuros profesores extranjeros a los que estaba preparando el instituto.

—Nosotros estudiamos con detenimiento los efectos corporales de cada asana —dijo—. Realizamos este estudio incluso sirviéndonos de dibujos especialmente diseñados para ello.

Conocí después a la esposa de Sri Yogendra, que acababa de dar una clase de yoga a mujeres, y por último fui recibido por el mismo Sri Yogendra, un hombre ya mayor, vestido al estilo indio, de cabellos y barbas blancas como la espuma y de aspecto patriarcal. Hablamos durante un prolongado espacio de tiempo y tomamos el té y unas confituras. Al igual que su hijo, el doctor Jayadeva, insistió mucho en la espiritualidad del yoga y en la práctica del yama y del niyama. Insistió en que era necesario enseñar el yoga auténtico y no un yoga adulterado; en que había demasiados profesores de yoga faltos de una sólida preparación y que su instituto trataba de expandir el verdadero yoga.

—Se debe siempre tener un maestro. El maestro es imprescindible. De esa forma sí se podrá hacer un yoga verdadero y no falseado.

—Siempre y cuando el maestro en cuestión merezca la pena —intervengo—. Y no siempre los maestros son buenos. No obstante debemos distinguir entre un profesor y un gurú. Lo realmente difícil es encontrar a un gurú, que debemos entender que es aquella persona que se ha autorrealizado espiritualmente. Aunque es muy difícil encontrar a un gurú, siempre nos queda el consuelo de que el practicante es a la vez su propio maestro y su propio discípulo. A la postre yo considero que uno es siempre su propio maestro.

—Finalmente uno es siempre su propio maestro —señala—, pero creo que es imprescindible contar con uno al principio. El yoga es el sistema que permite la verdadera autorrealización.

—Yo creo —replico— que puede obtenerse a través de muy diferentes vías, siempre y cuando el practicante las siga con honestidad y realice el esfuerzo personal necesario. ¿Cree usted que hay diferentes etapas en la autorrealización?

—Yo creo que se debe observar una etapa física, otra mental y otra espiritual.

—Opino, sin embargo, que habrá personas que no tengan que pasar por esa etapa física y que algunas muy evolucionadas ni siquiera por la mental.

—Depende, desde luego —aclara—, del grado de evolución de la persona. Me refería a la generalidad. Naturalmente —agrega tras una pausa— la enseñanza será diferente para una persona intelectual, por ejemplo, que para otra que no lo sea. Depende del individuo y de sus características.

Se sumaron a la conversación Sita Devi —la esposa de Sri Yogendra— y el doctor Jayadeva. Estuvimos hablando sobre la espiritualidad en general y sobre el trabajo interior. No pude por menos de experimentar un sentimiento de admiración por aquella familia yogui que, a pesar de sus limitados medios, llevaba varias décadas propagando los ideales yóguicos. El hielo, afortunadamente, se había roto; las actitudes defensivas se habían finalmente trascendido, y pudimos hablar con el corazón. Sri Yogendra me expresó su deseo de que mi labor sobre el yoga resultase muy eficaz y se puso a mi disposición para facilitarme, siempre que me fuese necesario, los datos que estuviesen a su alcance. Después unió las manos y me saludó al estilo indio. Sita Devi me acompañó hasta la puerta de salida y me obsequió con un libro escrito por ella. Sonrió con la tierna sonrisa de la mujer india. Una vez afuera me pregunté por el futuro del yoga en la

India. No supe responderme. Lo cierto es que los centros de investigación existentes carecen de medios y esto dificulta mucho su labor. En realidad la investigación es muy restringida en la India, pero al menos se hace lo que se puede en este sentido. «Eso es poco —pensé—, pero es algo. Y además el yoga está por encima de cualquier investigación, como la copa del árbol está siempre por encima de sus raíces.»

Kaivalyadhama

El Centro de Yoga Kaivalyadhama fue fundado en 1924 por Swami Kuvalayananda, discípulo de Swami Paramahansa Madhvadji. Dispone de un Centro de Salud en el Paseo de la Marina de Bombay y de un Instituto de Investigación en Lonavla. Durante muchos años su fundador se entregó de lleno a la investigación científica del yoga, rodeándose de los especialistas necesarios para ello. Se enseñan «ejercicios yoguis para promover la salud y la curación de enfermedades crónicas sin distinción de castas o credos, bajo la supervisión yogui y médica». Aunque Swami Kuvalayananda ha muerto hace unos años, Kaivalyadhama continúa con su tarea de investigación. En Lonavla han residido durante meses diversos médicos que han investigado sobre sí mismos y que después han dado a conocer sus experiencias.

El Instituto de Investigación de Kaivalyadhama se encuentra en la estación estival denominada Lonavla, a unos ciento veinte kilómetros de Bombay. Cuando yo visité Lonavla, en los meses del monzón, el paisaje era una delicia y la naturaleza se exhibía en todo su extraordinario esplendor. Después de un difícil viaje en automóvil, llegué a Kaivalyadhama al mediodía y me entrevisté en primer lugar con el doctor Karambelkar, especializado en bioquímica, quien me presentó seguidamente al doctor Bhole, especializado en fisiología y que se encarga activamente de la investigación científica del yoga. Es un hombre joven, de gran amabilidad, que actualmente está muy absorbido por su trabajo. Se graduó en 1959. Su interés por el sistema yoga surgió mientras estudiaba medicina. Visitó una escuela de yoga y le interesó vivamente cómo trataban a algunos pacientes. Comenzó a practicar el yoga en 1953. Actualmente tiene en cierto modo abandonada la práctica del yoga, porque su trabajo le lleva todo su tiempo. Continúa, sin embargo, realizando pranayama y dyana.

El doctor Bhole (quien recientemente me ha comunicado que se trasladaba a Checoslovaquia reclamado por un congreso médico) me enseñó detenidamente todas las instalaciones. Kayvalyadhama es un ashram y un centro de yogoterapia. Posee diecisiete edificios, de los cuales seis son los más grandes. Las principales dependencias son: el departamento de psicología, el laboratorio, la biblioteca, la sala de conferencias, el hospital, la residencia de estudiantes, las oficinas, la sala de asanas y la sala de meditación. El hospital dispone de treinta y dos camas. Existen varios kutires artificiales para practicar meditación en un completo aislamiento. Están construidos de caña y barro. Algunos de estos kutires se encuentran muy próximos al monumento al Mahasamadhi de Swami Kuvalayananda. También en sus proximidades está el Homa Kunda, es decir, el lugar apropiado para la ejecución de los sacrificios y el ritual. Alrededor del Homa Kunda se sientan los estudiantes y realizan el culto al fuego. Visité también la sala en memoria del gurú Kuvalayananda, en donde se exhibe una fotografía del mismo y unas pinturas de Rama y Visnú, así como una pequeña sala con algunas pilas que sirven para la ejecución del neti y del dhauti.

Kaivalyadhama dispone de valiosos instrumentos para llevar a cabo la investigación. El más útil es el fisiógrafo-polígrafo, mediante el cual se puede verificar la respiración, la circulación, la temperatura, la resistencia galvánica, los movimientos intestinales, etcétera. También hay determinados instrumentos para la investigación psicológica y dos fosos bajo tierra para investigar sobre un practicante introducido en uno de los mismos durante doce o catorce horas. La investigación psicológica está a cargo del doctor Pratap.

Cuando yo estuve en Kayvalyadhama había veintiséis alumnos entre indios y extranjeros. Se forman profesores de yoga y la enseñanza consta de dos cursos.

A propósito de los asanas dijo el doctor Bhole:

—Todos los asanas producen unos efectos definidos, y si no es así es porque no se están realizando correctamente. No importa excesivamente el tiempo dedicado al asana, sino cómo se realiza este. Lo realmente importante es ejecutarlo con toda corrección. Hay posturas que se pueden mantener durante un tiempo prolongado, como el paschimottanasana, el sarvangasana, el halasana y otras. Otras, sin embargo, se mantienen muy poco tiempo, como el dhanurasana, el salabhasana, etcétera.

»Hay asanas en los que se puede o no retener la respiración. Nunca deben retener las personas que padecen del corazón, pulmón u otras dolencias que contraindiquen la retención.

»Para la meditación lo mejor son los asanas de meditación, pero aun así lo verdaderamente eficaz es la actitud interior y realizar la mayor introversión mental posible.

Sobre el pranayama señaló:

—Considero excelentes técnicas de pranayama el ujjayi y la respiración alternada. También son aconsejables el suyabedha, sitali y siktari, que ayudan a regular la temperatura. El primero calienta y los dos segundos enfrían.

»No es necesario ni conveniente prolongar mucho el kumbhaka. Lo importante es el pranayama en sí y el número de veces que se realice. Nunca se debe forzar.

El departamento de investigación filosófico-literaria realiza publicaciones en general, diccionarios, enciclopedias y monografías.

El departamento de investigación científica investiga sobre: asanas, kriyas, mudras y bandhas, pranayama y ejercicios respiratorios, kapalabhati, meditación y samadhi, ida y pingala, control cardíaco, efectos con un entrenamiento yóguico a corto plazo sobre jóvenes y adultos; entrenamiento a largo plazo sobre adultos; emociones y posibilidades terapéuticas en general.

Se ha aplicado la electromiografía a la investigación de los asanas, a fin de registrar la relajación de los diversos músculos durante la ejecución de las posturas. Se ha tratado de determinar así hasta qué punto la ejecución de los asanas favorece la relajación total del organismo. Asimismo se han verificado las presiones introgástricas e introesofágicas que provocan determinados asanas.

Para ello se ha utilizado un kimógrafo con un manómetro de mercurio. Los rayos X aplicados a la investigación de los asanas han permitido verificar las posiciones de las vértebras durante la ejecución de los mismos, el diafragma y otros aspectos.

Con respecto al aparato respiratorio y la respiración, se han realizado investigaciones sobre la respiración normal, sobre las diversas técnicas de pranayama y sobre los problemas generales respiratorios.

Sobre los kriyas, mudras y bandhas se han realizado investigaciones para verificar los cambios de presión intravisceral, introgástrica e introesofágica; se han registrado kimográficamente el pecho y los movimientos abdominales, el pulso y la fuerza respiratoria en el kapalabhati; se han llevado a cabo estudios citológicos sanguíneos antes y después del kapalabhati; se ha investigado el azúcar en la sangre antes y después de la ejecución del kapalabhati; se han aplicado los rayos X para observar la posición de la lengua durante el kechari-mudra.

Se ha investigado sobre el metabolismo tras la ejecución de la respiración normal, nasal por una de las dos fosas, bucal, kapalabhati y las diversas técnicas de pranayama.

Investigaciones de sumo interés son las efectuadas sobre la meditación y el samadhi. Se ha investigado la respiración en la meditación, los cambios del potencial eléctrico en la región espinal, la resistencia galvánica de la piel. Se han aplicado los rayos X para verificar los efectos sobre el tono gástrico y se han realizado estudios con el electroencefalograma.

En samadhi se ha investigado el metabolismo y se han realizado estudios con el electroencefalograma y el electrocardiograma.

En las investigaciones llevadas a cabo sobre el control cardíaco, se ha verificado que se puede disminuir considerablemente el ritmo cardíaco e incluso detener el corazón durante seis o siete segundos.

Las investigaciones sobre las posibilidades terapéuticas del yoga han demostrado que la práctica de las técnicas del hathayoga permite combatir determinados desórdenes. Se investiga profundamente sobre el asma.

Kaivalyadhama se propone efectuar una investigación cada vez más extensa y más profunda.

Poco antes de abandonar Kaivalyadhama, mientras tomaba el té con el doctor Bhole en su habitación, pregunté:

—¿Queda mucho por investigar?

—Siempre hay interesantes aspectos sobre los que se puede intensificar la investigación y que nos pueden descubrir cosas importantes. Una investigación seria, como la que aquí llevamos a cabo, es de suma importancia para conocer el alcance del yoga que, sin duda alguna, es muy amplio.

Me despedí del doctor Bhole deseándole todo el éxito posible para su investigación. Al día siguiente, en Bombay, visité el centro que Kaivalyadhama tiene en el Paseo de la Marina, en donde se encuentran las oficinas y se imparten clases de hathayoga por la mañana, con la asistencia de practicantes indios y extranjeros. Me encontré con dos jóvenes americanas que acudían a las clases desde hacía unas semanas. Nuestra conversación fue interesante. Una de ellas hablaba con gran fluidez, en tanto la otra guardaba silencio y asentía con la cabeza.

—Hemos venido a la India —explicó— porque queríamos en cierto modo desalienarnos. Ya, ya sabemos que en cualquier parte puede uno practicar el yoga y que para hacerlo no es necesario recorrer tantos kilómetros, pero lo importante de la India no es solo el yoga, sino su forma de vida.

Hizo una pausa, como para esperar que yo dijera algo, y enseguida agregó:

—Ahora, además de practicarlo, podemos vivir el yoga. Claro, quizá se deba a que no tenemos otra cosa que hacer en todo el día y eso nos permite mantener nuestra mente más disciplinada. ¿Cree usted que Occidente podrá superar su crisis?

—¿Se refiere a la crisis espiritual?

—Sí —repuso seriamente—. Es una lástima ver cómo se comportan muchas personas. No tienen nada que no sea su automóvil o su chalet y entonces se encuentran muy vacíos. ¿Cree que superaremos esa crisis?

—Soy un poco escéptico —dije—. Es una crisis larga, demasiado larga ya. El hombre está disociado; se ha entregado tanto y con tal apasionamiento a las cosas del exterior que ha perdido el camino capaz de llevarle otra vez hasta sí mismo.

—Aquí estamos aprendiendo a vivir de otra forma muy distinta. Hemos visto tanta pobreza material en contraparte con la riqueza espiritual, que hemos llegado incluso a sentirnos avergonzadas por nuestra intransigencia y nuestra superficialidad.

—Es uno consciente —comenté— de todo lo superfluo de Occidente.

—Nuestras experiencias aquí no podremos expresárselas a nadie. Son demasiado hondas y demasiado personales. Podríamos explicar lo que hemos visto o lo que hemos hecho, pero será muy difícil decir lo que hemos sentido. Se siente uno transformado. Ella —se refirió a su amiga y la señaló con la mano— ha llorado en alguna ocasión. Dice que no es por lástima, sino porque es como verse una ante un espejo y encontrarse gorda y fea, casi repulsiva. A mí me ocurre lo mismo. Me he dado cuenta de hasta qué punto estaba condicionada por mi apellido, por mi situación, mi esfera social. Es como si yo no hubiera existido en todos esos años. Ahora estoy confundida. Porque ¿quién yo soy realmente? ¿Aquella o esta?

—Quizá ninguna de las dos —dije—. Quizás una tercera que hay que buscar tenazmente, dondequiera que se esté.

Nos despedimos. Ellas, por hábito, lo hicieron al estilo indio. Yo, por el contrario, extendí mi mano al estilo occidental y mi mano permaneció sola en el aire. Tal vez con esa soledad que experimentan muchos seres de nuestro hemisferio, a pesar del bienestar material y del avance gigantesco de la técnica.

¿La extinción de los gurús?

Sirviéndonos de las analogías de la Biblia podríamos afirmar que en la actualidad encontrar un verdadero gurú se ha convertido en algo casi tan difícil como que un camello pueda pasar por el ojo de una aguja. Hay que decir que en realidad nunca han abundado los verdaderos gurús, porque para convertirse en gurú se requiere un esfuerzo tal que muy pocos hombres están dispuestos a realizar. El gurú es aquel que se ha establecido en su Sí-mismo y que ha realizado su esencia divina, aquel cuyo atmán ha entrado en comunión con Brahmán, aquel que ha superado toda ambición y egoísmo personales, en cuyo corazón solo hay amor y en cuya mente el deseo de ayudar a los demás y guiarlos hacia la Liberación. Es gurú aquel que no hace para sí mismo, sino para los demás; aquel que ya no está encadenado por sus obras y que ha extinguido su karma; aquel que puede llevar la luz al mundo interior de los demás. Tal es el verdadero gurú; a ese se refiere el texto cuando dice «es Brahma; el gurú es Vishnú; el gurú es Siva; el gurú es la divinidad suprema en forma visible». Merece llamarse gurú aquel que honestamente imparte la enseñanza suprema, aquel que indica el camino y vela por su discípulo. Tal solamente es el auténtico gurú.

Tanto en el taoísmo, como en el zen o en el tantrismo, así como en muy diversas técnicas orientales de autorrealización, el maestro ha gozado de un sólido prestigio. Pero ha sido principalmente en el yoga en donde más se le ha entronizado. El gurú ha jugado un destacadísimo papel en la trayectoria del yoga. El gurú era quien sabía y quien podía enseñar; aquel que por haberse liberado en vida (jivanmukta) estaba libre de las cadenas de la ignorancia y de la ilusión y se encontraba en una posición óptima para señalar la Verdad. El gurú ha sido para sus discípulos a lo largo de la historia del yoga un amigo, un hermano, un padre y un dios. El gurú es el reflejo de la divinidad, es su instrumento en la tierra. Y por eso el gurú ha sido respetado e incluso adorado, amado por encima de todas las cosas, venerado. Por buscar a un gurú muchos discípulos han corrido graves peligros o han estado a punto de perder la vida. La búsqueda incansable del gurú ha sido una constante en el yoga. El gurú goza, además, de una gran fuerza espiritual que puede estimular la energía espiritual del discípulo y facilitarle su labor. Mediante su darsán (gracia o poder espiritual) el gurú puede estimular los centros espirituales del discípulo (chela) y activar así su evolución interior. Porque un gurú no es simplemente un erudito o un experto en las técnicas del yoga, es un «realizado» y, como tal, está más allá de la dualidad y del deseo. Es dueño de su energía kundalini y es comparable a los grandes iniciados y a los budas.

Un gurú no necesita muchas veces hablar para ayudar a sus discípulos. Su iniciación es la del silencio; su enseñanza la que va más allá de las palabras. Tal sucedía con Ramana Maharsi, de quien emanaba una poderosa fuerza espiritual que hacía innecesarias las palabras.

Se dice: «Cuando el discípulo está preparado aparece el maestro.» Se supone que el maestro debe ser buscado. Se estima que entre el maestro y el discípulo debe nacer un vínculo psíquico y espiritual indestructible. No todos los maestros pueden ser útiles a los mismos discípulos ni todos los discípulos pueden ser aceptados por los mismos maestros. Tiene que surgir una transferencia poderosa y sólida.

Hay gurús que solo aceptan al discípulo cuando lo consideran suficientemente preparado. El discípulo tiene a veces que esperar durante muchos años. El maestro puede probarle y algunas de estas pruebas pueden llegar a parecer casi inhumanas, como aquellas que Marpa impuso a Milarepa. El gurú, por otra parte, tiene que estudiar detenidamente a su discípulo, para poder ayudarlo de la forma más eficaz posible.

Cuando el discípulo está lo suficientemente preparado, el gurú procede a iniciarle. La iniciación es un acto al que se le ha concedido gran importancia en todas las tradiciones esotéricas y en todas las épocas. Es el acto mediante el cual un ser superior ofrece su elevado conocimiento al neófito y le presta su apoyo espiritual y moral. Es un acto trascendental de comunión espiritual entre el iniciado y el que comienza el sendero hacia la autorrealización.

La iniciación puede estar acompañada de determinado ritual (bahya) o carecer del mismo (vedha diksa). Depende del maestro y su enseñanza. De todas formas, lo necesario es el ritual y sacrificio interiores y no los exteriores, que son simplemente una ayuda para adoptar la necesaria actitud interior.

Los elementos o soportes que pueden intervenir en una iniciación ritual son muy variados. Puede llevarse a cabo en un recinto sagrado o al aire libre, por la noche o por el día, con la intervención de himnos, mantras, yantras y mudras. Las iniciaciones tántricas están cargadas de un denso ritual, mucho menos artificial en las iniciaciones puramente yóguicas. No es la forma lo que interesa, sino la esencia. El discípulo debe haberse preparado concienzudamente para recibir la iniciación. La moderación en la alimentación, la castidad, el estudio, la meditación y la autoindagación son muy convenientes. Cuanto más receptivo esté el discípulo, mejor captará la energía espiritual de su maestro.

¿Es necesario el gurú? Hay quien dice que es imprescindible; hay quien asegura que es indiferente; hay quien afirma que puede ser altamente perjudicial. Para algunos el gurú es el guía sin el cual no es posible ni siquiera dar un paso; para otros el gurú es un indicador útil, pero no necesario; para otros el gurú es un soporte o instrumento para fijar el pensamiento; para otros el gurú origina una dependencia obstaculizante y condiciona negativamente al individuo, que debe ser libre de todo vínculo si quiere escalar a las más elevadas esferas de la consciencia.

¿Es necesario el gurú? Los hay que lo ven como una divinidad encarnada, cuya labor es liberar a sus discípulos; los hay que ven en él un hombre más evolucionado de lo normal que puede prestar cierta ayuda al principiante; los hay que dicen que uno debe buscar dentro de sí mismo y no disiparse buscando un gurú en el exterior.

¿Es necesario un gurú? Hay quien me ha dicho: «Sin un gurú, un hombre continuará siempre ciego espiritualmente.» Hay quien me ha dicho: «Se disponga o no de un gurú, el hombre que lucha por su realización termina realizándose.» Hay quien me ha dicho: «La idea del gurú es altamente negativa. El discípulo quiere que todo lo haga su gurú por él, como una madre hace todo por su hijo. El resultado es que el discípulo cae en la indolencia.» Hay quien me ha dicho: «¿Acaso necesitaron un gurú Buda o Mahavira o Ramana Maharshi?»

¿Es necesario un gurú? Los hay que pierden toda su vida buscándolo; los hay que consideran que un gurú no tiene por qué ser de carne y hueso; los hay que estiman que un gurú puede ofrecernos su ayuda personal telepáticamente, sin necesidad de su presencia; los hay que no les prestan la menor atención o que incluso los subestiman.

A la pregunta de si es necesario un gurú debemos responder inevitablemente que depende de quién se trate. En mi opinión un gurú no es ni mucho menos imprescindible, aunque puede, eso sí —y siempre que se trate de un verdadero gurú—, ser de una gran ayuda para el discípulo y ahorrarle muchas penalidades y mucho tiempo perdido. Un gurú verdadero es algo realmente importante. Sabe, y quienes saben pueden orientar y enseñar. Un gurú verdadero es el remanso de agua en el desierto. Un gurú verdadero es amor, y es fuerza, y es apoyo, y es luz. Pero nadie debe perder su vida buscando un gurú; nadie debe abandonar su trabajo interior por dedicarse exclusivamente a la búsqueda del gurú. El mundo está lleno de inmaduros que como abejas, libando aquí y allá, recogen las migajas de una y otra enseñanza y esperan que un gurú llegue y les ilumine sin que ellos pongan nada de su parte. Esperan. Y esperando, en esa estúpida e irresponsable espera, consumen toda su vida. Se disponga o no de un gurú, hay que comenzar a caminar. Se tenga o no la suerte de gozar de un gurú, hay que empezar a realizarse. Téngase el consuelo de que verdaderos gurús hay muy pocos y que todo hombre lleva en sí mismo su gurú. Solo los débiles o los necios seguirán esperando la llegada del gurú. Solo los pobres de espíritu y los ineptos seguirán viendo gurús allí donde solo hay hombres producto de un bien estudiado montaje; solo los que nada quieren hacer por sí mismos y tienen la enfermedad de la comodidad espiritual seguirán divinizando a cualquier persona que encuentren con aire patriarcal y la querrán convertir en la luz infalible de sus vidas.

No han muerto los gurús, porque la cadena de iniciados desde que la Humanidad existe es indestructible. Hay verdaderos gurús, pero por cada uno honesto debe haber cien o mil deshonestos. ¿Habrá que incluir la profesión de gurú entre las nuevas profesiones? Cada cual es libre de adorar aquello que quisiere, pero excepto Dios nadie tiene ese derecho.

Hay gurús que fuman y hay gurús que beben; hay gurús que tienen el corazón como una piedra y gurús que buscan el poder; hay gurús tan inaccesibles como un emperador y gurús que exigen pleitesía y honores; hay gurús que buscan de continuo recrear su vanidad y gurús que desprecian a sus semejantes. Hay gurús —falsos gurús se entiende— que no saben de la nobleza de Buda, ni del amor de Cristo, ni de la sabiduría de Sankara ni de la humildad de Ramakrishna o de Ramana Maharshi, ni del sacrificio y esfuerzo de San Serafín Sarov o San Ignacio de Loyola. Hay gurús que se permiten afirmar que ellos son los más sabios y los más elevados y los más verdaderos. Hay gurús que a pesar de su corta edad se creen ya realizados (¿de veras lo creen?) o se presentan como la encarnación de la divinidad. Hay gurús que exigen sumas considerables de sus discípulos y que juegan con la verdad y con los sentimientos ajenos. Tales no son gurús y al calificarse de tal forma están, además de todo lo demás, recurriendo a la mentira. Estos falsos apóstoles, como podríamos denominarles, han originado una considerable falta de fe incluso entre los indios más religiosos, han provocado una auténtica crisis en este sentido. Dondequiera que fui en la India, pulsé la opinión sobre los gurús. Sigue habiendo sumisión y admirable respeto por los gurús verdaderos, aunque se considera que son escasísimos. No es gurú aquel que se pone encima dicha etiqueta, sino aquel que es llamado gurú por el reconocimiento y aprecio de los demás. Gurú es un vocablo que tiene un sentido muy concreto. Repito: es el hombre autorrealizado. Un gurú entendido en este sentido no es solo un predicador, o un pandit o un instructor o un swami o un yogui. Un gurú es única y exclusivamente aquel que ha llegado al final del sendero y que, sacrificándose por sus hermanos los hombres, lo muestra a aquellos que quieren recorrerlo. Por extensión se le da el nombre de gurú a todo aquel que enseña yoga y de esa forma surge la confusión y la dualidad, cuando debería bastar con indicar que alguien es un gurú sin tener que añadir, por fuerza de las circunstancias, el vocablo «verdadero» o «falso».

A pesar de las imposturas, la jerga espiritual, la amorosa palabrería y la afectación de los falsos gurús; a pesar del caos reinante en este sentido, el autor de este libro cree firmemente en el Gurú con mayúscula, en el ser humano que ha trascendido sus límites y se ha realizado con el Yo. Aunque hay muchos gurús, hay muy pocos Gurús. Creo haber conocido a alguno de ellos y he experimentado su presencia, y puedo asegurar que estoy muy lejos de aquellos que necesitan inevitablemente renovar su capacidad de asombro para romper con la rutina de la existencia.

El ser humano de todas las épocas, y el de ahora no es diferente, ha tenido una poderosa inclinación a divinizar las cosas y a los hombres. Fenómeno curioso pero muy comprensible es el de Siddharta Gautama Buda. Aunque realizado, nunca se mostró como una divinidad, sino simplemente como un buda, un iluminado, alguien que ha adquirido el máximo grado de evolución. Fue, sin embargo, elevado al rango de divinidad y a partir de entonces el budismo alcanzó una fuerza inusitada. Se diviniza al hombre y se personaliza a la divinidad. Alquimia singular. No es por lo general el individuo capaz de amar a la divinidad sin personalizarla. Lástima, porque he ahí el amor más supremo y más libre. En la India, por esa idea tradicional del gurú como hombre-dios, se rinde un culto excesivo al hombre que enseña las verdades eternas. Merece, innegablemente, respeto y admiración, pero sin necesidad de desquiciar las cosas.

Es necesaria una espiritualidad consciente, razonada, y no simplemente una espiritualidad heredada o tradicional; que puede ser tan ciega como supersticiosa, que puede hacer compulsivo al practicante y conducirle a que se suba la vaca a casa, como a veces pasa en la India. Hace falta mucha seriedad y hay que apartarse de aquellos guías que realmente no tengan nada que ofrecer. Hay que escuchar, sí, pero si no pueden prestar ninguna ayuda interior real al individuo, no tiene objeto alargar innecesariamente la espera. Por otra parte, el discípulo debe proyectarse hacia su Sí-mismo siguiendo las instrucciones del guía espiritual, en lugar de proyectarse hacia él, apartándose de su Sí-mismo y creando una dependencia morbosa. A la postre uno es siempre su propio discípulo y maestro. El guía debe ayudar al discípulo para que encuentre en su interior al propio gurú que todo hombre llevamos dentro.

Es triste comprobar que hoy en día, como quizá siempre y en todos los lugares del mundo, hay gurús que tratan de escalar puestos como si fuesen empleados de banca. Dichos gurús siempre saben rodearse de personas que hablan frenéticamente de su bondad y de sus «milagros», y que le permiten así que pueda jugar a ser humilde, que pueda ofrecernos una sonrisa largamente ensayada y decir que nada mundano busca, cuando en realidad, y dejando de lado su mayor o menor interés material, busca admiración y poder. En lugar de abolir su ego personal, tal clase de gurú no busca establecerse en su Yo, sino reafirmar su ego inferior y eclipsar su Sí-mismo.

Hay que desarrollar una espiritualidad lejos de toda ignorancia, superstición o subterfugio, lejos de la histeria o la neurosis. Hay que redimir en cierto modo a la espiritualidad, que ha degenerado en formas groseras; hay que purificarla.

Al amparo de la espiritualidad han florecido siempre muchos charlatanes y embaucadores. La forma es lo que menos importa, si algo importa, pero la esencia debe merecer todo respeto. Muchas personas acuden a la espiritualidad para autoconsolarse de sus males o para obtener las cosas un poco mágicamente. Esto es poco serio, aunque humano. Pero de esa forma la espiritualidad sirve de tapadera para las intenciones de muchos y de estímulo para la pobreza interior de otros. Hay que aproximarse a la espiritualidad honestamente, por la misma espiritualidad en sí. Así no surgirá la decepción, como frecuentemente termina por suceder en caso contrario. El misticismo es positivo cuando es transparente, cuando nada oculta. Si la espiritualidad es únicamente el producto de una imaginación recalentada, entonces no es auténtica espiritualidad, como tampoco lo es si es producto de una inteligencia confusa.

Expongo parte de las opiniones que recogí a lo largo de mi viaje:

Opinión de un joven en Khajuraho:

«La India fue la originaria del yoga, pero este ha sido en cierto modo relegado. Yo diría que es una minoría muy pequeña la que lo practica. Porque inevitablemente hay que hacerse la siguiente pregunta: ¿dónde hay un gurú verdadero? Es dificilísimo encontrar uno. Es probable que haya algunos honrados, desde luego, pero puede tener la seguridad de que no abundan. Por esto se ha dejado de creer en ellos. La gran mayoría solo buscan conseguir dinero. Y por esto incluso en la India, donde siempre hubo un respeto enorme y constante por el gurú, ya hay muchos detractores. Se considera a los gurús demasiado ambiciosos, demasiado profesionales, podríamos decir. Y cuando detrás de todo aparato o apariencia solo hay la finalidad del dinero entonces todo se corrompe y deja de merecer la pena.»

Opinión del hermano de un sadhu en Calcuta:

«La gente sigue buscando enfebrecidamente un gurú. Al menos muchas personas todavía. Buscan un gurú de carne y hueso, y lo cierto es que cada día son más escasos los verdaderos. Mi hermano ha renunciado a su familia y al mundo. Desde hace años vive completamente solo y aislado en los Himalayas, como un auténtico sadhu. Él dice que no se requiere ni mucho menos necesariamente un maestro de carne y hueso y que un buen libro puede ser un excelente gurú. Por otra parte cualquier persona honesta puede ayudar a otra mucho más que un gurú que no sea tal, porque al menos no se buscará la exhibición ni hará propaganda de su narcisista personalidad. ¿Entiende lo que le digo? Ahora ha surgido una verdadera plaga de gurús. Incluso supuestos gurús de catorce o dieciséis años, como si a esa edad se pudiera tener la madurez espiritual suficiente para dirigir a los demás. Es lamentable. Ahora, por inaudito que resulte, se llega incluso a valorar a un gurú por sus posesiones. Es como si dijéramos que si un gurú tiene una escudilla de plata es un gran gurú, pero que si no dispone de ella, es un mal gurú. No se busca el amor, no se busca a Dios, sino al hombre, y de ahí la búsqueda del gurú, aunque el gurú no sea verdadero.»

Opinión de un guía, en Benarés:

«El pueblo sigue siendo muy religioso. Los jóvenes lo son algo menos, pero a medida que van madurando comienzan a serlo en mayor grado. Ahora bien, hay que decir que la fe en el gurú se ha perdido mucho. Es comprensible después de lo que está pasando. Esta falta de fe la han provocado los mismos gurús, que no han procedido lo bien que deberían haberlo hecho. El gurú ha sido siempre considerado como una alta jerarquía, como alguien superior, pero algunos de ellos incluso se han mezclado en la política, cuando ellos no deben interesarse más que por las cuestiones relacionadas con la vida espiritual. Desde luego ellos han sido los culpables de que la fe en el gurú se haya debilitado considerablemente. Es una lástima. Los hay honestos, pero uno tiene sus dificultades para encontrarlos.»

Opinión de un anciano de Calcuta:

«Yo creo en los gurús. No voy a decirle que en todos, porque eso sería como ser ciego intencionadamente. Digamos que creo que todavía hay gurús verdaderos. Claro que los hay. El gurú debe ser un hombre muy evolucionado. El verdadero gurú debe haber experimentado el samadhi. Cuando un hombre ha realizado en sí mismo la divinidad, puede perfectamente ayudar a los demás. La fuerza del gurú es muy grande. La divinidad actúa a través del gurú y le presta su divina energía. Me refiero a los gurús realizados. Son pocos. Los tiempos han cambiado mucho desde que yo era niño. Entonces no abundaban tanto los gurús, pero los que había eran verdaderos. ¿Podemos ahora decir lo mismo? Un hombre que se haga pasar por gurú sin serlo será castigado por Dios, porque estará falseando una de las más grandes verdades. El gurú, no sé si usted lo sabe, debe ser como un padre espiritual. Debe conducir al discípulo hacia la experiencia liberatoria. ¿Qué puede hacer un gurú falso por sus semejantes? Únicamente confundirles, retrasarles en su evolución y explotarles espiritual y materialmente. En cierto modo el problema para el hombre normal es saber si se encuentra o no ante un gurú verdadero. Pero esto, salvo que uno sea un estúpido, es algo que enseguida se sabe. La fuerza de la que le hablaba y, naturalmente, la forma de ser del gurú. Cuando el gurú es verdadero merece el mismo respeto que la divinidad, porque él es un vehículo para la divinidad. Pero si el gurú es falso, entonces solo merece desprecio y desaprobación. Nadie debería jugar con los sentimientos religiosos de las personas, pero en estos tiempos que corremos son muy pocos los que se preocupan por los demás y todo el mundo busca únicamente su propio bienestar.»

Opinión de un universitario, en Jaipur:

«Para el indio el gurú siempre ha sido como un símbolo. El gurú debe ser un hombre superior, porque en caso contrario no es un gurú sino un hombre corriente. Muy pocos pueden llegar al rango de gurús. Pero usted ya ve lo que está pasando. Un día un hombre se hace acompañar de varias personas, aprende varias frases de los textos sagrados y se proclama a sí mismo gurú. Desde ese momento comienza a hacer prosélitos y al cabo de un tiempo hay muchos necios que serían capaces de entregar la vida por él. Ser gurú es algo, o debería ser algo, mucho más serio. Ser gurú, auténtico gurú, es despojarse de todo lo que no es el no-yo y vivir siempre y en todo momento a través del Yo. Sí, a su pregunta tengo que responder que creo en la posibilidad de los gurús. ¿Por qué no admitir que un hombre puede desarrollarse y ayudar en su desarrollo a los demás? Siempre ha habido falsos maestros, falsos apóstoles, falsos hombres de Dios. Pero hay varias cualidades que el verdadero gurú posee y que resultan evidentes. La humildad es una de ellas, porque el gurú ya no tiene un ego personal al que recrear. Los gurús falsos pasarán como pasan las estaciones, pero los gurús verdaderos permanecerán y su memoria se extenderá por mucho tiempo después de su muerte. Cabe pensar que por muchos gurús falsos que haya, también habrá algunos verdaderos, y estos últimos son los que deben importarnos. ¡Allá aquellos que prefieran la guía de los falsos gurús! Cada persona puede elegir a su maestro, aunque este no tenga más que insensateces que enseñarle.»

La fe en el gurú se ha resentido. El gurú verdadero sigue mereciendo todo el respeto posible, pero la infiltración de los supuestos gurús ha complicado las cosas y ha dado que pensar incluso a los más creyentes. He de decir, empero, que se anhela al gurú, pero que ya una gran mayoría no lo buscan directamente porque temen caer en malas manos. No obstante, el gurú sigue contando con miles de fieles, con millares de entusiastas devotos. No solo en la India, sino en mucho mayor grado en Occidente. Cuando una persona se encuentra a oscuras es lógico que vaya hacia la luz, y un gurú verdadero es la luz del espíritu.

En la India se sigue buscando al gurú, al menos un número considerable de personas, aunque sean una minoría en proporción, lo buscan. Muchos, cuando creen haberlo encontrado, acuden regularmente a visitarlo y otros conviven con él en un ashram. A veces incluso numerosísimas personas se agrupan bajo la autoridad de un gurú, como es el caso infrecuente de Dayalbagh.

Dayalbagh (El Jardín de Dios)

Existe en la India una secta basada en los principios y técnicas del yoga que cuenta con numerosos seguidores. Se llama Radha Soami Mat y fue su fundador Param Guru Shri Shiv Dayal Singh Sahab, más conocido por Soamiji Maharaj, que nació la noche de un lunes 24 de agosto de 1818 en Agra, en el seno de una familia Khatri. Adquirió una sólida educación y dominó diversos idiomas. Se le considera el primer gurú de la dinastía de gurús de los Radha Soamis. Fundó la secta el 15 de febrero de 1861.

Paulatinamente sus seguidores y propiedades fueron aumentando de forma considerable.

A partir de Soamiji Maharaj, los gurús de la secta han sido: Huzur Maharaj, Maharaj Sahab, Sarkar Saheb, Sahabji Maharaj y el actual gurú, Mehtaji Maharaj.

La sede principal de los Radha Soamis se encuentra en un lugar denominado Dayalbagh (Jardín de Dios), a unas dos millas de Agra, la ciudad del famoso Taj Mahal.

Visité Dayalbagh un día después de lo previsto y el secretario del actual gurú, Babu Ram, me había estado esperando el día anterior y no se encontraba en la colonia. Fui recibido por Sri Krishnananda, monje hindú de Ceylán. Vino a la India en busca de un verdadero maestro y recorrió muchos lugares. Llegó a Dayalbagh con el ánimo de pasar allí algunos días y lleva en la colonia cinco años. Me fue mostrando las instalaciones más sobresalientes de la colonia, y en el amplio y hermoso jardín donde dio comienzo Dayalbagh me explicó la historia de la colonia. Entre otras muchas cosas, dijo:

—Los primeros maestros escribían sus enseñanzas para hacerlas llegar a los demás, pero el quinto dejó de hacerlo, considerando que el discípulo debe experimentar directamente al maestro. Al igual que nada tiene que decir la madre para que el vínculo entre ella y su hijo sea sólido e intenso, de la misma forma el verdadero maestro nada necesita decir con palabras para que el discípulo perciba su presencia y su fuerza espiritual. Este es el mayor milagro: que el maestro esté permanentemente en el discípulo. Es un milagro vivo, que nunca se perderá. El actual maestro posee esta gran facultad. Ni siquiera es necesario verle para recibir su fuerza espiritual. Hay quien la ha experimentado permaneciendo tan solo una hora en Dayalbagh; incluso puede captarse desde otro país.

Hablaba casi sin hacer pausas, ininterrumpidamente, como desconectado de la realidad, con el fervor reflejado en el rostro. Resultaba muy difícil seguirle y tomar las notas necesarias. Era su voz cadente y suave. La vista se perdía en los terrenos de Dayalbagh, húmedos y verdes. Reinaba un silencio absoluto, únicamente quebrado por la voz del solícito monje.

—Hay muchos yoguis y maestros, pero los verdaderamente potentes desde un punto de vista espiritual siempre han sido fundadores; han realizado una importante obra. Nuestro maestro actual posee esa fuerza espiritual que siempre ha caracterizado a los grandes maestros. Este sexto maestro realiza los mismos milagros que el primero. ¡He visto tantas cosas en estos años, tantos milagros...!

Con la mirada perdida y el rostro transfigurado por la devoción al maestro, Sri Krishnananda hablaba sin esperar asentimiento o respuesta. Demostraba un gran afán por destacar las virtudes y hechos portentosos del gurú; se esforzaba por realzarlo a mis ojos, por ofrecerme una imagen de él poco corriente.

—Ha habido muy grandes maestros. Cristo, Buda, Ramakrishna... Ello no quiere decir en absoluto que sus seguidores sean iguales o posean la misma fuerza espiritual. La fuerza espiritual no se hereda. Hay que realizarse poco a poco, hacerse a uno mismo lenta pero firmemente, como se ha hecho Dayalbagh a lo largo de los años. Esto era un desierto y ahora es un jardín.

Hoy solamente suele haber cabezas físicas, pero no espirituales; es decir, muere el maestro y muere con él su fuerza espiritual, porque nadie estaba preparado para recibirla. Pero en Dayalbagh la fuerza espiritual se ha ido transmitiendo de uno a otro maestro durante más de un siglo. El actual maestro conserva toda esa gran fuerza espiritual. Esta es la única secta que durante ciento cincuenta años ha contado siempre con grandes maestros; o sea que no solamente ha habido dirigentes físicos, sino dirigentes realmente espirituales. Ya quedan muy pocos sitios en los que permanezca una auténtica espiritualidad. Hay un gran maestro en la India. Se trata de Sankaracharia de Kan-chi, que está cerca de Madrás. Pero los maestros son pocos y, repito, muy pocos los lugares que conservan una auténtica espiritualidad. Es una lástima.

Sri Krishnananda se opuso a que le retratase. Cuando después de un largo espacio de tiempo dejó de hablar, fui llevado a la secretaria y se me obsequió con toda la información necesaria. Se me comunicó que el gurú estaba descansando, pero que me recibiría dentro de un par de horas. Tenía otros compromisos y no pude esperar. Abandoné Dayalbagh al anochecer, extrañado por la gran fe de todas aquellas personas en el gurú y en su doctrina.

Dayalbagh es una colonia muy singular. Posee diversas instituciones educativas, médicas, industriales y laborales. Hay un hospital para hombres y otro para mujeres, y una sección de maternidad. Hay también dispensarios homeopático, unani y ayurvédico, para que los interesados puedan servirse del que prefieran. Hay granjas. Cada miembro de la colonia puede realizar su trabajo y ganarse la vida. La colonia trata de dar el máximo de facilidades a sus miembros, manteniendo una atmósfera de paz. No está permitida la agitación política. Cada miembro debe realizar su trabajo, ser moral y dedicar un tiempo a los ejercicios espirituales; debe también asistir a las reuniones de carácter espiritual que se organizan. Hay que considerar al gurú como un hermano mayor al que se debe respetar y verle como una emanación de la divinidad. Hay que cultivar el propio ideal y llevar una vida austera. El objetivo del hombre es la liberación, pero también debe servir a la humanidad y por este motivo se impulsa el trabajo físico. Se desea que Dayalbagh sea un ejemplo viviente. Todos pueden seguir la enseñanza y llevarla a la práctica. No se exige nada a cambio, excepto sinceridad y esfuerzo. Aquellos que no encuentren ayuda en la enseñanza Radha Soami en un tiempo prudencial de seis a ocho meses pueden libremente abandonar la secta. Se requiere por parte de los miembros una devoción auténtica. Se alimenta de forma asidua la fe en la divinidad.

No hay discriminación de castas. Todo el mundo merece la misma consideración. La secta no es amiga de ceremonias de ningún tipo y pretende apartarse de cualquier superstición. Se celebran muy pocos festivales. El más destacado posiblemente es el que tiene lugar el día del advenimiento del fundador. También se celebra un festival con motivo de la fundación del Satsang (comunidad). En tales ocasiones todo Dayalbagh se ilumina y los miembros, felices, entonan diferentes himnos. También se celebran algunas fiestas en conmemoración de los gurús.

Dayalbagh es el satsang principal. Se publican libros y once periódicos semanales, en varios idiomas indios y uno en inglés.

En Dayalbagh hay reuniones de servicio divino, que se efectúan dos veces (mañana y tarde) por día, bajo la dirección del gurú. El servicio comienza con algunos himnos que son la expresión de gratitud a la divinidad y su apoyo en el sendero hacia la autorrealización. Después se recitan poemas de los diferentes gurús y se leen textos sagrados. Concluye el servicio con una oración de gracias.

En Dayalbagh viven alrededor de cuatro o cinco mil personas, pero la secta cuenta en todo el país con numerosos satsanguis (miembros). Se han formado en diversas partes del país satsang locales y los miembros se reúnen para celebrar los actos espirituales. Hay cerca de seiscientas ramas asociadas a Dayalbagh. La secta crece de continuo y en todo momento se trata de fomentar la vida espiritual, pero sin renunciar a la vida en sociedad. Hay una serie de miembros dirigentes cuya misión es propagar las enseñanzas y organizar las funciones de Dayalbagh, controlar las asociaciones regionales y regular otras actividades. La secta carece de miras políticas y los miembros deben cultivar sus espíritus.

La enseñanza de los Radha Soamis

La doctrina de los Radha Soamis se conoce como la Fe de los Santos. Sus principios son: existencia de Dios; unidad de la esencia de Dios y el espíritu del hombre; continuidad de la vida después de la muerte; Dios como creador de todo el Universo y Ser Supremo. En el ser humano hay tres elementos: a) el cuerpo puramente físico; b) la materia sutil, de la cual está hecha la mente; c) el atmán o espíritu, que crea y da vida al cuerpo humano y que conduce a la evolución humana en todos los sentidos. En tanto los dos primeros elementos son perecederos, el espíritu es eterno y puede alcanzar la unión con el Ser Supremo. Toda la Creación tiene vida merced al Ser Supremo. El espíritu y el Ser Supremo son uno, son lo mismo.

El ser humano es una miniatura de la Creación. El Ser Supremo (macrocosmos) ha puesto en el hombre determinadas facultades latentes a fin de que el atmán sea capaz de establecer contacto con el Universo y con el Ser Supremo, pudiendo así beneficiarse de este gran privilegio. Hay aperturas en el cerebro del hombre a través de las cuales el atmán puede aproximarse a las más altas regiones de la Creación. El hombre puede desarrollar todas sus facultades físicas, mentales y espirituales. Si aprende a servirse de sus valiosos recursos, podrá salir de su letargo y disipar la ignorancia. Para ello debe seguir los procedimientos adecuados y realizar el esfuerzo personal necesario. Activando las facultades latentes, todo el ser se regenera y, por extensión, la Humanidad.

Según la doctrina de los Radha Soamis, el Ser Supremo hace posible la aparición de algunos hombres superiores cuya misión es la de mantener la espiritualidad en el mundo, impartiendo la enseñanza necesaria para que los hombres aprendan a utilizar sus facultades latentes. Estos hombres superiores conocen los secretos y técnicas necesarios para despertar los poderes ocultos y utilizarlos adecuadamente. Pueden ayudar al individuo y a la humanidad. Son sabios y santos. Colaboran en el desarrollo superior del aspirante. Se les denomina mahatmas y son muy útiles espiritualmente. Tienen un gran conocimiento teórico y práctico de las facultades que habitan en todo hombre y han desarrollado al máximo las que hay en ellos. Están realizados en el Ser Supremo y tienen la facultad de iniciar a sus semejantes, admitiéndoles en la fe Radha Soami.

La iniciación puede impartirse a todos por igual, ya que los Radha Soamis no hacen discriminaciones. No obstante, se exigen los siguientes requisitos: el aspirante debe aceptar la idea de un Ser Supremo; se comprometerá a no comunicar sus experiencias espirituales a los otros; tomará como regla no servirse de sustancias estimulantes; se abstendrá de ingerir cualquier alimento que no sea estrictamente vegetariano; vivirá de sus ganancias legítimas; ayudará a Dayalbagh según sus posibilidades.

No se imparte la iniciación a aquellos que no tienen cualidades para observar la enseñanza.

Se le enseñan al candidato las técnicas adecuadas para controlar su mente y obtener el estado de quietud. Son técnicas yoguis y sufíes. Una vez el practicante evoluciona y es capaz de escuchar los sonidos místicos, se le enseña la «práctica del sonido», para que mediante ella pueda escalar las cimas de la espiritualidad. Debe trascenderse para ello todo lo mundano y evitar el apego. El razonamiento discursivo debe ser superado y despertada la intuición, pues de esa forma será posible tomar consciencia de la realidad última.

Para la doctrina Radha Soami la divinidad se encuentra en todo ser humano y se manifiesta a través del sonido. El sonido es la energía creadora. Se realiza concentración sobre el sonido cósmico, para activar así todas las facultades interiores. La concentración sobre el sonido prepara la mente para que pueda percibirse el atmán.

Se considera que la sede del atmán es el «tercer ojo». Mediante la concentración en el sonido y en el tercer ojo, se pretende la unión del atmán con el Ser Supremo. Al principio el sonido que se percibe es similar al de una campana. Dicho sonido, con el entrenamiento necesario, cada día se hace más sutil, más cósmico. Asimismo el sonido se va percibiendo con mayor claridad e intensidad, inundando toda la consciencia.

Los Radha Soamis buscan a la divinidad mediante la introspección, evitando los soportes externos. Se sirven del japa (repetición de un fonema sagrado) y de la meditación. Cuando el aspirante logra percibir en su totalidad el sonido cósmico, penetra en el samadhi.

Además de la dieta vegetariana, los Radha Soamis se esfuerzan por mantener el cuerpo, además de la mente, lo más puro posible. Está totalmente contraindicado el alcohol. Si un hombre no es puro no puede alcanzar a Dios. Ahora bien, los Radha Soamis no son abstinentes sexuales y permiten el té y el café.

La enseñanza Radha Soami es fundamentalmente mística. Pone especial énfasis en la búsqueda interior y de ahí que se eviten los ritos, las ceremonias y otros soportes externos. La divinidad debe realizarse dentro de uno mismo. El Universo es una manifestación de la divinidad y el hombre es en sí mismo el Universo.

La mente debe ser unificada y dirigida hacia el tercer ojo, a la altura del entrecejo. Se recomienda hacer una concentración de unas dos horas. Se repite el nombre de Dios, que es el Logos o Verbo y es esencialmente armonía y fuerza divinas. Debe evitarse cualquier esfuerzo ocular. Cuando surge el sonido divino (el Shabd), el sujeto dispone de una guía hacia la iluminación. Se insiste en que es muy laborioso obtener la concentración de la mente y poder, apartándola de todo, focalizarla en el tercer ojo y conseguir la contemplación.

La enseñanza Radha Soami se denomina Surat Sabda Yoga, conocida como el yoga interno. Para realizar a la divinidad en uno mismo, el aspirante debe superar todo egotismo.

Dayalbagh: colonia autosuficiente

Con cierta frecuencia esta singular institución que es Dayalbagh ha sido elogiada por la prensa y se ha dicho que su existencia es casi como un milagro. Dayalbagh es autosuficiente. Todos trabajan y todos colaboran para que Dayalbagh pueda continuar hacia delante. Es oportuno señalar que en esta colonia hay muy poco analfabetismo y que se ha constituido una especie de socialismo espiritual.

Dayalbagh no acepta subsidios y desde 1941 ni siquiera se admiten regalos de sus devotos. Se quiere ofrecer un fiel ejemplo de que cada uno tiene que vivir mediante el esfuerzo personal, mediante el sudor de su frente. Se han rechazado donaciones sorprendentes e incluso un cheque en blanco.

La comunidad vende sus productos. No se busca el lucro, sino vivir normalmente pudiendo alimentar tanto como sea posible el amor a la divinidad. Se evita en lo posible toda ostentación. La sencillez es una cualidad muy apreciada.

Dayalbagh hace las obras de caridad que puede e incluso en ocasiones se han sacrificado los intereses de la comunidad en favor de los intereses del país.

Ya asombró Dayalbagh a Paul Brunton cuando tuvo ocasión de visitar esta colonia en su viaje a la India. Los miembros de

Dayalbagh tratan de ser místicos sin ser ascetas, aunque son austeros en su forma de vida, porque Dios solo se encuentra cuando no se depende excesivamente de las cosas que rodean al aspirante.

Actualmente en Dayalbagh se está construyendo un gran templo, en el que ya llevan trabajando tres generaciones. Es de mármol con incrustaciones de piedras preciosas y semipreciosas y se pretende que sea más bello y grandioso que el mismo Taj Mahal. Durante cerca de un par de horas estuve observando, con emotivo interés, el trabajo de aquellos que llevan a cabo esta gran obra. Uno de los trabajadores, tras yo preguntarle cuándo se acabaría esta singular construcción, respondió:

—No importa cuándo se finalice. Lo importante es trabajar con entusiasmo y fe para que algún día termine de construirse. Trabajamos, pero no nos preocupamos de cuándo se acabará.

»Lo importante es el trabajo que estamos realizando y, sobre todo, el amor que estamos poniendo en este trabajo.

Esas palabras, supongo, encierran mucho del espíritu de Dayalbagh, esa colonia de trabajadores en donde las técnicas yóguicas se aplican con la finalidad de llegar a Dios. Llegar a Dios, que está en uno mismo, a través de la meditación y del trabajo.

Faquires, penitentes y contorsionistas

Faquir es un vocablo de origen árabe que significa mendigo. Los faquires han abundado tanto en la India como en Egipto. En otras épocas había faquires que servían en los templos bajo las órdenes del sacerdote. Pero el faquir, tal y como se lo concibe actualmente, es aquel individuo que exhibe sus proezas fisiológicas ante los demás y que se somete a dolorosas pruebas físicas que logra superar mediante su voluntad. La exhibición del faquir tiene por lo general una finalidad lucrativa. Estos singulares individuos que son los faquires recorren unos y otros lugares buscando el público que quiera sorprenderse con sus demostraciones.

Hay faquires verdaderos y faquires falsos. Estos últimos son muchas veces hábiles prestidigitadores que con sus trucos pueden conseguir la estupefacción de aquellos que les observan. En tanto el faquir falso no dispone de nada que pueda despertar nuestro interés, salvo como fenómeno en todo caso sociológico, el faquir verdadero resulta digno de ser tomado en consideración, pues aun cuando no tiene miras espirituales de ningún tipo, se convierte en cierto modo en ejemplo o modelo de lo que puede conseguirse mediante una voluntad entrenada.

En la India actualmente no se ven tantos faquires como muchas personas puedan suponerse; es más, su número es limitado si lo comparamos con el número elevado que hay de encantadores de serpientes o de amaestradores de monos u osos. No se encuentra uno fácilmente con un faquir, al menos con un faquir que merezca la pena. Conocí algunos de ellos y tan solo pude comunicarme con uno en Bombay, ya que no hubo posibilidad de entendimiento con los restantes. Se hacía llamar RamAnanda y parecía salido de una de las epopeyas indias. Cuanto más le observaba menos me parecía un personaje real o al menos una persona de nuestra época. Era un hombre mayor, apergaminado, de mirada vidriosa e indecisa y labios muy finos y negruzcos que al hablar se le introducían en la boca. Estaba sentado. Sus piernas eran finas como una soga y formaban un nudo que apenas permitía distinguir cuál era la izquierda y cuál la derecha. Llevaba un dhoti (taparrabos) raído y sucio, que no llegaba a cubrir su ombligo, tan deforme que me hizo pensar en una hernia. Llevaba un aro en el lóbulo de una de las orejas y una especie de anillo, como de alambre trenzado, en uno de los dedos. Aunque su pelo escaseaba, lo llevaba crecido hasta más abajo de los hombros, grasiento y de un gris sucio. Una barba, corta pero ensortijada, cubría parte de su rostro. De cuando en cuando sacaba la lengua y se humedecía el bigote. Había unas monedas en el suelo, a su lado. Solo unos paises. Dos o tres personas estaban detenidas junto a él y le observaban. El faquir cogía un punzón y con él atravesaba la carne existente entre los dedos. Apenas asomaba un hilo de sangre cuando más. Su rostro permanecía hierático, inconmovible. Contemplé su cuerpo y me di cuenta de que no era carne lo que ocultaba sus huesos, sino puro pellejo curtido por el sol y por el hambre. Un manojo de músculos era visible en su cuello y estaban en cierta forma tan tensos que parecía que pudieran quebrarse como cuerdas de guitarra. De cuando en cuando masculaba unas palabras para mí ininteligibles y cuando lo consideraba oportuno clavaba el punzón en sus manos. De súbito levantó la cabeza, clavó sus ojos en mí y con una voz entre cantarina e infantil, comenzó a decir: «Sir, sir, algo que yo hago. Muchos años de preparación.» Se clavó un par de veces el punzón y luego señaló las monedas.

—Mi maestro —dijo— era uno de los más grandes faquires. Estuvo muchos meses sin comer. Podía sacar sus intestinos y enseñarlos. Tomaba veneno y dormía sobre las brasas. Él me enseñó esta sagrada ciencia.

Nuevamente se clavó el punzón. No era agradable verlo, pero ya me estaba acostumbrando. Me sentí feliz al observar que podría dialogar con él. El hombre señaló de nuevo las monedas y esbozó una sonrisa ladina y suplicante a la vez. Dejé caer a sus pies un billete de dos rupias y le pregunté un poco despectivamente:

—¿Eso es todo lo que hace?

Se buscó en el dhoti y extrajo de él un punzón más largo y más fino.

Astutamente, pero como si quisiera imprimir un aire de ingenuidad a sus palabras, dijo:

—Lo que voy a hacer vale más.

Le di una rupia más.

—Esta es la santa ciencia —señaló—. Mi maestro vivió muchos años en las nieves, desnudo.

Sonreí. Él continuó hablando:

—Me enseñó su sagrada ciencia. Él andaba sobre las aguas e incluso viajaba por el éter. Vivió casi dos siglos.

Tenía el punzón más largo en la mano, pero no hacía nada con él.

—La bendita ciencia de...

—Basta —le interrumpí, y dejé un billete de cinco rupias en el suelo.

Entornó los ojos y comenzó a entonar una salmodia incomprensible. Otras personas se unieron al pequeño grupo de admiradores. El faquir levantó el punzón en el aire y echó la cabeza hacia atrás.

—RamAnanda es un gran faquir, un gran yogui, un gran sadhu —dijo dirigiéndose a mí.

—¿Quién es RamAnanda? —pregunté intrigado.

—Yo soy RamAnanda, portador de la bendita ciencia.

Y, guardando silencio, agarró una buena porción de la piel que había en la parte interior de su cuello y, con habilidad extraordinaria, la atravesó con el punzón.

La prueba es espectacular, pero carece de todo interés, ya que es una zona muy poco susceptible al dolor.

Simulando un profundo éxtasis, permaneció con el punzón

atravesando su piel durante unos segundos. Seguidamente comenzó a entonar algunos himnos, extrajo el punzón de su piel con la misma habilidad con que la había atravesado y abrió los ojos. Imagino que se debió de sentir muy decepcionado cuando le dije:

—No es una gran cosa —y me encogí de hombros.

Cogió entonces ambos punzones y sin simular ningún estado especial de la consciencia, decididamente, pasó los punzones por la poca carne que cubría su tórax y me miró con cierta petulancia. Después extrajo los punzones y señaló las monedas. «Es insaciable», pensé divertido, y dejé otra rupia en el suelo.

Extendió sus manos abiertas hacia mí y me las enseñó. Sus uñas eran repugnantemente largas. Con una mano cogió los dedos de la otra y los llevó hasta el antebrazo, demostrando una elasticidad asombrosa. Y después el inevitable gesto reclamando, con fingida humildad, unas monedas, que hasta ahora habían sido unos billetes.

Negué rotundamente con la cabeza. El hombre atrapó con sus manos una de sus piernas, deshizo la postura hasta entonces adoptada y flexionó la pierna de forma tal que colocó la planta del pie debajo de la axila. Verle en aquella posición era desde luego inconcebible, aunque él parecía estar bien cómodo. Quise entonces retratarle y así se lo comuniqué. Entonces RamAnanda, portador de la sagrada ciencia de un maestro que vivió cerca de dos siglos, me pidió una cantidad bastante elevada de rupias. Me di media vuelta y le abandoné. Mi deseo hubiera sido indagar en su psicología, pero había para ello, aunque yo no lo había pensado al principio, otras dificultades aún más graves que las del idioma. A mi espalda escuché todavía:

—RamAnanda es un gran faquir, un gran yogui.

Y después otras palabras ininteligibles que se confundieron con el ruido de la gran urbe.

Hay faquires que durante muchos años han seguido un arduo adiestramiento para dominar estrechamente su cuerpo. Algunos de estos faquires se sirven de las técnicas yóguicas aplicándolas a sus fines. Hay faquires que maceran gravemente su organismo, que se extienden sobre jergones de púas, caminan sobre fuego o vidrios y dan pruebas de una considerable resistencia al dolor.

El experimento de faquirismo que más asombra al individuo, en especial al occidental, es el de ser enterrado bajo tierra durante días, semanas o meses. Mucho se ha comentado este experimento, que con frecuencia es objeto de fraude. Sin embargo, algunos de estos experimentos se han controlado muy rigurosamente, eliminando toda posibilidad de truco. Algunos yoguis, sin interés lucrativo, se han sometido a la prueba. Para poder superarla se requiere un dominio psicofísico muy poco común, ya que la persona no dispone de alimentos y cuenta con una cantidad de aire muy limitada. Para soportar esta prueba se requiere un gran control sobre todas las funciones del organismo y sobre la mente. Esta proeza puede trucarse, empero, con cierta facilidad. Se comunica la fosa en la que va a ser enterrado el faquir, por medio de un túnel, con el tronco hueco de un árbol. Una vez enterrado el faquir, recorre el túnel y sale a través del tronco. Vuelve a la fosa minutos antes de que la misma sea abierta. También la cama de púas admite el fraude, consistente en que las púas permanezcan lo suficientemente apiñadas y todas al mismo nivel, creando entonces una superficie inofensiva.

Hay faquires que, expertos en determinadas prácticas hathayóguicas, permanecen varios minutos sin respirar, mueven sorprendentemente los músculos de su abdomen, efectúan el basti (absorción de agua por el recto) o realizan la absorción de líquidos a través de la uretra.

También en Bombay tuve ocasión de observar minuciosamente a una especie de faquir que reaseguraba la suerte de los que le favorecían con algunas monedas y adivinaba determinados detalles de los interesados. Le acompañaban un par de hombres. Este faquir, un hombre de mediana edad y que hablaba muy precipitadamente, con el estilo de un charlatán o vendedor ambulante, se servía para estimular sus prácticas de talismanes, amuletos y unos feos muñecos de significado mágico. Hablaba y hablaba sin parar, gesticulando con énfasis, sudando a chorros por el esfuerzo que estaba ejecutando para convencer a los presentes. El faquir, en colaboración con sus dos compañeros y mediante las palabras adecuadamente dispuestas, adivinaba la forma de vestir y otras características de aquellos que entregaban una rupia para que el faquir ejerciese sus artes mágicas con ellos. Había otro número más interesante. De una pequeña bolsa el faquir sacaba un escorpión, al que, como es lógico, hay que suponer que se le había quitado todo veneno. El faquir ponía la mano junto a él y el escorpión, revolviéndose con enérgica fiereza, clavaba su cola en la mano, originando en ella una visible herida de la que manaba abundante sangre. El faquir ni siquiera se inmutaba y señalaba que gracias a su poder mágico no sucumbía al veneno del animal.

Hay muchos ejercicios de faquirismo; todos aquellos en realidad que demuestren el poder de la voluntad sobre el dolor. Algunos faquires han obtenido renombre mundial y han conseguido la admiración de muchas personas. Pero la mayoría viven en el anonimato, en la gran ciudad, luchando por sobrevivir y algunos teniendo que recurrir al hachís o al opio para poder efectuar aquellas proezas que les aseguren esa compleja supervivencia.

No hay que confundir a los encantadores de serpientes con los faquires. Los primeros abundan en la India y se ofrecen con insistencia al turista. Viajan con unos cestos en los que llevan las serpientes, sin olvidar nunca su instrumento de trabajo, que es la flauta. En cuclillas, el encantador de serpientes abre el cesto y una impresionante cobra, al ritmo de la melodía que surge de la flauta, comienza a moverse, irguiéndose en el aire y exhibiendo su belleza. El encantador de serpientes también lleva pitones, serpientes verdes, serpientes de flores y otras. Excepto la cobra, todas resultan inofensivas y el turista puede rodear su cuello con una inmensa pitón. La cobra, me indicó un amigo, no pica al encantador porque este usa determinado repelente en su piel y se mueve no por causa del sonido surgido de la flauta, sino por el aire que sale de la misma al exterior.

Otro número frecuente en las calles de las grandes ciudades, y no por frecuente menos desagradable, es el de la mangosta. El encantador de serpientes suelta una serpiente y seguidamente el fiero animalillo, con rapidez inusitada, agarra la cabeza de la desdichada serpiente entre sus dientes y la machaca, robándole la vida. El encantador de serpientes exige unas monedas por la demostración y después se encarga de buscar a otro transeúnte al que pueda interesar la crueldad del ágil animalillo.

Penitentes

La India es cuna de una elevada y extraordinaria espiritualidad, pero también de una espiritualidad carente de todo matiz superior y que puede degenerar en una patológica superstición. Hay personas que adoran las serpientes aun cuando estas provocan alrededor de cuarenta mil víctimas al año. Hay también devotos que compran un búfalo, tras la muerte de un familiar, para que el animal transporte los pecados del muerto. Algunos devotos, para ganarse el favor de la divinidad, sacrifican animales o recurren a extemporáneos ritos mágicos o religiosos.

Hay devotos que para purgar sus pecados y restablecer sus buenas relaciones con la divinidad recurren a la penitencia. Hay una penitencia moderada, pero también hay una penitencia extrema que es del todo irracional. Se sabe de devotos que han perdido la vista por hacer la penitencia de mirar durante meses o años al sol; otros han atrofiado su brazo por tenerlo durante años en alto y otros no se han acostado durante mucho tiempo. Hay otras penitencias, como cargar grandes rocas, flagelarse el cuerpo o clavarse agujas en cualquier zona del organismo. En su afán por redimirse, algunos ignorantes devotos son capaces de hacer penitencias que incluso pueden acabar con sus vidas.

La verdadera espiritualidad recomienda la austeridad interior, pero critica adversamente el ascetismo corporal y, por supuesto, la mortificación. El yogui justiprecia su cuerpo, sabe que es el vehículo de su Yo y que por ello, aunque deba ser dominado, debe también ser respetado y debe evitarse toda maceración. Todos los grandes yoguis han desaconsejado la mortificación. Buda, por ejemplo, después de recibir la iluminación, ofreció el camino del medio, aquel que se aparta por igual del ascetismo y de los placeres mundanos, aquel que se sustrae a los extremos. Lo importante es la austeridad interior y no la exterior, la práctica de las disciplinas mentales y espirituales, y no de las físicas.

Hay penitentes que, en el colmo de su fanatismo, permanecen desnudos cuando más frío hace, o se rodean de varios fuegos cuando más calienta el sol, o están durante días sumergidos en un río o lago con el agua hasta el cuello. Pero esa penitencia no es favorable. La austeridad hay que imponerla en el interior de uno mismo, tratando de vencer el apego, controlar los impulsos y habitar en la Verdad.

Contorsionistas

No cabe duda de que un hatha-yogui, después de años de práctica e incesante entrenamiento, ha conseguido una elasticidad corporal poco común y puede hacer que su cuerpo adopte posturas sorprendentes por la flexibilidad que exigen. Pero el hatha-yogui no busca la elasticidad de su cuerpo como fin ni, por supuesto, con la pretensión de hacer ostentación de su carencia de toda rigidez. Se puede, por otra parte, ser un gran hatha-yogui sin ser elástico y hay practicantes de edad muy avanzada mucho más evolucionados que jóvenes que poseen un cuerpo muy flexible.

En la India puede uno encontrarse con hatha-yoguis profesionalizados, por denominarlos de alguna forma. En realidad el término que mejor puede aplicárseles es el de contorsionistas. En efecto, han hecho de su cuerpo una serpiente que puede anudarse y producir un gran asombro. Pero en sus mentes no hay nada de yoga. Incluso efectúan los asanas con excesiva rapidez, fingiendo dolor al retorcer sus miembros. Algunos acuden a los hoteles a distraer al turista o permanecen fuera de las ciudades y se exhiben ante aquellos que quieren obsequiarles con unas monedas.

En la India la vida no es fácil. Cada persona trata de servirse de sus recursos para poder sobrevivir. No hay por qué adoptar una postura purista y criticar a los encantadores de serpientes, faquires o contorsionistas. Todos ellos se ganan la vida limpiamente, con honestidad. La India es uno de los países que menos índice de delincuencia refleja. Pero sí es necesario señalar, para evitar confusiones, que el yoga no tiene nada en absoluto que ver con el faquirismo, el contorsionismo o las penitencias a las que nos hemos referido, aunque faquires, contorsionistas o penitentes puedan servirse de determinadas técnicas yóguicas. Hasta hace unos años los autores confundían a los yoguis con los faquires, los penitentes o los contorsionistas, y en los libros de viajes se hablaba de unos y otros indistintamente, originando el error y perjudicando la esencia del yoga.

Una lección sobre la muerte

El Lakshmi Narayan es un templo hindú de generosas dimensiones y de una cautivadora belleza. Se encuentra en Delhi y está abierto para todas las personas del mundo cualesquiera sean sus creencias. Fue construido en 1938 y cuenta con unos hermosos jardines, en donde pueden verse significativas esculturas de mármol. En su interior el templo es esplendoroso y en algunas de sus estancias se puede uno encontrar con personas sumidas en una meditación tan profunda como prolongada. En una de sus salas la voz del sacerdote, acompañada por un instrumento de cuerdas, quiebra el silencio. Son canciones sentidas en el corazón y dirigidas al Absoluto.

Conocí al señor K. Roy en una de las salas del templo. Creo recordar que fue en aquella en la que se encuentra una imagen de Lord Krishna. Me senté en el suelo en compañía de mi esposa, y comencé a meditar sobre algunos versículos del Bhagavad-Gita. Me había pasado por completo inadvertido el encantador anciano que se encontraba a mi lado. Dejé un instante en el suelo mi ejemplar del Bhagavad-Gita y entonces tuve ocasión de ver una mano escuálida, cubierta de abultadas venas y temblorosa, que se aproximaba al libro y lo tomaba entre sus largos dedos. Antes de que pudiera ladear mi rostro para comprobar quién había cogido el libro, escuché una voz tibia que en inglés decía:

—Permítame.

Mis ojos se encontraron con el semblante pensativo de un

hombre muy anciano. Su rostro era como un pergamino, pero conservaba un reconfortante atractivo. Sus ojos, aunque apagados por el tiempo, gozaban de una especial mirada que emocionaba por un lado y parecía escudriñar en lo más recóndito del espíritu por otro. En contraste con su aguileña y afilada nariz, sus ojos se hundían formando dos cavidades muy visibles. Sus labios habían perdido el color y una corta barba, entre amarillenta y blanca, recubría parte de su rostro. Estaba sentado sobre uno de los pies y una pierna pasaba sobre la otra. Su cuerpo me dio el aspecto de un junco muy débil que en cualquier momento puede sucumbir. Había mucha dignidad en aquel hombre, tanta que yo, poco dado a emocionarme, me sentí sobrecogido cuando con su voz apacible preguntó:

—¿Le gusta el Bhagavad-Gita?

Momentáneamente sorprendido, no supe qué responder y me limité a asentir con la cabeza. Le observé con mayor detenimiento y me pregunté por su edad. ¿Un siglo? ¿Tal vez más? Pensé que quizá se tratase de un sacerdote, aunque al avanzar nuestra conversación me di cuenta de que no lo era.

—Cuando uno cree que la luz se ha apagado definitivamente, cuando la esperanza parece haberse extinguido, cuando nos vemos asaltados por la amargura, el Gita es como la sonrisa de un niño con una inteligencia de siglos que nos devuelve a la grandeza de la vida y nos hace sentirnos de nuevo una parte mínima, pero trascendente, del Universo.

Estas palabras, pronunciadas por un hombre que se encuentra en el umbral de la muerte, en el silencio recogido de un templo hindú, penetrados por el olor del sándalo y con la mirada colocada sobre la imagen de Krishna, adquieren una abismal significación. «Es tan viejo, tan viejo —pensé—, que únicamente en la fantasía puede imaginarse un rostro como este.» Y, sin embargo, ni en su mirada, ni en sus melódicas palabras, ni en su forma de expresarse había nada de marchito. Yo más bien diría que había seguramente en él mucha más vida que en todos los que en la sala estábamos.

Él continuó hablando sobre el Gita y yo aproveché para comentar algunos pasajes con él. Es tan inesperada como admirable la hospitalidad del pueblo indio. En la mayoría de los templos a los que he acudido he encontrado alguien que, con su mejor disposición de ánimo, se ha extendido sobre aquellos temas que son de mi interés. Todo ello con una inverosímil naturalidad, como si hubiese una amistad que viniese de muy atrás, despertando vínculos que en el mecanizado Occidente han sido desterrados ya hace siglos.

Hablamos de muchas cosas y entre ellas de las castas.

—Las castas, en su momento, tuvieron su razón de ser. Era un escalonamiento de los más preparados a los menos preparados. Pero ya no existe razón para que las castas perduren. Teóricamente han desaparecido, pero no es así en la práctica.

—¿Por qué? —pregunté.

—No sé qué decirle, hijo. Están hace tantos siglos tan profundamente arraigadas en la mentalidad hindú, que se necesita mucho tiempo para concebir ahora el sistema de otra forma. Hay gente muy estricta en este sentido. Se comportan como dementes. Si, por casualidad, se rozan con alguien de una casta inferior, son capaces de ir rápidamente al Ganges y sumergirse en él.

Después nuestra conversación siguió un cauce bien distinto. Quizá porque este venerable anciano se encontraba casi en la frontera del Más Allá, con la mayor naturalidad concebible terminamos hablando de la muerte. En realidad él hablaba y yo escuchaba. Fue la suya una gran lección; una lección inolvidable. Transcribo sus palabras, pero lo más emotivo eran sus gestos serenos, su forma de decir las cosas, su inmanente dignidad.

—No puedo experimentar temor ante la muerte porque para mí esta es un mero proceso. Yo siento en mí mismo todo el Universo, y me siento parte de él. En mi interior yo me sé usted y me sé todos los seres creados y me sé la Totalidad. Todos nosotros somos uno, aunque nuestra ignorancia establezca una inexistente dualidad. Y me digo a mí mismo: «Si soy todo y me siento todo, ¿cómo puedo morir? ¿Cómo puedo temer a la muerte?» Si el individuo no trasciende su yoísmo, entonces se ve separado del Todo y teme la muerte; pero cuando uno comprende y experimenta que es parte del Todo, entonces la muerte no vuelve a ser temida nunca más.

Hizo una pausa. Cerró los ojos y pareció concentrarse exhaustivamente. Su entrecejo estaba fruncido. Apoyó la cabeza sobre una de sus manos y agregó:

—La muerte deja de tener sentido para aquel que ha trascendido todo apego. ¿Por qué una persona se aterroriza ante la idea de morir? Porque morir es abandonarlo todo: nuestros seres queridos, nuestro empleo, nuestras aficiones, nuestros bienes. Morir es dejar de experimentar placer. Incluso nos aterra la idea de que puedan olvidarnos, de que podamos pasar al anonimato. Por eso hay personas que hacen lo que sea por perpetuar su memoria.

—Muchas veces se teme la muerte —intervine— por lo que pueda existir después de la misma.

Asintió con la cabeza, lentamente, como si tuviese las energías contadas.

—Cierto, aunque en mucho menor grado. No resulta tan dolorosa la idea de lo que pueda venir como de lo que se deja. La muerte siempre se ha considerado algo terrible en los países occidentales. Esta concepción de siglos la hace más terrible todavía. Pero la muerte es algo natural, algo que hay que comprender y aceptar. Cuando realmente se comprende deja de ser terrible. Los grandes yoguis nunca han temido la muerte; no les ha inquietado ni por un minuto. La muerte está en todas partes; está a nuestro lado, entre nosotros. Pero hay que darse cuenta de que la vida y la muerte nunca se encuentran. En todo caso debería de temerse la agonía, antesala de la muerte.

—En Occidente se teme mucho la muerte, no cabe duda. Hay personas que viven toda su vida obsesionadas por esta idea. Es lo que se llama tanatofobia.

—Es una absoluta falta de visión —declaró arrastrando las palabras—. Nadie sabe en qué consiste la muerte y lo que se teme es una idea, la idea que el ser humano se hace de la muerte. Porque la muerte está en todas partes y por tanto en el reino animal, como en el vegetal y humano, hay que tratar de no evadirla, sino que debe pensarse en ella como algo muy normal. Nadie puede escapar a la muerte física. Tampoco sabemos cuándo ni cómo moriremos. Podemos morir, por enfermedad, accidente, suicidio, vejez. Se dice que algunos yoguis realizados pueden morir cuando ellos lo desean. También se dice que hay yoguis que tras morir tienen el poder de disolver todo su cuerpo.

Guardó silencio durante unos segundos y miró a nuestro alrededor.

—Supongamos que ahora se derrumbase el templo. Moriríamos. Todo sería bien fácil. Pero si nos dicen que dentro de unas horas el templo se derrumbará, entonces durante todo ese tiempo estaríamos preocupados por la muerte. ¿Entiende lo que quiero decirle? Es siempre nuestra mente la que nos hace experimentar temor, miedo o angustia. Consideramos la muerte como separación o desintegración, cuando la muerte es unión e integración definitiva.

Clavó sus ojos en los míos y declaró con firmeza:

—Ustedes los occidentales han sido muy mal educados en lo referente a la muerte. La muerte es para ustedes un horroroso fantasma. Se la reviste de un aspecto tétrico. La falta de educación en este sentido origina temor o terror. Hay personas que viven siempre angustiadas por la muerte. Curiosamente temen aquello que de continuo alimentan y llevan encima. ¿Por qué anticipar la muerte con nuestra imaginación? Nacer es comenzar a morir, morir poco a poco, pero irremisiblemente. Lo dijo el Señor Buda. Físicamente estamos destruyéndonos cada minuto que transcurre. Muchas personas aceleran esta destrucción llevando una vida poco adecuada. Al ser humano le asusta todo cambio y mucho más el que proporciona la muerte.

—¿Cómo puede el occidental superar su temor a la muerte?

Pareció no escucharme. Hablaba lentamente, como si no quisiera que ninguna de sus palabras pudiese dejar de ser oída. De cuando en cuando cerraba los ojos como para concentrarse mejor y se acariciaba la barba o el cabello. No podía dejar de observar las arrugas de su cuello, que tenían un aspecto milenario.

—Para los que creemos en una existencia más elevada y evolucionada tras la muerte física, el temor no tiene razón de ser. Tampoco deberían temer nada los que no creen en la supervivencia, puesto que la extinción es también paz. ¿Sabe una cosa?

Apúntela. No deje de apuntarla. Si no hubiera muerte, la vida perdería casi todo su significado.

—Hay personas que temen no la muerte en sí, sino la soledad que debe experimentarse cuando la muerte se acerca y uno está desconectado de todo lo de alrededor.

Sonrió y todo su rostro se me presentó como una flor marchita, casi seca. Sus ojos se ocultaron en la masa de carne ajada y vieja que era su rostro. Una sonrisa amable, casi infantil.

—Es falta de preparación —insistió—. Son tantos los condicionamientos del hombre y tantas sus dependencias, que no acepta su soledad, que esa sí que es real. El hombre nace solo, vive solo, muere solo. Y, sin embargo, el hombre es parte de la Totalidad. No hay que temer los momentos previos a la muerte. ¿Quién nos dice que antes de morir no se atraviesa un estado de profunda paz, incluso de gozo, sin temor de ninguna clase, dueños de una comprensión profunda? En ese momento en que la vida y muerte dejan de luchar, puede haber un instante de plenitud y puede darse una visión muy amplia de nosotros mismos y del universo. Cuando la muerte se va aproximando, el prana comienza a abandonar el organismo. También comienza a separarse el cuerpo astral. El prana es quien hace posible la actividad de los sentidos, y al retirarse, los órganos sensoriales dejan de funcionar y el moribundo se desconecta por completo del mundo exterior. Se está solo consigo mismo. El silencio es total. ¿Por qué pensar que ese estado es desagradable? Todo lo contrario.

Hizo una pausa y elevando la voz exclamó:

—¡Qué paz! ¡Qué beatífico silencio!

Sus ojos adquirieron un brillo especial durante algunos segundos, como si se hubieran iluminado.

—¿Puede intuirse la muerte? —pregunté.

—Mi padre me dijo días antes de morir: «Voy a reunirme con Él. No debo aconsejarte nada, porque tú ya debes saber para qué nace un hombre y cuál debe ser su meta. Hijo mío, te estoy muy agradecido.» La muerte puede desde luego intuirse y son muchos los que lo han hecho. Son muy numerosos los maestros que antes de morir, seguros ya de su muerte, han reunido a sus discípulos para despedirse de ellos. Buda, Cristo y tantos otros.

Hubiera permanecido varios días escuchándole. Tuve la impresión de que ya había abusado demasiado de su tiempo y de que había consumido su espacio de tiempo dedicado a la oración.

—Le he robado demasiado tiempo —dije disculpándome.

—Estaba orando —dijo—. Pero hay muchas formas de orar. Hablar con nuestros semejantes es una gran forma de oración.

Y volvió a sonreír. Y supe en ese momento que era un hombre feliz, quizá porque estaba más allá del temor y de la idea del temor.

Juntó las manos a la altura del pecho y me saludó. Sus brazos eran como dos alambres velludos. Sus ojos encerraban la densa sabiduría de los años. Esbozó su mejor sonrisa y, después, clavó su mirada en la imagen de la divinidad.

Gandhi y Vinoba: dos grandes gigantes espirituales

Así como las manchas de sangre no pueden limpiarse con sangre y una mota de polvo atrae a otras motas, así la violencia no puede combatirse con la violencia y un acto violento genera nueva y mayor violencia. Pero a pesar de que nuestra razón nos permite ver con claridad que las soluciones basadas en la violencia no pueden resultar a la larga afortunadas, aunque los grandes iniciados y maestros espirituales de todas las épocas y latitudes han repudiado la violencia, nuestro mundo continúa siendo violento después de milenios de violencia. ¡Qué poco hemos aprendido en este sentido! ¡Qué poco nos esforzamos por que las cosas sean de forma diferente! Hubo un hombre, que ya es casi una leyenda, que se llamó Mohandas Gandhi. Y este hombre vino al mundo el 2 de octubre de 1869 en Porbandar, Kathiawar, India. Y este hombre, un verdadero titán espiritual, lucharía contra la violencia sin violencia, vencería a la violencia sin violencia. Sufriría. Y, paradójicamente, apóstol del amor y de la no-violencia (ahimsa), moriría violentamente asesinado. Y seguiría la violencia, en su infernal movimiento permanente, aquí y allá, en todas partes. Violencia en las palabras, en los actos, en los pensamientos y en los sentimientos.

Los padres del más grande apóstol de la no-violencia que la India haya poseído, se llamaban Putlibai y Karamchand. Ellos supieron darle a Mohandas una adolescencia feliz, aun cuando su carácter era en cierto modo melancólico y excesivamente introvertido. Dos datos muy curiosos: era muy tímido y también asustadizo. Nadie hubiera podido sospechar en aquel entonces que ese niño apocado e indeciso sería cuando adulto resistente como la más dura de las rocas. No sobresalió en sus estudios ni fue en absoluto un niño ejemplar. Se desposó con una mujer excepcional: Kasturbai, con la que se encontraba prometido desde los siete años. Toda la serenidad y entereza interiores de las que entonces carecía Mohandas las poseía Kasturbai. El joven se empeñó en dominar a su mujer por medios no especialmente delicados, pero esta jamás perdía su firmeza ni su aplomo. Gandhi se desesperaba ante la inalterable actitud de su mujer, pero también aprendía. Años después confesaría:

«Aprendí la lección de la no-violencia de mi mujer, cuando me esforcé por doblegarla a mi voluntad. Su abierta resistencia a mi voluntad por una parte y su tranquila sumisión a sufrir mi estupidez por otra acabaron por hacer que sintiese vergüenza de mí mismo y me sanaron de mi estupidez al pensar que había nacido para gobernarla; y por último se convirtió, pues, en mi maestra de la no-violencia.»

A fin de completar sus estudios y obtener el título de abogado, Gandhi decidió viajar a Inglaterra. Emprendió dicho viaje el 4 de septiembre de 1888. Una nueva forma de vida le esperaba. Viviría Occidente desde adentro y comenzaría a madurar. ¡Qué fuerte impresión encontrarse en la agitada Londres! Con férrea voluntad trató de adaptarse lo mejor posible a la forma de vida occidental. Cambió su vestuario, comenzó a estudiar su forma de comportarse e incluso hizo lo posible por aprender a bailar. Entabló buenas relaciones y consiguió excelentes amigos. Especialmente entró en contacto con diversos teósofos y comenzó a interesarse vivamente por el Bhagavad-Gita, que terminaría siendo su compañero infatigable y su libro preferido. Tuvo oportunidad de conocer a esas dos singulares mujeres que fueron Annie Besant y Elena Petrovna Blavatski, las verdaderas almas de la teosofía y del movimiento esotérico de su época.

El 10 de junio de 1891 Mohandas Gandhi consiguió el título de abogado. Aquel había sido su único propósito al acudir a Occidente, y una vez cumplido se apresuró a embarcarse para la India, ese país tan hondamente sentido y al servicio del cual entregaría toda su existencia. Todo en tan especial ocasión hubiera sido felicidad para el joven si una sobrecogedora noticia no le hubiese estado esperando: la muerte de su madre, el ser para él más querido, más entrañable.

Gandhi estableció su bufete primero en Pobandas y posteriormente en Bombay. Su timidez, no superada a pesar de su permanencia en Occidente, y su inexperiencia frustraban todo éxito y le originaban una difícil situación económica. Desmoralizado, no le quedó otro remedio que aceptar el caso que un cliente le ofrecía en Sudáfrica. De nuevo tendría que apartarse de su querida esposa, de su amada patria, pero no había otra solución. Y así, en mayo de 1893, el joven abogado indio era recibido en Durban por su cliente. Gandhi no sabía entonces las muchas dificultades que le esperaban en aquel lugar; no sabía que su color oscuro habría de causarle vejaciones y sinsabores. En su primera visita a la corte tuvo ocasión de comprobarlo. No se trataba ya solo de su piel, sino incluso de sus costumbres. Le ordenaron que se despojase del turbante y, aunque él repuso con razonables argumentos, se le instó acremente a que se quitase el turbante o dejase la sala. Aquel era uno de los muchos escollos que Gandhi encontraría en un país que de continuo se le mostraría considerablemente hostil. Mucho más lamentable que lo sucedido en la corte es lo que le pasó en su viaje a Pretoria, en donde se llevaba a cabo la última parte del proceso.

Gandhi cogió el tren y se instaló en un departamento de la primera clase. En Pietermaritzburg el revisor, no con excesiva amabilidad, le invitó a desalojar dicho departamento. La razón era bien sencilla: el color de su piel. Cuando Gandhi, con su habitual resistencia, se negó a hacerlo, el revisor recurrió a un policía y entre ambos dejaron al osado joven en la estación. Gandhi estallaba de ira. Para continuar el ingrato viaje recurrió a un coche de postas, ignorante de lo que habría de sucederle entonces. Iba a situarse en el lugar correspondiente cuando el cochero, agresivamente, le comunicó que tendría que viajar a su lado y no junto a los hombres blancos. Gandhi se negó y tuvo así que resistir los encolerizados golpes del brutal cochero. Mohandas ya comenzaba a saber qué era Sudáfrica y lo que los hombres de color podían esperar en este país. Había todavía más: en Pretoria le fue negada habitación en todos los hoteles. Siempre la misma razón: el color de su piel. «Sufrí insultos y palizas durante ese viaje —escribió años más tarde el gran líder indio—, pero solo sirvieron para fortalecer mi resolución de permanecer en Sudáfrica.» Sudáfrica le había enfrentado a Gandhi a su verdadero destino, le había ayudado a descubrir sus auténticos ideales. En Sudáfrica habría de formarse el Gandhi que terminaría por liberar a la India, un gigante espiritual capaz de someter a la violencia por la no-violencia, a la agresividad por la resistencia pasiva, al odio por el amor.

Gandhi decide actuar. Se pone en contacto con todos los residentes indios y les promete su incondicional apoyo. Recogerá a Kasturbai y a sus hijos y regresará junto a sus compatriotas en Sudáfrica. Hará aún más, mucho más: organizará mítines, recogerá fondos, despertará las conciencias de sus compatriotas, dirigirá la comunidad, se interesará por los enfermos, impartirá educación y fundará un periódico. He aquí al verdadero Gandhi en sus comienzos, sin desfallecer, siempre ejercitando un difícil control sobre sí mismo, luchando infatigablemente.

Durante años, Gandhi trabajó activamente por recuperar los derechos de los indios en Sudáfrica. Fueron años muy duros, pero que consolidaron la formación de Mohandas y fortalecieron hasta el límite su carácter y su voluntad. Tuvo que sufrir represalias, insultos, trabajos forzados y encarcelamientos. Pero nada ni nadie podían doblegarle. Su vida de entrega a los demás estaba ya bien definida. Sus armas eran la satyagraha o resistencia pasiva, ahinsa o no violencia, aparigraha o no posesión y sambhava o igualdad. Con amor y dedicación sin iguales, dirigía su comunidad, sin hacer discriminación alguna entre castas, razas o cultos. «Era una vida de comunidad en miniatura —explica Polak—. Gandhi, cual un patriarca benevolente, no tenía privilegios particulares, salvo el de atender a los otros. Era un hombre divertido y se divertía fácilmente. La casa se llenaba de risas cuando los niños, por las mañanas, se reunían con sus padres para moler el trigo a mano. La cena era una hora muy grata, sazonada por la conversación ligera o la grave discusión, y muchas veces alegrada por las desventuras de Kasturbai al hablar en inglés. Después de cenar, Gandhi solía discutir de filosofía y religión; luego leía algunos fragmentos del Gita.»

La biografía de Buda, la Biblia, el Gita, los ideales de Ruskin y los principios de Tolstoi alimentaban y robustecían la vida espiritual de Gandhi. León Tolstoi ejerció una notable influencia sobre él. Gandhi le admiraba y ambos hombres se escribieron sustanciosas cartas. Transcribimos una de ellas. Tolstoi expone en dicha carta de septiembre de 1910 todo aquello que Gandhi trataría siempre de llevar a la práctica:

«Mientras más vivo, y especialmente ahora, cuando siento ya muy cerca la presencia de la muerte, deseo decir a los otros una verdad que para mí es de la mayor importancia, esto es, que lo que se llama resistencia pasiva no es más que la enseñanza del amor no corrompido por falsas interpretaciones. Que el amor es la más alta y única ley de la vida humana y que en el fondo de su alma cada ser humano siente y comprende esto claramente (como lo vemos en los niños, hasta el momento en que vienen a ser confundidos por las falsas lecciones del mundo). Esta es una ley proclamada por todos los sabios del mundo, tanto chinos como hebreos, griegos como romanos. En verdad, desde el momento en que la fuerza es admitida dentro del amor, este ya no existe más como ley de vida, y no existiendo la ley del amor, no existiendo entonces ley ninguna, como no sea la ley de la violencia, vale decir, la ley del más fuerte. Es así como la humanidad ha vivido durante diecinueve siglos.»

Tolstoi había aprendido todo esto en su vejez; era en cierto modo un pecador arrepentido. Gandhi lo aprendió todo ello desde muy joven y su amor universalista no era, como sucedía seguramente en el gran novelista, provocado por el arrepentimiento.

Tiene Gandhi cuarenta y seis años cuando decide regresar a su país. Desembarca en Bombay en 1915 y es recibido con todos los honores. Sin apenas descansar, da comienzo a una gira por todo el país. Se entrevista con Tagore y habla frecuentemente para las numerosas personas que en todas partes acuden a rendirle su admiración. Meses después, estimulado por un grupo de incondicionales amigos, Gandhi funda una comunidad: Satyagrahashram, que impone los siguientes votos: no robar, no posesión, adiestramiento en la verdad, alimentación a base de productos caseros, no-violencia, castidad, valor, no discriminación, trabajos manuales (especialmente hilado y tejido a mano). La forma de vida en el ashram era casi monacal. Cada miembro tenía una labor concreta y ninguno dejaba de realizar su tarea. Gandhi daba buen ejemplo de fortaleza y disciplina, llevando una vida ascética y especialmente dedicada a los demás.

1918 es un año de suma trascendencia para Gandhi. Angustiados por su carencia de medios, los campesinos de Kaira recurren a Gandhi para que este interceda y los impuestos sean abolidos. Gandhi actúa como era de suponer. Ante todo exige una serenidad absoluta y una ausencia total de violencia, pero también exige que los campesinos se nieguen a pagar sus impuestos y resistan animosamente. Es el comienzo de un Gandhi más maduro, más sabio, más enérgico. De toda la India comienzan a reclamarle para resolver unos y otros asuntos laborales. Él está siempre donde le necesitan, organizando la resistencia pasiva a base de huelgas pacíficas y otras formas de boicot. Gandhi da comienzo a la lucha abierta contra los ingleses cuando el gobierno, en 1919, propone el proyecto de la Ley Rowlatt, cuya finalidad es la de restringir en mayor grado aún los derechos indios. Por indicación de Gandhi, todo el país indio lleva a cabo una huelga el 6 de abril, consistente en no abrir ningún comercio. Empero la ley es aprobada, para indignación de la gran mayoría y, por supuesto, de Gandhi. Hay algunos levantamientos apoyados en la violencia, pero Gandhi los recrimina con energía. Lo que él busca —así lo hace siempre notar— no es la violencia por la violencia, sino algo muy diferente.

Gandhi recorre frecuentemente su país. Observa miseria y descontento generales. Sabe lo importante que es ganarse la confianza de un pueblo y hace lo posible para conseguirlo. Siempre acude a donde le reclaman. Habla, trata de llegar al corazón de sus compatriotas, ruega su cooperación. Y así, poco a poco, todo el mundo va intuyendo en Gandhi a un posible libertador, a un gran líder sin ambiciones personales. La popularidad de Gandhi llega a ser absoluta y todos están dispuestos a seguirle en cuanto el gran apóstol de la no-violencia lo insinúe.

El Congreso nombra a Gandhi la máxima autoridad india en 1922 y el 10 de marzo de ese mismo año se ordena su arresto. Las palabras de Gandhi ante el juez son hermosas:

«Yo quise evitar la violencia. No-violencia es el primer artículo de mi credo, y también el último. Pero me encontré ante este dilema: o someterme a un sistema que, a mi parecer, le había causado un daño irreparable a mi patria, o correr el riesgo de que mi pueblo se desatase en locura violenta al conocer la verdad por mis propios labios. Lo lamento profundamente. Pero aquí estoy no para someterme a la pena más liviana, sino a la más severa.»

El 18 de marzo fue sentenciado a seis años de prisión y encerrado en la cárcel de Yeravda. Un año y pico después su salud se resiente visiblemente y en los comienzos de 1924 no queda más remedio que internarle en el hospital de Poona y someterle a una operación de apendicitis. Dado que su estado físico denota gran debilidad y cansancio, el Gobierno, temiendo que pueda morir y desatarse así una ola de violencia, decide concederle la libertad el 5 de abril.

Una vez en libertad, Gandhi no ceja en su empeño de favorecer a su pueblo y bloquear la acción de los británicos. Unos años después Jawaharlal Nehru asume la presidencia del Congreso. Una brecha enorme se abre entre el Congreso y el Gobierno. Rebeliones, huelgas, encarcelamientos. Los productos británicos son boicoteados con insistencia. También tienen lugar las detenciones de los grandes líderes: Patel, Nehru e incluso Gandhi una vez más.

Gandhi es puesto en libertad. Viaja a Occidente y conoce, entre otras muchas personas, a Bernard Shaw, Chaplin, Romain y Mussolini. De este último diría: «Parece un verdugo. ¿Cuánto tiempo podrá durar un régimen basado en las bayonetas?» Regresa a su país a finales de 1931 y es de nuevo encarcelado. También lo han sido la gran mayoría de los dirigentes e incluso Kasturbai. Se prohíbe entonces votar a los intocables y Gandhi da comienzo a uno de sus prolongados ayunos, que puede finalizar con su muerte. Pero el temor de que el gran líder pueda morir es demasiado grande y se permite el voto de la casta intocable. Gandhi es puesto en libertad y durante los años siguientes está por entero dedicado a una frenética actividad política y social. Años difíciles, de luchas, de sacrificios y privaciones. Finalmente, el 15 de agosto de 1947 llega la Independencia. Pero, lamentablemente, desde un año atrás se ha desatado la violencia entre los hindúes y los musulmanes y ha habido que lamentar saqueos, heridos y muertos. La Independencia no había aplacado los ánimos. La situación es muy difícil y ni siquiera Gandhi es capaz de resolverla. Inicia un nuevo ayuno que habría de suspender el 18 de enero de 1948, solamente cinco días después de haberlo iniciado. Poco después estalla una bomba en la Casa Birla. Aunque Gandhi era muy amado por su pueblo, también tenía inevitablemente sus detractores. Uno de ellos pondría fin a su vida.

El Mahatma fue asesinado el 30 de enero de 1948. Tomó su última comida a las cuatro y media de la tarde en una de las habitaciones de la Casa Birla en Nueva Delhi, en compañía del viceprimer ministro Patel. Después de comer, ayudado por dos de sus parientes, se dirigió hacia la plataforma en donde se iban a realizar los servicios religiosos. Miles de personas le aclamaban. Gandhi saludaba satisfecho. De súbito, alguien se abrió paso entre la multitud, se acercó a Gandhi y efectuó dos disparos contra su enflaquecido cuerpo. «¡Hey Rama!», exclamó el Mahatma invocando a la divinidad. Un tercer disparo y su cuerpo cayó al suelo. El gran líder de la India murió rápidamente. Nada pudo hacer por su cuerpo el doctor Bhargava. Desolación, tristeza, lamentos. Al día siguiente se procedió a la cremación del cadáver. Pasaban de dos millones de personas los acompañantes y los presentes. Cánticos, himnos, gemidos, llantos. Tres aviones lanzaron pétalos de rosas. Nehru presidía el cortejo. La cremación se llevó a cabo en las proximidades del río Rajghat. Catorce días después las cenizas eran arrojadas al río. Cenizas que Siva recogía amorosamente en su seno. Las cenizas de un hombre excepcional, un místico de la política, un líder del amor y de la no-violencia.

Actualmente Gandhi es todo un símbolo de profundo significado, mucho más que un bello recuerdo. Fue el prototipo del karma-yogui; un hombre que actuó renunciando siempre a los frutos de sus actos. Humilde, desprendido, verdaderamente piadoso, trabajó siempre en favor de los demás, sin codicia, sin afán de poder. Las siguientes palabras están escritas con el corazón:

«Mi continua experiencia me ha convencido de que no existe otro Dios que la Verdad. Y si cada una de las páginas de estos capítulos no proclaman al lector que el único medio para la realización de la Verdad es la no-violencia, consideraré que todo mi trabajo al escribirlas ha sido vano. Y aun cuando mis esfuerzos en este sentido se revelasen infructuosos, sepan los lectores que la culpa es del vehículo, no del principio. Después de todo, por sinceros que hayan sido mis esfuerzos en pro del Ahimsa, todavía han sido imperfectos e inadecuados. Los fugacísimos vislumbres que yo he podido tener de la Verdad apenas pueden, por lo tanto, dar una idea del brillo indescriptible de la Verdad, un millón de veces más intenso que el sol que diariamente ven nuestros ojos. De hecho, lo que yo he captado es solamente una debilísima claridad de aquel potente resplandor. Pero puedo asegurar, como resultado de todas mis experiencias, que una perfecta visión de la Verdad solo puede seguir a una completa realización del Ahimsa.»

Tales palabras pertenecen a su autobiografía. La última frase figura en el recinto que guarda su monumento funerario. Palabras hermosas, sentidas, que han sido escritas en muy diferentes lenguas. Frente a su monumento, en Nueva Delhi, evoqué toda su vida. Es un monumento sencillo para una vida sencilla como la suya. Un monumento en mármol negro; flores, muchas flores, sobre el mismo. Y numerosos visitantes, entre ellos los niños, que, aunque todavía afortunadamente no comprenden ni saben de horrores y violencias, sí han escuchado ya muchas veces hablar de ese gran personaje al que todos se refieren con respeto.

En Bombay, en el 19 de Laburnum Road, me detuve a visitar el Gandhi Memorial Museum. Por haber escrito ya hace años una pequeña biografía sobre Gandhi, me sentí ahora mucho más cerca de él. Observé la habitación que ocupó durante diecisiete años. Es tan simple, tan ascética podría decirse, que más bien parece la celda de un trapense. Una estrecha cama, una rueca y poco más. Experimenté su presencia. No en el lugar propiamente dicho, sino en lo más profundo de mi Yo. Reflexioné. Para vivir la Ahimsa como Gandhi la entendía, no basta con no ser violentos en nuestros actos. Hay que evitar la violencia incluso en nuestras palabras, en nuestras emociones, en nuestros pensamientos. En cierto modo todos, de una u otra forma, estamos contribuyendo a esa gran violencia que terminará por reducirnos a hombres-máquinas sin sentido. Gandhi era un pacifista a ultranza. Quizás en Occidente no hemos sido capaces de ser todavía conscientes de su verdadera trascendencia. O quizás es que preferimos ignorarle para no tener elementos de comparación y poder ser así más indulgentes con nuestras propias deficiencias.

El caminante de la Justicia y del Amor

Durante su larga y fecunda vida Mohandas Gandhi formó a muchos discípulos que, incluso tras la muerte del maestro, han continuado esforzándose sin desfallecer por conseguir una India más próspera y más preparada en todos los órdenes.

El más grande discípulo de Gandhi, el que el maestro ya consideraba como el más notable, es sin duda alguna Vinoba Bhaave. Además de fomentar los ideales gandhianos, este caminante incansable y lleno de amor que es Vinoba, recorre toda la India organizando una reforma agraria y social sin precedentes, casi inaudita. Aunque se deja la vida a jirones en los caminos y sus pies tienen que soportar durante miles de kilómetros el suelo seco y candente de la India, este hombre excepcional que nada busca para sí ha conseguido rescatar de los tentáculos de la muerte a muchos seres humanos, combatiendo la hambruna y la miseria, la desigualdad y la indolencia. Su nombre en la India es como un salmo de esperanza, como un obsequio, como un manto protector. ¿Quiénes no aman a Vinoba? ¿Quiénes no reconocen su importancia, su valía, su grandeza? Incluso los comunistas han tenido que inclinarse ante su magnificente obra. Cosas grandes, muy grandes, que únicamente se hacen posibles en la India, en ese asombroso país en donde lo que parecía milagroso puede terminar por convertirse en cotidiano. La labor de Vinoba es gigantesca, y si en cada país del mundo hubiera al menos un hombre como Vinoba o Gandhi, la faz del mundo cambiaría y sus habitantes serían más cuerdos y más sensatos.

La popularidad de Vinoba ha alcanzado a toda la India: ricos y pobres, niños y adultos han oído hablar de él. Amado y respetado, es un símbolo viviente de la justicia y la fraternidad. Él ha llevado a cabo una tarea que nadie había emprendido anteriormente. Su labor es tan encomiable que no es fácil encontrar las palabras precisas para ensalzarla.

Vinoba, cuyo nombre real es Vinayak Bhaave, vino a este mundo el 11 de septiembre de 1895, en el seno de una familia brahmín. Desde niño demostró un entusiasmo poco común por los estudios, especialmente por las matemáticas, que llegaron a apasionarle. Perseverante en sus estudios hasta un grado inusitado, pudo obtener así una amplísima formación cultural. Vinoba, por sorprendente que pueda parecer, llegó a hablar con facilidad las siguientes lenguas: inglés, sánscrito, maharthi, hindi, gujurati, bengalí, oriya, panjabi, telugu, malayam, karanés y tamil. Esto le permitió dirigirse a sus compatriotas siempre en su propia lengua, lo que facilitó considerablemente su labor, ya que Vinoba fue un hombre que supo pulsar con sus palabras la sensibilidad de sus semejantes.

En cierta ocasión Vinoba sintió la llamada de su pueblo y de la divinidad. Aunque todavía sin definir, intuyó que tenía que llevar a cabo una misión. De momento abandonó su hogar y se dirigió al ashram de Gandhi, en Gujurat. Nada más llegar se encontró con el Mahatma. Este estaba sentado en el suelo, con su arma más preciada entre las manos: su inseparable rueca.

Vinoba observó a Gandhi e, insolentemente, preguntó:

—¿Acaso con esa arma expulsará usted a los ingleses?

Gandhi miró al joven con indulgencia y esbozó una sonrisa. Se limitó a responder:

—No es necesario expulsar a los ingleses. Ellos se marcharán por sí solos cuando todos nosotros nos hayamos liberado de los males que nos esclavizan y nos mantienen en la servidumbre.

Y después continuó hablando para el joven, el inexperto Vinoba, aquel que llegaría a ser su discípulo más capacitado y más fiel.

—El peor de nuestros males —dijo entre otras cosas— viene de lejos. Ese mal es el que ha entregado a los ingleses su poder sobre nosotros; es la división. Sí, división entre el hindú y el musulmán, el rico y el pobre, las clases altas y las clases bajas, los hombres de casta y los parias.

Hablaba con voz suave, amorosa. Dijo también:

—Esta rueca que arrulla como una paloma expulsará mejor a nuestro enemigo que la bomba y el cañón; nuestro enemigo no es el inglés, sino el abuso.

Habló durante mucho tiempo. Dijo cosas muy importantes, verdades grandes porque grande era su espíritu. Habló sin rencor, solo con esperanza. Vinoba se sentía estremecer ante aquellas palabras, ante aquella sabia filosofía de la vida que el Mahatma simbolizaba mediante la inocente rueca. Las lágrimas afluyeron a los ojos del joven. Después el llanto silencioso se hizo más hondo, más elocuente. Vinoba se arrojó a los pies de Gandhi y el Mahatma posó su mano en la cabeza de aquel y le brindó unas bellas e inolvidables palabras: «Que Dios te conceda hacer un día grandes cosas para Su servicio.» Y Vinoba las haría, claro que las haría. Desde aquel mismo día comenzó a prepararse humana e interiormente. Empezó por dar de sí todo lo que podía en la cocina, preparando la comida de los miembros del ashram. Trabajó duramente, pero aquella labor todavía le parecía demasiado elevada, demasiado fácil. Hizo algo mucho más difícil, sobre todo para un brahmín cargado de convencionalismos y prejuicios. Se hizo basurero, y sabido es que un brahmín jamás se dedica a tales menesteres. Hizo algo más: arrojó al fuego el cordón distintivo de su casta. Él no pertenecía a una casta, sino a la humanidad entera, sin discriminación de ningún tipo. Así era el joven Vinoba, digno discípulo de Gandhi, el gran libertador de la India. Limpio de todo prejuicio, habiéndose despojado de todo egotismo, comprendió entonces la sutil filosofía de la rueca y he aquí a Vinoba utilizando la rueca como el más grande de los expertos, con habilidad y soltura admirables.

Para Gandhi aquel discípulo se estaba convirtiendo en su propia vida, ya que él era el reflejo de todos sus ideales. Gandhi le amaba, como ama el gurú a su discípulo. De él llegó a decir: «Es una de las raras perlas del ashram, uno de los que no han venido para ser bendecidos, sino para bendecir, no para recibir, sino para dar.»

A pesar de sus ásperos trabajos físicos, Vinoba no abandonaba su preparación mental y espiritual. Para complacer a Gandhi, tradujo el Bhagavad-Gita al maharathi. Era asimismo un fiel intérprete de la literatura sagrada y un excelente recitador de los mantras y fonemas sagrados. Pero en cierto modo sus estudios se habían resentido. Por ello Gandhi le sugirió que dejase por un tiempo el ashram y las labores domésticas y se radicase en Benarés. Vinoba, aunque sentía la angustia de una separación, aceptó las sugerencias del Mahatma y partió para la ciudad sagrada por excelencia. Permaneció allí durante un año y durante todo ese tiempo habló a quienes quisieron escucharlo e impartió la santa enseñanza. Con ser muchos los hombres santos y eruditos que acuden a Benarés, nadie sorprendía tanto como Vinoba por su claridad al exponer la filosofía.

Volvió. Con el contento en la mirada y en el corazón, regresó al lado de su maestro. Y comenzó de nuevo a trabajar en las tareas más humildes, más despreciables para un brahmín. Y allí se sentía dichoso, junto a Gandhi, junto a su rueca, junto a sus cacerolas y sus guisos. Pero no era su destino el de permanecer siempre como un conejo en su conejera. Su destino era mucho más elevado; se estaba haciendo día a día, paso a paso. Un día vino un hombre, discípulo de Gandhi, y reclamó a Vinoba para establecer un ashram cerca de Wardha. Y Vinoba, todo humildad, no salía de su asombro. Se formó el ashram, y sus miembros, siguiendo los principios gandhianos, comenzaron a hacer el bien. Tiempo después acompañó a Gandhi en la marcha de la sal, organizada por varios miles de personas para protestar contra la recaudación de impuestos. Vinoba fue encarcelado. Pero nada había que pudiera hacerle desistir de su propósito de luchar a favor de la justicia, como lo ha hecho a lo largo de toda su fértil existencia.

Para protestar por la guerra mundial, Gandhi eligió a un hombre que simbolizaría a todos los demás en su protesta. No podía ser otro que Vinoba, y con tal motivo este hombre anónimo y humilde fue, de súbito, conocido por la gran mayoría de sus compatriotas. Seguro de sí mismo y fuerte con esa fortaleza que confiere el firme convencimiento de lo que se está haciendo, Vinoba, foco en ese momento de la atención de los indios, se encaró con la policía y con la voz firme dijo:

—Toda guerra, y esta en particular, es un crimen agravado por la imbecilidad. Y no se sabe qué inspira más horror, si el horror mismo o la estupidez. Los ingleses, sus aliados y sus enemigos son tal para cual.

Continuó expresándose con el más puro sentimiento de un satyagrahi y, como era de suponer, fue encarcelado. Después se precipitaron los acontecimientos en la India. Dolor, cárcel, angustia. Y, por último, la independencia.

Muere Gandhi. Pero, por fortuna, hay un heredero directo: Vinoba. Se organizan de nuevo todas las actividades gandhianas y Vinoba constituye el Soervodoeyoe Soemaj, cuya finalidad es el servicio incondicional hacia los hombres. Y aquí nos encontramos ya con un Vinoba totalmente definido, interiormente maduro, capaz de llevar a la práctica todas sus ideas, sus proyectos, sus sueños. Es el comienzo de su gran obra, de su increíble obra. Se habían marchado los ingleses, es cierto, pero la India seguía con sus gravísimos problemas, con su miseria, con su amargura.

Fue un día de 1951. El discípulo más destacado de Gandhi decide acudir a Telangana, zona en donde la violencia se había desatado brutalmente cuatro años antes, en donde el Gobierno y el comunismo habían entablado batalla, en donde todavía, aun después de cuatro años, había mucho rencor y mucho odio, y se llevaban a cabo escaramuzas antigubernamentales. Telengana, limítrofe de Madrás y Hyderabad, había sido triste escenario de horror y muerte. Y a ese lugar, sin recelo alguno ni duda alguna, acudió Vinoba a exponer sus ideas sobre la paz y sobre la justicia, a llevar la serenidad al corazón, todavía sangrante, de aquellos hombres desesperados y amigos de la violencia. Habló largo tiempo, y lo hizo sobre la paz y fue escuchado. Pero también fue rebatido. Los humildes, aquellos que nada tenían, le dijeron que estaban de acuerdo con sus ideas sobre la paz, pero que no tenían con qué vivir. Entonces Vinoba se expresó así:

—Ahora me dirijo a los ricos que hay entre los que me escuchan. También ustedes han escuchado mis palabras sobre la paz y al parecer las han aprobado. ¿Será posible que ninguno de ustedes quiera dar testimonio de que las ha comprendido, ayudando a saciar la sed de tierra que atormenta a estos pobres labradores?

Y así, en Telangana, se hizo el milagro. Uno de los oyentes se adelantó y obsequió cien acres de tierra. Concibió así Acharya Vinoba un plan excepcional: pedir tierras para darlas a los que no las poseían; realizar una distribución justa y correcta de las tierras, evitando así rencores y calamidades.

Desde el primer momento el éxito acompañó a Vinoba, aun cuando la tarea que se impuso ya en Telangana es más de dioses que de hombres. Su filosofía es muy simple y muy bella: la divinidad ha entregado la tierra al hombre y todos tienen derecho a disfrutarla. La tierra es un préstamo de la divinidad y nadie tiene por qué acapararla ni abusar de ella.

Iba a ser el suyo un largo, larguísimo peregrinar. Tenía que despertar el amor de los que tienen por los que nada poseen; hacerles tomar consciencia de una difícil situación que debe solucionarse.

Desde Telangana, Vinoba comenzó a caminar hacia Delhi y después sus pasos recorrerían toda la India. De aspecto frágil, su porte es de una admirable dignidad. Habla con la misma humildad y sinceridad a pobres que a ricos y su meta es la consecución de cincuenta millones de acres, cifra astronómica, desde luego. Pero desde el principio su empeño resultó tan satisfactorio que Nehru no pudo menos que decir en el propio Parlamento: «Ese hombre frágil acaba de cumplir por la sola fuerza de la no-violencia lo que todo el poderío militar del Gobierno no podría hacer.»

Caminar y caminar. A veces incluso logra que se donen mil acres por día. Su vida es tan sencilla que muy poco cabe decir sobre ella. Utiliza para dormir y trabajar una tabla; viste muy modestamente; su alimentación es parca. Es el apóstol de los campesinos y por cualquier localidad que pase en su largo peregrinar es recibido con entusiasmo y esperanza, en tanto la gente le califica de santo y de bendito.

Ahora Vinoba ya no camina solo. Tiene numerosos discípulos que le acompañan y ayudan en su tarea. Entre estos discípulos hay personas de todas las edades y clases sociales, personas que ansían una India mejor repartida.

Benarés: la ciudad de Dios

Benarés es la ciudad más santa de la India, la ciudad de Dios, aquella a la que diariamente peregrinan cientos de personas para sumergir sus cuerpos en el Ganges y purificar sus conciencias. Benarés es la antigua Varanasí, llamada así porque está limitada al norte y al sur por los ríos Varouna y Assí. Benarés es el reflejo más fiel de la India. Centro espiritual de primera importancia, Benarés emociona sobre todo por el fervor que demuestran los peregrinos que acuden a rendir homenaje a la divinidad.

Benarés es una ciudad parca, de casas bajas y calles sin asfaltar. Cuenta con más de medio millón de habitantes y durante el día mucha parte de la vida se hace en la calle. Los niños juegan en las calles; en las calles descansan las vacas, venden los comerciantes, extraen muelas los dentistas o lleva a cabo su trabajo el «limpiador de oídos». Las calles de Benarés rebosan vida y color. En Benarés hay alrededor de mil quinientos templos y los festivales son numerosos e impresionantes. Algunos de estos festivales reúnen a más de cien mil personas. El ambiente es extraordinario y la religiosidad absorbente. Desde las doce de la mañana hasta las doce de la noche, los devotos asisten al templo a efectuar puja (adoración).

El templo más importante de Benarés es el Vishwanath o Templo de Oro, cuya admisión solo está permitida a los hindúes. En el interior hay una espléndida imagen de Siva. En su santuario descansan las ofrendas, algunas muy valiosas, que han hecho los peregrinos a lo largo de los años. Los devotos acuden al templo con el corazón henchido de fe, llevando como ofrenda a la divinidad frutas, flores y otros obsequios. Hay un lingam que despierta la devoción popular y que ha sido adorado por millones de personas. Este lugar sagrado es denominado Templo de Oro porque sus cúpulas están formadas por setecientos cincuenta kilos del metal precioso. Cerca de este templo se encuentra el de Annapurna, cuya imagen es adorada por numerosos devotos.

Templo importante es también el Tulsi Manas Mandir, en cuyas paredes se reflejan los pasajes más importantes del Ramayana. En su interior están las imágenes de Sant Tulsidad, Hanouman, Ram, Lankshman y Sita.

Templo especialmente dedicado a Shakti es el Templo Durga, en el que habitan numerosos y traviesos monos. Siempre hay muchos devotos y desde su emplazamiento puede observarse una bella tumba de mármol blanco erigida al Swami Bashkarananda.

Templo de una grandiosa hermosura es el Vishwanath de la Universidad, que con sus setenta y cinco metros de altura es el más alto de la India. Se encuentra situado en el campus de la universidad. Esta universidad es la más grande del sur de Asia y cuenta con una admirable biblioteca poseedora de setecientos mil volúmenes.

Las calles más importantes de Benarés desembocan en los ghats (escaleras que descienden sobre la orilla derecha del Ganges y que sirven para llegar hasta sus aguas), y todos los días, antes de la salida del sol, los peregrinos comienzan ya a descender por estas calles para llegar al río sagrado, que al amanecer ofrece un espectáculo tan maravilloso que escapa a toda descripción posible. Miles y miles de personas de todas las edades y de todas las condiciones se apiñan en las riberas del majestuoso río. Bañarán sus cuerpos en las aguas benditas, para purificarse. Hay sudhus, santones, swamis, yoguis. Unos meditan profundamente, otros pierden la mirada en el horizonte y repiten el nombre de Dios, otros practican pranayama o efectúan los asanas. Es como estar en otro planeta, en otro mundo. En el aire se elevan las risas de los niños, las plegarias de los ancianos, los llantos de las viudas, las melodías de los instrumentos musicales, las exclamaciones de los turistas, el mugir de las vacas. Nunca en mi vida pude sentirme más cerca de la gente, de su mundo interior, de sus inquietudes. Huele a sándalo y a sudor. Constantemente entran y salen cuerpos en el caudaloso río. Hay también muchos enfermos que, ayudados por sus familiares, sumergen sus cuerpos en las purificadoras aguas. Y cada vez la aglomeración es más compacta. En las riberas del río sagrado las personas forman grupos para hablar de religión, de filosofía o de temas menos trascendentes; el barbero afeita a sus clientes y los mendigos alargan el brazo y muestran una mano temblorosa. Hay grandes sombrillas para prevenirse contra los rayos implacables del sol y contra las lluvias. Entre la multitud destacan algunos hombres que impresionan por su majestuoso aspecto. Muchos de ellos son verdaderos yoguis o santos; otros se limitan a explotar su aparente espiritualidad. También abundan los animales: vacas, perros, monos. Hay vendedores de semillas sagradas y de estampas. Hay faquires, adivinos, astrólogos. Ritos, cantos religiosos, mantras, oraciones, himnos. Fervor en las miradas, en los labios. Hay quienes solamente están allí por pasar el rato o por conseguir unas rupias; hay quienes acuden todos los días a los ghats por rutina; hay quienes se apoyan sobre las muletas para arrastrar su viejo y enflaquecido cuerpo hasta las aguas. Hay dolor y contento, hay ansias de paz y de esperanza. Hay amor. Las mujeres se bañan con sus calidoscópicos saris sobre el cuerpo; los niños forman cadenas unidos de las manos; los débiles se tambalean y caen con cierta frecuencia. ¡Oh, Benarés la santa! Miles de seres humanos sumergen sus gastados cuerpos en las aguas para obtener el favor de Siva, para dejar de reencarnar, para poder sustraerse a la rueda de las transmigraciones. Hay hombres de Dios que nada dicen, que no se mueven, que permanecen sumidos en abismal interiorización. Y las abluciones continúan a lo largo de todo el día, purificando el ser entero, manteniendo el pensamiento canalizado hacia Brahma, Visnú, Ganesha, Kali o cualquier otra divinidad. Es como si todos los corazones latiesen al unísono y su ruido despertase la conciencia de Dios. El río desciende pausadamente, como una caricia, dejándose penetrar una y otra vez.

Hay numerosos ghats: Dasashwamedh, Tulsi, Bhonsla, Radj, Shitla, Panch y otros. Hay uno de ellos especialmente dedicado para las viudas y otro para la incineración de los cadáveres.

En el Manikarnika Ghat se incineran los cadáveres, cuyas cenizas son después arrojadas al río sagrado para que este pueda llevarlas hasta el seno de la divinidad. Colocado sobre un soporte de bambú y arropado por un lienzo y flores, en unas horas el cadáver es reducido a cenizas. Todo hindú desea morir en Benarés y que sus cenizas sean arrojadas al Ganges, poniéndose así en las manos de Siva, dios de la construcción y la destrucción. Incluso de su muerte quiere el hindú hacer un acto eminentemente religioso. Nace, vive y muere para ganarse el amor de la divinidad, para ser uno con ella por los siglos de los siglos. La existencia humana pasa como las aguas del majestuoso río. El cuerpo es un vehículo, pero el Yo es eterno para el hindú.

El sadhu de Benarés

Me gustaría poder ofrecer una imagen bastante aproximada sobre él, pero me temo que no me resulte posible. Era un hombre muy peculiar, más de fantasía que de realidad, un singular personaje entre mágico y etéreo, de edad imprecisa, mirada ora penetrante, ora como perdida en el horizonte, y una voz a veces suave como un tímido torrente y otras veces potente como el rugido de un fiero animal. Esos ojos que nunca podré olvidar y que al fijarse en uno parecían explorar lo más profundo del ser. Unos ojos pequeños y negros, capaces de adquirir una viveza excepcional, capaces de ser más elocuentes que todas las palabras de este mundo. Su barba era hirsuta, en parte muy negra y en parte canosa, ascendiendo hasta sus abultados pómulos. El color muy oscuro de su tez contrastaba con el blanco de sus ojos. Era alto y delgado, muy fibroso. Sus manos, muy grandes, parecían poseer una fuerza nada común. Sonreía más con la mirada que con los labios. El cabello trenzado, polvoriento y grasoso, caía hasta la mitad de su espalda. La parte de frente que sus cabellos no ocultaban estaba surcada por numerosas y hondas arrugas. Vestía un dhoti blanco o que al menos alguna vez debió de ser blanco. Iba descalzo y las uñas de sus pies eran llamativamente largas.

Debo, forzosamente, insistir en su mirada. Era fascinante, aunque no pueda decir exactamente por qué. Había en ella como una especie de aceptada amargura o de sereno fatalismo difícil de precisar. Era una mirada distante y a la vez cercana, expresiva y a la vez ambigua; era la mirada de un hombre que está en la vida y que parece no estar en ella. Me impresionó en cierto modo la tristeza de esos ojos y a la vez la resignación que reflejaban. Había momentos en que esos ojos adquirían una energía inusitada y entonces era como si fueran a salirse de sus órbitas. Al observarle y mientras hablábamos, me estaba preguntando qué había en ese hombre y qué había tras aquella mirada inescrutable. Sin duda es un hombre de contrastes. De repente hablaba en voz muy alta, para, de súbito, musitar entre dientes o hacer una pausa prolongada. Podía permanecer inalterablemente quieto, abandonados todos sus músculos como los de un gato ocioso; pero, también de súbito, se crispaba todo su ser y era como si el fuego quemase sus entrañas.

No puedo decir hasta qué punto sus palabras eran sinceras; no puedo decir hasta qué punto trataba de impresionarme; no puedo decir hasta qué punto buscaba solo unas rupias. Debo decir, sin embargo, que me pareció bastante honesto, ciertamente inteligente y no poco fantasioso. Debo decir, asimismo, que si buscó impresionarme lo consiguió del todo, porque conservo el más vivo y lúcido recuerdo de su imagen. Debo decir, también, y recalcarlo, que con él el tiempo parecía evadirse y las formas disiparse, que me hubiera gustado hablar con él durante meses o años y que no pude, lamentablemente, obtener de él tantos datos como yo hubiera deseado. En la India es a veces todo tan ambiguo o, mejor sería decir, tan inconcreto, que pretender aplicar a las cosas que allí suceden nuestra mentalidad occidental es como encontrarse ante una adivinanza imposible de resolver.

Creo y no creo en el destino. Tampoco me preocupa demasiado. Pero hay muchas cosas a lo largo de nuestras vidas que suceden como si en realidad fuese imposible evitarlas. ¿Nos movemos o nos mueven? Cuando uno mira para atrás se descubre que en cierta forma es como si muchas veces no hubiésemos ido nosotros hacia las cosas, sino que las cosas han venido hacia nosotros. Mi encuentro con este hombre singular resulta sorprendente, tan sorprendente que si uno se dejase llevar por la imaginación podría pensarse que es como si hubiese sido así dispuesto. Pero digamos más bien que fue el azar, que jugó su baza en Benarés para asombrar a un occidental deseoso de poder asombrarse.

Le conocí muy cerca del hotel en el que me hospedaba, a media tarde, poco antes de que el sol comenzase a declinar. Él estaba sentado en sidhasana, cerca de la calzada. Al pasar junto a él le miré fijamente y me lamenté de que no hubiese la suficiente luz para hacerle una fotografía. Se cruzaron nuestras miradas y el hombre hizo entonces un ademán con la mano para que me sentara a su lado. No necesité más para aproximarme a él, pues por lo general me acercaba sin ser invitado a toda aquella persona que en principio podía parecerme interesante.

Una vez ante él, esbozó una leve sonrisa a la que yo respondí saludándole con una inclinación de la cabeza. Me senté a su lado y hubo un largo silencio. Observé con atrevido detenimiento al hombre. Él también volvió su rostro hacia mí, pero era como si su mirada se detuviese en un punto intermedio entre él y yo.

—Gracias —dijo con suavidad—. Gracias por sentarse a mi lado.

Yo continuaba observándole.

—Es bueno —agregó con mayor énfasis— reunirse de cuando en cuando y comunicarse. ¿Es usted francés?

Negué con la cabeza.

—¿Italiano? —insistió.

—Español.

Se acarició la barba con detenimiento y entonces pude comprobar que su largo bigote ocultaba casi totalmente sus labios. Hubiera continuado observándole en silencio durante no sé cuánto tiempo, pero mi deseo de poder reunir la mayor cantidad posible de material para el libro que estaba preparando me llevó a preguntarle:

—¿Es usted de Benarés?

—Benarés está siempre en mi corazón —respondió a la vez que en sus ojos asomaba un destello de entusiasmo—. Benarés es como el manto de Brahma, que me arropa. Soy del sur de la India, de un pequeño pueblo. Peregrino de cuando en cuando a Benarés. Peregrino constantemente. Usted tal vez no comprenda el profundo sentido que tiene peregrinar.

Abrió su amplia mano y me mostró su palma.

—El mundo —afirmó elevando el tono de su voz— es tan grande como esta mano para un microbio. Peregrinar es una búsqueda, una proyección, un canto de vida. Peregrinando encuentro. ¿Acaso no le he encontrado a usted? Peregrinando me confundo con los hombres y con la naturaleza. Peregrinando me abro a la grandeza de Dios y a su manifestación más excelsa, el mundo. Excepto cuando vengo a Benarés, mis pasos no se dirigen a un lugar definido. Únicamente camino y camino con la firme confianza de que allí donde me lleven Dios está conmigo y yo estoy con Dios.

Sus ojos habían adquirido una expresión de paz y también de melancolía.

—Peregrinando —añadió— encuentro. Encuentro los muchos aspectos de la existencia. Encuentro el dolor, ¡cuánto dolor! Pero el dolor enseña, forma y nos impulsa a seguir buscando. Peregrinando —ahora la melancolía se reflejó aún en mayor grado en su mirada— veo al hombre y me acerco a él. Veo en él cosas que no me gustan, cosas incluso que me horrorizan. Veo cuánta envidia puede encerrar su corazón y cuánta maldad su mente. Compruebo que son muchos los hombres que no quieren escuchar la voz de Dios. Y entonces me siento en cualquier parte e invito al transeúnte a sentarse a mi lado para que conversemos durante unos minutos.

—Es curioso —no pude por menos de exclamar—. ¿Cuánto tiempo lleva peregrinando?

Levantó la cara hacia el horizonte y dijo:

—Muchos años. Y quizá también peregriné en anteriores vidas. Quiero enseñarle algo. Observe el cielo. Todo está cubierto. Solo podemos ver el cielo, que impide una visión más penetrante. ¿Diría usted por ello que ahí acaba todo? No, no lo diría salvo que fuese un estúpido.

Fui a contestar, pero él se adelantó:

—Y usted no es un estúpido, ¿verdad? El hombre ordinario no ve más allá de su ilusión, que todo se lo oculta. Pero la Verdad está más allá, aunque él, estúpidamente, la niegue.

Había ahora una mezcla de orgullo e irritación en sus palabras.

—¿Qué sabemos en realidad? —comenzó a golpear la mano contra su rodilla—. Estamos viviendo en una dimensión de sombras y, estúpidamente, negamos otras dimensiones de luz.

—¿Es una imagen? —intervine.

—Es y no una imagen —replicó—. Ustedes los occidentales —sonrió un poco despectivamente— todo quieren clasificarlo. No le culpo por ello. Me gustan las personas que preguntan y preguntan. Muchas cosas son posibles para el ser humano evolucionado. ¿Ha leído usted los Yogasutras?

—Frecuentemente.

—Se habrá sorprendido ante los siddhis que allí se mencionan. Todo es posible. Un hombre puede tornarse grande como el Universo o hacerse pequeño como un átomo. Un hombre, naturalmente, que haya despertado todos sus potenciales ocultos, que pueda ejercer su dominio sobre la dimensión astral. Esa dimensión, ignota para la gran mayoría de los seres humanos, es una realidad y puede ser dominada.

Guardó silencio y se llevó la mano izquierda a la frente, presionando la sien izquierda con el pulgar y la derecha con el medio.

—Escuche en usted mismo. Meses, años, el tiempo que haga falta. Escuche y oirá.

Ahora fui yo quien me sentí un poco irritado y dije con cierta acritud:

—Sus palabras me desconciertan. Me gustaría que fuese más concreto.

No pareció molestarse. Se limitó a guardar silencio durante

un par de minutos con los ojos cerrados. Su expresión tenía algo de estática, de sublime.

—¿Lo siente usted?

—¿El qué?

—El poder de Dios.

—¿En qué forma?

—Sin forma —señaló en un susurro—. Pero como una trascendental realidad.

Vacilé.

—Sigo desconcertado —confesé—. El idioma es un problema. No logro comunicarme intelectualmente con usted.

Me sentí molesto ante la imposibilidad de toda comunicación.

—He ahí el problema: la intelectualidad. No se llega a Dios mediante el intelecto.

—Ese poder de que usted habla, ¿lo experimenta intuitivamente?

—Incluso físicamente —aseveró recalcando las palabras. E insistió—: Incluso físicamente. La energía cósmica nos penetra. Si uno se hace lo suficientemente receptivo, puede experimentarla incluso físicamente. Aquel que aprende a controlar esa energía es poderoso y nada debe temer.

—¿Se refiere usted al prana? Supongo que sí.

—Efectivamente. ¿Lo ha experimentado alguna vez?

—Sí —afirmé categóricamente—. Siempre hay que admitir, sin embargo, la posibilidad de la autosugestión.

Soltó una carcajada.

—¡La autosugestión! En cosas tan grandes como esta no hay autosugestión. Trabaje sobre esa fuerza. Trabaje sobre ella, incansablemente, y obtendrá mucho más de lo que espera.

Puso su mano en el vértex de mi cabeza.

—Vibra —señaló—. Pero tiene que vibrar mucho más. Persevere. Cuando se sienta desfallecer, repita el nombre de Dios y concéntrese en su poder.

Queriendo llevar la conversación a aspectos más concretos, pregunté:

—¿Qué procedimientos son los más idóneos para despertar kundalini?

—Kundalini es ese poder al que me refiero inmerso en el hombre. Ese poder que, despierto, hace al hombre semejante a la divinidad. Si quiere despertar kundalini, viva a través de ella, mímela, arrópela como a la mujer más deseada. No la olvide ni un momento. Haga japa y recuérdela. Despiértela con amor, sin brusquedad, sin recurrir a medios artificiales.

Su voz era ahora como un lamento. Arrastraba mucho las palabras y les confería un tono muy especial.

—Dígale: «Madre, ¿por qué te ocultas? Enséñame tu rostro para cubrirlo con mis besos; enséñame tus manos para arroparlas con mis manos. Ven a mí y haz de mí tu siervo, tu hermano, tu amante.» Kundalini espera que la ayudemos a resurgir.

—¿Qué sucede en el hombre cuando despierta kundalini? Extendió los brazos ante él y los blandió en el aire.

—Arrojamos fuera de nosotros todo aquello que nos estaba mancillando. Penetramos en la dimensión de que le hablaba. Sabemos de nuestras pesadas existencias y vivimos en la gloria de Dios. Se siente como una potentísima descarga eléctrica que abrasa y a la vez hiela nuestros miembros. Se experimenta tal gozo que falta la respiración. ¿Qué sucede? Es algo así como ver el mundo desde arriba.

Había anochecido totalmente. El calor era muy intenso. Nos iluminaba la luz débil del candil de un tenderete. Los bicyclerickshaws iban y venían. Me interesaba especialmente saber de la vida de aquel hombre. Reconozco que es poco delicado hacer preguntas personales y siempre trato de evitarlas, pero en aquel momento deseaba imperativamente satisfacer mi curiosidad.

—¿Cuánto tiempo lleva en Benarés?

—Dos días.

—Me gustaría hablar más profundamente con usted. ¿Podríamos vernos mañana, que es mi último día aquí?

—Tal vez me encuentre aquí a esta misma hora.

—¿Podría decirme su nombre?

—¿Qué importa el nombre? Es una palabra y solo la palabra de Dios tiene sentido. ¿Se ha bañado en el Ganges?

—No. ¿Debería hacerlo?

—Él transmite esa fuerza, ese poder del que le hablaba. Pero para ello es necesario mantenerse lo más receptivo posible. No basta simplemente con meterse en el agua, como si uno se bañase en un charco o en una fuente. Hay que invocar a Dios y confiar en sus bendiciones.

—¿Puede decirme algo sobre usted?

Se alisó la barba, deshizo el siddhasana estirando las piernas y clavó la mirada en el suelo, al menos eso deduje al verle bajar la cabeza. La semipenumbra que nos rodeaba me impedía verle con todo detalle.

—No voy a hablarle de mis experiencias espirituales. No voy a decirle ni una sola palabra sobre mi mundo interior. —El tono de su voz era firme, incluso un poco agresivo—. Pero puedo decirle que me he mortificado, que he vivido aislado, que he ayunado casi hasta la muerte. Puedo decirle que he hecho penitencia hasta quedar exhausto, que he meditado ininterrumpidamente durante muchos días, que he invocado en sueños el nombre de Dios y que he buscado en diferentes sistemas. El radja-yoga me enseñó a controlar mi mente, y el hatha-yoga, a dominar mi cuerpo. En el tantra-yoga encontré todo el poder que hay en el ser humano y mediante el bhaktiyoga me elevé hasta la divinidad.

De repente cambió el tono de su voz, haciéndolo muy cálido, para decir:

—He sufrido. Mis cabellos han encanecido y las arrugas han señalado mi rostro. Créame: para obtener el gozo de la divinidad hay que entregar todo de uno mismo.

Efectuó el padmasana y seguidamente me dijo:

—¿Quiere que pronunciemos juntos el nombre de Dios?

Asentí con la cabeza, aunque él no me observaba.

—¿Le parece bien? —insistió. Y sin esperar respuesta agregó—: Cierre los ojos y retire su mente de todo lo exterior. Piense ahora con todo su ser en la divinidad y pronuncie en su interior el nombre sagrado.

Guardamos silencio. Cinco, diez, quizá quince minutos... Experimenté una paz inenarrable y, por supuesto, profundamente racional como pretendo ser, no descarto la posibilidad de cierta dosis de sugestión en ese momento.

Abrí los ojos. El rostro del sadhu, en la semipenumbra, me pareció transfigurado. Era un rostro hermoso en cierto sentido. No me parecía el rostro del hombre realizado, pero sí el rostro del hombre que busca con honestidad.

—Me interesan profundamente los temas orientales —dije—, y con el material que estoy recogiendo en este viaje voy a escribir un libro. ¿Querría usted...?

—¿No tiene nada mejor que hacer? —me interrumpió.

Su inesperada pregunta me hizo permanecer entre sorprendido y divertido. Reflexioné y de verdad que estuve a punto de soltar una amplia carcajada. Me limité a sonreír.

—Su pregunta —le comuniqué— ha tenido para mí el efecto de un mondo zen. Momentáneamente ha bloqueado mi mente y, a la vez, me ha permitido burlarme de mí mismo.

—No tengo nada en contra de los libros, pero escribir un libro roba tiempo, un tiempo que se puede aplicar a la autorrealización.

—Vistas así las cosas —declaré—, usted tiene razón. Pero un libro informa y muchas veces ayuda.

—Si está escrito con el corazón —replicó aceleradamente—. Espero que usted al menos lo escriba así.

Nueva sonrisa por mi parte, que fue correspondida por una sonrisa del sadhu.

—Lo que quería pedirle es que facilitase algún mensaje a los lectores de mis libros.

Guardó silencio y ello me hizo pensar que no entendía mi proposición.

—Sí —agregué—. Desearía que usted dijese algunas palabras para mi libro.

Un silencio aún más prolongado y, finalmente, dijo:

—En tanto no llegamos a Dios todos somos indignos.

Otra pausa y otras breves palabras, esta vez para preguntar:

—¿No está de acuerdo conmigo en que la devoción es importante?

—Una devoción tosca, impensada, irracional, puede ser nociva e incluso peligrosa, como señala Aurobindo —señalé abiertamente.

—Me refería a una devoción purificada. Hay que tener fe en uno mismo y aferrarse a Dios. Él nos ayudará a conquistar nuestra mente y nuestro Yo. Dios está en usted, y en mí, y en aquel. Dios se manifiesta en todas partes. Dígales eso a sus lectores. Que dejen de buscar en las cosas intrascendentes y busquen en sí mismos.

Y de repente, casi con brusquedad, deshizo la postura y se incorporó. Me di entonces cuenta de lo alto y delgado que era.

—Me gustaría obsequiarle con un ejemplar de esta obra cuando aparezca —dije para tratar de conseguir así el lugar al que poder escribirle.

—Tal vez algún día volvamos a vernos en Benarés —dijo. Y tras mover algunas veces la cabeza, como si reflexionase sobre algo muy complejo, añadió—: ¿Tiene unas rupias para mí?

Me busqué en los bolsillos en tanto él, como no queriendo ofrecerme una idea equivocada de sí mismo, aclaró:

—Vivo de lo que me da la gente.

Y no puedo explicar por qué sus palabras me produjeron lástima. Había en ellas algo de infantil y en cierta forma algo de soledad. Le entregué dos billetes de diez rupias.

Se guardó el dinero a la altura de la cintura y, señalando con la mano una especie de bastón que había en el suelo, rogó:

—¿Podría acercármelo?

Una vez se lo hube dado, se apoyó en él, y entonces, de repente, pude darme cuenta de que una de sus piernas estaba como anquilosada.

El hombre se encogió de hombros, y sus últimas palabras fueron:

—Ya le he dicho que hice penitencia.

Él se alejó en dirección al centro de la ciudad y yo me retiré al hotel, para, apresuradamente, anotar todo aquello de lo que habíamos hablado tras irse la luz del sol y ante la imposibilidad de haberlo podido apuntar.

El lector está en lo cierto si supone que el día siguiente volví al lugar donde había encontrado al sadhu, por si estaba allí. Pero nadie había en su lugar. A unos metros de distancia dos enflaquecidas vacas dormitaban. Las observé con detenimiento, porque me son unos animales muy simpáticos y porque su serenidad resulta sorprendente. Y lamenté profundamente no volver a ver, quizá nunca, a un sadhu que me invitó a sentarme a su lado y que se expresó con la misma sabiduría que un pandit o un swami.

Benarés, al pasar a limpio mis notas, acude a mi mente. Una joven, en Bombay, me había dicho semanas antes: «Benarés es la auténtica India; no deje de visitarla.» Así es. Todo es asombroso en esta ciudad de poco más de medio millón de habitantes, adonde diariamente acuden varios miles de peregrinos a purificar sus conciencias en un río sagrado, que es la bendición de la India de norte a sur.

En busca del sosiego y la lucidez

Aunque la espiritualidad se ha perpetuado en la India y hay toda clase de maestros, buscadores, eremitas, sadhus, escuelas de sabiduría, centros de yoga, institutos místicos y expositores de los sistemas tradicionales de filosofía, la búsqueda mística no es fácil en la India. El caos, la anarquía, la falta de rigor, la superchería, los maestros espirituales que no son tales, los innumerables falsarios en el supermercado espiritual, los centros de yoga para turistas (de los que siempre hay que desconfiar por sistema) abundan. Se requiere una pesquisa agotadora, un buen discernimiento y la capacidad para filtrar lo válido y fiable de lo que no lo es. Hay ashrams, academias de yoga y comunidades «espirituales» que son verdaderamente lamentables. Por eso me he interesado en mi búsqueda más por los individuos, los buscadores, los peregrinos de lo Eterno que por las grandes organizaciones o institutos que ofrecen —y ofrecen mal— un yoga de bisutería o pseudoyogas que más perjudican que benefician, más confunden que esclarecen. En la India hay mucha gente que sabe, y sabe mucho en las dimensiones místicas más altas, pero también hay muchos que dicen saber y realmente no saben. La India mística es difícil de explorar, penetrar, coordinar. Pero la India en sí misma, si la actitud es la adecuada, y sobre todo la India que no es la de las grandes ciudades, es despertador, enseñanza viva, choque consciente. Son ya noventa y nueve recorridos los que he realizado por este inagotable y desbordante país. ¡Cuántos sadhus, gurús, eremitas, lamas, yoguis, maestros de meditación e instructores espirituales no habré entrevistado! Y de cada diez o a veces cien o mil veces, solo uno hablaba con la cordura del verdadero conocimiento y experiencia mística. He ido seleccionado para mis lectores en todos estos viajes ya encuentros el material más solvente y también espiritualmente más inspirador; enseñanzas que pueden ser papa en el viaje interior; instrucciones que pueden ser brújula en la senda hacia los adentros; técnicas para potenciar el crecimiento interior y ensanchar la consciencia y la comprensión profunda.

Hay muchas vías hacia el Universo Paralelo y muchas técnicas para desarrollar la semilla de iluminación, ese ángulo de sabiduría o elemento vigílico que hay en el abismo de cada ser humano y que permanece aletargado. En último grado, cada ser humano es su vía, su enseñanza, como su maestro y su discípulo. La Sabiduría liberadora es la última realidad. Unos la definen como el vacío, otros como el todo, y aún otros como ni una cosa ni la otra, pero las polémicas son improcedentes. El que sabe sabe, cualquiera que sea la tradición que siga. La Liberación está ahí como un fruto espléndido y puede ser alcanzada por distintas direcciones. Hay una corriente de consciencia despierta, una enseñanza perenne que no está limitada por el tiempo ni por el espacio. Es la búsqueda que le da el mayor sentido a la vida. Y en esta búsqueda trato de hallar nuevas claves para indagar en la realidad primordial, métodos para que crezca y florezca la semilla de iluminación, técnicas para limpiar la mente de toda avidez, ofuscación y odio. Si recobramos la naturaleza original, aprenderemos a querernos y querer al mundo que nos rodea. Hay una esencia secreta, más sutil que lo más sutil, y voy a su caza, con confianza y certidumbre, porque si la busco es que de alguna manera debo haberla ya en parte hallado, aunque la larga marcha para realizarla definitivamente sea todavía muy larga. Hay un modo final de ser de las cosas que el ser humano puede vislumbrar, aunque muy pocos seguramente lo consiguen. La espiritualidad, parte de ella al menos, sigue viva en la India. Es una rosa entre muchos espinos. El kali-yuga o época oscura de la codicia y la corrupción asume también en la India la desorientación y la búsqueda frenética del más burdo materialismo.

Y una y otra vez, como si me imantase y me atrajese irresistiblemente, me veo caminando por Delhi y una y otra vez buscando a hombres santos o no tan santos, expertos en yoga y meditación, mentores y swamis. Y así, en la capital de la India, voy a entrevistar a un hombre singular que me recuerda al muy controvertido Gurdjieff; a un médico que se ha convertido de un día para el otro en gurú; a un yogui-tántrico-alquimista y a todo el que pueda acceder. Recabo información. La indagación debe proseguir: hacia fuera, hacia dentro, hacia el espacio exterior, por el espacio interior. Tomo notas y más notas hasta el amanecer, trato de saber qué nuevos maestros han ido surgiendo o dónde puedo hallar a un sadhu al que realmente merezca la pena entrevistar o a un swami que no sea como un disco rayado y tenga algo sugerente y revelador que decir.

Callejeando de nuevo por Delhi. Visito a un famoso astrólogo especialista en el sistema filosófico (darsana) llamado vaiseshika, uno de los «puntos de vista» o escuelas místico-filosóficas de la India. Todo son laderas hacia la misma cima, interpretaciones aparentemente diferentes de la última realidad, atisbos intuitivos de la realidad existencial. Uno de estos darsanas es el yoga, el eje espiritual de Oriente, la quintaesencia de la Enseñanza, el método más antiguo del mundo para el mejoramiento humano. Pues para hablar de yoga me dirijo hacia la sede de una organización de sadhus que hay en Nueva Delhi. Me encaramo en un renqueante moto-rickhaw y parto hacia allá. Es el día para encontrarme con Swami Chaitanyannad, al que mi gran amigo y hermano espiritual Simon Mundy ya entrevistara años antes.

Swami Chaitanyannad

A primera hora de ese día que amenaza con diluviar, visito a una anciana y enferma mujer sufí, llamada Hayat Borumann, y después parto; me dirijo a una amplia calle de Nueva Delhi llamada Sasrdar Patel Marg. He convenido una entrevista larga con un personaje singular, un swami llamado Chaitanyanand, vedantín del linaje del gran sabio Sankaracharya. Me espera en la sede de la asociación de sadhus.

Es un hombre achaparrado y consistente, sarcástico y divertido, ojos profundos, y que sonríe con un tinte entre pícaro e irónico. Lleva muchos años de sadhu y ha llegado a ser secretario de la organización de sadhus. Túnica azafranada, largos cabellos entrecanosos, fluido y simpático, sin ningún tipo de solemnidad o afectación, un poco gurdjieffnano. Y nos sentamos en el suelo, frente a frente, dando comienzo a la que sí presiento como una interesante conversación espiritual.

—Hábleme del yoga —le insto.

—¡Ah, yoga! Usted quiere saber algo de yoga que yo le diga. Muy bien. —Sonríe—. El yoga físico es importante como trampolín para la práctica de los yogas superiores: radja-yoga, gnana-yoga y kundalini-yoga. Es esencialmente importante el ejercicio de radja-yoga que consiste en la toma de consciencia de la inhalación y la exhalación del aire. Considero que solo con este ejercicio bien practicado puede la persona llegar a conocerse y aproximarse hacia la autorrealización. Como dijo un destacado yogui, «no hay nada aparte de la respiración cuando se obtiene la plena consciencia de la misma». La mente, el ego, el intelecto y la consciencia funcionan con discontinuidad; solo el atmán es continuo y permanente. Aunque el ser humano no pueda percibirlo, allí, en lo más profundo de él, mora su atmán. La contemplación de la continuidad de la respiración puede conducir a la revelación de ese atmán continuo.

Se detiene unos instantes y al comprobar que le escucho con suma atención, prosigue:

—Hay dos clases de conocimiento: el adquirido, que es el obtenido a través de los sentidos y que es como una linterna vacilando dentro de una habitación oscura, y el intuitivo o autoconocimiento, que es la luz refulgente y permanenece del atmán, oculta por la ignorancia en el hombre común. La práctica del yoga disipa los velos que ocultan esa luz. El hombre debe practicar el desapego, la observación del Sí-mismo, la continua toma de consciencia de lo externo y de lo interno, veinticuatro horas al día. El yogui realizado llega incluso a prescindir del sueño.

Una pausa, para añadir:

—El yoga es práctico y yoga es la práctica. En eso estriba su belleza y su goce. En el sutil goce del desapego de las cosas mundanas, con el corazón firmemente puesto en el yoga.

»Aún hoy en la India hay grandes hombres, grandes yoguis realizados. Te hablaré ahora de los tres tipos de autoconocimiento procedentes de la refulgencia del atmán: el sáttvico (pureza), el rajásico (actividad, apasionamiento) y el tamásico (inercia, indolencia) El conocimiento rajásico conduce necesariamente a la acción, que puede ser buena y entonces conduce al estado sátvico, puro. La acción puede ser mala y entonces conduce al estado tamásico, la letargia, la pereza, la ignorancia. La persona iluminada no tiene ninguna necesidad en absoluto de actuar por sí misma, pero lo hace por sus compañeros los seres humanos, por la compasión que experimenta hacia ellos y porque tal es el sendero de la santidad.

Habla con mucha facilidad. Es un hombre que refleja gran poder interno y poder de convicción. Resulta concreto en sus aseveraciones. Le pido que se refiera al kundalini-yoga y dice:

—El concepto del sistema de chakras puede parecer teórico

o incluso una fantasía. No importa. Practíquelo y verá su realidad por sí mismo. Se experimenta con la práctica, de manera natural. Los mantras (no es neceario vocalizar, sino mentalizar) son técnica fundamental. Hay mantras especiales para despertar kundalini. Clasificar el poder de kundalini como algo físico o imaginario es colocarlo en una categoría, definirlo. Hay que olvidarse y despreocuparse de las clasificaciones y definiciones. Hay simplemente que practicar.

—En Occidente —digo— han surgido muchas falacias con respecto al denominado tercer ojo. ¿Puede hablarme sobre él?

Hace un gesto significativo con la cabeza y dice:

—El tercer ojo es la intuición. Según el yoga corresponde al ajna chakra, el centro psíquico del entrecejo. Es decir, el ajna chakra es el tercer ojo. Cuando dicho centro se reactiva, esto es, cuando se abre o despierta, entonces la mente recibe un determinado tipo de poder. Puede dominar cualquier cosa. Para despertar este chakra se requiere la meditación en su más alto grado, o sea la meditación real. Cuando se consigue trascender al conocedor, el conocimiento y lo conocido, es decir, cuando el meditador, el acto de la meditación y el objeto de la meditación se funden en uno, entonces sobreviene la intuición. Si durante mucho tiempo se efectúa trataka (fijación de la mirada) con un mantra particular, estas prácticas reportan el conocimiento del tercer ojo, hacen posible el ojo de la intuición, el ojo divino, lo que podemos llamar clarividencia, y nos permiten ver y enseñar a distancia, transmitir y recibir ideas.

Le miro con escepticismo, pero sin darse por afectado, agrega con determinación:

—El tercer ojo se abre cuando estamos totalmente absortos en la meditación y se hacen presentes tres factores: el estado sin tiempo (en un plano de consciencia intemporal), la ausencia del ego y la total ausencia de pensamientos. No hay ni pensamientos, ni ego, ni tiempo y, en ese estado en el que se dan esas tres ausencias, sobreviene la visión penetrante, la intuición divina, y entonces se comprende el gran poder, el potencial que está latente, que permanece dormido en la conscienca. Cuando sobreviene esta intuición es posible incluso percibir las pasadas y futuras existencias, pero para lograrlo se requiere mucho tiempo. Hay que perseverar y perseverar, seguir penetrando minuciosamente en grados profundos de la meditación; solo entonces es posible conseguir tal poder.

Las nubes han levantado y la claridad del día entra por el ventanal y se irradia sobre toda la sala y sobre los ojos muy expresivos del swami. Es el momento de hacer una pregunta siempre capital en el ámbito de la espiritualidad, de indagar sobre el gran impostor:

—¿Qué es el ego?

—Según el Vedanta podemos convertirnos en observadores del ego, ver lo que es y cuál es el verdadero Yo, el atmán; ver sus operaciones y distintas funciones. El atmán es no nacido, autoluminoso, omniextensivo, sin pensamiento, sin muerte. El atmán permanece completamente separado. Hay que saturarse completamente del propio Sí-mismo y así convertirse exactamente en un observador, y entonces verás muy claramente el ego y su funcionamiento, así como el de las otras tres clases o comportamientos de la consciencia: la consciencia de Sí-mismo, el jucio y la mente receptora. Todos quedan destruidos si no te apegas a ellos. Permaneciendo en una actitud de desapego, se comprenden las diversas funciones de los procesos fenoménicos mentales y así ni te perturban ni te dañan. El Vedanta dice que este mundo no te pertenece y que te desapegues de los objetos de los sentidos para volver a ser el Sí-mismo que siempre has sido, el atmán no-nacido. ¿Por qué te dejas perturbar por el ego, por el intelecto? ¿Por qué cuando tu naturaleza está totalmente separada de ellos?

Me mira. Se acaricia la luenga barba entrecana, esboza una muy sutil sonrisa, más con los ojos que con los labios, y agrega:

—El Sí-mismo o atmán tiene su identidad separada de la consciencia cuádruple, de la cual el ego forma parte; por tanto, un hombre realizado no se preocupa ni por el ego ni por el intelecto ni por ambos, porque no asume el papel de actor. Es un no-actor, no hace. Pero si eres actor, es decir, si asumes el hecho de hacer, la actitud de ejecutar, entonces toda la responsabilidad va hacia ti. El Vedanta y el Bhagavad-Gita recomiendan el trabajo desapegado, el servicio desinteresado. Aunque el cuerpo y los sentidos están funcionando, yo delego, no estoy allí, nadie está allí (en ellos). Solo el Yo puro permanece. Las personas comunes no pueden entender esto, pero cuando se comprende la futilidad del ego, de ese pequeño yo, entonces él no puede dañar. Es como un intermediario. Es como si una persona quiere vender su casa. El intermediario se coloca entre el dueño y el comprador. Él no deja que las dos personas traten entre ellas, porque él sabe cómo trabajar con una y con otra. El ego funciona así, como un intermediario entre el cuerpo y el atmán. Pero una vez que se logra estar completamente desapegado del intermediario, del ego, su función cesa y uno se satura totalmente de su propio Sí-mismo.

Le escucho con atención. Traen té. El día se ha hecho precisamente luminoso. Me interesa mucho todo lo que el swami ha dicho sobre el ego. Es un hombre de notables conocimientos. Sin duda será muy interesante conocer su opinión sobre los liberados-vivientes, por lo que le pregunto si el jivanmukta conserva su individualidad o la pierde. Responde:

—El hombre-liberado se libera de los cuerpos físico, sutil y causal; es decir, se desapega completamente de esos tres cuerpos. ¿Qué es la vida? Vida es fuerza vital; es prana; dispone de fuerza. Por ejemplo, el movimiento es gracias a prana, pero el Sí-mismo o atmán no tiene movimiento. No hay movimiento en el Sí-mismo. El movimiento pertenece al prana. ¿Qué es el Sí-mismo? Cuando te conviertes en jivanumukta, cuando te desapegas completamente de esos tres cuerpos, la consciencia ordinaria en ese estado está quemada en su totalidad. Aunque físicamente el jivanmukta es como una persona cualquiera, su nivel de consciencia es muy diferente. Él está absolutamente despegado de sus tres cuerpos. La gente mundana es igual físicamente que el jivanmukta. ¿Dónde está la diferencia? Todos caminan igual. Y a través de las acciones cotidianas no puedes saber que un hombre se ha realizado.

Tomamos un sorbito de té, nos miramos, coloca su amplia mano sobre mi hombro, esboza una sonrisa amplia y empática. Se encuentra a gusto, me encuentro a gusto. Es un hombre muy distendido, sin ningún tipo de engorrosa solemnidad. Fluye. Agrega:

—Te cuento la historia de un hombre que se convirtió en bailarina muy bella poniéndose un sari y toda clase de atuendos y adornos femeninos. Comenzó a bailar y el público observaba a una bella mujer bailando ante todos, pero esta persona sabía que no era una mujer, sino un hombre, aunque los espectadores creían que era una hermosa mujer. Del mismo modo, el hombre realizado sabe siempre que es un hombre realizado y se mantiene completamente desapegado de sus tres cuerpos, pero mientras está en este mundo debe seguir actuando, comiendo, bebiendo, durmiendo, etcétera. Aunque externamente parece igual que un hombre común, él permanece completamente desapegado. Ese es el estado real y los jivanmuktas viven así. Y las grandes almas, los hombres liberados, no experimentan el menor temor o dificultad cuando van a morir. Jesús no experimentó ninguna dificultad en la cruz y Sócrates tomó la cicuta sonriendo. Ellos no sienten malestar ante la muerte porque saben que están liberados. Es tal su estado de desapego que no se pueden preocupar.

Todavía tengo muchas preguntas que hacerle. Volveré. Ha transcurrido casi toda la mañana. Quedo con él para otro día. Le parece muy bien. Parto y dedico el resto del día a visitar el colosal templo de los Bahais llamado el Templo del Loto, en las afueras de Delhi; también visito varios de los templos sikhs en los alrededores de Connaught Place y finalmente acudo a escuchar música sagrada al recinto sagrado de Nizamuddin Aulia, donde tras recorrer un enjambre de estrechísimas y vetustas callejuelas, se llega al túmulo de un gran santo sufí y puede escucharse música sacra. Me entrevisté con uno de los cantores, Mahmood Nizami, quien me explicó que por la música el corazón se une al Divino. Al lado del túmulo del santo, en una especie de patio, había mujeres como enloquecidas o endemoniadas. El espectáculo era sumamente desagradable, porque ellas emitían gritos desgarradores, retorcían sus miembros y estaban muy nerviosas; por lo visto, trataban de recentrarlas mediante prácticas determinadas o tal vez escuchando la música y tomando la energía del lugar.

Al día siguiente visité la Misión de Ramakrishna, donde disfruté de su magnífica librería, y después pasé por el Yoga International Institut for Psycho-Physical Therapy y acabé en el ashram de Aurobindo, donde me entrevisté con el encargado y fue el que me enseñó un relicario con reliquias del yogui. Después quedé con mi buen amigo el jesuita Jorge Gispert Sauch, un gran especialista en Vedanta y en los estados de ananda o bienaventuranza que son obtenibles mediante la meditación y el discernimiento puro. ¡Cuántas conversaciones sobre el tema con este hombre bueno y que es un formidable intelectual y un verdadero librepensador!

Jorge me acompañó a primera hora de la tarde a entrevistar de nuevo a Swami Chaitanyanand. Me recibió encantado y le presenté a Jorge. Nos sentamos a charlar. Enseguida le expuse la primera cuestión:

—Como el tantra ha sido tan mal comprendido e interpretado en Occidente, ¿se puede referir al mismo?

El swuami esperó unos instantes antes de responder y después se expresó así sobre este tema tan mal abordado por la mayoría de los libros de autores occidentales:

—El tantra es un tema especial. Hay dos clases de seguidores en el mismo: los del sendero de la derecha y los del sendero de la izquierda. Hay gente que sigue adorando los espíritus malignos y puede materializar espíritus perversos, y hay otra gente que materializa espíritus divinos. La práctica de la magia negra para evocar espíritus malignos dispone de mantras específicos. He podido contemplar algunas de estas experiencias en gentes que practican la magia. Pero quienes invocan esos espíritus tienen luego problemas terribles, sobre todo cuando la magia se aplica contra los enemigos como hacen algunos del camino de la izquierda. Hay mantras que si se practican durante veinte o cuarenta días proporcionan un resultado. Tal es el tantra-yantra-mantra. Hay muchas cosas en el tantra. Hay seguidores del tantra que toman una hoja, escriben un mantra sobre ella y la lanzan a las aguas del río. Para dañar a alguien, por ejemplo, buscan determinado tipo de hoja. En fin, hay diferentes clases de prácticas del tantra.

Yo estaba sorprendido, pero no en demasía, pues ya sabía bien que una parte del trantra o una vertiente degradada del mismo es pura magia, pura hechicería, como también se constata, y no poco, en el budismo tibetano, toda vez que tan influenciado fuera por el culto bön, pura hechicería, pura magia y demiurgia.

Jorge y yo escuchamos con atención. El swami agregó:

—Hay otros tipos de tantra relacionados con el sistema de chakras. Mediante mantras tántricos se trata de abrir dichos centros desde el muladhara hasta el sahasrara, a través de los centros intermedios. En esta forma de tantra tambien están los bija-mantras o simientes de mantras, como Vam, Lam, Ram, etcétera. Los practicantes ejecutan estos mantras durante años y así logran despertar su Kundalini y alcanzan algunos poderes. Pero los poderes que se pueden alcanzar a través del tantra y del mantra no son duraderos. El hombre puede lograr estos poderes mediante cinco formas, entre otras la austeridad, el mantra y el samadhi. Hay seres elevados, como Krishna y Jesús, que reciben estos poderes de nacimiento. Aparte de la austeridad, el mantra y el samadhi, también pueden conseguirse mediante el audi, que quiere decir hierbas. Nagarjuna (al que se debe la concepción del sunnyata, vacío, y el célebre Madyamika, camino del medio) fue alquimista y descubrió muchas hierbas. Indagó mucho sobre ellas y él sostuvo que podía incrementar su edad tomando diariamente determinadas hierbas; ser así más longevo. Tomando solo hierbas, vivió casi quinientos años. Él dijo que las hierbas son tan poderosas que, tomadas de una forma particular, toda otra práctica es innecesaria para la longevidad, incluso el pranayama. O sea que a través de las hierbas también se pueden obtener algunos poderes. Hay hierbas que pueden conducir hasta el trance y no me refiero al LSD ni otras sustancias semejantes. Me refiero a diferentes hierbas muy poderosas que te pueden mantener en contacto con las fuerzas espirituales.

Una pausa, una intensa mirada tanto a Jorge como a mí, para luego añadir:

—Tapas es austeridad. A través de la práctica de austeridades durante muchos años pueden sobrevenir poderes. Hay determinados mantras para desarrollar poderes, pero no serán duraderos. Están también los poderes que surgen del samadhi. Él proporciona el poder duradero. Porque exige mucho tiempo, se mantiene mucho tiempo. Quien penetra en este estado trascendente, en el estado supraconsciente, automáticamente obtiene poderes psíquicos, pero no los persigue, no corre detrás de ellos. De hecho no está nada inclinado a ejercerlos, pero a veces ocurren espontáneamente y no como el resultado de una mentalidad exhibicionista. Hay personas muy elevadas que son dueñas de poderes pero no desean en absoluto realizarlos y huyen del poder y de la fama porque no quieren convertirse en esclavos de ellos. Huyen de tales cosas.

Hablamos del Kali-yuga y las calamidades y desastres de esta época, así como el desorden y la corrupción. Tambien de la última realidad, que es la misma para todo el que la conquista, aunque se le den nombres diferentes o de modos distintos se la conciba hasta obtenerla. Recuerdo un adagio que reza: «Por cualquier lado que pruebes el océano el sabor de sus aguas es el mismo.» Hay muchos nombres, quizá demasiados, para el estado de consciencia liberada y plenamente despierta: nirvikalpa samadhi, mukti, moksa, satori, nirvana y tantos otros. Pero no puedo suspender la conversación sin abordar un tema que siempre me ha interesado profundamente, el de la energía, el poder dinámico, en suma la Shakti.

Esboza una sonrisa evocadora ante la pregunta, como satisfecho por habérsela realizado, y dice:

—Shakti es energía. Cuando no hay movimiento, la energía está latente. Pero con el movimiento sobreviene la energía. Ambos pertenecen a prana. La energía es ciega; no tiene conocimiento. Y, por ejemplo, sé cómo funcionan mis pranas, pero mis pranas no saben nada acerca de mí. Prana es la energía total. Si haces pranayama constantemente, si sabes controlar los diez pranas de una manera concreta, entonces puedes alcanzar poderes excepcionales, puedes adquirir un gran poder. Prana es simplemente energía y en tanto estés dentro de un cuerpo físico, un cuerpo humano, debes hacer, entre otras cosas, pranayamas. Tal es únicamente la energía que hay en el cuerpo humano y curiosamente nadie la quiere controlar, nadie sabe controlarla, pero si se obtiene control especial sobre esta energía, se puede vivir tanto como se desee y cualquier cosa es alcanzable. Ello demuestra lo poderoso que es prana. Si un órgano enferma, es por el funcionamiento incorrecto de prana. En nuestro cuerpo funcionan diez pranas: cinco principales y cinco secundarios. Tal es la energía en este cuerpo humano, pero nosotros, las almas liberadas, no nos preocupamos acerca de la energía. Nosotros siempre somos conscientes de nuestro Sí-mismo y no deseamos adquirir ningún poder, ni ninguna fuerza, porque sabemos que solo el Sí-mismo está lleno de fuerza. Una vez que se conoce el Sí-mismo, entonces los pranas y los sentidos no son nada, porque el Sí-mismo es el maestro de todos ellos.

Espera a que asimile sus palabras. Se compone la túnica y cambia la posición de las piernas, asumiendo otra postura de yoga diferente a la del loto, en la que estaba sentado. Me mira de frente y dice:

—Como sabes, en estos últimos tiempos ha habido un gran avance científico, surgiendo así un poderoso armamento. Los científicos han hecho cosas muy buenas para la humanidad, pero también al mismo tiempo cosas muy malas. Según nuestra filosofía disponemos de dos partes: la cabeza y el corazón. La parte del corazón pertenece a la religión, todas las emociones, los afectos, el amor, la fe, los sentimientos, los impulsos. Todos estos elementos residen en el corazón. Y un hombre de corazón no puede convertirse en un hombre de ciencia. Hay muy pocas personas que puedan lograr esto. Jesús, por ejemplo, fue un hombre de corazón; no fue un hombre de intelecto. Gandhi fue un hombre de corazón, no un hombre de intelecto. Incluso Lord Krishna era una encarnación del corazón. Por otro lado los científicos disponen de un cerebro excelente, pero no tienen corazón, lo que da por resultado que no tienen fe ni suficientes sentimientos. La dificultad es que los científicos no pueden comprender lo que siente la gente y no pueden ir en su ayuda. En la religión, por otra parte, las gentes están tan ciegas que son irracionales. Están inmersas totalmente en la fe y no saben cómo funcionar en la vida práctica. Su corazón está tan desarrollado que pueden creer incluso cosas absurdas. La religión, por tanto, tiene que racionalizarse y la ciencia tiene que espiritualizarse. Tiene que haber un intercambio, una combinación perfecta entre el corazón y el intelecto, la religión y la ciencia. Cuando alcanzas esto dentro de ti el mundo se convierte en un paraíso.

Años después, todavía joven relativamente, murió Swami Chaitanyanand, simplemente porque dañados sus riñones por unas antiguas fiebres (tal vez malaria) se negaban a funcionar correctamente y había que procurarle diálisis. Pero este hombre singular se negó a enchufarse a una máquina y prefirió dejar que los acontecimientos siguieran su curso inexorable.

Voy tomando lo mejor de cada maestro como he ido siempre tomando lo mejor de cada enseñanza. Tal es puro eclecticismo. Siempre podemos hallar puntos de referencia, pautas de orientación, ánimo en la senda de la búsqueda, renovadas motivaciones e intención pura. Tenemos que aprender a desplazarnos de la periferia o lo aparente, al centro o lo real. Hay que llevar la espiritualidad al corazón mismo de la vida y, como diría Vivekananda, estar conectados con lo alto pero con las manos en la obra. Hacer sin hacer, apasionarse desapasionadamente, ser intenso pero sin aferramiento. He aquí que un día uno está inmerso en una organización psicosomática que tendrá que dejar en setenta u ochenta años. Así uno se descubre limitado y cargando con un cuerpo y una mente, que pueden ser obstáculos o podemos convertir en instrumentos de autorrealización. El tantra dice que lo que a unos debilita a otros fortalece: depende de la actitud. En Oriente los sabios me han insistido en la necesidad de ir construyendo una actitud basada en la energía, la atención consciente, la ecuanimidad, el contento interior, el sosiego, la lucidez y la compasión. Así cambiaría la faz del mundo, pero tal como están las cosas si el hombre de hace trescientos mil años levantase la cabeza se quedaría espantado al ver que no hemos evolucionado nada emocional y espiritualmente.

La frontera entre lo visible y lo invisible; la fisura del universo de lo cotidiano al universo de lo supramental. Y uno no deja de rastrear. La ladera ya es la cima, el camino ya es la meta. El propósito de la vida de algunas personas es buscar. Me ha tomado el atardecer anaranjado y tibio adentrándome por las callejuelas, siempre pintorescas y laberínticas, de la Vieja Delhi. Hay astrólogos, quiromantes, curanderos. Y el bueno de Salim, que me hace su número de levitación junto al río Yamuna. El día se ha hecho largo. Pronto vendrá otro amanecer y nuevos encuentros con otros «sabuesos» en pos de la Realidad.

Dadaji

O sea que todavía vive el que fuera médico personal de Gandhi.

Le llaman sus devotos Dadaji. Fue uno de los médicos de Gandhi, amigo y confidente del Mahatma. Llamo a la puerta de su casa y me abre el hijo del doctor, que es, para muchos, un relevante maestro espiritual, un gran místico, un iniciado. Hay varias personas en la casa, seguidores del mentor. Me ponen al corriente de que Dadaji es un iluminado... ¡parece haber tantos en la India, aunque haya pocos y los pocos se dejen ver menos! Me aseguran que conquistó el samadhi en 1953 y que se ha convertido en un guía y en un custodio de la verdadera espiritualidad.

Estoy expectante, sentado en un acogedor salón. En una de las paredes hay una pintura de Siva y en otra una de Jesús. De repente entra en la sala un hombre de aspecto imponente, muy alto y un poco voluminoso, de muy avanzada edad, los cabellos blancos por completo y recogidos en una llamativa coleta. Camina lentamente y está ataviado con una túnica de un llamativo color amarillo. Tiene un aspecto muy patriarcal y me recuerda a Lanza del Vasto. Nos sentamos a la mesa para celebrar un ágape religioso, solemne, en hermético silencio, atentos, donde abunda la comida vegetariana muy sabrosa, todos uniéndonos a través del ágape espiritual, configurado la alianza mística. Tras la comida, da una charla a los asistentes, insistiendo en la verdadera espiritualidad. Me mira a veces tan intensamente que me confunde. Tiene un aspecto que no puede pasar desapercibido. Sus ojos son un poco vidriosos. A pesar de que tiene más de ochenta años, está muy fuerte y vigoroso. Me temo que no quiera ser entrevistado. Es muy serio, casi adusto. Digo:

—Me gustaría mucho entrevistarle para mis obras.

Me falta convicción. Replica, tras una ambigua sonrisa:

—Entrevistarme a mí es un problema —hay un tono irónico en sus palabras—, porque no me conozco a mí mismo.

Risillas de los devotos. Se ríe la gracia del mentor.

—Además —agrega el médico de Gandhi— mi meta no es hablar ni conceder entrevistas, sino estimular al acercamiento al Divino.

Se evade, pero insisto y pregunto:

—¿Puede decirme algo sobre su vida y su enseñanza?

Hay expectación en la habitación y se hace un largo silencio. Dadaji dice pasado un rato:

—Ya le he dicho que no me conozco todavía a mí mismo. Y en cualquier caso, ¿qué es esta vida? Tenemos una vida antes, y cuando dejemos esta, tendremos otra detrás. Lo que sí puedo decirle es que muchas personas vienen y me hacen preguntas sobre cosas que no puedo luego digerirlas.

—Seguro —digo, pero por decir algo.

—Hay gentes —agrega— que vienen a preguntar cómo despertar en esta vida y luego cuando empieza a decírseles cómo, se quedan dormidos.

Sonrío, en tanto él agrega:

—Hay gentes que maldicen a la sociedad simplemente porque no se comprenden a sí mismos.

Soy irreductible al desaliento, así que pregunto:

—¿Puede decirme qué es el ego?

—La personalidad conocida por la mente humana —dice—. Pero el ego no puede vivir por sí mismo, ni la mente tampoco. En último término se encuentra Dios. Ego y mente están potenciados y canalizados por las fuerzas del alma... ¿Y de dónde vienen las fuerzas del alma? De esa fuente que es Dios. Y es necesario llegar a esas fuente. Para el que no tiene maestro, ese camino hacia dentro le llevará muchas vidas, pero para el que lo tiene, una sola vida o muy pocas vidas. Mucha gente quiere conseguir la realización de una manera inmediata, instantánea, pero es imposible. Todos aquellos maestros que aseguran la realización rápida, si se sigue su guía, lo único que hacen es mentir y decir tonterías.

—¿Puede hablarme sobre kundalini? —pregunto.

—El verdadero sendero espiritual comienza cuando se despierta el anahat chakra, el centro del corazón. Pero tanto el despertar de este chakra como el de kundalini debe efectuarse por medios correctos. Si no se despierta el anahat por procedimientos correctos, se pueden provocar graves trastornos. Este es el chakra que permite la audición interior y exige un despertar adecuado para que no resulte nocivo. Debe despertarse a través de la guía de un buen maestro y por el camino del espíritu y de Dios. Si no es así, escucharán cosas internas, sí, pero equivocadas y que conducen a objetivos distintos a los propuestos. Después de abrir el anahat chakra del sonido, hay que abrir el ajna chakra o chakra de la visión. Por último hay que despertar el sahasrara chakra, que es muy difícil de perforar.

Muy amablemente, Dadaji me obsequia con algunos folletos, libritos y apuntes escritos por él y me entrega una bolsa con alimentos que cultiva en la huerta de la Sociedad Servidores de Dios, que así se llama. Todos se despiden muy cariñosamente, pero antes de partir pregunto a Dadaji:

—¿Qué grado de evolución espiritual obtuvo Gandhi?

—Gandhi, como él mismo declaró, no buscaba un camino espiritual. Era un buscador de la verdad, pero la muerte le sorprendió antes de que pudiera obtenerla. Murió antes de liberarse y si ahora está o no liberado, eso solo puede saberlo alguien que ha abierto el ojo interno de la verdad.

Curioso personaje el doctor Mehtta, que sus discípulos llaman Dadaji.

En la India siempre se ha creído a pie juntillas en el liberado-viviente o jivanumkta, que es aquel que está todavia asociado a su cuerpo y mente, o sea a su organización psicosomática, pero que a la vez las ha trascendido, pues se mantiene firmemente radicado y establecido en su propio ser interno, ya conectado con la Conciencia Pura. Por tanto, un hombre tal ha superado las influencias del ego y ha puesto fin en la mente a la ignorancia básica de la misma que crea el autoengaño y la ilusión (maya) y se ha liberado de la avidez y del odio y de todos sus parientes cercanos, entre ellos el miedo. Está en otro dintel muy distinto de consciencia y es desasido y compasivo, siéndole indiferente vivir o morir, pues el que muere es el complejo mente-cuerpo y el ego nacido del mismo, pero no la Conciencia Pura.

Indagando en la India eterna, a la búsqueda de las claves para completar la evolución de la consciencia. Hay que rodear una y otra vez la montaña para comprender qué ladera se aviene mejor con uno para tomarla hacia la cima. Aunque el océano es el mismo, cada persona puede probarlo por una u otra de sus orillas. La realidad primordial es una, pero cada maestro enseña a su manera y a su manera trata de expresar lo inexpresable. No hay duda de que todo ser humano experimenta la insatisfactoriedad, como un mordisco cruel en el alma. En tanto no vamos obteniendo grados de mayor realización, esta insatisfactoriedad está en lo más íntimo de nosotros, subyace. Es como una herida difícil de suturar, por mucho que nos hayamos vuelto tan hábiles en amortiguadores psicológicos, escapismos y toda suerte de subterfugios y autoengaños. De espaldas a lo mejor de nuestra naturaleza primordial, hemos abonado en nosotros mismos hostilidad y desconfianza. Hemos convertido la existencia en un desmedido afán por satisfacer nuestro ego-rascacielos, manteniendo siempre actitudes egocéntricas y autodefensivas, cultivando con los otros relaciones en las que falta el amor consciente y sobre el egoísmo, la manipulación y la explotación. Así todo posible encuentro se torna desencuentro. Las viejas fórmulas y argumentaciones intelectuales ya no sirven; la moralidad fosilizada y convencional, tampoco. Las especulaciones metafísicas son inútiles, aunque carnaza sabrosa por diletantes. La filosofía sin verdaderos métodos de autorrealización se convierte en mera abstracción. La tecnología no esclarece ni humaniza ni equilibra el mundo interior. La religión institucionalizada no ofrece respuestas y muchas veces es más una adormidera que un despertador. Las pautas que nos imponen los dirigentes sociales o los políticos son a menudo vergonzantes si no grotescas. Me identifico con Hermann Hesse cuando declara: «No creo en nuestra ciencia, ni en nuestra política, ni en nuestro modo de pensar, de creer, de contentarnos, y no comparto ni uno solo de los ideales de nuestro tiempo. Pero no carezco de fe. Creo en las leyes milenarias de la humanidad, y creo que sobrevivirán a toda la confusión de nuestra época actual. Pero incluso en la India esas leyes se ignoran y la enseñanza se simplifica hasta lo ridículo y está maltrecha. Pero sin duda esas perennes enseñanzas siempre han sobrevivido. Ha habido muchas épocas babélicas y han podido sobrevivir. Jamás la oscuridad robará todo el terreno a la luz. Una y otra vez incursiono en la India eterna a la búsqueda de esas leyes milenarias que disipan la ofuscación de la mente y nos restablecen en nuestra realidad primordial. La sabiduría de los yoguis de la India sigue viva y siempre pone su hilo de plata aun en la nube más macilenta.» Esa India mística y eterna que he tratado de pulsar a través de mis incursiones en la misma nos ha dejado una valiosísima herencia espiritual, además de esa otra, igualmente excepcional, que es la artística y la cultural. El legado místico de la India es por igual impresionante e incomparable. La exuberante y perenne riqueza espiritual de este país es inabarcable, inmensa y profunda. Forma parte de la energía de la corriente de consciencia despierta que jamás logrará extinguirse y que está al servicio, como lámpara permanente, de todos los buscadores de lo Inefable.

Siempre hay alguna «sincronicidad» que me lleva a conectar con otro yogui, mentor o buscador. Siempre ha sido así, en todos mis viajes por la India, de la manera más inesperada e improvisada, dándose las «coincidencias cargadas de sentido» que favorecen mis encuentros con gentes en el plano del espíritu. Y me entero de que en las afueras de Delhi hay un yogui tántrico, así que hacia allá me dirijo. Vueltas y revueltas, nos perdemos mil veces bajo el sol implacable de Delhi, pero al final llego a un descampado en el que se levanta una casita minúscula, que es donde habita el yogui tántrico.

Rasayani Gufawale

En una época remota había en la India alquimistas del espíritu y faquires de una tradición denominada rasayanis que eran capaces de ejercer un dominio asombroso y exhaustivo sobre su cuerpo y su mente. Parte de estas enseñanzas y métodos las he incluido en mi obra *El faquir* y los dos volúmenes que la siguen (*En busca del faquir* y el *Manuscrito secreto del faquir*). Pues resulta, me dicen, que el yogui con el que voy a encontrarme viene de ese linaje.

Penetro en la muy modesta casita, casi una chabola, y allí, en la semioscuridad, hay un yogui tan solo cubierto con el langoti (taparrabos) en postura del loto. Le saludo con afecto. Le acompañan dos hombres. Sus acompañantes me cuentan que ha vivido durante diecisiete años en una cueva y luego seis en un bosque de los Himalayas. Pertenece a la tradición shaiva y ha investigado mucho sobre las propiedades terapéuticas de las hierbas.

—El mantra es esencial —dice—. Pura vibración. Su poder es enorme cuando se lo utiliza de manera adecuada. Todo en este mundo de las formas es vibración. La mente es vibración. Hasta lo más sutil es vibración. El control sobre la vibración te conduce al Sí-mismo, lo que está más allá de lo cósmico, de lo aparente, de lo fenoménico. Por medio del mantra también se consigue mucho control sobre los órganos sensoriales. Uno aprende a desconectarse de ellos y yacer en la mente innata, en la naturaleza autoiluminada, en el atmán.

Tiene una edad media. Es de baja estatura, complexión vigorosa pero un prominente vientre, que ya he visto en muchos yoguis que se dedican a determinadas técnicas psicosomáticas y de control sobre los vayus o aires vitales. Algunos, mediante técnicas en las que el vientre se hincha como una calabaza, logran ayunar a lo largo de dos o tres meses.

Antes de que yo le pregunte por la proliferación de falsos gurús, se me adelanta y dice:

—Cada día hay más que se dicen gurús y son todo lo contrario. Un gurú tiene que dar la luz y no quitarla; dar sabiduría y no robarla.

Asiento con la cabeza.

—El entrenamiento yóguico —dice— debe recaer de manera muy especial sobre los sentidos y la mente. Es muy, muy necesario llegar a dominar la mente. De verdad —insiste enfáticamente— muy importante. Para la meditación recomiendo las posturas del padmasana o el sidhasana. El sidhasana es una postura excelente. También es idónea para la práctica del pranayama. El pranayama no debemos nunca excluirlo, es esencial. Es necesario. Después de un tiempo de entrenamiento, hay que practicarlo durante toda una hora, aunque para obtener sus máximos beneficios hay que realizarlo durante cuatro horas diarias.

Mucho se ha dicho sobre una técnica muy escondida durante siglos, llamada vajroli-mudra. ¡Hay tantos mentirosos y embaucadores en el ámbito del tantra! Es una técnica del hathayoga para el control de la energía seminal y mediante la cual el yogui puede alcanzar el orgasmo sin eyacular o incluso verter el semen y volverlo a tomar mediante una poderosa reabsorción con su pene. Le pregunto sobre dicha técnica. Dice:

—El semen no existe en depósito, como no está en depósito el veneno de la cobra. Surge al efectuar la actividad sexual. Es por supuesto posible reabsorber el semen mediante la aplicación del varjoli-mudra, pero es un truco que no sirve. Lo que vale es la castidad real. No, no hay trucos posibles. O se es casto o no se es; o guardas o no guardas tu energía seminal, o la conservas o no, para transmutarla en energía espiritual. Lo demás son ardides inútiles. El vajroli es una técnica circense, un método de faquiirismo. Lo que cuenta es el pranayama y la meditación. Yo ejecuto pranayama durante cuatro horas diarias y detengo el pulso durante cinco minutos. No se adelanta nada con expulsar el semen y luego reabsorberlo. Lo verdaderamente importante es conservarlo y transformarlo.

Aunque el mercurio es altamente venenoso, muchos yoguis-alquimistas lo han utilizado con las medidas oportunas para propiciar la salud. Me enseña, antes de que nos despidamos, un tubito de cristal en el que él ha solidificado el mercurio mediante la recitación de mantras. E insiste:

—El mantra es muy poderoso. Todo es vibración y el mantra nos ayuda a conectar con el origen de la vibración. El mantra de Siva, Om Namah Shivaia, nos lleva más allá de la mente egoica y nos permite conectar con el Siva interior, el Ser. El Ser está más allá de toda vibración, pero hace posible el universo de las vibraciones. Si se quedara un tiempo conmigo, podría enseñarle muchas cosas. Lo importante es la práctica. De verdad, no deje de practicar más y más pranayama. Es la llave junto con el mantra.

»Pero el proceso de autorrealización lleva mucho tiempo. No crea en los gurús que dicen que es rápido o fácil.

—Nunca he creído en ellos. Soy alérgico, además, a los gurús de masas, que predican de lo que no saben ni han experimentado.

Sonríe. Y esa sonrisa es su modo también de despedirme.

Pienso que si algo necesitamos es desarrollar el discernimiento. Hamsa (el mantra de la respiración) es una ave capaz de separar sagazmente la leche del agua. Es un símbolo. Así es viveka o el verdadero discernimiento: la capacidad discriminativa que nos alecciona para separar y distinguir lo trivial de lo esencial, lo permanente de lo transitorio, lo puro de lo impuro.

En busca del sosiego y la lucidez, en busca del paraíso interior se aboca el buscador en su aventura de lo interno, en su viaje hacia los adentros. Muchos maestros, muchas interpretaciones, métodos y técnicas para el esclarecimiento de la mente, el desapego, el conocimiento supraconsciente y esa sabiduría liberadora que permite saborear lo Incondicionado. En la misma India hay muchos sistemas religiosos, numerosas vías soteriológicas, ramillete de procedimientos para desarrollar la visión pura y liberadora. Para los budistas las tres características básicas de la existencia son la transitoriedad, la impersonalidad o ausencia de un yo permanente, y la insatisfactoriedad o sufrimiento. Todo fluye, ninguna entidad permanente o trascendente. Para los hindúes la transitoriedad y la insatisfactoriedad, sí, pero hay una entidad permanente, el testigo que no muda, el Sí-mismo, el inalterable atmán. Para los vedantines lo Inmenso y el ser humano son lo mismo; el Ser Supremo está en toda persona y al realizarlo nos liberamos definitivamente. El gran océano que origina toda clase de olas y ondas. El Brahmán. La unidad que se enriquece con la multiplicidad. El Ser Supremo o Absoluto es innombrable, no esto ni aquello, neti-neti. Para el Tantra el goce es el instrumento salvífico, la energía que se transforma y se reorienta, yoga (control) y bhoga (disfrute) caminan codo con codo. Para el Shavisimo de Cachemira la clara Conciencia está en nosotros. Es la pantalla permanente sobre la que todos los fenómenos se desenvuelven, transitan, cambian, se transforman. Pero la pantalla es inmutable. Reconoce que eres la pantalla y no los fenómenos transitorios (películas) y alcanzarás tu propia identidad. Para el samkhya somos materia (prakriti) y espíritu (purusha). El purusha se asocia temporalmente a la materia; pero si nos desidentificamos, si nos establecemos en el purusha o Veedor, y realizamos su prístina pureza, obtendremos la emancipación definitiva o kaivalia. Para los jainas hay que purificar y liberar la mónada espiritual, conducirla a su estado de máxima transparencia, permitirle que recobre su estado incoloro y sin mancilla.

Más y más senderos hacia lo Incondicionado, tentativas para hallar respuestas, para ir más allá del dolor y la insatisfactoriedad, para salir de la asfixiante jaula del ego y recuperar la consciencia incondicionada. De ahí la necesidad de entrenar la mente. De ahí el yoga como método para el desarrollo y despertar de la consciencia, la captación de la realidad primordial, la visión de lo inconmensurable. Conocernos para realizarnos. Conocernos para dejar de ser máquinas. Conocernos para no seguir hipnotizados por el ego y todos nuestros automatismos, reacciones y tendencias subyacentes. Desmantelar la densa y engorrosa burocracia del ego para ir más allá de los muros de la ignorancia y la avidez. Desconfiar de los ilusorios placeres para amar intensamente y recuperar nuestra propia identidad real. Convertirse en uno mismo. Limpiar la mente de viejos temores e impulsos, pautas y viejos patrones, inveterados condicionamientos y fango del subconsciente; liberarla de hábitos coagulados y hacerla saltar fuera de sus rígidos códigos. Desautomatizar. Ser. Una búsqueda hacia el centro, que es personal y transpersonal; una búsqueda hacia la significación que no es trasladable a palabras; una búsqueda hacia un estado de libertad interior donde uno deja de ser el eterno durmiente, el yo-robótico, para ganar independencia mental y libertad interior.

Cualquiera que sea la vía, todas coinciden en que es posible ganar una especial forma de consciencia que libera del dolor, un modo de ser incondicionado y libre. Es el intento por recobrar esa Base de la que hablan los místicos, que da igual que la entendamos como vacío o todo, pero que reporta la comprensión supraintelectual, gira la mente y produce una verdadera mutación interna. Es la búsqueda de la quietud, de la bienaventuranza, de la sabiduría. Porque anhelamos, sí, otra forma de percibir, sentir, comprender y vivir. Y sabemos que esa realidad incondicionada no podremos entenderla hasta que la poseamos. Y al poseerla, no habrá un ego que la posea, y de ahí su inmensidad, que se constela como el todo vacuo o el vacío lleno. Diferentes dedos apuntando a una misma luna. Un mismo firmamento que se divisa desde diferentes ángulos.

El día discurre. Como me levanto casi de madrugada, me sobra tiempo e incluso a veces el día en la calurosa Delhi se hace largo. Voy al encuentro del homeópata y mentor de yoga el profesor R. L. Sood. No se cómo me las arreglo, pero siempre surge alguien más que entrevistar. Estoy frente a este hombre sencillo y afectuoso. Transmite sinceridad, no como otros que solo transmiten engaño y agresividad. Pues le hago al pronto una pregunta directa:

—¿Qué papel juegan los asanas en la prevención o corrección de trastornos?

—Muy considerable. Naturalmente hay que aplicar los asanas según el trastorno que se quiera tratar. Pero quiero decir algo antes que cualquier otra cosa. Hay un asana que es de excepcional interés y grandes beneficios. Me refiero al savasana o relajación. Hay que llegar a dominarlo por completo. Es muy necesario saber relajarse. Pero, además, yo considero oportuno que después de la ejecución de cualquier asana se aplique savasana. Es el mejor método según mi experiencia personal. Por otro lado, es también muy conveniente el buscar el equilibrio entre los asanas, es decir, complementarlos perfectamente. Por eso es necesario estudiar bien la elaboración de los programas. Los asanas deben equilibrarse. El savasana aplicado como indico nos ayuda a recuperar la energía, a evitar el esfuerzo. Toda postura dispone de su posición contraparte, que así la equilibra y armoniza. Si por ejemplo se efectúa la postura de la pinza, luego se puede hacer la de la cobra, como contraparte, equilibrando. También si la persona está enferma es necesario atender a una alimentación adecuada. Se puede aplicar el yoga también a los alcohólicos para deshabituarlos. También lo he aplicado a niños con problemas y también en hospitales psiquiátricos. Las técnicas del yoga alcanzan a todas las partes, órganos y funciones del cuerpo. Hay asanas para el sistema circulatorio, otros para el digestivo, otros para el respiratorio. Hay que conocer el campo de acción, la influencia de cada asana. Pero hay que evitar las simplificaciones. Lo mejor es realizar asanas para todo el organismo; las técnicas del hatha-yoga en conjunto para mejorar todo el funcionamiento del cuerpo. Hay que regular la acidez y la alcalinidad de la sangre. Para los yoguis los porcentajes idóneos son de un treinta y cinco por ciento de acidez y un sesenta y cinco por ciento de alcalinidad. Aquí la alimentación juega un papel fundamental para poder regular estos porcentajes. Hay alimentos ácidos y alimentos alcalinos, y hay que proceder a regularlos y equilibrarlos lo más perfectamente posible.

—¿Ayuda el yoga a los drogadictos?

—Por supuesto, claro que sí. He organizado en tal sentido prácticas con buenos resultados. Creo que en todo caso lo verdaderamente esencial es aplicar bien las técnicas o procedimientos y, como antes decía, no limitarse solo a algunos asanas o técnicas, sino aplicar un buen conjunto de un buen número de los mismos, para que todas las funciones del cuerpo se perfeccionen.

Ya podrían seguir los acertados puntos de vista muchos mentores de yoga que parecen intencionadamente traicionar la esencia de esta valiosa práctica, entre ellos gentes como Bikram y otros que han puesto en evidencia, lamentablemente, que de lo peor que ha podido pasarle al hatha-yoga y otras formas de yoga es su paso por Estados Unidos, añadido ello a la falta de criterio, discernimiento y formación de muchos practicantes que no se han tomado la menor molestia, en su ceguera, por distinguir entre la bisutería y la joyería. Allá ellos, solo cabe decir, porque como reza el antiguo adagio japonés: «A cada gusano su gusto; los hay que prefieren las ortigas.»

Los días que he consumido en Delhi, viaje tras viaje, han sido muchos. Para otras de mis obras he entrevistado también a lamas, monjes budistas, monjes jainas y otros mentores del espíritu. Le confieso al amigo lector que busco en cada maestro para buscar en mí mismo. Constelo en cada maestro mi propio maestro interior. Tomo lo mejor de cada maestro. Todos los ríos desembocan en el mar de la liberación. Es necesario someter la mente a un tratamiento que disponga para percibir la Realidad. Hay personas, muy pocas, que nacen con una favorable propensión mística, pero aun ellas tienen que trabajar interiormente y crecer de modo gradual, como Buda o Ramana, Jesús o San Juan de la Cruz. La realidad manifiesta oculta la otra Realidad, y en lo más íntimo de nosotros hay un ángulo de quietud que permite el acceso al Universo Paralelo. La percepción directa de esa Realidad nos convierte en esa Realidad. El ser de todas las cosas, la energía que todo lo anima, no puede ser pensado, sino sentido. Se manifiesta en multiplicidad, pero en su raíz, en la unidad, es donde hay que vivenciarlo. No puede ser asido por la razón. La gracia no es algo que procede de fuera; es un regalo que procede de ese elemento vigílico que reside en uno mismo. Ese obsequio nos es dado o no nos es dado, pero si ponemos condiciones favorables (virtud-entrenamiento, mente-sabiduría) es más fácil que el invitado se presente. Tenemos un grave problema: siempre estamos en la segunda causa o causa B, pero no en la primera causa o causa A. Los pensamientos e ideaciones son la segunda causa, pero la raíz de los pensamientos es la primera causa. Si permanecemos en la primera causa se quiebran todas las identificaciones y nos establecemos en nuestra propia base, más allá del ego, y vamos consiguiendo superar la enfermiza adicción al ego. Fluimos, pero desde la base. Recobramos la naturaleza real, llámesela a esta Clara Luz del Vacío, el Sí-mismo o el Nirvana. Hay que seguir la Senda y poder conjugar en todo momento la penetrante energía de la atención consciente y la esclarecedora energía de la ecuanimidad.

Sin ego puedes vivir feliz

La primera vez que viajé a la India lo hice por Bombay, ahora Mumbái y, aunque era madrugada cuando llegué, enseguida fui a sentarme a meditar a los pies de la estatua de Vivekananda, en la Puerta de la India.

He sentido la India desde mis primeros años de vida. La he sentido y sabido tan cerca de mí que es como si anteriores conexiones kármicas me unieran estrechamente a ella. Ya mucho antes de visitarla, siempre había presentido que era la tierra de los gigantes espirituales y que disponía de un especial poder para perpetuar y conservar las vías de liberación cuyo origen se pierde en la noche de los tiempos. Pronto intuí que la India representaría la constelación exterior de mi búsqueda interior, que al penetrarla no estaría haciendo otra cosa que también entrar en mí mismo, que al peregrinar hacia sus fuentes estaría peregrinando hacia mi propia fuente. Siempre presentí la India eterna como un mapa que nos orienta en nuestro itinerario interior; la intuí como la cuna de las grandes claves y signos para hacer posible el viaje hacia la propia realidad primordial. He viajado a ella para viajar hacia mi origen, me he empeñado en conocerla para poder conocerme mejor a mí mismo. Por eso no he regateado esfuerzos, y mira que la India real nada tiene que ver con la India ensoñada y que en la India, cuando uno busca espiritualmente, puede ir de decepción en decepción, de desencanto en desencanto. Hay que afinar mucho el discernimiento. El caso es que una y otra vez he incursionado en sus religiones, costumbres, centros de peregrinación, a veces con humildad y otras con insolencia u osadía, pero siempre con el genuino deseo de hallar pautas de orientación para la larga marcha de la autorrealización. A veces el deseo se ha hecho avidez y entusiasmo, pero otras desfallecimiento y dolor. La India eterna ya no es la India actual. He sufrido y gozado por igual en la India e incluso muchas veces al abandonarla me he dicho de no volver, pero he vuelto, porque nada en ella me deja indiferente. Y porque me empeño en hallar instrucciones y métodos para mirar cara a cara a la Realidad velada. Pero si en algún país uno tiene que saber desenvolverse en el escenario de luces y de sombras que es maya, este es la India.

Métodos de autorrealización que hace siglos se perdieron en Occidente se han mantenido vivos en el subcontinente indio, a pesar de los embaucadores y mercenarios del espíritu. La sabiduría perenne ha seguido propagándose. La búsqueda de lo Inefable ha sido siempre el denominador común. Por cuánto tiempo será así nadie puede decirlo. Yo mismo he ido comprobando gradualmente a lo largo de los años la paulatina degradación espiritual de la misma India y el avance de su religión degradada y su burda superstición y su voraz materialismo. Incluso la mayoría de los indios se sirven de la religión no como «método» salvífico para el espíritu, sino como modo para prosperar económicamente. Muy pocos le piden al Divino que los ayude a realizarse, sino que le suplican o exigen que les dé un buen montón de rupias. Es humano, es comprensible. La religión institucionalizada o degenerada le ha dado en todas partes la espalda a la verdadera mística, se ha tornado básicamente magia y superstición, y menosprecia a sus grandes figuras místicas. En la India, como en cualquier parte, la religión se ha fosilizado y el ritual externo se ha petrificado, imperando el sacrificio exterior pero no el interior. Los verdaderos buscadores de lo Incondicionado también son allí minoría. El Dharma está en sus horas bajas, pero como dice el adagio, justo antes del amanecer es el punto más oscuro de la noche... pero amanece.

Nuestra consciencia es una rara y hermosa gema, pero se halla en tal estado de semidesarrollo y una condición tan crepuscular y pobre, que hasta si uno se lo piensa, es como si haber conseguido un cerebro llamado humano (que de humano poco tiene) fuera un error básico de la evolución o, como dijera Ramesh Walsekar, «el dudoso privilegio de haber nacido humanos». Mi gato *Émile*, y con razón, seguramente se siente en un rango más elevado que el mío de homoanimal. Pero la joya, aunque sin pulir, está en la mente, y hay que poner los medios para que la consciencia evolucione y nos podamos humanizar. Es un diamante en bruto que necesita ser pulido. Sin el ejercitamiento apropiado es tan débil y vacilante como la llama de una vela. Puede ser abrillantado, ensanchado, purificado y bien dirigido. Si toma la dirección inadecuada, como sucede a menudo, estamos perdidos. Cuando alcanza la visión intuitiva y penetrativa, nos libera; de otro modo, condicionado por el ego, no hay peor esclavitud.

Swami Muktananda

Se dice que este hombre, y él no lo niega, sino que insistentemente lo fomenta, tiene el poder de estimular con su gran potencial espiritual la energía espiritual del discípulo. Se dice que este hombre es un liberado viviente, un iluminado, y que se ha conectado con carácter definitivo con la conciencia más alta y que ha realizado su naturaleza divina. Se dice que este hombre —que durante muchos años fue sadhu errante, eremita y discípulo de grandes maestros— se ha establcido con carácter permanente en su atmán y que con su sola presencia puede catapultar al aspirante a otros planos más elevados de sabiduría.

Este hombre se llama Swami Muktananda y familiarmente sus discípulos le llaman Baba. Está al filo de los ochenta años. Y después de habernos carteado durante años y haber contestado todas mis preguntas, al final me escribió y me dijo que yo iba a ver a muchos maestros en la India y nunca le visitaba a él, y que si no lo hacía, ya no contestaría más a mis preguntas. Así que claro que voy a verle, claro que voy a recorrer los ochenta kilómetros que separan Mumbái de su asrahm en Ganeshpuri, esta vez no dejo de visitarle, porque aunque él no lo sabe, lo intenté dos años antes y las inundaciones me hicieron fracasar en el intento.

Se muestra ágil, activo, abierto y expansivo, con franca sonrisa, con seguridad en sí mismo, sabiéndose amado, honrado, incluso venerado por sus cientos de discípulos de las más diversas nacionalidades. Dice pertenecer a la tradición de los siddhas, los iluminados que desde los remotos tiempos han mantenido viva la candela de la realización. Imparte, revitalizándolo con su potencia de gurú, el matra Om Namah Shivaia (Invoco mi propio ser). Diariamente, durante horas, se sienta en el patio de su ahsram e imparte el darsá, la gracia y energías divinas. Viste de seda, su túnica es del color azafranado de los sannyasins. Se manifiesta con fluidez, sin afectación, relajado, consciente de su ascendencia sobre los que le siguen y rodean. Es un kundalini-yogui, aquel que ha conquistado y dominado la serpiente interior. Es por eso que sus wamis dicen de él que puede despertar y desarrollar la energía cósmica de los adeptos, como una vela encendida puede con su llama encender la apagada. Le miro, le observo. Lleva lentes de oro, baba recortada y cuidada. Sus rasgos faciales están muy marcados, la piel oscura, la frente ancha y poderosa. Su sonrisa es lo más atractivo de él. Cuando sonríe es como otra persona. Le pregunto:

—¿Es posible vivir sin ego?

Un breve silencio, para a continuación responder:

—Sin ego puedes vivir feliz. Con el ego es difícil vivir feliz. A causa del ego nos hemos limitado mucho, nos hemos convertido en individuos y sufrimos mucho y así vivimos. Si el ego nos abandona mediante la gracia de Dios, entonces la vida se nos llena de alegría, y este mismo mundo se convierte en el cielo. El peor enemigo que tiene en esta vida el ser humano es el ego. No obstante, si el ego es puro, si es limpio y es auténtico, entonces la persona tiene la consciencia de «Soy el Absoluto». Siente que es una con Dios. A causa del ego impuro sufrimos, vamos de un lado para otro, permanecemos en el engaño. Creemos que somos felices, pero en realidad vamos de un lado para otro con esta ilusión. Así que desde el punto de vista de los grandes seres, seres que tienen un ego puro, que se han hecho uno con Dios, nuestra vida es muy limitada.

Le pregunto sobre el amor y dice:

—El amor es la forma de Dios, Dios no tiene otra forma más que el amor. Por tanto, también se le llama Satchidananda. Significa Verdad, Conciencia, Dicha, Amor.

—¿Qué es más importante, el amor o la inteligencia? —pregunto.

Dice:

—La inteligencia y el conocimiento son solo medios de alcanzar ese amor. El amor está más allá de la mente, del subconsciente, del intelecto. Es supremamente independiente. No tiene imagen, ni sexo, ni forma. No tiene ningún signo. El amor es amor y el amor es amor. Por medio de la meditación, cuando te interiorizas, cuando se despierta kundalini, alcanzas ese amor. La verdadera forma de Dios es Satchidananda, la Verdad y la Dicha, el amor completo.

Los perros del ahsram le demuestran un gran amor a Baba y Baba también a ellos. Contemplo con deleite cómo se abalanzan sobre él para lamerle y evidenciarle su cariño. Después acompaño a Baba al establo y veo cómo da de comer a las vacas y cómo estas se muestran con él tan efusivas casi como los perros. Ya ha muerto el elefante, compañero y amigo de Baba, al que gustaba de dar de vez en cuando una tableta de chocolate.

No quiero abandonar el ashram sin meditar en la «cueva de meditación», excavada en el suelo y donde están los restos de su maestro Nityananda. El silencio es total y reconfortante, y la atmósfera está saturada de infinita paz que invita a la introversón y al gozo interir. Enseguida entro en un estado profundo y dichoso de ensimismamiento, absorto en la realidad más allá de la mente, pero que hace posible la mente.

En esta cueva están también los restos de Muktananda. Seis meses después de entrevistarle, estando yo impartiendo la clase de meditación en el centro de yoga que dirijo, recibo una llamada urgente para comunicarme que Baba ha muerto de un ataque cardíaco.

He recorrido numerosas veces todo el estado de Maharastra. Había intentado antes de que nos conociéramos en persona llegar hasta el ashram de Baba (nunca se lo dije), pero las inundaciones provocadas por el monzón me lo habían impedido. Tuve, años antes de visitarle, consciencia de su existencia, porque Swami Satchidananda, que había acudido a visitar a Baba, me regaló dos libritos escritos por él mismo. Fue así como durante años estuve enviando largos cuestionarios espirituales a Baba, que me contestaba con paciencia, hasta que pidió explícitamente que fuera a verle o nunca volvería a contestarme. Dado mi recalcitrante recelo con respecto a los gurús de masas, aunque yo regresaba una y otra vez a Bombay, no iba a visitar a Baba. De hecho en uno de mis viajes a Bombay había tenido ocasión de conocer al gurú-milagrero Sai Baba cuando estaba dando una charla en una carpa en las afueras de la ciudad y me había causado una impresión muy ingrata; parecía más un político que un gurú, en la carrera frenética del egocentrismo y el marketing. También había ido a visitar a Rajneesh, luego más conocido por Osho, para entrevistarle sobre mi obra *Verdad y mentira de los gurús*, pero se negó a recibirme, aunque lo hizo su secretario personal. El gurú de las alergias, los guardaespaldas y los Rolls Royce no quiso afrontar mis cuestiones. Me acompañaba en esa ocasión mi buen y admirado amigo Federico Sopeña, varias décadas jesuita en la India, con el que hablaba a menudo sobre meditación vipassana, que él practicaba. Tras la negativa de recibirnos de Osho, Federico, con su gran sentido del humor y no poca ironía dijo: «Nadie puede ver a Dios cara a cara.» Es fácil predicar y no reflejar en la conducta aquello que se recomienda.

Las preguntas y contestaciones de estos largos cuestionarios aparecen en mi obra *Conversaciones con yoguis*.

Buena parte del verdadero trabajo sobre uno mismo se centra en tratar de debilitar el ego y conquistar un ego maduro, superar la autoimportancia, que tan malas consecuencias trae, y desarmar la enojosa y perversa burocracia del ego. Es el ego el que crea un masa enorme de ofuscación y por tanto de sufrimiento propio y ajeno. Mediante la investigación del Sí-mismo, el verdadero autoconocimiento, el discernimiento, la meditación y el desapego, uno va poniendo el ego bajo control convirtiéndolo en maduro y orientándolo adecuadamente. Cuando uno va disipando los velos de la mente y aprendiendo a desidentificarse de los procesos y permanecer en el puro ser que observa sin reaccionar y sin dejarse atrapar por las apariencias, el ego pierde mucho de su compulsivo y neurótico impulso. El ego nos hace muy vulnerables, posesivos, suspicaces, codiciosos y vengativos. Más allá del ego y, por tanto, del pensamiento, se conecta con otra realidad, que nos permite ser más nosotros mismos y no invertir toda nuestra vida alimentando la mentalidad egocéntrica y que diseca los mejores sentimientos humanos.

No hay otra felicidad que la paz interior

Me gusta alternar mis viajes por la India. A veces la India del norte, y otras las del centro y del sur, y a veces, en mi voracidad de la India, una y otra. Unas veces, cazador de hombres santos, como se me ha denominado; otras, un ávido buscador de poblados tribales y costumbres ancestrales; otras de aquí para allá, hasta el último rincón, para mis libros de viajes o mis guías turísticas; a veces solo para pasar unos días en Simla o en Darjeeling, pues ambos lugares me encantan, y otras para dejarme caer en un refugio de alta montaña o pasear por los frondosos bosques sea de las regiones Himalayas o de Nilgiri Hills.

Para templos y más templos, para ciudades-templos y centros de peregrinación, sin duda el estado de Tamil Nadu, seguido del de Karnataka. Es un estado que he recorrido en no pocas ocasiones, ya fuera para refugiarme en las Montañas Azules y conectar con sus numerosos grupos tribales, o para volver a Tiruvannamalai o Pondinchery (donde cada día todo resulta más desnaturalizado y mediocre), o para adentrarme por las apasionadas callejuelas de Madurai o para desplazarme hasta la atractiva Rameshwaram. A veces paso del estado de Tamil Nadu, por carretera, al de Kerala, o me voy hacia Karnataka o incluso Andhdra Pradesh, donde, en Anantapur, pasé varias noches y aproveché para entrevistar a Vicente Ferrer y hablar con él sobre yoga y otros temas de distinto orden. Ya me había dicho anteriormente cuánto le placía y ayudaba el sirsasana, la postura de yoga invertida, que favorece el cerebro y la mente, y ayuda a interiorizarse.

En uno de esos recorridos, siempre en hiperalerta en cuanto a «atrapar» sadhus y renunciantes, conocí a Shivaji-Shivaji, y cuánto he celebrado siempre haber tenido tal encuentro muy fructífero e inspirador.

Cada vez que tengo ocasión visito a un hombre que se dice o está en la Búsqueda. Se ha dicho que soy un cazador de sadhus y que, por el contrario, me esfuerzo en profanar y desmitificar la imagen del gurú de masas. Es bien cierto. Cuando he encontrado hombres realmente religiosos, religiosos en el más puro sentido de la palabra (religados a su propio ser, a su centro de paz y unidad), entonces he comprendido aún más que todos esos ampulosos,ególatras e inaccesibles gurús de masas deberían en un acto de redendora humildad besar las sandalias del sadhu que nada tiene y que a nada material aspira.

El sadhu que está ante mí se llama Shivaji-Shivaji. Así de pronto me suelta:

—La felicidad es un mito. La Sabiduría ya es otra cosa. Usted debe darse cuenta, aceptar plenamente, asumir desde lo más hondo, que la felicidad no existe. Renuncia a la felicidad y tal vez...

Una pausa, una irónica sonrisa, y agrega:

—Y tal vez entonces comience a sentir la felicidad.

Le miro con perplejidad. Él tiene la vista puesta en el horizonte. Y añade:

—Perseguimos la felicidad. No hacemos otra cosa que perseguirla, como una persona que se pusiera a perseguir su sombra, siempre al alcance, aparentemente, pero siempre inatrapable.

Está tan delgado que sería posible ver los latidos de su corazón reflejándose en sus costillas. Pero no es una delgadez que resulte fea o casi grotesca, sino una delgadez armónica y bella.

—Renuncia a la felicidad —dice ahora mirándome—, continúa con tu trabajo espiritual, y algo importante, mágico, sucederá dentro de ti.

Me mira tan intensamente que me hace sentirme inquieto. Pregunta:

—¿Usted ha sufrido?
—Sí, claro, y no poco. ¿Y usted?
—Hasta que dejé de perseguir la felicidad. Cuando dejé de ir yo hacia ella, ella vino hacia mí. Esa es la magia; ese es el secreto. Si estás en el cuerpo, en el cerebro, en la mente, ¿cómo vas a ser feliz? Cuerpo, cerebro y mente tienen sus propias leyes y su propia dinámica de vida genera dolor y sufrimiento. ¿Quién persigue la felicidad? El cuerpo y la mente, porque sufren, padecen el proceso de vida que engendra tanto dolor. O sea que nuestros disfraces son los que persiguen la felicidad. Pero nunca podrán ser felices, no pueden atrapar ese estado. Si estás en el cuerpo y la mente, tu vida es un drama, persiguiendo inútilmente la felicidad. Pero si te estableces en tu centro de paz, ¿es que vas a perseguir lo que ya tienes?

Hablamos largamente. Al despedirse, me dijo:

—Usted es un buen hombre. Lo mucho que ambos hemos sufrido nos acerca. Deje de perseguir la felicidad y la compasión irá abriendo todos los pétalos del centro de su corazón.

¡El centro del corazón! La compasión, el amor, la generosidad. Es fácil brillar con el centro de la mente, pero ¡qué difícil hacerlo con el del corazón!

El mejor consejo: medita

De vuelta a Rishikesh me siento durante horas frente al Ganges y contemplo a las personas de todas las edades que asisten a visitar esta localidad tan tradicionalmente sagrada. Luego voy de aquí para allá, compro fruta en el centro mismo de Rishikesh, estruendoso y abigarrado, paseo por la margen izquierda del Ganges y después por la derecha. Estoy en el área conocida como Swagashram. Aquí Mircea Eliade dispuso de una ermita a lo largo de seis meses para dedicarse a la meditación. De súbito, a lo lejos diviso a un sannyasin que camina como si flotara, con soltura, bellísimos y casi femeninos movimientos, muy erguido y a la vez relajado, largos cabellos negros que caen sobre su túnica anaranjada. Apresuro el paso y logro ver su rostro anguloso y barbado, y me echa una mirada y me sorprenden la profundidad de sus ojos y su extraordinaria expresión de fuerza, Me abalanzo casi sobre él y le pregunto:
—¿Puedo fotografiarle?
Tanto me ha impresionado.
—¿Para qué quiere mi fotografía?
—¿Puedo entrevistarle?
Es apuesto y tiene un porte llamativo.
—¿Para qué quiere mis palabras?
—Estoy interesado en sus puntos de vista y me gustaría recoger sus palabras para un libro.
Hemos llegado a su casita, que dispone de un apacible porche. Me invita a que acceda al porche y nos sentamos. Me son-

ríe. Hace un calor húmedo y sofocante, y pronto me trae un vaso de agua con jugo de lima. Nos miramos y comienza a hablar directamente, sin mediar pregunta. Dice:

—Existen muchas técnicas, muchos métodos, muchas vías. Cada aspirante debe seguir su camino. No debe entrarse en inútiles comparaciones y mucho menos en críticas o en tratar de persuadir. Cada uno debe seguir su vía. Hay muchos niveles, grados en la evolución de la persona. Dependiendo del grado de evolución, se seguirán unas u otras técnicas. Hay quienes necesitarán el canto; otros, el japa o el yantra; otros, la mediación. Las técnicas son instrumentos y según el nivel de evolución, se recurrirá a uno u otros. Son medios para pasar de una a otra orilla.

—A menudo en mis obras he reseñado que la India también es víctima de la oscuridad, a pesar de ser el país en el que se han originado las más altas místicas y la más elevada Sabiduría. La India es el país de los sadhus, de los bucadores, pero realmente ¿cuántos son los sadhus, los sannyasins auténticos?

Sin dudarlo ni por un momento, asevera:

—Uno de cada mil. Sí, muchos de ellos se hacen pasar por tales, pero no lo son.

—¿Considera útil la técnica del mantra? —pregunto.

Asiente con la cabeza para afirmar:

—Sí, es muy útil. El mantra es una técnica para ayudarnos a manifestar la presencia de lo Absoluto. Primero se repite burdamente y luego él mismo se internaliza y se repite muy sutilmente, por sí mismo, conectándonos con la Conciencia Cósmica. Lo importante es cortar con lo fenoménico e ir más y más hacia dentro para hallar el ángulo transpersonal, para residir en la naturaleza original.

—¿Qué mantra es el más recomendable?

—Cualquiera puede serlo, pero indudablemente la repetición de Om es la mejor para interiorizarnos, viajar hacia lo más íntimo e interno.

La gente que pasa por una veredilla cercana nos mira con curiosidad; la impenitente curiosidad de las gentes buenas de la India. Se está muy a gusto en el porche de la ermita del sannyasin. Soy un poco insolente o impertinente y a boca jarro le pregunto:

—¿Es usted feliz?

Pero no es simple curiosidad, sino el deseo intenso de saber cómo se siente un sannyasin todavía joven como él, apuesto y sagaz, que podría conseguir notables éxitos en la vida mundana. Responde:

—Hay dos clases de felicidad. Está la felicidad mezclada con dolor, que nos proporciona lo exterior. Ciertamente no es tal felicidad. De hecho la gente jamás es feliz solamente con el exterior. Tienen ansiedad, voracidad, apegos y, finalmente, esa felicidad se convierte en dolor. Hay otra clase de felicidad: la interna. Ella no tiene el germen del dolor. Surge de nuestra naturaleza real, sin sombra de sufrimiento. Yo no dispongo de nada externo, carezco de todo tipo de comodidades, soy sannyasin desde hace más de veinte años, pero disfruto de la felicidad que fluye de mi ser interno.

Me deleito con el zumo de lima y, cuando apuro el vaso, me sirve más. Tiene un aspecto profético, crístico.

—¿Qué opinión le merece la meditación vipassana? —pregunto.

—Es una gran técnica; es yoga, sin duda. Es una técnica de atenta y ecuánime observación que utilizaban los yoguis desde muchos antes de que la incorporase Buda a la enseñanza. Es la observación de todos los procesos físicos y mentales. Es yoga —enfatiza—, pero el Buda la adoptó para utilizarla de modo sistemático para penetrar la última realidad de los fenómenos. Vienen los maestros e incorporan a sus enseñanzas, pero las técnicas son miles de años anteriores a ellos. Muktananda, por ejemplo, insiste mucho en el shaktipat, pero el shaktipat era bien conocido e impartido miles de años antes. El Maharishi Mahesh Yogui insiste en el mantra, pero la utilización del mantra se pierde en la noche de los tiempos.

Cuando los curiosos se detienen, el swami les pide que se alejen con un gesto de la mano y obedientemente lo hacen, lo que quiere decir que en esa localidad de la India el swami es muy respetado, evidentemente. Me percato de súbito de que ni siquiera sé su nombre y pregunto:

—¿Cómo se llama usted?

—Anandadevananda. ¿Tiene más preguntas?

—Sí, claro que sí —afirmo sin sombra de duda.

Reflexiono y pregunto:

—¿Me puede ofrecer su opinión sobre el hatha-yoga y en qué medida el hatha-yoga ayuda en la meditación y en la práctica general del radja-yoga?

Responde:

—El hatha-yoga es muy importante, realmente importante. Es necesario. Hay que tratar de conseguir una sincronización perfecta entre el cuerpo y la mente. Es conveniente que el cuerpo conquiste una postura muy estable y equilibrada para hacer posible la meditación profunda. Hay que lograr el equilibrio, la armonización del cuerpo y de la mente. La postura yóguica es fundamental para la meditación.

—Entre los pranayamas o técnicas de control respiratorio, ¿no cree que la más eficaz es seguramente el bhastrika?

—Todos los pranayamas son igualmente importantes —asegura—. Cada uno dispone de sus efectos. El bhastrika es muy energizante, permite un flujo poderoso de energías y abre los poros. Pero todos los pranayamas son igualmente importantes.

—Cuando una persona es muy rajásica, vehemente y apasionada, pues, como ha sido por ejemplo mi caso, ¿cómo puede reorientar esa energía?

—Meditando —dice con firmeza—. Medita más; medita más.

—Yo mismo me he preguntado muchas veces —digo—, y muchos de mis alumnos también me lo han preguntado, por qué tenemos tanta resistencia a meditar y por qué surgen tantas dificultades mentales cuando lo hacemos.

—No es difícil de entender —dice—. Estamos en un nivel material, externalizando, cautivos de todo lo externo por un lado y de todo lo que se genera en la mente por otro. Es decir, somos esclavos de los fenómenos externos y de nuestro propio pensamiento, pero estamos muy distantes del nivel cósmico que también reside en nosotros. Ese desplazamiento de nuestro habitual estado en lo fenoménico hacia la realidad cósmica interna no es muy difícil realmente, porque siempre o casi siempre hemos estado en el nivel material.

Sus palabras me conducen a la siguiente pregunta, mientras escucho el agradable rumor de la corriente del Ganges, a nuestra espalda, pues la ermita del swami está muy próxima al mismo.

—¿Tenemos que tratar de alcanzar nuestra realidad cósmica?

—No hay que alcanzarla, pues ya está alcanzada —asevera—, sino que hay que sentir y reconocer lo alcanzado. No se trata de obtenerla, porque jamás hemos dejado de tenerla y experimentarla.

—En los últimos años —apunto— ha habido maestros espirituales que han insistido en que no es necesario el esfuerzo personal. Desde mi punto de vista el esfuerzo y el ejercitamiento o sadhana son completamente imprescindibles para avanzar interiormente. Me gustaría conocer su opinión.

—Hay que hacer esfuerzo —afirma—. Sin esfuerzo es imposible retomar el hilo de la consciencia. Todo nos saca, nos impulsa hacia fuera. La meditación es cortar y entrar, entrar, entrar hacia lo más nuclear. El esfuerzo y el ejercitamiento son insoslayables. Si no es así, uno pierde el nivel meditacional y no logra estar atento en la vida diaria. Solo mediante la meditación logramos la atención suficiente para estar atentos en la vida cotidiana. La meditación nos ayuda a retar el hilo de la consciencia y experimentar nuestra realidad cósmica.

No dejo de observarle. Nos acabamos de conocer, causal o casualmente, y ahí estamos plácidamente charlando en su porche, pasando las horas en indagaciones espirituales, en tanto el día va avanzando y cada vez suben y bajan más paseantes y peregrinos por el paseíllo cercano a su ermita.

—El hombre liberado, el jivanmukta, ¿ya permanece siempre en esa realidad cósmica?

—Así es, así es —declara—. El jivanmukta o persona liberada, ha realizado su naturaleza original y aunque tenga, mientras está en vida, que realizar tareas cotidianas, siempre está íntimamente conectado con la realidad cósmica, establecido en la naturaleza original. Nada hay que pueda sacarle de su naturaleza original, de su ser cósmico.

No quiero asaetarle más por el momento con mis preguntas. Volveré a verle al día siguiente.

Al anochecer de ese día, tras el sat-sang en el ashram, acudo a la orilla del Ganges y compruebo, emocionado, cómo algunas personas están en meditación profunda sentadas en una roca en medio de las aguas. Hay una atmósfera de gran paz en esos momentos, en el silencio de las estribaciones himalayas solo quebrado por la recitación de mantras o cánticos espirituales, y todo ello contrasta con el bullicio, la muchedumbre y la agitación propias del día en Rishikesh, esa localidad cuyo paraje es de ensueño pero que ella en sí misma es fea e incluso sórdida.

Al día siguiente coincidí con el swami en una austera dabha (por taberna a la india, podríamos traducir libremente el vocablo). Está tomando té y me siento a su mesa. Pasa una riada de devotos, visitantes, peregrinos, sadhus. Los monos no dejan de ir de un lado para otro, hacer de las suyas, pelearse entre ellos y tratar de robar los objetos que llevan los viandantes en sus manos, sobre todo si se trata de plátanos o cualquier alimento. Antes de encontrarme al swami en la dabha he estado inspeccionando algunos ashrams que hay en la margen derecha del río y también he estado en uno de ellos que se encarga de la formación de novicios y swamis. Tras tomar el té, nos acomodamos de nuevo en el porche de la ermita del swami, entre el follaje.

Me dirijo al swami para comentarle:

—Siempre me ha impresionado el fenómeno de los sadhus y sannyasins, tan característico de la India. Realmente en ningún otro país del mundo se ha dado un movimiento como este. Ciertamente hay un sadhu verdadero cada diez mil o cien mil, pero el sadhuismo representa el desenraizamiento o desasimiento, el desapego, el peregrinaje tras las más altas significaciones vitales.

—Sí —conviene, para a continuación comentar—: Solo hay un sadhu verdadero cada cien. Cada sadhu sigue su camino, su sistema. Hay sadhus de las diferentes tradiciones y cada uno adopta su forma de vida, sus actitudes, su ejercitamiento. Los sadhus pertenecen a diferentes escuelas o siguen uno u otros métodos.

—Siempre he desconfiado de las instituciones, de las organizaciones espirituales, aunque hay que admitir que las habrá muy laudables y beneficiosas. ¿Cuál es su opinión?

—Sí, las instituciones tienden a fosilizarse. Los ashrams, por ejemplo. Ya ve usted lo que sucede con los ashrams. Fomentan la mecanicidad. Todo se hace mecánico. Tal es el peligro. El maestro no imparte la enseñanza directamente al discípulo; muchas veces resulta inaccesible, cuando en realidad la manera de dar instrucción es un contacto directo, como usted y yo estamos ahora manteniendo, juntos, cara a cara, compartiendo, intercambiando, encarnando el uno en el otro.

—Para lograr grados muy elevados de evolución, ¿es necesaria la castidad?

—No, no lo es —asevera—. Pero naturalmente el apego sexual, como cualquier otro apego, es un obstáculo. Si la persona pone todas sus energías en el sexo, no evolucionará. Estar obsesionado por el sexo, como cualquier otra cosa, es un fuerte impedimento.

—¿Se adquiere energía si en la relación sexual retenemos el esperma?

—No, salvo que el control de la mente y la actitud interior y la madurez necesaria estén presentes. Si es así, incluso por mucho esperma que se derrame, no tiene mayor importancia. Si hay un control mental necesario, la sexualidad se torna meditación. Hay yoguis que son abstinentes, como es mi caso, y yoguis que no lo son.

Lo importante, sin duda, como tantos maestros me han dicho, es no dejarse encadenar por la sexualidad y no tornarse un adicto de la misma y distinguir entre los deseos propios y los que vienen dados por estímulos externos que provocan más un deseo mental que real. También muchos yoguis me han dicho que la abstinencia para que sea transformativa tiene que ir asociada a la abstinencia mental y evitar así el riesgo de la represión, que siempre es mutilación de los propios potenciales.

A continuación Swami Anandadevananda me imparte una serie de instrucciones al respecto que, para que no sean malinterpretadas, me ruega conservar solo para mí.

—Estas enseñanzas son exclusivamente para ti —dice— y no para la difusión.

Así se lo prometo.

—¿Considera, pues, como lo más aconsejable combinar hatha-yoga con radja-yoga?

—Por supuesto, tal es lo idóneo. Aprenderemos así a sincronizar perfectamente mente y cuerpo.

Sabiendo la importancia que les confiere el yoga a las energías, pregunto:

—¿Podemos transformar nuestras energías en ojas shakti, energía espiritual?

—Sí, naturalmente que podemos. Se requiere la actitud adecuada, las técnicas necesarias, la meditación.

En la tradición hindú, y en otras, siempre se ha creído que un maestro con un nivel de consciencia muy elevado y con un ser muy purificado puede transmitir su energía. Por ello pregunto:

—A propósito de la shakti, ¿puede un maestro realizado transmitirnos su shakti, su energía?

—Podemos nosotros tomarla del maestro, de todos los maestros —dice con plena convicción—. La clave consiste en adoptar el estado de la mente que nos permita conectar con el poder cósmico, con la Shakti. Así podemos tomar todo el poder, toda la energía. Si tú consigues el estado mental necesario, tú tomas poder de todos los sannyasins, del reservorio de energía total.

El calor ese día es muy intenso y está mezclado con una sensación muy incómoda de humedad. Volvemos a hablar de los mantras y me indica otra vez que el mantra Om es esencial, aunque también es importante servirse del mantra natural de la respiración, Ham Sa. Cuando le pregunto qué le recomendaría al practicante, no duda en decir:

—La pureza de la alimentación, el contacto con la naturaleza, la actitud yóguica y el esfuerzo. Asimismo es necesario ir más allá de todo lo conceptual, más allá del pensamiento, y liberar la mente de obstrucciones para captar nuestra naturaleza real y conectarnos con el Todo.

—Hay una última realidad —comento—, pero cada tradición la expone en unos términos. Los hindúes hablan del Todo; los budistas del Vacío...

—Ni vacío ni no vacío —me corta terminantemente—. Los conceptos con conceptos. La última realidad no es todo ni vacío ni no vacío. Está más allá de todos los conceptos. Debe ser experimentada allende el pensamiento.

—¿Puede ofrecerme algún consejo personal? —pregunto antes de separarnos.

—Sí —dice—. Medita. No dejes de meditar. Es la manera de conectarnos con lo Real. El nuestro ha sido un encuentro cósmico; un encuentro kármico.

En años sucesivos acudo de nuevo a visitarle y meditamos juntos en su ermita y va colocando sus manos en mis diferentes chakras. Siempre recordaré sus palabras, pasen los años que pasen: «El nuestro ha sido un encuentro cósmico; un encuentro kármico.»

Cuando visité la primera vez Rishikesh, en 1972, ya no era lo que antes fuera, como me previno el presidente de la Ramakrihsna Mission. Pues ahora ya tampoco es lo que era cuando yo lo visité. La que fuera tenida por la localidad de los sabios, los yoguis, los eremitas, los buscadores de lo Eterno, los «tocados» por lo Inefable, ha perdido mucho de su carácter. Hay un par de ashrams serios y más organizados, algún profesor de yoga que se lo toma de corazón, pero ¿qué habrá sido de aquella Rishikesh de entonces, muy anterior a los Beatles, por supuesto? Ahora, cerca del puesto Laksman Jula, por ejemplo, hay una nutrida comuna en la que imperan los escandalosos israelíes. ¿Una comuna de meditadores, de yoguis, de buscadores del espíritu? No, una comuna de pseudohippies a los que bien poco importan la realización interior, el mejoramiento humano, las experiencias místicas auténticas. Lo que destaca en tan variopinta comuna son los pseudosadhus y los «sadhus» a lo occidental, consumiendo drogas con desmesurada avidez, enturbiando la consciencia en lugar de esclareciéndola, en regresión psicológica en lugar de evolución. Allí, en una playa del río más sagrado de la tierra, esta comuna corre en pos del sensorialismo desenfrenado, el autoengaño, los paraísos artificiales y la embotante holgazanería. Es el otro lado de Rishikesh, la otra cara de la que durante siglos fuera considerada santa localidad entre las más santas localidades. Poco a poco Rishikesh se ha ido convirtiendo en un circo espiritual, donde todavía quedan algunos mentores serios, como Surinder Singh, cuyas clases de hatha-yoga son altamente recomendables. El número de pseudoyogas y sucedáneos del yoga sigue y los falsos menores suman legión. De nuevo, recomendable: utilizar siempre viveka, el discernimiento correcto. Para algo nos lo ha dado la naturaleza.

Desde que viajara por primera vez a Rishikesh, he vuelto numerosas veces, ya que desde allí me desplazo hacia los santuarios himalayos más altos, como Badrinath, Gangotri o Kedarnath. En sucesivas ocasiones he seguido entrevistando a Swami Chidananda y Swami Krishnananda, así como a otros yoguis y mentores. Si ya hace cuatro décadas el presidente de la Sociedad de Ramakrishna en Calcuta me dijo que «Rishikesh ya no es lo que era», imagínese el lector lo que es tantos años después. Pues tiene mucho de circo espiritual, sin duda, y aquello que era un remanso de paz, lejos del mundanal ruido, también se ha tornado la diana del turismo espiritual tanto de la India como de Occidente y es una rara mezcolanza de nostálgicos del Rishikesh de los años de los hippies, de diletantes y de incautos que caen en manos de los pícaros. Hay ahsrams dirigidos por gurús de los que hay que huir como de la peste, tal es el caso del Parthmath, cuyo «gurú» es una mezcla de político frustrado, telepredicador y actor secundario, pero con unas ínfulas y un ego que no caben en este planeta. Rishikesh se ha vuelto divertida, es tenida como «la capital del yoga» (los siempre rimbombantes distintivos de los hindúes), es diana del turismo espiritual y hay pocas perlas que se puedan hallar en ese mar de confusión y mercaderes de lo Eterno. La naturaleza es hermosa, hay lo que algunos dirían «ambientazo» con ribetes pseudoespirituales y para visitarlo y pasar el rato no está mal. Pero incluso el arati tiene un sabor a falso, a turístico, y es mucho mejor vivirlo en Hardwar, a una treintena de kilómetros de la que fuera Morada de los Sabios (Rishikesh), de los que parece que cada día van quedando menos.

Acharya Shama

Me espera en Hardwar un acharya, un sabio. Al menos eso dicen de él sus discípulos. En la India el discípulo siempre considera que su maestro es único, el mejor. Como el maestro es Dios, su maestro es el más Dios.

Tez muy oscura, ojos penetrantes, alto, movimientos muy lentos, manos huesudas y expresivas, voz cadente. No me impresiona, en absoluto. Está considerado un gran erudito, un pandit. No llega hasta mi corazón, no lo siento. Viste de blanco, es depositario de extraordinarios conocimientos de metafísica y psicología indias, pero no me transmite. Habla y habla, pero no me alcanza. Charlamos sobre la reencarnación, el liberado viviente, el ego y el Ser. Otros no hablarán, pero me tocan el corazón. Es inteligente, tiene muchos conocimientos, pero no siento su sabiduría. Creo que tiene más información que experiencia interior. Se llama Acharya Sharma. Muchos maestros y gurús de la India seguro que piensan: «Que mediten los otros; para algo soy yo el gurú.» Y se les nota que no han meditado. No, no quiero datos, anhelo sabiduría. Pero a pesar de todo la conversación es casi interminable. Es interesante, sus labios arrojan conocimientos, pero ¿da luz? Hay flores vistosas, pero no tienen aroma. Hay flores ya marchitándose, pero son tan aromáticas, tan generosas en su fragancia. Hablamos sobre el mundo de aprender a morir. Siento que brilla con la mente, pero no tanto con el corazón. Le pregunto a Acharya Sharma sobre la reencarnación, y me dice:

—La filosofía de la reencarnación entra de lleno en la concepción que tenemos y seguimos de que el ser esencial no se pierde. Según la filosofía hindú, el ser esencial o espíritu no se pierde. Al vivir, el cuerpo es como un vestido que nos pusiéramos y luego nos quitáramos, pero lo que vive en ese cuerpo es eterno y va tomando otros cuerpos. Cuando finalizamos con este cuerpo, podemos tomar otros cuerpos. Los impulsos y latencias del subconsciente son también transferidos en la reencarnación. Algunas antiguas filosofías indican que el hombre debe pasar por distintas existencias animales, pero yo pienso que cuando uno alcanza el grado de hombre, no puede degradar, ya no puede tomar el cuerpo de animal.

Le pregunto:

—¿Se puede aprender a morir?

Me contesta:

—De la misma forma que hemos aprendido a vivir, es necesario aprender a morir, a que muera nuestro cuerpo. Nuestra personalidad o individualidad es una mezcla de cuerpo y espíritu. El espíritu goza de su propio camino y el cuerpo tiene sus propias necesidades. Si constantemente nos adiestramos y aprendemos la práctica de separar ambos («siento que este cuerpo es diferente del espíritu»), si realizamos esta técnica como es preciso, cuando vemos o hacemos algo, experimentaremos con exactitud que hay en nosotros dos cosas diferentes que están haciendo algo únicamente en conjunto, y seremos capaces de tomar consciencia de que son dos cosas diferentes y así entenderemos que en realidad el cuerpo es como un vestido que usamos y después hay algo muy diferente del cuerpo, que no es perecedero. Se dice en el Bhagavad-Gita: «No puede ser cocinado por la sal; no puede ser quemado por el fuego; no puede ser erosionado por la atmósfera.» Él es eterno. Hay por cierto una práctica que podemos realizar cuando nos vayamos a dormir. Al ir a dormirnos, sintamos como si fuéramos a morir y experimentemos que el cuerpo yace ahí, pero que el ser esencial, el espíritu, marcha hacia la amada Divinidad. Si realizamos esta práctica asiduamente, aprenderemos a morir. A lo largo del día debemos cumplir todas nuestras responsabilidades y por la noche, al realizar la práctica mencionada, decir: «Señor, he cumplido con todas mis responsabilidades como es debido y ahora pongo en tus manos de nuevo todos los instrumentos que me diste y voy a morir.» De esta manera podemos practicar la muerte todas las noches. Esta es una práctica, una sadhana, un ejercicio que nos imponemos. Y así aprenderemos a saber que no somos el cuerpo, sino el ser esencial o espíritu que vive en un cuerpo que el Divino nos ha dado. Practicando de esta manera aprenderemos a morir.

Lo confortante, a pesar del estruendo y la multitud del anochecer es un yogui del linaje de Goraknath, el gran yogui-alquimista, el padre del hatha-yoga. Se llama Sita Ramjji Maharj. No tenemos prisa. El tiempo no cuenta en Hardwar. Caminamos lentamente, abriéndonos paso entre la multitud, acercándonos a las aguas del río. Ya ha tenido lugar la ceremonia del arati. Allí nos detenemos. Allí recibo su mantra. Allí nos comunicamos de corazón a corazón, mientras cientos de pordioseros forman largas colas para recibir el alimento de un devoto acaudalado. Este hombre tiene la dignidad de los grandes. Tiene la magia, el carisma y la ternura de los que buscan sin descaso y van encontrando. No está nunca solo porque está consigo mismo. Ha hecho de su vida una búsqueda hacia dentro, un peregrinaje de retorno a su ser. Cuando nos despedimos, recuerdo unas palabras muy significativas de Jung:

«La externalización conduce a un sufrimiento incurable, porque nadie puede entender cómo puede uno sufrir a causa de su naturaleza. Nadie se sorprende de su propia insaciabilidad, sino que la considera parte de su patrimonio, sin darse cuenta de que la unilateralidad de semejante dieta del alma le llevará, en última instancia, a desequilibrios gravísimos.»

La senda del despertar

De nuevo aterrizo en el aeropuerto de Calcuta. Debo de estar loco para visitar Calcuta por décima vez. De todo he soportado en esta ciudad: inundaciones, huelgas de días de tierra y aire, plagas de una especie de grandes cucarachas voladoras, inundaciones, y un largo etcétera. Y sin embargo amo Calcuta. La visité en anteriores ocasiones para entrevistar a swamis de la Orden de Ramakrishna, para visitar junto a mi amado hermano Miguel Ángel (ahora en otros planos tras haber desencarnado y dejado el samsara) la casa de Tagore y el templo de Ramakrishna, para desde ella desplazarme hasta Sunderbans, para estar un par de días en la organización de la Madre Teresa y conocerla, para recorrer implacablemente sus callejuelas sórdidas y visitar su museo. Y ahora, ¿por qué vuelvo a Calcuta? ¡A saber! Unas veces es porque ya no me queda lejos desde Patna o Varanasi, otras porque desde allí tomo el avión a Bagdogra para visitar Darjeeling, y otras porque una fuerza me arrastra hasta la que Kipling llamó «la ciudad de la noche espantosa» y otros sin piedad definen como «el agujero negro de la India». Y eso que ha dado grandes intelectuales, pensadores y escritores de todo tipo.

Cada vez que voy a Calcuta, como si se tratara de un irrefrenable ritual, visito el Moritorio de la Madre Teresa, porque ya lo hiciera en 1971, y luego me dejo caer por el templo de Kali, ¿a la espera de qué? No sé... pero algunas veces encuentro a devotos o sadhus o peregrinos con los que sentarme y charlar o quedarme en pétreo silencio, a la sombra de la diosa Kali, destructora y a la vez la Madre que te ayuda a construir y construirte.

Cuando llegué a Calcuta en esta ocasión estaba totalmente inundada y el hedor era insoportable en algunas zonas de la ciudad. Los conductores de rickshaws tirados a mano eran cubiertos de agua hasta la cintura. No dejaba de diluviar. En un destartalado y renqueante taxi me trasladé al moritorio atendido por las monjas de Teresa de Calcuta y luego visité lo que me atrevería a denominar, sin querer herir susceptibilidades, ese espantoso lugar que es el mencionado templo de Kali, en cuanto que diariamente se sacrifican cientos de cabritillas (antaño también) y la sangre de los animales corre en regueros por los suelos del recinto. ¡La religión hindú tiene un aspecto altamente supersticioso y degradado! En este templo, atestado de gente y donde, a pesar de las siniestras prácticas para brindar sangre a la todopoderosa y aguerrida diosa, hay devotos de corazón sincero y que ellos mismos detestan (como lo hacen todos los yoguis de la India) estas ancestrales prácticas cruentas. Con uno de esos devotos me vi de pronto conversando, toda vez que la mayoría de los indios gustan de entablar conversación con el extranjero y lo hacen con suma facilidad y fluidez.

El hombre que tenía al lado, una rara mezcla de ejecutivo y yogui, se me confesó como un devoto de la diosa Kali y seguidor de la doctrina tántrica. Consideraba el radja-yoga como el cuerpo de enseñanzas y métodos más eficiente para transformar la mente del ser humano y me aseveró que si todo el mundo lo practicase, cambiaría toda la sociedad y el mundo. Le hice una primera pregunta demasiado directa y en un tono quizás un poco desafiante:

—¿Qué es la Verdad?

Pero me respondió de manera concreta, casi cortante:

—Descúbralo usted.

No obstante, insistí:

—¿Qué debe entenderse por la Verdad, qué entienden ustedes por ella?

Me miró con esos ojos intensos y profundos que tienen tantos indios y dijo:

—Todos buscamos que alguien nos diga qué es la Verdad e incluso nos gustaría, cómo no, que nos hiciesen comprender la Verdad sin poner nada de nuestra parte. Pero la Verdad no es como una píldora que se puede tomar cualquiera en cualquier momento y en cualquier circunstancia. Hay muchas verdades relativas, pero solo hay una Verdad absoluta. Yo invisto de la Verdad a Kali por lo que Kali representa para mí. Es la Unidad, el poder absoluto, la síntesis de todo conocimiento.

Había ido a la India a indagar, buscar, explorar en su espiritualidad, y seguí, implacable, preguntando:

—¿Cómo debe uno prepararse para percibir la Verdad?

—Para percibir la Verdad es necesario desarrollar los medios que nos permitan captar esa Verdad. Esos medios son la pureza interior, la mente unficada, la trascendencia de lo ilusorio y otros. La Verdad no puede percibirse cuando no hay pureza, porque la impureza se interpone entre el contemplador y la Verdad. Y usted bien sabe —sugirió sutilmente— que no hay pureza en el ser humano. Usted puede ver por sí mismo lo que sucede en la sociedad moderna.

Asentí con la cabeza y él agregó:

—¿En qué se ocupa la persona? Todos sus deseos estriban en acumular riquezas, recrear la propia vanidad, satisfacer la sexualidad y el afán de poder, competir para sobresalir... Así, ¿quién cuenta con energías para llegar a la Verdad? Todo eso me parecería muy bien si incluso la persona no se apegase, no se abrasase en su esfuerzo. Una persona puede hacer cualquier cosa, siempre y cuando permanezca interiormente desapegada de lo que haga. En tal caso no se encadena y puede permanecer en su ser interno. Pero una persona cuya mente esté de continuo repleta de deseos, pensamientos, dudas y temores, ¿cómo puede aproximarse a la Verdad? En el radja-yoga se aconseja mucho la purificación mental y es porque sin ella la Verdad se oculta al aspirante.

El número de devotos se iba incrementando. Por fortuna el ritual sangriento ya había tenido lugar. La mayoría de esos devotos estaban seguramente enceguecidos por una religiosidad aparente y mecánica, anclados en el rito exterior y el sacrificio externo sin darse cuenta de que lo importante es el sacrificio interior y la superación del ego y la ignorancia mental. Pero respetaba ese sentido devocional, aunque esa devoción, como dijera Vivekananda, fuera todavía la del devoto inmaduro. Volví a la conversación con mi sagaz interlocutor y dije:

—Para la persona que vive en sociedad es difícil poder mantener la mente independiente. Siempre surgen cosas que se apoderan del contenido mental, que lo acaparan y lo llegan incluso a esclavizar.

—No es cuestión de vivir o no vivir en sociedad —declaró—. Es cuestión de aprender a no dejarnos atar por las complicaciones que surjan. La complicación como tal no tiene ninguna fuerza ni poder sobre el individuo. El individuo es el que se hace permeable a la complicación y le da vida en su mente. Hay que permanecer vigilante y tratar de resolver la complicación cuando esta surja. No me refiero, entiéndame bien, a su solución externa, que quizá no la tenga, sino a su resolución interna. Si el aspirante está bloqueado por todo lo que va sucediendo, entonces no dispone de un momento de reposo para proyectarse hacia la Verdad.

Hizo una pausa y mientras tanto se señaló el entrecejo con el dedo índice.

—Usted puede concentrarse sobre este punto —dijo— o sobre cualquier otra cosa. ¿Qué es lo que así está haciendo? Está preparando su mente para que sea capaz de aprehender la Verdad, enseñándole a concentrarse, a unificarse. Estamos a veces mucho más cerca de lo que creemos de la Verdad, pero la ignorancia es como una capa de acero que nos impide la visión de lo que hay tras la misma. Estamos inmersos en la ignorancia, envueltos por ella. ¿Cómo puede una mente ignorante, ofuscada, percibir la Verdad? Eso es un gran contrasentido. Vea ese pajarillo.

Miré hacia donde me indicaba. Había un pájaro que revoloteaba fuera del santuario.

—Contémplelo —dijo con énfasis—. ¿Lo está viendo a él o se está usted implicando en la contemplación del pajarillo? No sé si me explico. —Vaciló unos instantes y agregó—: Uno adultera la esencia de las cosas porque permite que intervengan sus ideas (que pueden ser muy bien falsas), sus concepciones (que pueden ser erróneas), sus convicciones (que quizá no convenzan a nadie), los deseos y tantos otros elementos. En definitiva —concluyó con una semisonrisa en los labios—, que el individuo vuelca todo lo que él es en la percepción que se está efectuando. ¿Usted cree que esa percepción puede ser válida?

Había seguido con mucha atención su razonamiento y dije:

—No, claro que no.

—La Verdad —prosiguió casi sin esperar a recibir mi respuesta— es algo objetivo, que está fuera de nosotros pero que puede percibirse a través de uno mismo mediante la interiorización y la indagación. Para ello hay que ensanchar la mente, que por lo general tiene un poder de captación muy pobre. Asimismo se requiere quietud interior. La agitación todo lo deforma.

«Sí, la agitación de la mente es un gran obstáculo en la senda hacia el ser interno», pensé. Por eso pregunté:

—¿Por qué surge la agitación?

—¡Oh! —exclamó encogiéndose de hombros y meciendo la cabeza en uno y otro sentido, con ese gesto tan particular de muchos indios—. ¡Tantas y tantas cosas originan la agitación! La persona tiende a convertirlo todo en conflicto, a hacer de todo un conflicto. El conflicto engendra tensión y, por tanto, agitación en la mente. Después están las grandes contradicciones. Se actúa de forma distinta a como se piensa; se piensa de forma distinta a como se querría pensar; se desea lo que no se querría desear y no se desea lo que querría desearse: se tienen unos ideales y se carece de voluntad para perseguir dichos ideales y se hace todo lo contrario de lo que debería hacerse; se ama y se odia; se anhela y se detesta. Hay contradicción en la mente, en las emociones, en todo el ser. Hay mucha, muchísima contradicción en el comportamiento. Y luego está el apego.

Hizo un gesto despreciativo con la mano, para añadir:

—¡Si pudiéramos desprendernos del apego! Nos ofusca, nos limita, nos hace sufrir. Tenemos apego a todo; apego a nuestro trabajo, a nuestras ideas y prejuicios, a las personas, a los objetos.

Le escuchaba casi con avidez en esos momentos, porque el apego es un punto esencial a indagar en la búsqueda espiritual. Me preguntaba qué sería ese hombre, pues la mente que calcula y mide y compara difícilmente cesa, y mi curiosidad me importunaba. ¿Sería un benefactor del santuario, un profesor, un simple devoto? Él siguió hablando, porque era muy locuaz y un indio locuaz supera todo cuanto pueda imaginarse, en esta ocasión para mi propio beneficio.

—El apego nos hace ser egoístas, mezquinos. Nos hace sentirnos inseguros, amenazados de continuo. Usted ya sabe hasta dónde puede llegar un hombre por culpa del apego. Puede ser brutal, sanguinario. No hemos aprendido a disponer de las cosas sin dejarnos poseer por ellas. Así no puede haber quietud ni posibilidades lejanas de la misma. La mente corre el riesgo de anquilosarse cada día más.

El día iba avanzando con lenta seguridad. Croajaban los cuervos, charloteaban los devotos, había una continua procesión de peregrinos y fieles forcejeando por situarse frente al sanctasanctórum para ver la imagen de la todopoderosa Kali.

Llevaba yo muchos años practicando asiduamente el yoga, que tras probar muchos sistemas soteriológicos, era el de mi preferencia y el que consideraba con mucho más completo y de mayor alcance. Por eso me aventuré a aseverar:

—El yoga transforma al individuo. —Y pregunté—: ¿Cómo puede entenderse esta transformación?

Caviló unos instantes, enarcando un ceja. Me miró y dijo:

—Antes se interesaba usted por la Verdad; pues bien, no hay verdad sin transformación.

—Pero transformarse no es cambiar en algunas cosas. No es querer y no querer, no es un juego. Transformarse es cambiar la base misma del individuo; reconstruirse. Requiere un esfuerzo extraordinario. Cambiar algunas cosas no nos lleva a ninguna parte.

Nos quedamos en silencio, en medio del tumulto y el bullicio. Consultó el reloj y añadió, irónica y divertidamente:

—No basta con cambiar el horario de nuestras comidas.

Reí de buen grado y espontáneamente su ocurrencia, que tenía un gran trasfondo, porque efectivamente no podemos cambiar y seguir siendo los mismos, y de nada sirven minúsculos cambios de superficie. Pero los pequeños cambios van conduciendo al gran cambio y como reza la antigua instrucción mística: «Algo tienes que cambiar hoy para que mañana sea diferente.» Tenemos que efectuar una transformación en las profundidades si queremos evolucionar, si queremos pasar de ser homoanimales a verdaderos seres humanos. Había yo viajado a la India sin tregua, a veces como incluso a mi pesar, para buscar enseñanzas y claves genuinas y eficientes para la transformación. Había abierto así un círculo con motivo de mi primer y a cada nuevo viaje pensaba que lo cerraría, y así me iba convencido del país, pero luego mi adicción a la patria del yoga me hacía regresar. ¡Quién me hubiera hecho suponer que iban a ser tantas las incursiones en ese país por el que inevitablemente sentía parte de resistencia y rechazo, y no poco desencanto!, cuando viajé a él la primera vez y constaté el insalvable abismo entre la India real y la ensoñada, y eso que entonces yo era un empedernido romántico de la búsqueda espiritual. No fue fácil para mí «aclimatarme» a la India: a su caos organizado, su bullicio y desorden, su hacinamiento y miseria, la dificultad para hallar verdaderas corrientes de sabiduría vivientes, cuando el mismo Ouspenski no pareció encontrarlas.

—Transformarse es convertirse en algo distinto —aseveró el hombre enfáticamente, sin dejar lugar a dudas—. ¿Cuántas personas están dispuestas a hacer esto? Muy pocas. Por ello son tan pocos los que llegan a la Verdad. En su estado ordinario hay muchas personas que no pueden ni saber realmente de sí mismas ni percibir la última realidad. Entonces, ¿para qué seguir en ese estado? Tienen que transmutarlo. Si desde el pico de una montaña no logramos ver lo que hay que ver, ascendamos a un pico más elevado, y si aun así no basta, escalemos al pico más alto de todos. El ser humano no comprende. Es capaz de analizar, discursear, comparar y asociar, pero no comprende. Emplea toda su capacidad de esfuerzo en los aspectos fenoménicos de la existencia. Se esfuerza por ser el que más dinero obtenga, más privilegios, más seguridades. Todos sus esfuerzos son... ¿Cómo le diría yo? Competitivos. Esfuerzos y más esfuerzos para conseguir una serie de cosas que son transitorias. ¡Qué derroche de energías!

Yo procedía precisamente de una sociedad brutalmente competitiva y en la competición, como asevera Krishnamurti, nunca puede haber amor. Por eso pregunté:

—¿Por qué ese afán de superar a los demás en todo?

Se alisó los cabellos, miró a lo alto y dijo:

—Observe usted a los niños en un parque. Véales actuar. Todos se esfuerzan por ser el primero saltando, corriendo, lanzando piedras. El hombre común es como un niño. No ha obtenido su total desarrollo, no se ha completado, y sigue esclavizado por el afán competitivo. La persona que se desarrolla, que madura, se eleva por encima de todo eso. Si vive en sociedad se verá obligada a competir, pero aun así lo hará desapegadamente, sin dejarse encadenar. Si uno compite por necesidad, pero sin apegarse, no hay desgaste, no hay condicionamiento, no hay mezquindad ni violencia. Pero el individuo compite obsesionado por su competición, obsesionado por ser el primero, entonces esto resulta desgarrador, agota a la persona y la embrutece. La persona llega a no experimentar verdadera sensación de gozo por nada. Se ha acartonado. Todas sus energías están volcadas hacia la competición. A todos sus condicionamientos interiores, se unen la brutalidad si llega el caso, los pensamientos de odio y de rencor, la envidia y el resentimiento. Hay que adiestrarse en el desapego. ¿Ha leído usted el Bhagavad-Gita?

—Muchas veces —dije complacido.

—¿Y qué le parece?

—Una joya en todos los sentidos.

Me miró satisfecho y dijo:

—Todo el contenido del Bhagavad-Gita es sabio. Todo él enseña una doctrina profunda que debe vivirse en el corazón. Hay un versículo excepcional que dice: «No acumularás karma si te lanzas a la batalla habiendo conseguido que te importen lo mismo la fortuna que la desgracia, la victoria que la derrota, el éxito que el fracaso.» Dese cuenta de que Krishna estimula a Arjuna a combatir, pero le previene contra el apego. Le entrega la fórmula para poder competir sin encadenarse. El Bhagavad-Gita

—declaró con entusiasmo no disimulado y los ojos encendidos por la devoción— es para mí un libro de compañía, un fiel amigo, como para muchos hindúes.

—¿Qué podría aconsejarle al hombre que no encuentra la serenidad?

—Le aconsejaría con otra frase del Gita: «Vivirá en la paz aquel que deje el apego; actúa con independencia, sin deseos, habiendo superado todo egotismo.»

Se incorporó de golpe, dando por finalizada la conversación. Nos estrechamos firmemente la mano y me quedé con las enormes ganas de saber un poco más de una persona tan grata y comunicativa. Pero he tenido la fortuna de encontrar en la India gente de este tipo, verdaderos filósofos con un toque de real sabiduría y no solo conocimiento. ¡La sorpresiva India, siempre abierta al asombro! Encuentros como este, espontáneos, no sé si sincrónicos o casuales, ha habido no pocos, como el que tuviera años atrás con el devoto que encontré en el Laksmi Narayan, el que celebrase con el profesor Madam Sharma (relatado en mi obra *Conversaciones con yoguis*) o tantos otros, inesperados y fecundos, que son muy de agradecer cuando buscar la sabiduría en la India es casi buscar como una aguja en un pajar, en este país que se está espiritualmente desertizando, como me dijera el profesor Pio Filippani Ronconi, que de tanto dar ha quedado esquilmado. También él me dijo, en su casa de Roma, hablando durante horas, que hay que estar muy prevenido contra los falsos gurús, los grandes traidores, y que es una pena que muchas personas nazcan libres y mueran esclavas de unos de estos explotadores del espíritu.

Babaji Sibananda, mi amigo del alma

No es ya que Benarés sea una de las ciudades más santas de la India, sino que es una de las más fascinantes, a pesar de la suciedad que alberga el Ganges a su paso por la misma, a pesar de ser una ciudad abigarrada, poluta, caótica y estruendosa, a pesar de que coger un taxi o moto-rickhaw en la estación es toda una hazaña, salvo que uno se deje engañar o dirigir justo al hotel al que no quiere llegar, burlando a duras penas la mafia de los que son como aves de rapiña al asalto del turista. Y a pesar de todo ello, Benarés imanta, te traslada siglos atrás, te somete a una especie de «choque adicional» o electroshock que te rompe todos los esquemas y patrones mentales. A unos apasiona y a otros les crea auténtico rechazo; a unos fascina para siempre y a otros para siempre les repele.

Yo me había prometido no volver a Benarés después de tantos viajes a esta ciudad de Siva y, sin embargo, aquí me veo otra vez paseando por la congestionada Godolia o tratando de no ser arrollado sin piedad por los coches al cruzar una calle del Chowk, o dejándome llevar apaciblemente por el mercado Thatheri o haciendo una de las rutas más santas, callejeando y callejeando: toda el area desde Sankala Mandir y junto al Panchaganga Ghat, los templos de Mangalori y Talanga Swami, y luego hasta el Ananda Bhairo y de allí a Kalabhai Mata y a Chokhanba, y acabo en la mezquita de Alangir, observando desde la misma todos los decrépitos palacios y templos de la margen izquierda del Ganges.

¿Y cómo es que si tantas veces me había prometido a mí mismo no volver a esta ciudad de innumerables templos aquí estoy de nuevo? Me había resistido como solo Siva lo sabe, superando toda tentación, yendo cerca de ella pero no aventurándome a recorrerla de nuevo. Ya estaba harto de Benarés, de sus inundaciones y sus temperaturas extremas, de su sordidez y de su suciedad endógena, del atosigamiento de sus vendedores y de perderme por ensortijadas y hediondas callejuelas. Estaba harto a pesar de que su casco antiguo es apasionante, único en el planeta, y por donde vienen los hombres gritando con los cadáveres sobre parihuelas al hombro, y donde las fogatas tiñen el cielo de un rojo vivo al anochecer, y donde los aratis resultan muy coloridos y no exentos de una finalidad que pretende atrapar al turista y despertar su asombro.

Y ahora, tras haber penetrado por una de las partes más antiguas de la ciudad, llego a un templo en el que el gurú o monje principal es Swami Avimukteshvarananda Saraswati, un discípulo principal del Shankaracharya de Dwarka. Es amable. Me siento a sus pies y le hago algunas preguntas embarazosas sobre la pureza. ¿Por qué ese afán compulsivo porque nadie le toque o prepare su comida si no es un brahmín o se acerque a él en exceso? Los brahmines rigurosos tienen esta autodefensa compulsiva y en la que debe haber restos de burda superstición, como si fueran a ser contaminados (supongo que sus campos astrales y no solo su cuerpo físico) por los que no son de su casta, por los impuros. Le digo claramente que me parece una contradicción, que se predique compasión y se sitúen tan abismalmente lejos de los demás y no digamos de los perros, como si fueran almas del diablo. ¿No contradice eso el sentimiento de unidad, el anhelo vedántico de convencernos de que somos Él, el Supremo, y que resultamos como olas en el gran océano cósmico? No es cuestión de debatir ni de crear polémicas, pero conductas de ese compulsivo afán por no contaminarse alejan al ser humano del ser humano. Por eso yo en la India corro presto a besar los pies polvorientos o las sandalias gastadas de un sadhu, pero me guardo muchas veces de los gurús, mentores dogmáticos o brahmines con autoimportancia. Y es muy amable, no estamos de acuerdo en muchas cosas, porque puede uno abrazar a un leproso y mantener su espíritu prístino o abrazar a una ramera y no dejar de estar conectado con el Ser o pisar una caca y no por ello creer que el puruha o Sí-mismo se contamina o el cuerpo astral se ensucia.

Y otra vez, pues, en Benarés, ya visitada en una veintena de ocasiones desde mi primer viaje a la India; ya penetrada calle a calle, templo a templo, ashram a ashram.

Seré suscinto al contarle al lector el gran número de casualidades, causalidades o sincronicidades que me forzaron, me forzaron, sí, a volver a la ciudad donde la vida y la muerte se entrelazan como en ninguna otra.

Comienza la historia de las casualidades o sincronicidades, que cada cual lo tome como quiera. Cierto día, ya tomada desde hace años la firme decisión de no volver a la ciudad de Siva, recibo carta de una lectora que me dice que yendo por una calle de Benarés, llevando consigo un ejemplar de mi obra *El Yogui*, encuentra a un sadhu que es el que aparece en la portada de mi libro, que fue elegida al azar en Internet por el editor. El sadhu, llamado Baba Sibananda, se queda perplejo al verse en la portada de un libro. La lectora le regala el ejemplar. Poco después recibo carta de otra lectora, que yendo por Benarés es reclamada por un sadhu que, al saber que es española, le pregunta por mí y le muestra el libro y le dice que quiere conocerme. A partir de ahí varios alumnos o amigos míos que pasan por Benarés conocen al sadhu, que les insiste en que me trasladen sus saludos. Un día mi amigo y alumno Mario Losantos se presenta en el centro con un cuadro de considerable tamaño, hecho por él sobre la foto de un sadhu al que no conoce: ¡es Baba Sibananda! Ese cuadro lleva años colgado en una de las salas de nuestro centro de yoga. Yo sigo viajando a la India dos veces al año, pero me resisto a volver a Benarés. Otros alumnos míos le van viendo y mi amigo Publio, practicante de yoga desde jovencito, acude a visitarle y le hace la mejor entrevista que nunca le han hecho a Baba sobre temas espirituales. Se dan otras innumerables sincronicidades y al final vuelvo a Benarés. De lejos veo al sadhu sentado en una dabha y me siento a su lado y le llevo un libro que otra alumna que antes lo encontró me ha dado para él. Pregunta:

—¿Otro libro de Ramiro Calle?

—Yo soy Ramiro Calle —le digo.

Nos abrazamos profunda e intensamente y nace entre nosotros un cariño inmenso. A partir de ahí le visito una vez al año al menos. Es un ser extraordinario, con un gran sentido del humor y una serenidad contagiosa, siempre hospitalario y amable. No tiene nada, pero se declara muy feliz.

Recojo parte de sus palabras recibidas a lo largo de años, siempre inspiradoras y que remueven en el buscador espiritual su sentido de Búsqueda.

Iba a acudir a encontrarme de nuevo con Baba Sibananda en unos meses, en la próxima Navidad, pero viajando en el tren hacia Marbella para dar un taller de hatha-yoga, recibo la llamada de mi amiga Cristina Lázaro para decirme que Baba ha muerto. Es mediados de junio, y casi a finales de abril había muerto mi amado hermano Miguel Ángel. Dos grandes seres habían partido en el plazo de unas seis semanas; dos personas extraordinarias que el destino muy generosamente había puesto en mi vida, pero que también cruelmente me había arrebatado. Dos años antes yo había estado tan gravemente enfermo (como relato en mi obra *En el límite*) que llegaron a darme cuatro horas de vida. Entré en las mismas fechas al hospital que lo hiciera justo dos años después mi hermano Miguel Ángel. Durante mi grave enfermedad mi hermano estuvo hora a hora pendiente de mí en tanto en la India Baba Sibananda meditaba y rezaba por mí, frente al sagrado Ganges. Ojalá tras haber ambos desencarnado se hayan encontrado en otros planos. Como ambos pasaron la vida haciendo el bien y tenían mucho sentido del humor y eran abiertos y cariñosos, seguro que se lo están pasando muy bien ahora en otros avatares.

Me dice, mientras estamos frente al río más sagrado de la India, cuyas aguas están cada vez más polutas y descuidadas:

—Hay que saber mirar y mantener la calma ante todo. Ecuanimidad, siempre ecuanimidad, Ramiro. Todos somos como los dedos de una gran mano cósmica y tenemos que aprender a conectar con ella, pues en realidad nunca estamos desconectados de ella. Es muy útil en este sentido la meditación. El corazón de todas las criaturas es el mismo, pero desde niños nos han superpuesto códigos, esquemas y se ha ido configurando el ego, que se interpone entre uno y su ser real.

—¡Cuán vacíos se sienten los seres humanos! —exclamo.

—Hay mucha insatisfacción —dice—. No se puede superar tan solo con bienes materiales. La gente está muy loca, muy loca. Hay que adiestrarse en la ecuanimidad, el equilibrio. Hay que verlo todo como si fuera una película. La vida es nada, se pasa muy rápida; unos pocos días y se acabó. Pero hay que estar contentos.

—¡Es todo tan cambiante, tan efímero, tan fugaz! —exclamo como hablando para mí—. ¡El samsara!

—Ramiro, yo no sé nada, no comprendo nada. El Absoluto lo sabe. Yo no sé nada. ¡Todo es tan extraño, tan misterioso!

—Maya sobre maya —comento—. ¿Y qué hacer?

—Mirar, observar, contemplar, pero sosegadamente, sin preocuparse. No hay que preocuparse nunca, nunca. Tampoco enfadarse. ¡Hay tanta variedad! Contempla, haz hatha-yoga y no te preocupes.

—¿Ni siquiera ante la muerte?

—Vida y muerte son lo mismo. Todos los días morimos al estar dormidos y el que no despertamos es la muerte.

Tras quedarse unos momentos pensativo, con sus hermosos ojos perdidos en la inmensidad, dice:

—Hay mucha insatisfacción, y mucha codicia. Los políticos son basura, basura. La política es una porquería.

Y añade:

—La codicia es insaciable. Pero todos tenemos dos cerebros: uno sagrado y otro demoníaco. En el sagrado hay amor, indulgencia, compasión... En el diabólico, codicia, odio, ira... Hay que desarrollar más y más el cerebro sagrado. El amor es lo más importante. Hoy en día casi nadie está satisfecho. La gente quiere más y más; hay una implacable codicia. Después se volverán locos. No hallan paz en su mente. El corazón y la mente están vacíos.

Y a menudo recuerda:

—Podemos morir en cualquier instante. La muerte es lo más

real, pero la gente tiene mucho miedo. Bailamos siempre de acuerdo a la voluntad del Absoluto, pero no lo comprendemos. La paz es lo más importante de la vida humana. Sin paz la vida no tiene sentido. La meditación es el mejor sendero de vida para todos. En este planeta descansamos algunos días y partimos. Tenemos que servir a los otros y ganar la paz de la mente.

Tiene una sonrisa maravillosa. Nos abrazamos una y otra vez. Me dice: «Siempre amigos, Ramiro, siempre amigos.» Y cuando llega el día de despedirnos, me recuerda:

—El camino más directo hacia el Ser es la meditación.

Apéndice

Más encuentros con grandes yoguis

Conversaciones con yoguis obtuvo una óptima acogida por parte del lector y en muy poco tiempo se realizó la segunda edición. A fin de enriquecer la obra y de que aporte el mayor material posible al buscador espiritual, he agregado para la tercera edición este valioso apéndice, donde recojo otras entrevistas y también dos de ellas que, por sugerencia mía, ha realizado en la India el excelente profesor de yoga Víctor Martínez Flores, prologuista de mi libro *Conversaciones con lamas y sabios budistas*. Se trata de las entrevistas efectuadas a Swamiji Santosh Bharti (en compañía de Surinder Sing, ya entrevistado anteriormente para *Conversaciones con yoguis*) y de Baba Krishna Kumar Tiwari. Entre las efectuadas por mí, incluyo la de una persona excepcional, un buscador incomparable de la última realidad, un formidable gnana-yogui y al que yo siempre consideré un sadhu catalán: Rafael Campany, al que he tomado como personaje en alguna de mis novelas y del que luego daré más referencias. He seleccionado también las conversaciones con Dilip Goswami, que durante años trabajó como maestro de yoga en Barcelona, y después volvió a su país, la India: persona de extraordinarios conocimientos, muy versada en los Aforismos de Patanjali. También traigo a este apéndice la entrevista sumamente inspiradora con un yogui-devoto en Calcuta. Sin duda este apéndice, que enseguida Agustín Pániker aceptó como valioso para la obra, aporta aún más información sobre ese cuerpo inmenso de enseñanzas y métodos que es el yoga, al decir de Mircea Eliade, con toda la razón, el «eje espiritual de Oriente», y que por su fiabilidad y su carácter adogmático y pragmático ha pervivido a lo largo de milenios.

Dilip Goswami

Dilip Goswami impartió clases de yoga durante años en Barcelona, y luego volvió a su país. En una ocasión en que volvió a España por unas semanas, le organicé en Madrid un taller de hatha-yoga, en el que estuvo brillantísimo, y posteriormente una fecunda charla sobre los Yoga Sutras y el radja-yoga, tema que él domina en profundidad. Es una bella persona y de gran sensibilidad. Se fue con su familia a vivir a Jhansi, y cuando visité la sugerente y cautivadora ciudad de Orchha vino a verme y me llevó a entrevistar a su maestro, Swami Ramacharya, en la localidad de Orai, donde viven sus padres y donde nos prepararon una magnífica comida. Recojo parte de mis diversas conversaciones mantenidas con él.

Ramiro Calle: Tú eres un formidable hatha-yogui, siempre me lo habían dicho y lo he comprobado. Lo que está pasando con el hatha-yoga es lamentable, ¿verdad? Es una de las modalidades de yoga más desnaturalizadas. Es una lástima lo que los instructores o gurús desaprensivos hacen con ella.

Dilip Goswami: ¡Cuánta razón tienes! No hay mucha gente que comprenda de verdad el alcance del hatha-yoga, y menos que lo muestren y enseñen respetando su esencia. Es preferible combinar la práctica del hatha-yoga con la de la meditación y comprender que el hatha-yoga es un precioso medio para apaciguar la mente y poder encontrarse con uno a través del cuerpo.

R. C.: Qué misterioso, Dilip, es el mecanismo de la búsqueda, que en una persona se dispara y en otras muchas no, ¿verdad?

D. G.: Así es, Ramiro. La búsqueda no debe cesar hasta que

obtengamos los logros más altos. Se requiere mucha motivación. Uno está como en la penumbra hasta que va aproximándose a la meta.

R. C.: Lo curioso es que cuando se activa en uno ese sagrado impulso (sea por destino o karma, o por casualidad o por lo que fuere) no puede uno sustraerse al mismo.

D. G.: No puede. Porque uno siente que nos falta algo, que no estamos completos, que tenemos que seguir tras las huellas de la Liberación.

R. C.: ¿Moksha?

D. G.: Sí, el despertar, la autorrealización, lo que le da el verdadero sentido a la vida. Lo importante en todo momento es poder mantenerse establecido en el veedor o consciencia-testigo, que es la primera causa, pero es muy difícil, como sabes, conseguirlo en la vida diaria. Hay que observar esa disciplina con firme determinación, pues uno tiende a identificarse con lo más insustancial, bobo o mezquino, pero el buscador debe redoblar sus esfuerzos para que cada vez que pierda la primera causa trate de recuperarla, porque esta es su propia identidad, esa consciencia inafectada.

R. C.: Ella conecta con lo más íntimo de uno sin dejar de percibir lo exterior; ese mirar atento e inafectado, alerta y ecuánime, que hay que ir ensayando, ¿verdad?, para no dejarse tanto identificar con las sensaciones producidas por los objetos sensoriales.

D. D.: El sadhana es imprescindible para recuperar la naturaleza real y por eso han surgido tantas técnicas para ascender al nivel más alto de consciencia.

R. C.: ¿La consciencia supramundana o supraconsciencia?

D. G.: Efectivamente. Y la meditación es un estado. Se ponen los medios para que ese estado se presente. El método es instrumento para establecerse en ese estado.

R. C.: Por eso han surgido tantos métodos de meditación. Es un método excelente, pero no apropiado para todo el mundo, pienso, el que consiste en ir disolviendo el elemento tierra en el elemento agua, el agua en el fuego, el fuego en el aire y el aire en el éter, para después dar un salto a la Conciencia que se esconde detrás, lo sutil entre lo ultrasutil, y desplazarse de la mente a la no-mente, recorriendo el camino a la inversa, de lo más tosco a lo más sutil y ultrasutil.

D. G.: En la aventura del espíritu que representa el camino hacia la Fuente o Chidakash (lo que está más allá del éter, denominado por los hindúes el autoser o autoencendido, lo autocreado), hay que emprender, sí, la senda a la inversa, revertir el viaje. Se trata de desidentificarse de lo más denso para desplazarse a lo más sutil, hacia la Fuente de donde todo brota. Representa, como sabes, una disociación del Sí-mismo y de la sustancia primordial o prakriti, ya que de acuerdo con el yoga-samkhya en todo ser humano están el purusha (entidad espiritual) y la sustancia primordial o prakriti, que engloba todos los procesos psicosomáticos. Para llegar a ese Absoluto desprovisto de cualidades se requiere necesariamente la experiencia interna, más allá de la mental ordinaria y las dualidades.

R. C.: Tú eres un formidable conocedor de los Yoga Sutras de Patanjali. Ha habido corrientes de yoga ateo o transteísta, pero Patanjali le da importancia a la que podríamos denominar deidad del yoga, Ishwara. ¿Cuál es tu apreciación?

D. G.: Ishwara es una palabra mágica y muy respetada por la cultura hindú. La palabra nos conecta con el estado del origen del universo, que tanta relevancia tiene en el Hinduismo desde los Vedas, época en la que la humanidad tenía un sentido más elevado de espiritualidad. El término Dios es el equivalente de la palabra Ishwara, pero Ishwara tiene algo más y diferente que la simple idea de Dios. En la doctrina del yoga, Ishwara se encuentra como en el mojón del kilómetro donde se gira todo alrededor de este elemento tan básico. Este término es una palabra técnica de espiritualidad que nos facilita aproximarnos al estado del propio Ishwara. No es fácil de explicar.

R. C.: ¿Dirigir la mente a Ishwara para tener la experiencia de Ishwara y aproximarse al estado del propio Ishwara?

D. G.: Patanjali en sus Sutras menciona únicamente a Ishwara en cuatro diferentes ocasiones, como elemento fundamental de su descripción y la recomendación de rendición al mismo. El camino que expone Patanjali, el asthanga-yoga (yama, niyama, asana, pranayama, etcétera), es la senda para conseguir el «chittavritti nirodha», o supresión de los pensamientos en la mente. A través de la rendición a Ishwara (Ishwara Pranidhanadva).

R. C.: ¿Instrumentalizar a Ishwara para conseguir detener los procesos mentales, que es una constante del yoga para conectar con la naturaleza real en uno mismo?

D. G.: Conseguir mediante esa rendición a Ishwara el mismo efecto que se logra con la disciplina del yoga. Así que solamente la rendición a Ishwara es equivalente a toda la disciplina del yoga.

R. C.: Ese pensamiento que se absorbe en Iswahra al dirigirlo todo hacia el mismo y que detiene los automatismos de la mente. Y como reza la instrucción del yoga: «Cuando los pensamientos cesan, se revela la luz del ser.»

D. G.: Para Patanjali las cualidades de Ishwara, que es el maestro de los maestros, no se dividen en las categorías de tiempo; ni los afectos, los klesas (obstáculos) ni los karmas en ningún momento. Es un caso especial de elemento purusha.

R. C.: Mahapurusha.

D. G.: Pues sí, y todos esos comentarios indican el estado de la extrema pureza de Ishwara. Es de tal pureza que no se le puede dar ningún atributo. Y a través de invertir la evolución (volver a la Fuente), se puede conseguir ese estado.

R. C.: La vía del retorno. ¡Cuántos místicos lo han intentado en todas las épocas y latitudes!

D. G.: Patanjali explica que el Ishwara es el origen de la prakriti (la naturaleza prima en la forma de los cinco elementos primordiales). Se manifiesta verbalmente en la forma de pranava a través del sonido OM, conocido como el gran mantra universal. Patanjali nos instruye para rendirnos al estado de Ishwara y rendirnos a él mediante la austeridad y la virtud, y mediante la rendición y pensamiento firme en Ishwara uno logra realizar la experiencia del samadhi.

R. C.: La alta meta del samadhi. Larga es la senda hacia ese estado de Unidad.

D. G.: Muy larga, pero muy necesaria. Sabemos que el estado de samadhi se puede obtener en distintas ocasiones en la vida, pero el perfeccionamiento del samadhi es imposible sin la actitud de rendición hacia el estado de Ishwara, mediante el cual penetramos en el estado de kaivalia (o emancipación), que es la mete de la disciplina del yoga, donde uno se sustrae a la rueda de nacimientos y muertes.

R. C.: El tan ansiado estado de Moksha: liberación definitiva.

D. G.: Ya sabes que las palabras son a lo más comprensión intelectual, pero para entender el estado real de Ishwara hace falta la experiencia de Él, y cuando lo experimentamos, aunque sea por un instante mínimo, somos Ishwara.

R. C.: Ahora, Dilip, me gustaría que comentásemos la muerte consciente o incluso si un yogui en un momento, cuando lo consideras oportuno, puede producirse la muerte.

D. G.: El yogui, pienso, no se provoca la muerte por provocársela, sino que lo que trata es de liberarse en vida. La muerte es un gran problema en todos los seres que experimentan el sufrimiento, pero por otro lado la muerte es la liberación del sufrimiento. La desaparición del cuerpo es lo que llamamos muerte. Hay yoguis muy avanzados que pueden por su propia voluntad conducir la energía kundalini hacia arriba, al ir a morir, y sacarla por el chakra más alto, el sahasrara, la décima puerta. Para ello hay que haber practicado mucho y poder mover y manipular las energías. Así un yogui tan avanzado evita que la energía se extravíe por los órganos, destruyéndolos y produciéndoles la muerte. Por lo que se sabe, un jivanmukta o liberado-viviente puede tener esta capacidad de conducir toda la energía hacia arriba en el momento de ir a morir y sacarla por el chakra más elevado. Un yogui muy avanzado ya sabe manipular sus energías vitales a la perfección y tiene un conocimiento supraconsciente de las leyes del universo y las leyes de los karmas. Él mismo ya conoce el momento del final de su trayecto. Como sus karmas positivos y negativos han cumplido sus deberes, es el momento de marchar, y entonces el yogui reúne toda su energía kundalini y la saca voluntariamente por el sahasrara, produciendo una fisura en el cráneo. Tal es la liberación del yoga de su envoltura carnal. Se considera que en tales casos el cuerpo de ese yogui no sufre putrefacción en semanas. Es un cuerpo tan puro y libre de toxinas que no deviene putrefacto enseguida. Se llega a decir que es tan puro que otro espíritu podría entrar en el mismo y aprovechar esa envoltura carnal.

R. C.: Lamentablemente el jivanmukta, supongo, está en un nivel tal de consciencia que no podemos ni siquiera remotamente comprenderlo.

D. G.: Así es. Ya sabes que mientras vive está en el mundo pero no es del mundo. Él ya se ha desligado de sus vestimentas psicosomáticas y está conectado en todo momento con el Ser. Aun aparentemente vivo, él está en otro nivel supramundano. No podemos comprenderlo. Solo un jivanmukta puede comprender a un jivanmukta.

Rafael Campany

La vida nos trae a veces, por sincronicidad o karma, por coincidencias cargadas de sentido o lo que los cristianos llamarían providencia, a personas muy especiales y que se volverán esenciales en nuestras existencias, apareciendo en el momento oportuno. Estas personas nos dejan una huella indeleble, nos ayudan en la senda del autodesarrollo y la evolución de la consciencia, y se convierten en grandes e incondicionales amigos espirituales. La vida me ha obsequiado permitiéndome encontrar algunas de estas personas, pero una de las más significativas que he hallado en mi vida fue Rafael Campany, nacido en Barcelona, pero —nunca mejor dicho— ciudadano del mundo, un sadhu occidental que emuló a muchos sadhus de la India, un buscador implacable de lo Absoluto y que dedicó toda su vida a rastrear la última realidad. Le traté muy intensamente en dos períodos de mi vida, con la separación de unos dos años entre uno y otro.

Después de haber estado viajando por Nepal y permanecer seis meses en una barcaza en el Ganges en Benarés, vino a verme al centro de yoga. Le vi en una de mis clases de meditación por primera vez; parecía a la par un marino, un trotamundos, un filósofo, un *clochard*, un sabio. Era todo eso y mucho más; realmente poliédrico. Durante días y noches investigamos juntos. A pesar de su aspecto de *clochard*-sadhu, era bien recibido allí donde le llevaba. Inspiraba sabiduría y amor. Era de entrañables maneras y de una aguda inteligencia, una verdadera enciclopedia viviente y a la par un practicante y no un diletante. Marino de profesión, solo se embarcaba cuando su situación económica era extrema. Vivió diecisiete años en casas en construcción en París, conoció librerías de todas partes del mundo, estuvo en centros de meditación, leyó miles y miles de libros. Nada necesitaba. Le incorporé a mis reuniones con personas del espíritu, incluido mi hermano Miguel Ángel, que varias veces nos invitó a cenar a su casa, y que era él mismo un buscador de lo Eterno, un gran humanista y un poeta excepcional. Noches enteras, hasta bien entrado el día, mantuve diálogos místicos y yóguicos con él. Parte de esas conversaciones las incluyo en este libro para su tercera edición, porque deben ser compartidas con el lector y con todo buscador espiritual.

Un día, tal como había venido, Rafael partió, dejando sus maletas, que nunca volvió a recoger. No creo que viva. Le he buscado sin éxito. Uno de los personajes de mi novela *Los ojos del corazón* está inspirado en él; también otro de mis relatos espirituales «Las siete iniciaciones». Personas así son fuente de inspiración y revelación. Investigué y seguramente volvió a Oriente. La última vez estuvo, me dijo, meditando en un monasterio en las montañas de Nepal.

Ramiro Calle: Creo, Rafael, que en esta época tan babélica que vivimos, el yoga nos puede ser de gran ayuda, como un soporte al que agarrarnos, como un refugio que a la par nos ayuda a transformarnos.

Rafael Campany: Sí, está muy indicado para esta época, sobre todo el yoga de movimientos conscientes, de asanas, también el kundalini-yoga, y, para una época tan degradada como esta, el kali-yuga. Ya en los textos sagrados de la India todo ello se ha anticipado.

R. C.: Como el yoga se sirve tanto del discernimiento, sobre todo el gnana-yoga, es interesante hacer la distinción, creo, entre el discernimiento neurótico, el de la persona llamémosla normal no realizada, y el de la persona realizada o iluminada, el liberado-viviente. Hay enormes diferencias entre un tipo de discernimiento y otro, ¿no crees?

R. Cam.: Sí, se puede decir, empezando por la persona neurótica, que no carece de discernimiento, porque si careciera del mismo, nunca podría recuperarlo. Algo debe quedarle del mismo. Así que sí tiene discernimiento y, sin embargo, sus acciones no están organizadas de acuerdo con un discernimiento equilibrado. ¿Qué es lo que pasa en tales casos? Pues que hay obstáculos o interferencias en ese discernimiento y su sincronización; es decir, se presentan distorsiones, lagunas de memoria, lagunas de atención. Se produce una organización o reacciones mentales que no son las adecuadas; o sea, se falsea el discernimiento y no se recibe una información fiable. Ese discernimiento no refleja correctamente.

R. C.: Y todos somos un poco o bastante neuróticos...

R. Cam.: Desde luego. Pues en la persona neurótica propiamente dicha se produce un juego de espejos perturbador y distorsionante. No hay que olvidar que la mente es un órgano que refleja. No tiene luz propia como tal. Vive en un juego de luces y sombras, un juego de filtros, que provocan una reflexión alterada y que esta reflexión alterada, proyectándose sobre sus medios de acción, comprensión y comunicación, le hace asistir a fenómenos de no-simultaneidad en el momento. Potencialmente, al menos, la persona más armónica, es simultánea en el momento, y la neurótica es asimultánea. Y todos padecemos esta asimultaneidad. Somos fuego, y tenemos también que ser aire. Somos un reflejo, no tenemos luz propia, y tenemos que conseguirla. El budismo, y sobre todo desde el enfoque de Nagarjuna, insiste sobre la instantaneidad (el surgir y desvanecerse) de los fenómenos y sobre la ilusión del yo. La ilusión del yo es el puente imaginario que nos hace encadenar y prolongar un instante con otro instante, y ello aún se constela más en el lenguaje, porque si las frases tienen sentido es a partir de esta ilusión del yo. Ello quiere decir que el liberado-viviente sería un individuo que llega a la justa simultaneidad, pero ello provendría tanto de una evolución del sistema de fenómenos como de la actitud ante los fenómenos.

R. C.: ¿Viviría el liberado-viviente siempre con su atención mental en el presente, sustrayéndose por completo al pasado y al futuro?

R. Cam.: Ya no se puede ni hablar de presente. Hasta eso es una limitación. Una persona liberada está en un estado de simultaneidad, pero en el cual el tiempo no obedece a sistemas geométricos. Nosotros trasladamos al tiempo elementos geométricos, elementos de espacio. Pero, en la simultaneidad pura, ese «tiempo» posee su propia virtud independientemente de todo otro factor.

R. C.: Buda llega a hablar de un estado que está más allá de lo cósmico. ¡Cualquiera logra entenderlo desde la mente egocéntrica! Pero, volviendo a la simultaneidad, ¿cómo podríamos ponerlo en palabras que la persona que no está especializada en estos temas pueda un poco captarlo?

R. Cam.: Sí, vamos a darle un enfoque más entendible. Se ha dicho siempre que todo fluye. La típica imagen del río que fluye. Es decir, la persona, para empezar, neurótica tiene un pie en el río y un pie en la tierra; el hombre común es el que se baña en el río (es el bautismo, el clásico punto de partida hacia la liberación). El neurótico, o como queramos llamarle, tiene que poner el otro pie en el río antes de comenzar a caminar por la senda hacia la autorrealización, y el yogui realizado está en un río que ya no fluye, y forma parte además del agua. El agua ha perdido su objetividad propia; el yogui ha perdido su sentido de forma (rupa) y de ego, y todo forma un instante prolongado.

R. C.: ¿O un presente eterno?

R. Cam.: Pero si decimos «presente», es que mentalmente podemos presuponer un pasado y hay futuro. Y en ese «instante prolongado», no. Este yogui se ha transformado literalmente en «carne de la escritura».

R. C.: Carne de la revelación.

R. Cam.: Y esto es ser Buda. Transformarse en carne de la revelación, así es.

R. C.: ¿Qué papel juega la memoria en un hombre común y juega alguno en un liberado? Me refiero, Rafael, a la memoria como contenido de todas esas vivencias que hemos acarreado a lo largo de nuestra existencia, o existencias si uno cree en la reencarnación o renacimiento, y que además sabemos cuánto pueden llegar a perturbar al ser humano cuando no están inhibidas o resueltas.

R. Cam.: La memoria es una de las funciones que se altera en el neurótico; hay una especie de alienación de la memoria. La memoria es como si fuera no de él, sino de otro.

R. C.: Totalmente descontrolada.

R. Cam.: Y encontramos el mismo fenómeno en la persona que creemos más armonizada o equilibrada. Nuestra memoria no es nuestra, pues es nuestra y de nuestras vidas anteriores, de acuerdo al contexto oriental, pero también encontraríamos otras formas de expresión en el contexto occidental, porque podríamos hablar, por ejemplo, de las alteraciones causadas por las pulsiones subliminales o tendencias subyacentes del inconsciente, vengan o no de vidas anteriores. No viene al caso la polémica. Pero de cualquier modo esta memoria viene no tan solo alterada, sino diversificada a base de fusiones o acumulaciones que no son desconocidas, y cuya forma de actuar no es tampoco desconocida. Tenemos que tener en cuenta también que la memoria es un juego de dualidad, es decir, que hay una fuente emisora y una fuente receptora, o sea, que se forma a base de un emisor y del perceptor. En la persona liberada ya no existe esta dualidad, se trascienden el yang y el yin, y se da una implosión continuada de los elementos patologicos, es decir, de los elementos de padecimiento. Se queman las tendencias subliminales. Los elementos de padecimiento, que entre otros son los pares de opuestos, son resueltos en la iluminación. Hablo pues de una implosión y no de una explosión. Se quitan los velos del ojo del atmán. Entonces el atmán se identifica con el Paratmán, la luz suprema. Se identifica con Infra, porque, ya que él lo vio, es el ojo que lo ve. El ojo de Indra sería este ojo interior, velado por el ego y las acumulaciones. Este ojo interior es el atmán. Puede hacer que veamos, pero no puede ser visto. La implosión de todas las tendencias subyacentes, quemadas, hace posible la apertura de ese ojo de sabiduría. El sol exterior, Paratmán, alumbra el sol interior, atmán. El sol exterior o Paratmán tiene una tendencia nata a «implosarse» a sí mismo; es decir, tenderá a llevar la iluminación al centro mismo de este sol interno. Aunque no podemos ya en este terreno salvar las paradojas, te diré, Ramiro, y con la limitación de las palabras, que yo creo que la resolución de este círculo de luz a un punto inmaterial debe coincidir con la iluminación. Hay mucha senda que recorrer, como sabes, hasta llegar ahí.

R. C.: Ya en estas alturas, Rafael, Buda declaraba: «El que interroga se equivoca; el que responde se equivoca.» ¿Cómo poner en palabras, verdad, lo que está más allá de las palabras?

R. Cam.: Tiene que haber una progresión de la neurosis a la armonía psíquica.

R. C.: Y con distinta terminología, ese «esquema» puede ser extensible a todas las técnicas de autorrealización o sistemas soteriológicos.

R. Cam.: Yo creo que sí. Incluso opino que el concepto de yoga es susceptible de diversificaciones todavía inimaginadas; es decir, el concepto o alcance del yoga puede llevarse a todos los ámbitos de adiestramiento, autoconocimiento, curación y realización. Es el medio por excelencia para llegar a la meta. Sin duda siempre ha sido así. Claro que muchos tienen la imagen del yoga de hoy en día: meras posturas de hatha-yoga. Y las «siluetas» del hatha-yoga, si se ejecutan adecuadamente y en base a todos sus requisitos, no solo se graban en el cuerpo, sino también en la mente. Incluso no soy adverso a llevar las técnicas del yoga a verificaciones electrónicas o médicas, a pesar de la limitación de estas. Del mismo modo que me consta que hay técnicas del yoga que pueden ser llevadas a cabo sin ningún maestro. Y en lo que la técnica pueda ayudarnos, aceptémoslo sin prejuicios.

R. C.: Lo importante es que las experiencias que tenemos, yóguicamente hablando, puedan impregnar nuestras vidas y no quedarse en destellos de consciencia. Paul Brunton, al que leí de adolescente, decía que el problema que él había comprobado es que quien tiene esos estados cumbres de consciencia durante la práctica espiritual luego no puede mantenerlos en la vida diaria. En una sesión de interiorización puedes tener un estado de máxima plenitud y el discernimiento opera con lucidez, pero después de salir de la práctica uno, como no prosiga continuadamente con la misma, se pierde esa «luz». Tú me contabas una vez que, mientras estabas meditando en el monasterio en Nepal, estabas espiritualmente pletórico, por decirlo así, pero que luego uno degrada, en el sentido de que se desconecta de ese estado de lúcida plenitud o plena lucidez. ¿Me entiendes?

R. Cam.: Tenemos que recordar que el yoga era una disciplina en sus comienzos creada no solo en un contexto tradicional, sino sagrado. Decir un contexto sagrado, eso implica para el discípulo un total don de sí, un darse por completo, a lo largo del día, con plena motivación, sus actos y pensamientos. Si no persiste ese estado de claridad, es que el entrenamiento, yo le diré a quien lo alegue, es insuficiente. Simplemente. Es decir, que en lugar de entrenarse un año, tendrá que hacerlo una década, por ejemplo. Pero, claro, para muchas personas esperar diez años para recibir o ganar ciertas transformaciones es trágico, y pueden desmoralizarse o desesperarse.

R. C.: Pero es irremediable.

R. Cam.: Lo es. Y te voy a decir que podría llegar un momento en que el yoga se aplicase terapéuticamente, y si el tratamiento requiriese un par de meses o dos años, habría que asumirlo si se quieren resultados. De la misma manera que ahora hay un seguro de enfermedad, en un tiempo dado puede haber ciertos procedimientos de curación de base yóguica o parayóguica que pueden exigir, como digo, un retiro para el tratamiento de unos meses o lo que fuere, y se le debería dar. Eso es lo que debería ser en justicia, pues se supone que uno no tiene la culpa de sus enfermedades, y que sin embargo uno tiene que ser atendido con todas las estrategias terapéuticas posibles. E incluso si uno tuviera la culpa de una de sus enfermedades, es social, e incluso cristiano, que sea atendido lo mejor y más completamente posible.

R. C.: En una sociedad que constantemente tiende a dispersarnos, no es fácil seguir el sadhana o entrenamiento espiritual, e incluso tiende a frustrarlo. Es lamentable, pero es así.

R. Cam.: Desde luego la eficacia del yoga depende de la práctica asidua. Y desde luego una cosa inútil es pedir logros superiores cuando se da una especie de escepticismo flotante, y yo creo que este escepticismo en la India es no total, pero sí bastante consistente, y desde mi punto de vista los maestros que hay no son ni mucho menos los maestros que había, y yo creo que ahora Occidente tiene el nervio suficiente para producir o cosechar en el Dharma aquello que la India ya no genera. No será inmediatamente, pero sí con el tiempo. Y no es tan solo porque tiene este nervio, sino porque tenemos la necesidad de ello. En la India sin yoga sobrevivirían, pero aquí llegará un momento en que, sin estas disciplinas que nos han llegado del pasado, no sobreviviremos.

R. C.: Esto que dices, Rafael, es muy importante, muy importante.

R. Cam.: O sea, que aquel requisito de las antiguas escuelas de sabiduría que decía que el adepto ha de necesitarlo como el pan, aquí se convertirá un día en un hecho, si todo continúa así, como ya vemos. Lo necesitaremos como el pan. Y cuando una disciplina se necesita como el pan, o ese sector humano perece si no recurre a la misma o reacciona con todo su vigor y busca los medios y los aplica cualesquiera sea la dificultad.

R. C.: Exacto. Lo que dices es esencial.

R. Cam.: Yo veo que aquí en Occidente, a pesar de las críticas que le hacemos, aquí se trabaja, y que aquí en esta dirección no hay pérdida de tiempo, no hay pérdida de personas.

R. C.: Quien más podría hacer por el yoga, si lo respeta y no lo desnaturaliza o desvirtua, es precisamente Occidente, si de verdad se lo propusiera.

R. Cam.: Actualmente sí, porque mira, la India es un país tradicional, pero ¿qué pasa con la tradición? Si uno se acoge a los aspectos más mecánicos, supersticiosos o de mera adoración o ritualismo, no hay avance, no hay verdadero despertar de la consciencia.

R. C.: Yo mismo he comprobado en la India, Rafael, cuando he indagado en las investigaciones de yoga que se llevan allí, que la mayoría son verdaderamente deplorables.

R. Cam.: Bueno, tenemos que ser indulgentes, porque sus medios son escasos. Con esos medios el investigador se descorazona y pierde el aliento. En cambio en Occidente estas investigaciones sí podrían llevarse a cabo con mucho fruto. El caso es que estamos en un tiempo de éxodo de verdaderos tesoros espirituales y hay que acoger a estos hombres que saben, a los que realmente sepan. Y también que cada uno de nosotros lleve a la práctica estas técnicas liberatorias y no se queden en la mera teoría. Y así podremos sacar más fertilidad de lo que a veces ya se presenta como estéril.

R. C.: Hubo un yoga prehistórico o arcaico que luego desembocó en otros yogas, evidenciando así hasta qué punto va fluyendo y adaptándose esta disciplina, y no sabemos qué dirección habrá tomado dentro de dos mil años, siempre que pueda mantenerse al margen de los embaucadores que lo deforman intencionadamente para revenderlo.

R. Cam.: Aquí en Occidente hay que partir de que en el terreno espiritual, e incluso en el terapéutico, cabe proceder con la idea de que estos siglos de aparente degeneración o de real degeneración y pérdida del centro pueden considerarse como un barbecho espiritual o sapiencial, y después del barbecho el campo se torna de una riqueza y fertilidad inmensas. Por poner un burdo ejemplo, es como la penicilina aplicada a un salvaje, a quien puede hacer mucho más efecto que a un civilizado que ya la ha utilizado en demasía y que ha perdido la fe en su provecho. Tenemos que ver la relación del hatha-yoga y el kundalini-yoga con la mente, y para ello podemos disfrutar de todas las adquisiciones de la ciencia moderna, que tampoco hay ni mucho menos que despreciar. La ciencia y el yoga se pueden enriquecer recíprocamente, pero hay que evitar los dogmatismos, que los científicos tampoco son pocos. Y llegará un momento en que esto no pueda ni ignorarse ni soslayarse.

R. C.: ¿Qué opinas de ese estado de hiperalerta que se impone el yogui o el monje budista, que es una toma de consciencia intensa de los procesos que devienen por la mente o las emociones y que permite tomar atención de los estados psíquicos? Incluso llevar esa consciencia a los movimientos, las sensaciones y reacciones, las intenciones, los deseos y aversiones. Esa toma de consciencia constante que muchas escuelas budistas han recomendado. Esa atención para saber qué pasa por la mente y por el cuerpo. ¿Podría llegar a ser obsesiva esa intención, esa atención sin tregua sobre el propio complejo cuerpo-mente?

R. Cam.: Como occidental me parece que hay que evitar que se torne obsesivo y se corre el riesgo, sí, de que eso suceda. Pero no tenemos que olvidar, Ramiro, que ese yogui o ese monje es un personaje excepcional, ya que por su práctica es mucho más avanzado que el común de los mortales y pone todo su empeño en alcanzar su realización final. Y es lógico que lo que él pretenda es colmar el conocimiento experiencial de sus estados, a través del discernimiento, porque aspira a esta sabiduría superior. Y ya que la tradición indica que es posible y comprobable, no ceja en su empeño, pues lo que es cierto es que no hay posibilidad de un ascenso rápido hacia ese plano de sabiduría trascendental y que se requieren un conocimiento y un control de cada acto cognoscible y de cada situación interna. Ahora bien, si ese empeño lo ponen personas no preparadas, puede, yo creo, sinceramente, implicar una catástrofe. Se requiere guía, igual que sucedió con los tratamientos psicoanalíticos prolongados en la época de Freud.

R. C.: Se dice que hubo varios suicidios, sí, igual que sucedió con algunos seguidores de Gurdjieff, ¿verdad?

R. Cam.: Hay que proceder equilibradamente.

R. C.: Claro que esa continuada toma de consciencia es vivir el presente o aquí y ahora de manera continuada, neutralizando las memorias y la imaginación, e incluso las tendencias subyacentes.

R. Cam.: En el budismo y otros sistemas liberatorios, las cosas no son solo por lo que son (la pedagogía), sino por lo que son susceptibles de producir o provocar. ¿Y cómo sabemos qué han producido? Por el testimonio de los que han vivido antes y han llegado a una meta, y luego han expuesto por dónde pasa el camino, sea por aquí o por allá, para llegar a una meta. Y por supuesto todo de acuerdo a la verificación personal y la experiencia, claro. Es como, por poner un ejemplo entendible, en el lamentable ámbito de la caza, las huellas que dirigen al cazador hacia su presa. Los que han obtenido logros, muchas veces, por generosidad o compasión, los comunican a los otros y les muestran el sendero que ellos han seguido. Es formidable llegar a ese conocimiento de orden superior. Trabajándolo, uno llega a la percepción de la instantaneidad, y eso es impresionante. Y hay diferentes tipos de percepción, desde la sensorial, la de la consciencia más desarrollada y la neumática o sutil. Presencia neumática, como yo lo veo, es que el proceso de instantaneidad llegará a formar parte de nuestro cuerpo energético o sutil, se incorporará al mismo. Hay temperamentos más dotados o menos dotados en la búsqueda espiritual, igual que había ascetas, que tomaban el camino de las austeridades, y místicos, que tomaban la senda directa hacia el Divino. Y hay gente que no está en absoluto dotada.

R. C.: A veces la ascesis y la mística se corresponden, ¿verdad? O dicho de otra manera, hay místicos que han recurrido a la ascesis o austeridad como medio.

R. Cam.: Sí, pero están en su origen bien diferenciadas. Hay una distinción clara. El asceta de la Tebaida, o el monje budista, que a base de una voluntad de corrección y a base de una voluntad gigantesca de enderezamiento expone su alma a todos los meteoritos psicológicos y a todas esas visiones terribles que asaltan al eremita y que asaltan al asceta como esas piaras de cerdos de San Antonio el Grande. Experiencias o visiones, por cierto, que pueden asaltar al ciudadano normal cuando trata de renunciar; mil tentaciones sacuden nuestra alma. Unas veces son benignas, pero en cuanto uno se decide a dar un gran salto hacia arriba, las mismas pueden tornarse amenazadoras, diabólicas, disolutivas o agónicas, e incluso pueden causar la alienación, y entonces uno puede quedarse estancado, sin poder emprender el camino de la ascensión y el retorno, como si no pudiera superarse el magnetismo gravitacional que encadena a los planos inferiores o incluso fantasmas del inconsciente. El místico puede o no pasar por la ascesis, pero él se pone directamente en manos del Divino, con el que trata de conectar a través de la contemplación, aunque ello suponga también esas noches oscuras del alma que sin duda también tienen sus riesgos psíquicos. Tanto el místico como el asceta se pueden extraviar en su itinerario. René Guénon no dudó en hablar del error místico, o sea, la visión mística como un error. En la misma India, un país con ese indiscutible fermento místico, pero donde sus corrientes religiosas o ascéticas pueden adoptar aspectos abracadabrantes, no es impropio hablar del error «místico». Si el místico no mantiene una vía adecuada de ascensión, puede caer en desvaríos escalofriantes y la intuición mística puede convertirse en un error en ese anhelo supranatural por querer conectar con el Divino.

R. C.: Hace falta conservar algún tipo de discernimiento o intuición cierta.

R. Cam.: Hay que saber equilibrar. Como decía cierto padre, no dejes que en tu alma haya más bien de lo que puede contener de mal. El místico (no es fácil de entender) no puede contener más visión que el volumen de su visión contraria: la contraparte. Si no hay armonía, sobreviene el desequilibrio destructivo.

R. C.: Para el místico hindú, como dijera Ramana, la gracia está dentro de uno... Dios también.

R. Camp.: Cierto, cierto. El viaje no es solo hacia arriba, sino hacia adentro; no es solo ascensión, sino autoinmersión.

R. C.: En el radja-yoga se nos dice definidamente que yoga es la inhibición del pensamiento, es decir, el control del pensamiento. O sea, una suspensión de todas las ideaciones. ¿Es que esta inhibición de los vrittis o torbellinos mentales es realmente necesaria para la percepción del Sí-mismo?

R. Camp.: Para la percepción definitiva, indudablemente. Porque son los procesos mentales los que nos unen con el alius, lo que nos aliena.

R. C.: Y lo que nos identifica y apega.

R. Camp.: Y lo que nos apega. Por consiguiente lo que impide el kaivalia, el aislamiento, que es la emancipación.

R.C.: ¿Crees que ha sido así, aunque con diversas terminologías, en todas las técnicas orientales de autorrealización, o incluso en las occidentales, y el místico, aun sin saberlo, trataba de hacer lo mismo?

R. Cam.: Sin ninguna duda.

R. C.: El silencio interior

R. Cam.: Sin ninguna duda. Es la manera de superar los deseos incontrolados, esos meteoritos que desbaratan la atención y la mente, que irrumpen abrasivamente. En el neurótico la acción de esos meteoritos es mucho más intensa y el psicoterapeuta debe tratar de ayudar al paciente a que ponga orden interior y pueda controlar sus asociaciones mentales neuróticas y aislarlas o debilitarlas. Porque todo ese material perturba la percepción y la cognición.

R. C.: Ninguno, salvo habernos trabajado mucho, estamos libre de ello.

R. Cam.: Ninguno. Pero hay que aprender a cambiar el ángulo de los espejos, a obtener una visión distinta. Esa mutación es necesaria en el nivel más bajo para armonizarnos psicológicamente, pero en el nivel de la realización más alta tiene que ser de una profundidad extraordinaria. Los cristianos lo han realizado a través de la atención puesta en Jesús, como un yogui la puede poner en Ishwara o Siva, que se convierten en soportes concentrativos y transformativos, y que ayudan, si de verdad se sigue el sadhana o disciplina, a no degradar, sino seguir en la senda del retorno o el camino ascensional. En cuanto a la percepción del Sí-mismo, tiene que convertirse en un hecho real y no puramente ideacional. De otro modo no hay avance espiritual. Ello exige una transmutación; más aún: una inversión de valores.

R. C.: Cuando uno comienza a trabajar en el terreno de la atención consciente, se percata de la dificultad que representa.

R. Cam.: Enorme. Y quizás aún más difícil es para el occidental. En Occidente se enclaustraron estos métodos o se perdieron, y en la actualidad la tendencia monacal se está adelgazando, pero no han faltado en estos contextos casos de una disciplina o sadhana tan grande como el que se ha podido dar en Oriente. Y en el pasado la ha habido sin duda. Por otro lado sería inconcebible vivir en un monasterio o convento sin aplicar una disciplina o sadhana. En cuanto al trabajo sobre el cultivo de la atención mental, para ello se nos han dado soportes pedagógicos, tales como la identificación con la oración o la meditación o la contemplación. Creo que bastan esos soportes para conducir a la persona al umbral de una verdadera atención. Los orientales se han caracterizado en este plano por un forcejeo para lograr la intensificación de la consciencia y han comprobado que les han sido muy utiles, sobre todo cuando han sido mostrados por maestros fiables.

R. C.: El problema es cuando aun utilizando estos soportes pedagógicos se cae en la rutina, lo que es muy común también en Oriente, y entonces ya no se reza o se dicen los mantras con la atención requerida, sino que se procede como el que está contando huevos. Con esa misma mecanicidad se leen los textos sacros o se hacen los rituales.

R. Cam.: Eso es muy humano. Si no fuera así, el hombre ya estaría iluminado. A menos que la persona lo necesite, como decíamos, como el pan, y tenga una motivación excepcional, al hombre no se le puede pedir un sobreesfuerzo, porque no lo hace. Y porque incluso no está capacitado para el mismo. Pero si no se hace ningún esfuerzo, la persona cada día se debilita más y se torna más inepta en la senda del autodesarrollo. En todas las tradiciones han surgido estas tendencias hacia la mecanicidad, como el sacerdote que una misa que debiera durar veinte minutos la hiciera en cuatro. El occidental tiene que recuperar la musculatura psíquica para poder seguir la senda de la autorrealización, recobrar la zancada, por decirlo así. Ese muelle está muy mecanizado. También en los monasterios orientales ya han entrado en grado sumo la pereza y la desidia, incluidos los tibetanos.

R. C.: Eso lo hemos comprobado nosotros una y otra vez. Infinidad de lamas que se dicen reencarnados y son más ignorantes que un campesino o un picapedrero en su mismo entorno. Y no hay que ensoñar la vida monacal de aquellas latitudes, porque también en las mismas surgen rencillas, odios, apatía o degradación. Y las rivalidades entre unas y otras escuelas o sectas.

R. Cam.: Como en España los jesuitas y los agustinos. Bueno, en el Tíbet eran comunes los envenenamientos, muy comunes. Y en el Tíbet reinaba la magia negra, que tanto influyó en su budismo, y se ejercía sin el menor recato. Pero lo que es indudable es que la aspiración a la realización es mucho más que un mito persistente, obviamente, que ha estado en todas las épocas y que es una realidad. Parece que nosotros podemos salvarnos de algo, que vale la pena salvar. Pero por nuestra ignorancia, no lo vemos; a veces lo entrevemos o intuimos, pero sin duda las facultades en las que podríamos confiar son tan mínimas que no pasa esa realidad desapercibida. Y hay quien se dirá, «si incluso en el campo de la ingeniería, las matemáticas o la medicina no puedo ir más lejos, cómo voy a lograrlo en el de la mística o la autorrealización, que es todavía mucho más difícil». Y uno piensa que «pues nada, así me quedo».

R. C.: Prefiriendo dormir, ser una maquina, seguir con un yo-robotizado.

R. Cam.: Efectivamente. Pero hay algunos que sí, que es como si estuvieran predestinados a seguir la senda hacia dentro, a convertirse en atletas del espíritu. Y esos luchan por ello a través de mil dificultades. Así como a través de la experiencia uno sabe «esto no es para mí» o «puede ayudarme pero no puedo aspirar a las cimas más altas», estos atletas del espíritu intuyen que sí están preparados para la ascensión espiritual y, aun si en principio sus capacidades mentales, psíquicas o espirituales no son suficientes, las trabajan y mejoran. Y entonces luchan de continuo, sin desaliento, y a veces retrocediendo y volviendo a avanzar. Hay testimonios tan altos y tan grandes de los que han alcanzado la meta espiritual, que yo creo que no cabe ni la menor duda. Y hay una diferencia de nivel, la que va de satvva a tamas, por ejemplo, que no se puede poner en tela de juicio, como la presencia de la gracia, entiéndase esta como se entienda.

R. C.: Muchas personas han perdido la confianza, no tanto en sus potenciales espirituales, como por tantos profetas y gurús falsos, por tantas tradiciones manoseadas y distorsionadas.

R. Cam.: Esto es indiscutiblemente así. En unos países más que en otros, pero es así. Pero disponemos de toda una «farmacopea» que podemos utilizar. Hay que saber recetar, dosificar, acertar en el diagnóstico... pero es el sadhana que nos inspira y transforma. Pero hay que vencer esa desconfianza. El problema permanente, que se viene dando desde siempre, es la minoría de edad del hombre, en una sociedad donde imperan la ofuscación, la codicia y el odio, y si se sigue trabajando a través de esa materia prima que es la minoría de edad del hombre, no hay fin en cuanto a seguir generando confusión y seguir apoyando las tendencias perversas o destructivas. Si esta característica es connatural al hombre o es adquirida, no lo puedo decir. Se dice que el hombre por definición es un animal enfermo.

R. C.: El psiquiatra Hubert Benoit, especialista en zen, decía que en tanto uno no se realiza, es un enfermo.

R. Cam.: El hombre en su orgullo puede pensar que los que son inferiores son las bestias, pero se podría pensar al revés.

R. C.: Bueno, ya quisiéramos muchas veces adquirir el rango de los animales. Por algo Freud adoraba a sus dos chow chows, siempre presentes en sus consultas.

R. Cam.: El animal está en su madurez real, y el hombre está a medio camino. Pero la madurez real, o autorrealización, puede alcanzarla el individuo mediante la «farmacopea», esas técnicas pedagógicas a las que hacíamos referencia, en suma, el sadhana. Pero es cierto que influencias muy negativas de la sociedad interfieren en el proceso de maduración y autorrealización del individuo, y el que siente este límite percibe una especie de claustrofobia anímica. Estamos limitados por la sociedad en la que nos hallamos inmersos. Para los que saben ver, eso produce angustia. Pero hay que trabajar sobre uno mismo allí donde estemos.

R. C: ¡Qué otro remedio! Que al final volvemos otra vez a la necesidad de discernimiento y del sadhana.

R. Cam.: La liberación está hecha para el hombre y para nadie más. Pero hay que abandonar la minoría de esas espiritual y crecer. Tenemos que seguir un proceso de reducción de enemigos interiores y un proceso de clarificación. Teresa de Jesús decía que el diablo jugaba a la pelota con su alma. El discernimiento claro o viveka es imprescindible. El conocimiento cierto. No podemos dejarnos castrar por la sociedad en la que vivimos y tenemos que superar barreras, mediante el trabajo interior. Pero en esta sociedad, todo está de tal modo mal ubicado, que tiene que traer en el mejor de los casos todo tipo de trastornos nerviosos, y en el peor un sentimiento profundo de agresividad y revancha. A veces es como si uno no viera ninguna puerta.

R. C.: Y quizá solo la hay hacia dentro, hacia el hogar interior.

R. Cam.: Y luego, Ramiro, hay un sentimiento de facilidad y

de reparabilidad (excepto de la muerte, por el momento) que tampoco ayuda, porque no se quiere hacer el esfuerzo necesario para el despertar de la consciencia.

R. C.: O esta llamada Nueva Era que se sirve de todo tipo de engaños, engatusamientos, placebos y falacias haciéndole creer a la persona que puede fácilmente realizarse y evitarse todo esfuerzo personal. Así se alimenta aún más esa minoría de edad.

R. Cam.: Cierto. Todo ello lleva al sentimiento de estar por un lado en una especie de jaula y por otro en una especie de cárcel. Y se utilizan los mensajes del pasado, de los grandes del espíritu, como una curiosidad intelectual, pero no transformativa. Y así se va produciendo un caso de quiebra.

R. C.: Lo terrible es que la sociedad exige una servidumbre tal que nos aleja cada día más de la búsqueda interior, salvo para aquellos que son capaces de reaccionar, lo que no quiere decir que no tengan que seguir pagando un diezmo muy elevado a una sociedad alienada y caotizada, dirigida por los más dormidos, codiciosos y corruptos. Aparente facilidad, pero mayor servidumbre. Y ese ilusorio sentido de la facilidad nos amarra más y más, del mismo modo que la demanda neurótica de seguridad, cuando no hay tal seguridad. ¿Y cómo puede el hombre con ciertas inquietudes con todo ello, sin renunciar a la vida ordinaria, aprendiendo a estar y no estar, ser capaz de entregarse en determinadas cosas, porque no puede evadirlas, pero no dejarse acaparar y encadenar, no rendir esa abyecta servidumbre?

R. Cam.: Yo personalmente solo veo una: alejarse de esta sociedad de la manera que uno pueda. No quiere decir en el espacio —aunque también—, no quiere decir en el tiempo —aunque también—, no quiere decir en las ideas —aunque también—; pero de una manera u otra apartarse, de una forma u otra estar sin estar, quizás expelerse a uno mismo.

R. C.: El yogui se apartó de la ortodoxia hindú por no estar de acuerdo con ella, como tantos místicos en todas las tradiciones. Por un lado la iglesia, el camino reglado y dogmático, y por otro lado el místico, el buscador independiente de lo Eterno.

R. Cam.: Efectivamente, se distancian de una sociedad «sagrada», para tomar la verdadera senda sagrada. Y del mismo modo se apartan, auque sea interiormente, de una sociedad que se desacraliza y vive de espaldas a los objetivos realmente espirituales, que no religiosos. La única manera fructífera de crecer interiormente es no dejarse «embaucar» y dormir por la sociedad. Difícil lo es. Lo ha sido siempre.

R. C.: Despertar entre millones de dormidos es una tarea de envergadura impresionante.

»Pero ahí podemos poner en práctica todas las enseñanzas de las mentes más realizadas, entre otras la desidentificación y el tratar de pivotar en el propio centro o ser.

R. Cam.: Los anacoretas tomaron esa resolución, como muchos sadhus y yoguis en la India. La palabra viene en principio porque les dieron ese calificativo a aquellos que en Egipto se negaban a pagar los muy elevados impuestos y se separaban de la sociedad. Un anacoreta al principio era el que se separaba de la sociedad para no pagar impuestos, se marginaba. Y se iban a lugares donde no había nada y allí estaban dispersos, aunque llegaba a haber muchos. Y esta decisión era denominada como «tomar la anacoresis»; es decir, sustraerse al tributo social. Y así también surgió un segundo movimiento, el espiritual, que también eran anacoretas, porque ellos no querían pagar el tributo de perversidad a una sociedad que ellos consideraban desacralizada y desacralizadora. ¿Y qué hicieron desde antaño los sadhus y sannyasins en la India? Salirse de la ortodoxia fosilizada, apartarse de la sociedad aun estando en la sociedad, pero de otro modo, con otra actitud, con otro estilo de vida.

R. C.: Siempre me ha apasionado el movimiento de los sadhus. He escrito mucho sobre el mismo. Es el intento más intrépido por ser uno mismo en donde se hace todo lo posible para que no lo seas.

R. Cam.: Es formidable. Pues tenemos que en la medida de lo posible «tomar la anacoresis» y dar al César lo que es del César y a Dios lo que es de Dios. La moneda espiritual, el alma, solo es de Dios y nadie nos la puede exigir.

R. C.: Rafael, tratemos ahora de centrarnos en el método, el sadhana, el yoga. El yoga propone un psicotransformismo, una profunda mutación psicológica.

R. Cam.: Es un viaje desde la mente no transformada o dormida a la mente transformada y despierta. ¡Qué formidable viaje! En todos nosotros hay, vamos a decirlo así, un «esquema implícito», que podemos llamar de muchas maneras. También podemos denominarlo el buda interior, ese buda que podemos llegar a ser un día. También se le puede llamar la Identificación Suprema o como fuere. El yoga, como método que es, puede operar sobre distintas capas. En Occidente se utiliza mucho para operar sobre la capa nerviosa y tratar así de superar el desequilibrio que tanto nos aliena y nos crea conflicto. En este sentido el yoga resulta innegable que es de una ayuda extraordinaria, pues nos ayuda a centrarnos. Nadie de los que conoce o practica el yoga nunca lo negaría. Y el hecho de que se perpetúa milenio tras milenio demuestra su eficacia y solvencia, porque de otro modo ya hubiera quedado hace mucho abandonado. Pero hay que ascender a otras capas y, cuando se ha logrado el equilibrio en la capa nerviosa, se tiene que pasar al siguiente «piso» o plano. Y el poder del yoga es tan enorme, tal es su poder, que puede crear una combustión transformativa tanto en nuestros planos periféricos como en los más profundos. La misma postura del yoga, el asana, la posición del cuerpo, es un lenguaje como otro, igual que la silueta de un ave. Y es un lenguaje universal. De hecho, según nuestro estado de ánimo, sea amedrentado, contento, insatisfecho, seguro o inseguro, todos nosotros, incluido el animal, adoptamos una u otra posición. Un cierto sistema de posturas que cambie el repertorio habitual es evidente que también modifica algo en el interior de nosotros y máxime si se ejecuta con la consciencia que hay que implicar, y así el mismo esquema corporal actúa sobre la psiquis y se torna incluso procedimiento de comunicación con la Fuente misma de donde todo emana. Por el cuerpo se dirige uno hacia su propia identidad, pero es necesario practicar el hatha-yoga auténtico. Hay una reciprocidad, una influencia recíproca entre el cuerpo y la mente, y la mente y el cuerpo. Y así se abre la comunicación entre los planos más densos y los más sutiles. Y a través del yoga tenemos que ir desarrollando tanto como sea posible la actitud de ecuanimidad, que es como ganar un «eje de imparcialidad» y una visión pura. Es la visión objetiva.

R. C.: ¿Cómo entenderla?

R. Cam.: El que la posee es porque ha adquirido un plano de visión distinta y separada de su visión ordinaria y subjetiva, impura y distorsionada, que es maya y no prana. El ego tiene que quedar en suspenso y se caracteriza por un total desapego. Se convierte en el centro de todo de una circunferencia que no está en ninguna parte. Conecta con lo vacío. Es como la serpiente que cambia su piel y deja su piel en el suelo, y el apego a esta piel o la piel por el cuerpo desaparece, y no queda más que como un recuerdo, como una batería pránica pero sin prana.

R. C.: ¿Cómo conciliar ese desapego con la vida en una sociedad tan competitiva?.

R. Cam.: El apego es una dirección. Si me apego a algo, es que me proyecto hacia ello; es un movimiento hacia el objeto del apego. Y de este apego nacen la concupiscencia, los celos, la codicia y demás. El desapego es que no tomo la dirección hacia ningún objeto de apego, puesto que ya no hay movimiento que dirige el apego. El desapego empieza, pues, en la mente. Pero la memoria alimenta muchos de nuestros apegos. Ahora bien, el recuerdo del apego, si ejercitamos el desapego, solo contará con una energía residual que podremos frenar o disolver. Hay que enfriar el apego, y eso es el desapasionamiento. La vida en sí misma va dirigida hacia el kama (deseo) y el apego, pero el yogui trata de desarticular todo ese mecanismo y establecerse en el desapego o situarse más allá de sus tendencias de avidez y posesividad, conectando con su ser interior. En el Kaivalia no hay apego, no puede haberlo. Pero en el complejo-mente cuerpo hay una continuada tendencia al deseo y de ahí surge el apego. Todos nos imanta, pero porque nuestra naturaleza (prakriti, sustancia primordial) se deja imantar, tomar, identificarse y crear aferramiento. Hay que romper esa tendencia, y de nuevo aquí necesitamos el sadhana. La prakriti nos esclaviza, pero podemos romper sus cadenas en cuanto que, mediante la disciplina, logremos máxima ecuanimidad, ánimo estable, estar a caballo entre los dos extremos del ánimo, sin dejarnos tomar por ninguno. Las técnicas de autorrealización de Oriente, y por supuesto el yoga, son mucho más empíricas que reveladas. Lo que cuenta es la experiencia propia.

R. C.: No hay sueño más profundo, incluso es un gran mal, que la identificación con todo lo que nos rodea e incluso nuestra vida psíquica. Mediante la visión pura logramos romper la identificación y hacernos libres.

R. Cam.: Para ello de nuevo tenemos que recurrir al adiestramiento e ir subiendo por los diferentes planos de la consciencia, hasta abrir al máximo el discernimiento. Hay que alimentar la proyección hacia el ser objetivo, que está en último término representado por el Ishwara o Buda, o como se le llame. Hay que neutralizar a la molécula de kama (deseo). El apego no deja ver y frustra toda posible evolución consciente. De acuerdo con los hindúes, genera karma, que solo puede ser contrarrestado mediante el esfuerzo y el desapego.

R. C.: Patanjali.

R. Cam.: Cierto. La volición genera el karma.

R. C.: Se iría agotando mediante la experiencia del Sí-mismo.

R. Cam.: No es tan solo la marcha hacia el Sí-mismo o la experiencia del Sí-mismo, sino que hay que ir permaneciéndose en el Sí-mismo y no tener solo destellos pasajeros, porque esa experiencia también es como una droga. Hay que conquistar escalones permanentes en la ascensión. Hablamos de esta marcha hacia el Sí-mismo, aunque no es una marcha, pues ya estamos en el Sí-mismo, pero la identificación perversa con lo que no es el Sí-mismo nos hace vivir en la descomposición y en el autoengaño, y no en el Buda. Y se trata de hacer este camino, aunque no sea camino, antes de morir. Hay que conseguir una mente que no se centrifugue y que experimente su Fuente. Eso es lo que deviene con Kaivalia. Y Kaivalia solo se consigue mediante el adiestramiento y la percepción supramental. Yoga: unión, la vuelta allí donde en realidad nunca hemos dejado de estar. Hay que adiestrar paulatinamente el sentido interior que favorecerá el aislamiento del Sí-mismo o Kaivalia. Todos potencialmente podríamos hacerlo; solo algunos lo consiguen. Hay que ser un dos veces nacido en el sentido de dejar atrás todo lo que nos identifica y enfocarnos directamente sobre el Ser. Ahí es donde juega un papel la iniciación. Pero igual que la madre desayudando en último lugar a su hijo es como le ayuda, y no le encadena, así el verdadero maestro te suelta para que vayas hacia tu maestro interior. El yoga es para mí no el método más eficiente, sino el verdaderamente imprescindible.

R. C.: Tenemos que empeñarnos en ir consiguiendo una mente meditacional, nacida de la meditación, que sea capaz de conectar con el ángulo de quietud y no estar identificándose con todo y sometiéndonos a esclavitud. Ya que estamos en este desconcertante y caótico samsara, no dejarnos tanto acaparar por él.

R. Cam.: Eso es yoga. Solo desde la mente meditación o nacida de meditación y sabiendo estar más allá de la maya de la mente, podemos perforar la mente egocéntrica, ir más allá de ella y percibir lo que merece la pena percibirse.

R. C.: Una mente libre de condicionamientos, incluso de los de tiempo y espacio, no ideacional, sino perceptual.

R. Cam.: Eso, eso. Cuando estuve meditando en un apartado monasterio de Katmandú, a veces tenía destellos de la mente no ideacional, o sea, no egocéntrica, y más allá de los samskaras o tendencias subyacentes. Esa es la mente independiente, más allá de preferencias, en la reconfortante neutralidad de la ecuanimidad.

R. C.: Así sobreviene la visión pura de Patanjali, la vipassana de Buda. Uno se libera aunque sea por un momento de los torbellinos mentales, de las ideaciones, de las pautas y viejos patrones, y puede ver lo que nunca fue capaz de ver. Hay que cultivar la percepción pura. Es difícil, ¿verdad, Rafael?

R. Cam.: Es la médula. No dejar que el que ve se implique en lo visto con asociaciones de ideas, reacciones, modelos o clichés, sino ver. El que ve es lo visto, pero a la vez puede separarse de lo visto y entonces el espectador deja de ser el espectáculo. Y lo visto solo puede ser objetivamente visto a través de la visión pura y penetrativa. Y entonces la gran transformación comienza, porque llevamos al campo de lo experiencial lo que solo era ideacional.

R. C.: Vivekalhyati: la visión de lo que es, que conecta o nace de la inteligencia primordial más allá de la mente conceptual. ¡Hasta qué punto nos limita y somete a servidumbre la identificación con las modificaciones mentales! Siempre les digo a mis alumnos: el pensamiento incontrolado es un fraude, y lo mejor es no hacerle caso. Hay que indagar en a quién se le ocurren los pensamientos y querer conocer al conocedor. Estamos siempre al servicio abyecto del ego. ¡Vaya vida de miseria!

R. Cam.: Fuera memorias, proyecciones, autoengaños, tendencias subyacentes... Todo una vida, o muchas, para conseguirlo. ¡Imagínate lo que he leído a lo largo de estos años! Me metía en una librería a leer durante todo el día y, a veces de malos modos, sobre todo en París, me echaban al rato. En cambio en la India me pasaba horas y horas leyendo y releyendo y el dependiente no me decía nada, sino que a lo más debía pensar: «¿Qué hace este loco aquí semana tras semana?» Pues en todas las tradiciones auténticas y todos los maestros serios insisten en la superación de la mente ideacional. ¿Has leído *La nube del no-saber*?

R. C.: Claro. Y es una constante en el yoga trascender el saber ordinario, que es poco saber, para llegar a la Sabiduría. Todas las técnicas del yoga se lo proponen, y por supuesto no podemos excluir las del verdadero hatha-yoga, que provoca la detención consciente para ir más allá de la mente rutinaria y automática. Es difícil transformar y superar: por un lado condicionamientos evolutivos, por otro lado hereditarios, por otro lado culturales y, para que nada falte, los de nuestra propia historia psicológica. No me extraña que uno de mis amigos espirituales insistiera: «Cuando "yo" no estoy se acabó el problema.» Y si no aspiramos a una mente libre e independiente, ¿qué objeto tiene todo ese devaneo que puede convertirse en un mero coqueteo o flirteo con cuestiones del espíritu? ¡Tenemos tantas impregnaciones que nos roban la libertad y la visión, tantos samskaras sin resolver ni agotar su fuerza encadenante!

R. Cam.: Hay que desembobinar. Más, más, hasta que saquemos mucha masa fecal de la mente. Conocí a un maestro que me hablaba mucho de la sabiduría espejada. Que la mente no esté siempre en esto o aquello, en aprobar o desaprobar, sino que refleje, como el espejo, lo que es, con toda fidelidad.

R. C.: ¡Vaya con la que nos ha caído encima con esta mente que tenemos! ¡Códigos prehumanos, acumulaciones, tantos condicionamientos...! ¡El dudoso privilegio de haber alcanzado un cerebro humano!

R. Cam.: Hay mucha labor por hacer. Si en uno se desata ese sentimiento por la búsqueda o lo sigues y puedes enloquecer o no lo sigues y enloqueces seguro.

R. C.: Lo has dicho en pocas palabras.

R. Cam.: Consciencia más allá de la consciencia. Te fundes con el «veedor» que no mide, ni elige, ni se implica, que solo ve, con ecuanimidad, sin reactividades, y otra mente surge. Dejas un molde que ya no sirve. Eclosiona una energía nueva que se escondía en otro lado de la mente. Fácil no es.

R. C.: Supongo, Rafael, que Moksha es la gran recompensa. La verdadera libertad interior, que nace de una mente pura e independiente.

R. Cam.: La gran recompensa por la que muchos seres humanos han dado su vida.

R. C.: Pues, querido Rafael, vamos a ir aun si no llegamos.

Santosh Bharti
(Entrevista de Víctor Martínez Flores)

Mi amiga la profesora de yoga Violeta Arribas, sabiendo que tenía programado mi viaje a la India y que en este había incluido visitar a Surinder Singh, me propuso que conociera a Swamiji Santosh Bharti.

Textualmente me escribió este mail: «*He de decirte que lo bonito de Mataji, es que jamás ha hecho satsang con nadie, ha estado a la sombra de los dos swamis, uno, el que fundó el Ved Niketan Dham que murió hace poco, con más de cien años, todo un formidable y auténtico yogui, y swami Dharmananda maestro de filosofía.*» Este fue el resultado de mi encuentro con Mataji y Surinder.

Víctor Martínez: Mataji, ¿por qué eligió esta vida?

Santosh Bharti: Creo firmemente en el karma. Si elegí esta vida es porque la eligió mi karma y este me obligó a esta vida. Yo no soy, es mi karma el que es. Te pongo un ejemplo: algunas personas son ricas y otras personas son pobres, pero si te fijas nadie elige nacer en una familia rica o en una familia pobre. Por eso existen varios tipos de familias.

V. M.: ¿Echa algo de menos de la vida? ¿Siente que ha tenido que sacrificar una familia, compañía sentimental, amistades? Es decir, ¿cuánto hay de sacrificio personal en el camino espiritual?

S. B.: El karma te obliga, el karma te empuja. Yo no soy ninguna excepción a esto, soy lo que el karma ha elegido para mí. No hay ningún tipo de sacrificio entonces. Tengo ya sesenta años y llevo treinta y cinco en este ashram, pero desde niña me encontraba en este camino.

V. M.: ¿Cómo se observan los cambios de la sociedad, de la vida desde un ashram?

S. B.: Cuando yo era pequeña no había electricidad, no había televisión, tampoco internet... Ahora todo esto ha llegado, es cotidiano y para mí es bueno. Pero antes también todo era bueno.

V. M.: Me llama mucho la atención que tengan un sistema religioso politeísta...

Surinder Singh: Brahma crea el alimento; Vishnu da el alimento y Siva quita el alimento, pero son una sola unidad. Piensa en Durga (aspecto iracundo de Parvatti, la consorte de Shiva), es un aspecto de la diosa, pero su poder es único. Son departamentos estancos de una sola cosa, sus aspectos, sus manifestaciones.

V. M.: Hablemos de la divinidad personal, Surinder, del ser divino que albergamos.

S. S.: Yo puedo ver, pero lo que veo no es la verdad. Cuando cierro los ojos, sin embargo, veo la verdad, porque veo dentro. Lo de fuera no es importante, es banal. Lo importante es el sentimiento, la Realización... esa es la diferencia entre lo exterior y la divinidad interior.

V. M.: ¿Cuánto hay de religión en el yoga? ¿Podemos considerar al yoga como una forma de religión?

S. S.: El yoga es un sistema, pero no es una religión. El yoga es utilizar el cuerpo y utilizar la mente para descubrirnos. El yoga es Realización, pero no es Hinduismo, de la misma forma que las matemáticas son una ciencia, pero no una religión. El yoga es igual, no debe confundirse.

V. M.: ¿Cuál es la enseñanza de Swami Dharmananda? ¿En qué se basa?

S. S.: Dharmananda dio una lección moral y ética de la vida. Observa a las personas. Algunas veces no es fácil llegar a un acuerdo. Aquí estamos cuatro personas: cuatro egos. Uno dice «no», otro «sí», otro se apunta al «no» quizá tu digas «sí»... Dharmananda armó una plataforma principal con una sola regla: observar los yamas y niyamas de Pâtanjali. Si nosotros cuatros seguimos los yamas y niyamas, seguimos una sola línea. Si la continúas tendrás una buena práctica. Esa es la verdad, la verdad interior para toda la humanidad, porque desarrolla la compasión y descubre el camino de la divinidad interior.

La mente siempre está corriendo y saltando de un lado a otro, como un mono. El yama y niyama no, es estático, pura amistad, puro amor. Ese es el camino de la vida y es lo que Dharmananda enseñaba.

V. M.: Swamiji, estamos en pleno Kali Yuga. En muchas partes he leído y muchos maestros de yoga me aseguran que es la mejor era de la humanidad pese a cuanto tiene de desastre.

S. B.: Sí, es cierto, Kali Yuga es un tiempo muy duro. ¡Tú puedes ver cómo las familias están desunidas, los países están desunidos, hay tantos problemas! Sin embargo es la mejor era para el crecimiento. ¿Por qué? Si el espíritu es bueno es un buen camino porque se puede meditar. Satya Yoga es una época de oro, muy larga, pero la vida del ser humano es muy breve, tiene que vivir muy rápido sus experiencias meditativas. En el Kali Yuga si te aplicas puedes aprender procesos espirituales y puedes cambiarte y cambiar lo que hay a tu alrededor y llegar a convertir el Kali Yuga en el mejor de los tiempos. El yoga en sí no es nada: es un estado de la mente. El yoga *es* cuando cambia la mente. Si lo piensas, el poder de Kali Yuga, y sus consecuencias, desaparece.

V. M.: ¿El mundo es Maya (ilusión), Surinder? Yo asumo que soy una ilusión, pero soy una ilusión muy tangible. Me toco, huelo, me percibo y a la vez percibo cosas que, a todas luces, son reales.

S. S.: Antes de morir, ¿te preguntarás quién eres? Eres alma. Sí, de acuerdo: el río que ves es Maya y tú tienes experiencia directa de Maya, pero no tienes experiencia de alma. Para viajar de Risikesh a Delhi, ¿qué necesitas? Quizás un coche. En el trayecto de la vida necesitas tu cuerpo: ese es tu coche. Puedes ver tu cuerpo, sentirlo del mismo modo que sientes al coche. Cuando entiendes esto comprendes que en realidad te desplazas a través de Maya, y Maya ya no es tu reflejo.

V. M.: Me preocupa ver tanto fanatismo en las religiones. La India es un polvorín, ha tenido una historia continuamente sacudida por enfrentamientos religiosos.

S. S.: Todo es falta de educación. Yo puedo pensar que mi fe es la mejor, pero esto no es verdad. Toda religión busca humanidad, si no la tiene no es religión. Yo soy sij y en el sij nos enseñan a respetar a todas las religiones porque vemos a la persona. El hinduismo tiene una gran virtud: hablamos de Narayashiva para describir a Dios, pero a la persona la denominamos Narayanshiva, por lo que identificamos a la persona con Dios directamente.

V. M.: Risikesh es una gran ciudad, pero me parece algo desvirtuada, tiene algo de cartón piedra, diseñada para el turismo espiritual, observo una gran necesidad de trascendencia por parte de sus visitantes y de los estudiantes occidentales en los ashrams.

S. S.: Siente tu cuerpo en este momento. Observa el sentimiento. ¿Cuánto tiempo puedes mantener esta sensación? Cuando vuelvas a tu país la sensación será otra, porque allí eres una máquina programada para levantarte, ir a tu trabajo, tener prisa... Aquí no hay presión, todo es fácil y gozo porque te liberas de la sensación de máquina. Pero esta facilidad y gozo son provisionales, no importa el tiempo que permanezcas, cuando vuelvas, volverás a tu rutina. Nos movemos y todo cambia, todo se encuentra en movimiento, incluso la mente. Solo el karma permanece.

Krishna Kumar Tiwari
(Entrevista de Víctor Martínez Flores)

Una vez muertos algunos de los más conocidos gurús (al margen de las fobias o filias hacia ellos), la India parece haber perdido su identidad espiritual. Ese gran referente de filosofía perenne y yoga de manos de pensadores históricos como Krishnamurti, Vivekananda, Ramana Maharsi o Swami Sivananda no encuentra en la actualidad un claro exponente. Surgen un gran número de autoungidos avatares y de gurús de nuevo cuño que se apoyan en los grandes medios de comunicación e internet para seducir a Occidente y tratar de mantenerse a la cabeza del pensamiento trascedental del ser humano, sin mucho éxito, pues en las últimas décadas son los profesionales del yoga europeos y norteamericanos los que están aportando nuevas visiones sobre el yoga, enriqueciéndolo notablemente. Dentro de esta vorágine tuve la oportunidad de entrevistar a Baba Krishna Kumar Tiwari, un pujari shivaísta en el ghat Rajendra Prasad Dashaswamed de Varanasi, una de las cinco ciudades santas de la India y la más antigua habitada por el ser humano, las vacas, los monos y los muertos en vida.

Víctor Martínez: Varanasi es una gran ciudad... loca, caótica, densa, anclada en el tiempo, inmortal. Dentro de toda esta confusión, tu templo es un oasis, un silencio en medio de tanto estrépito. ¿Cómo lo consigues?

Krishna Kumar Tiwari: Todos los días lo limpio. Todos los días retiro las ofrendas del día anterior y pongo las nuevas. Es mi trabajo. Siva, Rama, Krishna necesitan de nosotros para estar frescos y limpios. Si eres un devoto de ellos tienes que cuidarlos del mismo modo que cuidas a tu hijo.

V. M.: Para los occidentales es difícil imaginar tantos dioses, acostumbrados a la religión monoteísta tradicional en la que muchos nos hemos educado...

K. K. T.: Tú y yo tenemos una lengua distinta, un país diferente, pero Dios es uno. Lo puedes llamar Siva, Guru Nanak, Alá... no deja de ser uno. Tú y yo somos diferentes, pero nuestra sangre es roja. Hay gente que trabaja en Japón, en la India, en

Europa... pero todos se alimentan. La familia de un hombre negro es igual que la de un hombre blanco. Dios es el mismo para el negro y para el blanco, el servicio y la devoción son los mismos aunque cambie el rito.

V. M.: Entonces ¿por qué tanto odio en las religiones?

K. K. T.: En todos los países hay gente que no es buena. Pelean, roban, matan... pero el ser humano es bueno. Yo te diría que hay un 90% de seres humanos buenos y un 10% malos. Aquí también, en Varanasi. Odian y su odio afecta a todo.

V. M.: ¿Por qué elegiste este camino?

K. K. T.: Llevo diez años como pujari. Antes trabajaba en un negocio de venta de plata. Mi padre murió, mi hermano murió y yo cerré el negocio porque no tenía fuerzas para continuarlo. Había aprendido las pujas (ritos) de mi abuelo, por lo que decidí ofrecerlas aquí, en la rivera de la Madre Ganga. Un hombre rico que tenía este templo me lo regaló y desde entonces ofrezco mi servicio desde aquí.

V. M.: ¿Siva es tu dios preferido?

K. K. T.: Siva tiene muchos nombres y muchos templos porque Siva es fuerza en sí mismo, creación y destrucción a un tiempo. Siva es la vida misma y el mismo universo.

V. M.: Tagore decía que cuando rezaba hablaba con Dios pero que cuando quería agradarle cantaba. ¿Son importantes los mantras, la música?

K. K. T.: El mundo se creó a través del sonido OM. El Siva mantra refresca a las mentes. Entra por los oídos pero su verdadero poder, más allá de su forma, es que captura la atención, se enrosca en bindu visarga por donde Moksha (la liberación) acontece. Si mueres en Varanasi el mismo Siva te recita el mantra al oído liberándote de las sucesivas reencarnaciones. Por eso Varanasi es prodigiosa para morir.

V.: ¿Cómo es la muerte?

K. K. T.: Lee el *Gita*. La muerte es un poder natural, cumple su trabajo. Obsérvate. Cuando tienes ropa vieja la tiras y te compras una nueva. Cuando mi cuerpo sea viejo o esté más deteriorado, es natural que quiera cambiar de cuerpo. Los cuerpos, como las ropas, van y vienen, porque el poder de la muerte es eterno. Un cuerpo, una forma burda, va y viene en todos los países y para todos igual: solo el alma permanece, un poder tan fuerte como el de la misma muerte.

V. M.: ¿Cuál dirías, pues, que es el sentido de tu vida?

K. K. T.: En mi caso ir a mi templo, ofrecer la puja y esperar a que venga la gente a agradar a Siva.

»En el caso de mi mujer preparar el desayuno, mantener la casa fresca para mi vuelta... ¿Hay otro sentido?

V. M.: ¿Exige mucho sacrificio la vida espiritual?

K. K. T.: La vida consagrada a Dios no es un trabajo físico, pero no da mucho dinero. Otros negocios sí lo dan, como en mi caso cuando me dedicaba a la venta de plata. Uno hace esto por amor a Siva, porque si amas a Siva este cuida de ti. Por eso la suciedad no es buena. Mucha gente no piensa. Solo rezan y rezan, pero no son cuidadosos y muchos pujaris solo piensan en enriquecerse porque los templos son privados, son un negocio más. Mi negocio es Siva. La gente le da dinero a Siva, no a mí. Yo no pido nada. A veces mi mujer protesta. En otros templos cobran las pujas, hasta quinientas rupias o más, y la gente ahorra para ello, porque son importantes para su vida, para augurar un buen matrimonio, por ejemplo. Si yo tengo dinero tengo una buena familia, y si no tengo dinero tengo una buena familia también.

V. M.: Háblame del poder de la puja a Siva.

K. K. T.: La Siva puja es un vehículo muy rápido y poderoso. Con el sonido de la caracola convoco a los devotos, del mismo modo que la campana llama a los escolares al colegio. Cuando entran los fieles les vertemos agua del Ganges sobre la cabeza para purificar el cuerpo, y lo hacemos tres veces como presente para Siva y para los otros dos dioses (Vishnu y Brahma). Los dos son también Siva porque Siva se encuentra en todo porque lo es todo, del mismo modo que en las aguas de la Madre Ganga se encuentra el destino de todo hombre y todo dios. Después se le quema incienso y se le ofrecen flores, porque los dioses no comen lal (lentejas) sino olores. Con su comida pacificas a Dios que te permite que entre en el prasad (comida ofrecida en el altar) y así nosotros nos comemos a Dios. El sabor es dulce porque así hablamos dulce. Al entrar en nuestro cuerpo y digerirlo, la ceremonia termina, tocando de nuevo las campanas del templo, que nos sirven para despertar a Dios al entrar al templo y anunciar nuestra despedida.

»Es importante conocer perfectamente la oración porque así Dios te concede tus deseos. Es un pacto en el cual el brahamin (sacerdote) es un intermediario, alguien que conoce la lengua de los dioses y al que le resulta muy fácil hablar con ellos.

V. M.: ¿Qué opinas de las castas?

K. K. T.: Toda la gente de la India se divide en castas. Así ha sido siempre. Los sudras (intocables) limpian las calles y el Ganges, queman a los muertos. Los brahamines (sacerdotes) estudiamos, los ksatriyas (guerreros) solucionan los problemas, los vashas (comerciantes) se dedican a los negocios. Si te fijas bien, las tres castas trabajan para los sudras...

»Mi cuerpo tiene las cuatro castas. Cada parte de mí cumple una función. Mi cabeza es Bhrama: piensa; mi pecho es ksatriya: lucha; mi estómago es vasha: busca alimentos... mis pies son sudras, andan gracias al trabajo de los anteriores. Si no fuera así estarían paralizados, serían inútiles.

V. M.: ¿Qué dirías de la vida?

K. K. T.: Diría que la vida es muy simple. Me refiero a la vida natural, tal cual es. Rezar a Dios, buscar la seguridad de tu familia, agradecer al Ganges su agua y dormir hasta el día siguiente. A mí en particular no me interesa una vida muy complicada, ni peregrinar de un sitio a otro que no sea mi casa, al lado de mi mujer. Cuando tu mente es libre no necesitas más.

GLOSARIO

Abhinivesa: anhelo de vida.
Ahamkara: yoidad.
Ahimsa: no-violencia.
Ajna: chakra situado a la altura del entrecejo.
Akhasa: éter.
Anahata: chakra situado a la altura del corazón.
Ananda: felicidad, goce.
Angas: los ocho miembros o grados del yoga.
Antar-kumbhaka: retención o kumbhaka con los pulmones llenos de aire.
Aparigraha: no-ambicionar.
Asana: postura, posición de yoga.
Asmita: personalidad.
Asteya: no-robar.
Atmán: principio superior del hombre; espíritu.
Avidya: ignorancia.
Ayurvedha: medicina tradicional de la India.

Bahya-kumbhaka: retención o kumbhaka con los pulmones vacíos de aire.
Bandhas: técnicas especiales del hatha-yoga.
Bhakta: devoto.
Bhakti-yoga: yoga religioso o devocional.
Bhutas: los cinco elementos: aire, fuego, tierra, agua y éter.

Bija: simiente de un mantra.
Brahmacharya: castidad.
Brahmadya-drishti: fijación de la mirada en el entrecejo.

Chakra: centro de energía del cuerpo sutil.
Chela: discípulo.
Chitta: contenido mental.

Darsan: gracias, ondas graciosas, comunicación espiritual.
Darsana: punto de vista, sistema filosófico.
Dharma: ley moral, deber.
Dharana: concentración.
Dvesa: aversión.
Dyana: meditación.

Ekagatra: unidireccionalidad de la mente.

Gnana: sabiduría.
Gnana-yoga: yoga del conocimiento.
Gnana-yogui: practicante del gnana-yoga.
Granthi: nudo en el cuerpo sutil. Son tres los granthis y deben ser perforados por la energía kundalini.
Gunas: cualidades de la materia, de la prakriti.

Hatha-yoga: yoga fisiológico.
Hatha-yogui: practicante de hatha-yoga.

Ida: nadi que se extiende a la izquierda del nadi sushumna.
Indriyas: sentidos internos y externos.
Isvara: divinidad del yoga.
Isvarapranidhana: pensamiento en Dios.

Jagrat: estado de vigilia.
Japa: repetición de un mantra.
Jivanmukta: hombre liberado en vida.
Jivatma: Principio Superior.

Kapha: función linfática.
Karanisharira: cuerpo causal.
Karma: ley de causalidad.
Karma-yoga: yoga de la acción.
Karma-yogui: practicante de karma-yoga.
Kayica: austeridad ejercida sobre el cuerpo.
Kevala: aislamiento.
Klésa: obstáculo.
Kumbhaka: retención del aliento.
Kundalini: energía espiritual que descansa en el chakra muladhara.
Kundalini-yoga: yoga de la acción sobre kundalini.
Kundalini-yogui: practicante del kundalini-yoga.

Laya: punto neutro, disolución.
Laya-yoga: yoga de las energías.
Laya-yogui: practicante del Laya-yoga.
Linga-Sharira: cuerpo sutil.

Mahat: mente superior; órgano interno superior.
Maharishi: gran sabio.
Maha-yoga: yoga de la autoindagación.
Manas: mente.
Manasita: austeridad aplicada sobre la mente.
Manipura: chakra a la altura del estómago.
Manomaya-Kosha: cuerpo mental.
Mantra: fonema sagrado.
Mantra-yoga: yoga de la repetición de mantras.
Mantra-yogui: practicante del mantra-yoga.

Matra: unidad de medida.
Maya: ilusión.
Moksha: liberación, emancipación.
Mouna: silencio.
Mouni: quien ha practicado el voto de silencio.
Mukti: Liberación.
Mudra: gesto simbólico realizado con los dedos de las manos.
Mudras: técnicas especiales del hatha-yoga.
Muladhara: chakra situado en la base de la columna vertebral.

Nada: sonido.
Nada-yoga: yoga del sonido.
Nada-yogui: practicante del nada-yoga.
Nadi: conducto por el que circula la energía.
Nasagra-drishto: fijación de la mirada en la nariz.
Nerudanda: columna vertebral.
Nirakara: forma.
Nirguña: atributo.
Nivikalpa-samadhi: samadhi definitivo.
Niyama: reglas de purificación.

Ojas Shakti: energía espiritual.

Para-bhakti: devoción superior.
Paratma: Principio Universal.
Pingala: nadi que se extiende a la derecha del nadi sushumna.
Pitta: temperatura.
Prakriti: sustancia primordial, principio material.
Pralaya: período de disolución, en el cual purusha se disocia de prakriti.
Pramanas: percepción verdadera, inferencia verdadera y testimonio verdadero.
Pranayama: técnicas respitorias del hatha-yoga.
Pratimas: imágenes.

Pratyahara: aislamiento sensorial, introversión.
Puraka: inspiración.
Purusha: espíritu, mónada espiritual.

Radja: real.
Radja-yoga: yoga mental.
Radja-yogui: practicante de radja-yoga.
Raga: deseo.
Rajas: fluctuación, agitación.
Ram: bija-mantra de la divinidad.
Rechaka: exhalación.
Rishi: sabio.

Sadhana: práctica, entrenamiento espiritual.
Sadhaka: practicante, aspirante espiritual.
Sahasrara: chakra a la altura del vértex de la cabeza.
Samadhi: éxtasis, estado de supraconsciencia.
Samsara: rueda de nacimientos y muertes.
Samkaras: latencias subconscientes.
Samkhya: darsana clásico de la India.
Santocha: alegría.
Sanyasia: renunciamiento.
Sanyasin: renunciante.
Satkarmhas: técnicas de purificación del hatha-yoga.
Sattva: pureza.
Sattva-apatti: percepción de la realidad.
Satyan: no-mentir.
Saucha: limpieza externa e interna.
Savikalpa-samadhi: samadhi con simiente.
Shakti: divinidad; energía divina.
Siddha: yogui perfecto.
Siddhis: poderes psíquicos.
Srst: período de evolución.
Sushumna: nadi que se extiende a lo largo de la columna vertebral.

Sushupti: sueño profundo.
Sutra: aforismo.
Swadhisthana: chakra situado a la altura de los genitales. También llamado «Sacro».
Swapna: sueño con ensueños.

Tamas: ignorancia, oscuridad, confusión.
Tantra-yoga: yoga de la sublimación sexual.
Tapas: austeridad.
Trikute: entrecejo.
Turiya: supraconsciencia.

Unmani: no-mente.

Vasanas: impresiones del subconsciente.
Vichara: autoindagación.
Vicharana: reflexión correcta.
Vidya: conocimiento.
Vishuddha: chakra situado a la altura de la garganta.
Viveka: discriminación.
Vrittis: torbellinos mentales.
Vschika: austeridad sobre la palabra.

Wayu: aire.

Yama: preceptos morales.
Yantra: diagrama esotérico.
Yoga: darsana clásico de la India.
Yogui: practicante de yoga.
Yuga: período de tiempo cósmico.

Índice

Unión, transformación y libertad interior	15
Los grados del yoga	31
Las ramas del yoga	39
Búsqueda interior, trascendencia y consciencia de Sí-mismo	41
Psicología trascendental y trabajo interior	57
Psicología trascendental	57
El control del subconsciente	61
Niveles de la mente	64
La supraconsciencia y la experiencia samádhica	68
El trabajo interior	71
El adiestramiento psicofisiológico	81
Los asanas	88
Pranayama	91
Mudras y bandhas	96
Shatkarmas	101
Vishwayatan Yoga Ashram	102
El adiestramiento de la mente y de la psiquis	107
Fenómenos interiores	121
Perfeccionamiento	123
Hacia la conquista del conocimiento supremo	129
El dominio sobre la energía espiritual	139
Chakras y nadis	141
La autorrealización a través de la acción	151
El control sobre logos	159

La búsqueda de la divinidad	163
Sri Ramakrishna	184
La enseñanza de Sri Ramakrishna	190
La Ramakrishna Mission	194
Swami Ritajananda	197
Swami Satchidananda: un hombre de Dios	211
Sri Aurobindo y su enseñanza	215
Su vida	215
Su enseñanza	216
El ashram	223
Auroville: una ciudad muy especial	224
Ashram de Sri Aurobindo en Delhi	225
Ramana Maharshi y su enseñanza	229
Su vida	229
Su enseñanza	237
El ashram	239
Rishikesh: lejos de la mundanal violencia	243
Paz y serenidad junto a los Himalayas	243
Ashram Divina Vida	248
Sri Swami Chidanandaji	251
Sri Swami Nadabrahmandaji	264
Sri Swami Krishnanandaji	270
Sri Swami Atmaramanandaji	279
Una vida sencilla	281
Faquires en los alrededores de Rishikesh	284
Verdades ignoradas, pero eternas	287
Evocación de los grandes rishis (sabios)	291
Swami Vishnudevananda	292
El yogui-astrólogo de Khajuraho	299
Yogoterapia	305
Centro de Tratamiento e Investigación de Yoga	307
Investigaciones en la Universidad de Benarés	311
Instituto de Yoga de Bombay	314
Kaivalyadhama	318
¿La extinción de los gurús?	325
Dayalbagh (El Jardín de Dios)	335
La enseñanza de los Radha Soamis	339

Dayalbagh: colonia autosuficiente	342
Faquires, penitentes y contorsionistas	345
Penitentes	351
Contorsionistas	352
Una lección sobre la muerte	355
Gandhi y Vinoba: dos grandes gigantes espirituales	363
El caminante de la Justicia y del Amor	372
Benarés: la ciudad de Dios	379
El sadhu de Benarés	382
En busca del sosiego y la lucidez	393
Swami Chaitanyannad	397
Dadaji	409
Rasayani Gufawale	415
Sin ego puedes vivir feliz	423
Swami Muktananda	427
No hay otra felicidad que la paz interior	431
El mejor consejo: medita	435
Acharya Shama	445
La senda del despertar	449
Babaji Sibananda, mi amigo del alma	459
Apéndice	465
Más encuentros con grandes yoguis	465
Dilip Goswami	466
Rafael Campany	471
Santosh Bharti	494
Krishna Kumar Tiwari	498
Glosario	503